청진기가
사라진다

The Creative Destruction Of Medicine
How The Digital Revolution Will Create Better Health Care

청진기가 사라지다

디지털 혁명이 바꿔놓을 **의학의 미래**

에릭 토폴 지음
박재영 · 이 은 · 박정탁 옮김

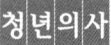

끊임없이 나를 지지하고 사랑해주는
또한 무한한 인내심을 가진 나의 아내 수전에게

그들이 가진 정직과 사랑으로
나를 더 괜찮은 사람으로 만들어주는
두 아이 사라와 에번에게

나의 생각을 아무런 의심 없이 지지해주는
또한 인류를 위해 관용과 자선으로 헌신하는
게리 웨스트와 메리 웨스트 부부에게

| 국내외에서 이 책에 쏟아진 찬사들 |

과거의 보건의료는 전적으로 전문가에게 의존하고 위임하는 방식이었다. 의사가 시키는 대로 하는 수동형이었다. 전문가가 독점하는 구조였다. 주변의 경험담에 좌우되던 불확실성의 사회였다. 소문과 평판에 매달리던 '발품 정보' 시대였다. 사람들은 '순종형 환자'일 수밖에 없었다. 청진기는 권위와 독점의 거대한 성벽 가운데 걸려 있던 상징이었다. 이제 그 청진기가 사라진다. 인터넷과 IT 기술로 인해 건강의 패러다임은 자기주도형으로 바뀌고 있고, 환자들은 '반(半) 의사가 돼가고 있다. 유비쿼터스 헬스케어 기술의 발달로 집이 클리닉이 되고, 스마트 폰이 손 안의 주치의가 돼간다. 앞으로 쏟아질 개인 고유의 유전자 정보는 최고의 장수 네비게이션이 될 것이다. 이런 파괴적 상황이 의사도 두렵고 환자도 막막하다. 에릭 토폴의 〈청진기가 사라진다〉가 미래 의료에 대한 등대 역할을 할 것이다.

김철중 (조선일보 의학전문기자, 영상의학과 전문의)

은퇴를 앞둔 의사가 아닌 이상, 모든 의사들이 읽어야 할 필독서다. 의대생이라면, 교과서 읽는 시간을 줄여서라도 읽어야 한다. 보건의료 분야에 종사하는 모든 사람들도 마찬가지다. 놀라운 미래가 눈앞에 다가와 있다.

박용현 (前 두산그룹 회장, 前 서울대병원장)

인류의 삶을 송두리째 바꾸고 있는 디지털 세상. 이 책을 읽으면서 더욱 마음이 바빠진다. 환자들은 변하고 있는데 의료는 더디기만 하다. 대학병원 CEO로서, 열심히 미래를 준비해 왔다고 자부하지만 그래도 부족했다는 자책이 앞선다. 코앞까지 다가온 엄청난 변화 앞에서 다시 한 번 혁신을 꿈꾸게 된다.

이 철 (연세대학교 의무부총장 겸 의료원장)

이 책은 정보통신기술, 바이오, 나노 등의 과학기술 발전과 디지털 혁명에 따른 헬스케어 분야의 혁신인 발전상을 보여주며, 미래의 환자중심 의료에 대한 방향을 제시하고 있다. 다양한 생체정보 센서가 소비자 건강정보를 디지털화하고, LTE, ALL-IP, 클라우드가 이를 통합 관리하여 개인 맞춤형 서비스를 제공하는 스마트 헬스 비전이 단연 돋보인다. 헬스케어 분야에서 창조적이고 혁신적인 미래를 함께 꿈꾸어 갈 모든 분들께 이 책을 추천한다.
이상철 (LG U+ 대표이사 부회장, 前 정보통신부 장관)

디지털 혁명이 의료와 융합함으로 인한 결과물들이 이미 의료현장에 등장하고 있다. 멀지 않은 미래에 선보일 혁신적인 의료의 변화 발전상을 예측하고 대비할 수 있게 해주는 〈청진기가 사라진다〉의 발간은 매우 시의적절하다. 이제껏 경험해보지 못한 혁명적인 발전을 앞장서 이끌어야 하는 의료인으로서 중차대한 책무를 새삼 절감한다.
정희원 (서울대학교병원장)

첨단 IT과학기술은 모든 산업 전반에 큰 영향을 미치고 있고 의료계도 예외가 아니다. 계속되는 IT의 발전과 과학의 진보는 의료 분야에 어떠한 변혁을 가져올 것인가? 이 책을 보면 해답이 어렴풋이 보인다. DNA 시퀀싱, 스마트폰과 모바일 기기, 무선 센서들, 인터넷과 클라우드 등이 모두 합쳐지는 슈퍼 융합의 시대에 생명과학을 다루는 의료기기 기업들도 혁신하지 않으면 살아남을 수 없을 듯하다. 의료계뿐 아니라 기술과 사업에 관련된 모든 분야의 사람들이 볼 만한 책이다.
방상원 (삼성메디슨 CEO)

의학의 미래는 누가 만들 수 있을까? 에릭 토폴은 디지털 혁명이 우리 일상에 가져온 창조적 파괴가 의료 영역까지 이어지기를 바라면서, 의료 소비자들의 손으로 그러한 미래가 그려질 수 있기를 기대하고 있다. 이러한 변화가 우리 나라의 의료 소비자들에게까지 영향을 미칠 수 있기를 기대해 본다.
손명세 (UN에이즈 특별보좌관, 연세대학교 보건대학원장)

의료계가 지나치게 경직되어 있다는 저자의 지적에 전적으로 공감한다. 디지털 혁명의 시대를 맞아 의료계는 무엇을 준비해야 할지, 또한 정부나 국민들은 무엇을 준비해야 할지에 대한 지침서로 이 책을 적극 추천한다. 시대의 변화에 발맞추어 의학 교육 분야에도 혁신이 필요하다는 생각을 갖게 된다.
박인숙 (국회의원, 전 울산의대 학장)

스마트폰 혁명으로 불리는 정보기술의 발달은 의학에서도 패러다임 변화를 요구하고 있다. 지금껏 의학은 개인보다는 평균적인 환자를 대상으로 한 치료를 제공해왔다. 스마트폰의 보급으로 이제 개개인의 생체신호를 알아내는 게 가능해졌다. 본격적인 맞춤의학 시대로의 전환이 가능해진 것이다. 빛의 속도로 변하고 있는 세상과 비교하면 보건의료 분야의 변화는 너무 더딘 게 현실이다. 의학의 미래를 내다보고 보건의료제도의 변화를 꿈꾸는 많은 이들에게 이 책은 혜안을 줄 것이다.
이충헌 (KBS 의학전문기자, 정신과 전문의)

아이폰으로부터 시작된 모바일 혁명의 '파괴적 혁신'이 미치는 범위는 전면적이다. '만능' 줄기세포처럼 카메라, 네비게이션, 계산기, 시계…… 무엇이든 되는 스마트폰이 출현하자 한때 최고의 지위를 자랑하던 노키아, 코닥, 소니 등 세계적 기업들이 급격히 무너지고 있다. 이런 변화가 의료계에는 도대체 어떤 모습으로 다가올지를 이 책보다 더 잘 다루기는 어려울 것이다. 의료계에 있는 모든 사람은 물론, 디지털 혁명이 인류에게 미칠 영향을 알고 싶은 모든 사람들이 꼭 읽어야 할 책이다. 사상 최초로 '인간을 디지털화'할 수 있는 능력을 갖게 된 시대에 살고 있기 때문이다.
박태웅 (KTH 부사장)

"기술이 의학을 어떻게 바꿀 수 있을까?"라는 질문에 대한 해답을 너무도 생생하게 우리 눈앞에 펼쳐놓는 책. 에릭 토폴은 기술에 대한 통찰을 가진 최고의 의사다. 모든 것을 지나치게 보수적으로만 바라보는 보건의료 관계자들은 물론, 미래의 의학과 의료서비스의 모습을 그려보고 싶은 분들에게 최고의 참고자료가 될 책이다.
정지훈 (관동의대 융합의학과 교수, 명지병원 IT융합언구소장)

에릭 토폴은 특별한 의사다. 그는 우수한 의과대학을 설립하였으며, 심장질환의 원인이 되는 유전자들을 처음으로 발견하였고, 유수한 의료원들을 이끌었으며, 무선의학 분야의 개척자 역할도 하였다. 동시에 그는 뛰어난 소통가로, 진정으로 대중과 소통할 수 있는 몇 안 되는 최고 과학자이다. 예를 들어 그는 바이옥스(Vioxx)의 안전성에 문제를 제기한 첫 의학 연구자인데, 약품의 안전성에 문제를 제기하는 데서 그치지 않고 대중적 관심을 이끌어내는 데 성공했다. 나는 오랜 기간 토폴 박사를 알아왔으며 존경

해왔다. 그는 정말 최고다.
아툴 가완디 (≪나는 고백한다, 현대의학을≫, ≪체크! 체크리스트≫의 저자)

휴대전화 기술을 질병의 세포학적 이상과 결합시킨다면 무슨 일이 벌어질까? 디지털 혁명과 의학 혁명 사이에 연결 가교를 놓는다면 어떨까? 초소형 바이오센서들은 암이나 심장병과 같은 중증 질환들의 치료법을 어떻게 변화시킬 것인가? 저명한 심장 전문의, 유전자 사냥꾼, 그리고 의학 사상가인 에릭 토폴은 이들 문제에 대한 해답을 제시하며, 그 이상까지 보여주고 있다. 토폴의 분석은 우리를 의학의 최전선에 서게 하며, 낯설고 두렵기도 한 지평을 제시한다. 그는 간단하고 명료한 어조로 중요한 문제를 다루는, 아주 매혹적인 책을 우리에게 선사했다.
싯다르타 무케르지 (≪암: 만병의 황제의 역사≫의 저자)

에릭 토폴은 현 상황을 변화시키기 위하여 모바일 기술을 적용할 때에 의료가 어떻게 변화할지에 관해 눈이 번쩍 뜨이는 통찰을 제시한다. 이 책은 정말로 대단하다.
클레이튼 M. 크리스텐슨 (하버드 비즈니스 스쿨 석좌교수, ≪파괴적 의료 혁신≫, ≪혁신기업의 딜레마≫의 저자)

과장처럼 들릴지 모르겠으나 사실이다. 의학은 미생물이 발견된 이후 최대의 혁명기를 맞이하고 있다. 에릭 토폴이 이야기하고 있듯이, 30년 전만 해도 '디지털 의학'이란 항문검사를 의미했다(손가락을 이용하여 시행하는 항문검사를 '디지털 검사'라고 불러왔는데, 디지털이 손가락을 뜻하기 때문이다―역주). 토폴 박사는 선구자임과 동시에 새로운 의료 환경에 가장 적합한 동반자이기도 하다. 그의 책은 환자들은 물론 의사들에게도 처방되어야 한다.
A. J. 제이콥스 (≪나는 궁금해 미치겠다≫, ≪미친 척하고 성경 말씀대로 살아본 1년≫의 저자)

보건의료는 테크놀로지와 컨슈머리즘이라는 두 가지 원동력에 의한 혁명을 목전에 두고 있는데, 토폴 박사는 이 책을 통하여 그 이유를 설명하고 있다. 유전체학 및 휴대용 기기의 발전과 더 오래 건강하게 살고자 하는 소비자들의 요구가 결합되면서, 획일화로 일관해온 의학은 극도로 개인화되고 맞춤화된 치료에 의해 대체될 것이다. 안전띠를 붙들어 매고 이 변화에 동승할 준비를 하라. 그리고 스스로 건강의 주체가 되기 위해서 어떤 수순을 밟아야 하는지를 배우라.
스티브 케이스 (AOL 공동 설립자이자 레볼루션 LLC 설립자)

에릭 토폴은 시의적절하고 의미 있는 이런 책의 저자로 가장 적합한 인물이다. 그는 유전체학과 무선의료에 관한 2개의 연구소를 동시에 이끌고 있는데, 이 두 가지는 모두 21세기 의료환경 변화에 큰 역할을 하게 될 것이다. 그는 다가올 의료혁명에 관한 자신의 선견지명을 정열적으로 설파한다. 모든 사람이 이 책에 매료될 것이다.
제임스 파울러 (UC샌디에이고 유전학 및 정치학 교수, 《행복은 전염된다》의 저자)

기존의 방법을 고수한다면, 대부분의 현대화된 사회에서 보건의료는 머지않아 감당할 수 없는 짐이 될 것이다. 우리는 이를 타개할 수 있는 보건의료의 혁신과, 변화를 거부하는 의료계의 저항 사이의 경쟁에 직면해 있다. 타협을 거부하는 이 시대의 선구자 에릭 토폴은 포괄적이며 깊이 있는 연구를 바탕으로 한 역작을 통해, 정보가 더 이상 소수에 의해서만 소유되지 않고 다수로부터 취합한 정보가 모두를 위한 건강 증진을 위하여 이용될 수 있는 새로운 세상이라는 혁명적 가능성에 대하여 생각해보게 한다. 꼭 읽어보기를 추천한다!
엘리아스 제르하우니 (전 미국 국립보건원(NIH) 원장이자 글로벌 R&D 사노피 CEO)

스마트폰의 슈퍼 융합성이 100만 분의 1로 값이 내려간 게놈 시퀀싱 및 웨어러블(wearable) 센서들과 결합하면 도대체 무슨 일이 벌어질까? 이에 대한 흥미로운 해답을 알게 되면 행동하지 않을 수 없을 것이다. 의료인들과 환자들은 물론, 미래의 '파괴적' 경제 혁명을 기다리는 모든 사람들도 마찬가지다. 이러한 미래는, 우리가 상상했던 것보다 훨씬 가까이 와 있다. 이 책은 읽어볼 가치가 분명하다.
조지 처지 (하버드 의대 유전학 교수)

에릭 토폴은 환자의 관점에서 미국 보건의료 시스템에 대한 훌륭한 비전을 제시한다. 더불어 수많은 사례를 들며 미래를 보여준다. 기술이 치료의 질을 극적으로 향상시킴과 동시에 비용까지 절감시킬 수 있는 세상 말이다. 이 책은 유익한 정보와 동시에 커다란 재미까지 담고 있으며, 독자의 상상력을 자극시킨다.
오마르 이스락 (메드트로닉 CEO 겸 회장)

에릭 토폴이야말로 이러한 책을 완성할 수 있는 가장 적합한 저자이다. 그는 유전체학뿐 아니라 무선화되어 가는 의학기기에 남다른 이해를 가진, 카리스마 넘치는 개척자이자 의학 변혁을 주도하는 인물로 저명하다. 이 책이 수많은 독자들의 삶을 더욱 윤택하게 변화시키는 데 도움이 될 것임을 믿어 의심치 않는다.
딘 오르니시 (예방의학연구소 창립자이자 소장, ≪The Spectrum≫의 저자)

에릭 토폴은 소비자들에 의하여 주도되어야만 하는 의학의 창조적 파괴에 대해 말한다. 현명한 소비자들은 보건의료 분야의 여러 이해당사자들에게 정보기술의 새로운 세상에 걸맞은 의학의 변화를 강력히 요구하게 될 것이다.
메멧 오즈 (컬럼비아대학교 교수, 〈You book〉시리즈의 저자이자 〈닥터 오즈 쇼〉의 진행자)

신선하고 이해하기 쉬운 어조로 토폴 박사는 퍼스널 컴퓨터 이후의 세상에서 테크놀로지의 흐름을 서술하고 있다. 다수의 힘, 최신 의료정보 기기들, 클라우드 환경, '아랍의 봄(Arab Spring)'에 버금가는 혁명적인 애플리케이션, 그리고 유비쿼터스적이며 생활 속에 스며든 컴퓨팅, 그리고 의생물학의 파괴적 혁신에 관하여 말하고, 이를 통하여 바이오-디지털 융합이 어떻게 최상의 의료를 개별화시키는 과정을 촉진시킬 수 있는지를 논하고 있다.
에릭 실펜 (필립스 헬스케어 의료 분야 최고책임자)

에릭 토폴은 가장 적절한 시기에 매우 중요한 책을 내놓았다. 의학연구, 임상의학, 의료기술 그리고 의료정책을 망라하는 독특하고 인상적인 전문성을 바탕으로, 토폴 박사는 전통적인 문제점들을 혁신적인 관점으로 바라볼 수 있는 계기를 마련해주고 있다. 감당할 수 없을 정도의 어마어마한 의료비용과, 질 낮은 의료 서비스의 공급, 쓰나미처럼 증가하고 있는 만성질환들, 그리고 의료와 관련된 선택과 행동에 대한 소비자들의 새로운 책무성 등 여러 관점에서, 이 책은 우리 모두에게 새롭고 흥미로운 방법으로 해답을 고민해보게끔 하고 있다!
리드 턱슨 (유나이티드헬스 그룹 부사장 겸 의료 분야 최고책임자)

토폴 박사는 오늘날의 의학에서 최고의 선구자적 사상가 중 한 명이며, 의학의 미래가 어떻게 재부팅될 수 있는가에 대한 남다른 비전을 지니고 있다. 이 책은 의학의 개별화와 민주화를 이루기 위한 움직임을 만들어내고 촉발시킬 것이다. 이를 통해 더 나은 의료 환경이 만들어질 것은 의심의 여지가 없다.
그렉 루시어 (라이프 테크놀러지스 CEO)

에릭 토폴은 의학과 기술의 융합이 어떻게 의료의 공급과 환자의 역할을 변화시킬 수 있을 것인가에 대한 새롭고 흥미로운 관점을 제시한다. 그는 정보를 가지고 있는 소비자들이 운전석에 앉아, 유전학적 정보와 나노센서와 무선 기술을 이용한 실시간 데이터를 바탕으로, 본인들의 의료 문제를 능동적으로 조종할 수 있는 미래 세계를 제창한다.
존 마틴 (길리어드 사이언스 CEO 겸 회장)

에릭 토폴은 의학이라는 길드의 전통을 타파하고자 하는 특별한 부류의 의사다. 그는 미국 보건의료의 복지부동적인 태도가 지속될 수 없음을 직시한다. 그러나 그렇다고 절망하지는 않는다. 그는 호모 디지투스의 출현을 보여주면서, 이들이 임상의학에 만연한 불합리와 비효율을 뒤엎을 희망이라는 점을 여실히 보여주고 있다. 이 책은 시의적절한 역작이며 약이 되는 비판이다.
미샤 앵그리스트 (듀크대학교 게놈 과학 및 정책연구소 교수. ≪벌거벗은 유전자≫의 저자)

이 책은 유전학과 생물학의 발견들이 의학의 지평을 어떻게 바꿀 것인가에 대한 흥미로운 견해이다. 토폴 박사는 현대의학의 부족한 부분들에 대한 흥미로운 이야기들을 제공하며, 10여 년 전 처음 인간 게놈이 시퀀싱된 후부터 지속된 혁명적 발견들이 21세기에 있어서 의료의 모습을 어떻게 변화시킬 것인가에 대하여 설명한다.
윌리엄 R. 브로디 (솔크 생물학연구소장)

지난 10년 동안 발생한 대부분의 부(富)는 문자를 사용하던 시대에서 디지털 코드가 주를 이루는 사회로 변화하는 급진적인 변혁 과정에서 발생하였다. 지구상 가장 부유한 회사들이 생겨난 반면, 이 과정에서 많은 기업들, 심지어는 국가들이 몰락했다. 이제는 의학, 의료, 그리고 생명과학 또한 같은 변화를 겪고 있다. 마찬가지로 거대한 규모의 부가 발생되고 소멸해갈 것이다. 이 책은 앞으로 어떤 일이 일어날 것인가에 대한 지침서가 될 것이다.

후안 엔리케즈 (엑셀 벤처 매니지먼트 이사, 《As the Future Catches You and Homo Evolutus》의 저자)

토폴 박사는 디지털 정보를 만들어내는 놀라운 혁신으로 인하여, 의학이 역사상 가장 큰 변화를 겪게 될 것이라고 믿는다. 이 책을 통해 그는 과거의 관념들로부터 '탈옥'할 것을 요구한다. 의학의 다음 세대에는, 휴대용 센서와 발전된 프로세서 등 강력한 디지털 장비들로 인해 개인을 바라보는 관점이 변화될 것이며, 이를 통하여 전혀 새로운 발견이 이루어지고 고도로 개별화된 의료체계를 구축할 수 있는 창조적 데이터가 축적될 것이다. 그리고 전 세계 60억 명 이상이 무선으로 연결되는 상황에서, 무선 통신 플랫폼은 이러한 비전에 큰 영향을 미치게 될 것이다. 토폴 박사의 표현을 빌면, 의료 시스템이 재부팅되는 것이다. 또한 다가오는 거대한 변화를 촉진시킬 수 있는 힘과 기회가 우리 소비자들에게 있다는 토폴 박사의 의견에 전적으로 동조한다.

폴 제이콥스 (퀄컴 CEO 겸 회장)

11년 전의 인간 게놈 시퀀싱은 개별화되는 의학 혁명의 시작이었으며, 이 혁명은 개인의 형질에 대한 정보를 디지털화하지 않고는 불가능한 것이다. 에릭 토폴은 디지털화된 게놈, 무선 검사 장비, 그리고 소셜 네트워킹을 이용하여 정보를 가진 자가 의료의 중심에 설 수 있는 길을 열어주고 있다.

J. 크레그 벤터 (J. 크레그 벤터 인스티튜트 CEO 겸 회장)

에릭 토폴은 오랫동안 의료 분야에서 혁신가였다. 이 책을 통해 그는 미래의 의료를 구원할 혁신의 거대한 파도에 대하여 언급한다. 진정한 의료 개혁은 아직 시작되지 않았으나 곧 현실화될 것이다. 이 책은 그 길을 보여주고 있다.

제프리 이멜트 (제너럴 일렉트릭 CEO 겸 회장)

| 목 차 |

추천의 글들   6
역자 서문   20
서 문   24

제1부　기반은 마련됐다

제1장　디지털 세상의 풍경 : 데이터에 의한, 참여적 문화의 형성   39
　　　세상의 변화를 상징하는 여러 개의 C   46　■　몰락과 파괴   59
　　　데이터 홍수 처리하기   60　■　데이터 주도 문화   63
　　　슈퍼융합이라는 큰 그림   64

제2장　의학의 현주소 : 인구집단이냐 개인이냐   67

제3장　소비자의 힘은 얼마나 커질까 : 클릭과 트릭   91

제2부 데이터 캡처링

제4장 생리학 : 무선 센서들　133

　　　혈당과 당뇨병　142　■　심전도 및 심장박동 모니터링　145
　　　바이털 사인　148　■　천식 발작　152　■　수면무호흡증　153
　　　기분 장애　154　■　자택 거주 고령자　154　■　약 복용 순응도　156
　　　신흥 국가들과 휴대전화 검사실　157　■　무선의학의 도전에 맞서기　158
　　　미래의 외래 진료　159　■　자동차 내부의 무선 센서　160

제5장 생물학 : 게놈을 해석하다　161

　　　유전체학의 기초　163　■　게놈을 엿보다(GWAS)　170
　　　최초의 인간 게놈 시퀀싱 10주년 기념일　178　■　약물유전체학　180
　　　염기 시퀀싱을 중심으로　188　■　엑솜 시퀀싱　189
　　　전유전체 시퀀싱　191　■　생명을 구하기 위한 시퀀싱　198
　　　시퀀싱 가속화를 위한 경쟁　201　■　암 유전체학의 발전　204
　　　시퀀싱을 넘어서: RNA, 단백질, 대사산물, 후성유전체학　209
　　　개인화되는 '소비자' 유전체학　214

제6장 해부학 : 이미징에서 장기 인쇄까지 237

    이온화 방사선 243 ▪ 심장 영상 248 ▪ 뇌 영상 251
    뇌기능 매핑과 정신 조절 258 ▪ 암 영상 262 ▪ 장기 인쇄 265

제7장 전자건강기록과 의료정보기술 269

    바벨탑 무너뜨리기 274 ▪ 모델 EHR 헬스 시스템 280
    EHR이 직면한 도전 284 ▪ 데이터의 프라이버시 및 보안 291
    환자에 대한 개방 각서 293 ▪ 고립된 PHR을 탈출시키기 296
    미래의 EHR과 PHR 298

제8장 인간 데이터 수집의 융합 301

    무선 선세와 유전체학의 결합 302 ▪ 무선 유전체학 314
    유전체학과 신약개발 315

제3부 호모 디지투스

제9장 의사들은 변화할 준비가 되었나? 325

    교육 329 ▪ 책무성 338 ▪ 의사들의 인구학적 분포 342
    이메일과 의사들 344 ▪ 의사들과 소셜 네트워크 347
    원격 진료 351 ▪ 새로운 모델들 353 ▪ 미래의 디지털 의사들? 356

제10장 생명과학 산업의 재부팅 358

    새로운 도구, 새로운 모델 368 ▪ 위키 의학 372
    성공 보장 모델 381 ▪ 디지털 마케팅, 추적조사, 세일즈 399
    새로운 모델이 주도한다 404

제11장 호모 디지투스, 그리고 개인 410

개인화 과학 412 ■ 1에서 비롯된 n, 수십억에서 비롯된 n 415
여러 가지 전망들 418 ■ 행동주의의 필요성 429
디지털 디스토피아 433 ■ 호모 디지투스, 그리고 의학의 슘페터화 440

후 기 442

감사의 글 448

참고문헌 454

의사는 사람의 질병을 치료하기 위해 약을 처방하지만
그 약에 대해서는 아주 조금 알고,
그 질병에 대해서는 아는 것이 더 없고,
사람의 몸에 대해서는 아무것도 모른다.
— 볼테르, 약 250년 전에.

청진기가
사라지다

| 역자 서문 |

미래를 예측하기는 힘들다. 하지만 미래가 현재와 같지 않으리라는 점은 분명하다. 보건의료 분야도 예외일 수는 없다. 문제는 변화의 속도다. 시간이 흐르면서 많은 것들이 변하지만, 그 변화의 속도는 분야에 따라 천차만별이다. 보건의료 분야는 어떨까?

장구한 인류의 역사에서 보건의료 분야는 딱 한 시기를 제외하고는 그 변화의 속도가 매우 더뎠다고 할 수 있다. 유일했던 격변의 시기는 19세기 말 혹은 20세기 초부터 수십 년 동안이었다. 그동안 마취제와 항생제와 엑스선이 개발되고, 의료보험제도 등 관련 제도가 정비되었다. 제약과 병원 등 관련 산업이 규모를 키워 자리를 잡았으며, 의사의 사회경제적 지위도 과거에 비해 크게 높아졌다.

하지만 보건의료 분야의 변화 속도는 그 이후 다시 매우 느려졌다. 지난 50년, 지난 30년, 혹은 지난 10년, 지난 5년 동안, 보건의료 분야에서 일어난 변화의 폭은 상대적으로 미미하다. 정보기술의 발달

등 기술적 측면에서 봐도 그렇고, 소비자 혹은 시민의 권리 향상 등 사회적 측면에서 봐도 그렇다. 그런 현상의 이유를 분석하거나 시비를 가리는 것은 논외로 하고, 앞으로 다가올 미래를 생각해보자. 미래에는 많은 것들이 더욱 빠른 속도로 변화할 것으로 예상되는데, 보건의료 분야의 미래는 어떻게 그리고 어떤 속도로 변화할 것인가? 이 책은 이 질문에 대한 매우 훌륭한 한 가지 대답이다.

2007년 가을, 매슈 홀트라는 한 블로거가 '헬스2.0'이라는 이름의 소규모 포럼을 샌프란시스코에서 개최했다. 헬스2.0의 정의는 여전히 불분명하지만, 인터넷과 정보기술의 발달로 인해 달라질 보건의료의 새로운 패러다임을 의미한다고 할 수 있다. 이 행사는 불과 수년 사이에 규모가 급격히 커져, 5회째인 2011년 행사에는 1,000명 이상이 운집했고, 샌프란시스코 외에 유럽과 아시아에서도 같은 이름의 행사가 열리고 있다.

2009년에는 미국 국립보건원^{NIH} 주도로 'm-헬스 서밋'이라는 행사가 워싱턴 DC에서 개최됐다. 여기서 'm'은 'mobile'을 의미하는 것이다. 첫 행사에는 25개 국에서 800명이 참가했고, 2010년에는 50개 국에서 2,400명이 참가했다. 2011년에는 참가자 수가 3,500명으로 늘었고, 전 세계에서 몰려든 기자만 350명에 달했다. 이 행사에는 시벨리우스 미 보건장관이나 빌 게이츠 등 거물급 인사들이 다수 연자로 참석한다. 수백 개의 기업들도 부스를 만들어 참여한다.

인터넷과 정보기술의 발달이 세상을 크게 바꾸고 있다는 것은 누구나 느끼는 사실이다. 이미 전 세계에 존재하는 휴대전화의 개수는 칫솔이나 화장실의 수보다 많다고 한다. 전 세계 인구의 70%가 휴대전화를 사용하고 있으며, '디지털 원주민$^{digital\ native}$'으로 불리는 30세 이하의 사람들만 놓고 따지면 이 비율은 90%에 달한다. 인터넷을 가리켜 '알파벳 및 숫자 체계를 제외하면, 범용화된 모든 기술 가운데 인간의 정신에 가장 강력한 영향을 끼친 것'이라 표현한 사람도 있다.

이 책의 곳곳에 잘 서술되어 있지만, 어지러울 정도로 급격한 변화의 소용돌이 속에서 보건의료 분야만 예외일 수는 없다. 급증하는 의료비 등 여러 요인으로 인해, 어쩌면 보건의료 분야야말로 '혁신'이 가장 필요한 분야일지도 모른다.

이 책의 저자인 에릭 토폴 박사는 2011년 'm-헬스 서밋'의 기조연설자 중의 한 명이었다. 그는 강연 도중 "청진기가 머지않아 사라질 것"이라고 단언했다. 클리블랜드 클리닉에서 오래 일했던 저명한 심장내과 의사인 그는 이미 최근 2년간 청진기를 사용하지 않았다고 말했다.

그러면서 그는 휴대용 초음파 기기를 꺼낸 다음 셔츠 단추를 하나 풀더니 그것을 자신의 가슴에 갖다댔다. 심장 박동을 보여주는 초음파 영상이 스크린에 비쳤다. 그는 스마트폰으로 자신의 심전도를 실시간으로 보여주기도 했다. 그는 반문했다. "모든 것을 다 볼 수 있는데, 왜 두근거리는 소리만 들어야 하는가?"

설마 청진기가 사라지겠어? 이렇게 생각하는 사람도 있을 것이다. 그러나 스마트폰 이전과 이후에 우리 생활이 얼마나 달라졌는지를 생각해보면, 개발된 지 200년 된 청진기가 사라지는 것쯤은 정말 아무것도 아니지 않을까. 오히려 청진기가 사라진다는 것은 앞으로 보건의료 분야에서 벌어질 수많은 변화들 가운데 극히 일부일 뿐이라는 것이 더 정확한 표현일 것이다.

보건의료 분야가 그간 너무도 천천히 변화해온 탓에 타성에 젖어버린, 그리하여 앞으로 다가올 미래도 지금까지처럼 천천히 변화할 것이라 예상하는 모든 사람들에게 이 책은 커다란 충격파를 던질 것이다. 의사를 비롯한 보건의료 공급자들, 정부 관료나 정치인을 비롯하여 보건의료 정책을 수립하고 집행하는 데 영향을 미치는 사람들, 보건의료 분야의 학문을 과거의 패러다임에 맞추어 가르치거나 공부하고 있는 사람들, 보건의료와 조금이라도 관련 있는 산업 분야에 종사하고 있는 사람들, 그리고 저렴하고 효과적이면서도 소비자 중심적인 의료를 희망하는 모든 시민들을 위한 필독서로 이 책이 자리매김하기를 희망한다.

2012년 6월
역자들을 대표하여 박재영

청진기가
사라지다

| 서문 |

20세기 중반, 오스트리아의 저명한 경제학자 요제프 슘페터[Joseph Schumpeter]는 급격한 혁신에 수반되는 변화를 지칭하는 '창조적 파괴[creative destruction]'라는 용어를 유행시켰다. 최근 수년간 우리가 살고 있는 세상은 '슘페터화[Schumpetered]'됐다(슘페터가 '창조적 파괴'를 주장한 것을 빗대 만들어진 신조어로 '창조적으로 파괴되다'라는 뜻으로 쓰인다-역주). 디지털 기기들이 우리 일상에 넘쳐나게 되면서, 우리가 사람들과 의사소통을 하고 사회적 네트워크를 형성하는 방식은 급격하게 변화했다. 우리는 정보를 찾거나 건망증으로 뭔가를 깜빡했을 때, 우리의 '보조 뇌', 즉 검색 엔진을 즉시 활용할 수 있다. 어디를 가든 결코 우리 곁을 떠나지 않는 귀중한 물건인 휴대전화를 이용하여 사진과 동영상을 찍는다. 필름을 현상해야만 사진을 얻을 수 있었던 지난날을 기억하기는 하는 걸까? 레코드 앨범을 통째로 사는 일은 더 이상 하지 않는다. 그 대신 우리가 원하는 노래들만 언제 어디서나 다

운로드받는다. 보고 싶은 영화를 찾아 비디오 대여점에 가고, 원하던 비디오의 재고가 없어서 낙심하던 시절은 잊어라. 다운로드만 받으면, 텔레비전, 컴퓨터 모니터, 태블릿, 심지어 휴대전화를 통해서도 영화를 볼 수 있다. 배달되는 종이 신문 때문에 재활용 쓰레기가 쌓이거나 손에 잉크가 묻는 것이 싫다면, 우리가 원하는 기사만 골라서 클릭만 하면 된다. 사실 이제는 '클릭' 소리조차 구식이 되고 있다. 태블릿이나 휴대전화 화면을 조용히 건드리기만 하면 되니까 말이다. 거의 모든 책을 구매하기 전에 샘플을 미리 읽어볼 수 있고, 원하는 책은 순식간에 다운로드받을 수 있다. 우리는 모두 2개의 아이덴티티를 갖고 있다. 디지털 혹은 가상의 아이덴티티와 실제의 아이덴티티. 이런 것들은 모두 디지털 혁신이 우리 생활을 급격히 변화시킨 내용들 중의 극히 일부일 뿐이다. 급격한 변화. 창조적 파괴.

    디지털 이전의 시대가 더 단순하고 좋았다고 주장하는 사람들도 있을 것이다. 우리는 디지털로 연결되어 있지 않았던 시절에도 언제나 많은 것들에 정신이 팔려 있었다—심지어 자동차를 운전할 때에도. 우리는 손으로 쓴 편지나 메모를 주고받을 때에도, 비록 그 빈도는 낮았을지라도 더 깊이 있고 효과적인 의사소통을 했다. 사람들과 전화 통화를 했지만 문자 메시지나 실시간 응답에 의존하지는 않았다. 더 많은 프라이버시가 있었다. 클릭 몇 번으로 모든 사람이 우리 삶을 들여다볼 수 있는, 디지털이라는 불변의 기록실이 없었기 때문이다. 우리는 어딘가를 찾아갈 때 GPS 대신 지도를 사용했다. 하지만 모두 지나간 과거일 뿐, 세상은 엄청나게 변했다. 디지털 정보를 활용하는 특별한 혁신의 효과가 계속 축적됨에 따라 세상은 완전히 뒤집어졌다. 결단코 되돌아가는 일은 없다.

그러나 우리 존재에서 가장 소중한 부분인 우리의 건강은, 지금까지 이러한 디지털 혁명으로부터 단절되고 구분된 채 큰 영향을 받지 않아왔다. 어떻게 그럴 수 있었을까? 의학은 대단히 보수적이어서, 흔히 경직되어 있다거나 완전히 굳어 있다는 이야기를 듣는 분야다. 의사들이 변화를 꺼리거나 변화에 저항하는 것은 물론이고, 생명과학 분야의 기업들(의약품, 의료기기, 검사장비 등을 생산하고 판매하는 회사들)과 관련 정부 기구들까지 모두 거의 마비 상태에 놓여 있어서, 그러한 제품들의 개발 및 상업적 사용 모델이 제대로 작동하지 않는 현실을 타개할 능력이 없다. 이제는 탈옥이 필요하다. 우리는 지금 기하급수적으로 증가하는 의료비로 인한 경제 위기를 겪고 있지만, 디지털 시대의 극적인 발전을 수용하고 활용하는 데는 사실상 아무것도 하지 않고 있다. 이제는 달라질 때다. 의학 역사상 가장 큰 규모의 개혁이 다가오고 있다.

이 책은 의학의 창조적 파괴에 관한 책이다. 왜 의학이 앞으로 수년 내에 필연적으로 슘페터화될 수밖에 없는지, 왜 의료 소비자들의 참여가 그 과정에서 핵심적인지에 관한 책이다. 소비자들의 적극적인 참여 없이는 이러한 혁명적 발전은 크게 늦춰질 것이다. 의사들, 생명과학 관련 기업들, 정부, 보험자 등 다른 어떤 주체들도 이러한 개혁의 촉매가 될 수는 없다. 동시에, 의학의 민주화도 이제 시작되고 있다. 의료 소비자인 당신이 그 일을 가능하게 만들 수 있다.

이러한 창조적 파괴가 지금 시작되는 이유는 한 가지다. 인류 역사에서 처음으로 인간을 디지털화할 수 있게 된 것이 바로 지금이기 때문이다. 책, 신문, 잡지와 같은 그림이나 정보들을 디지털화하는 것에 대해서는 모두가 잘 알 것이다. 이제 모든 것을 디지털화하고 전송할 수 있다. 2시간짜리 영화를 다운로드하는 데 몇 초면 충분하다. 하지만 아직 인간을 디지털화하는 것과는 거리가 멀다.

인간을 디지털화하는 것은 그 사람의 게놈, 즉 약 60억 개의 글자들('생명 코드')을 밝히고 정리하는 것이다. 사람의 심장 박동, 혈압의 변화, 호흡 횟수와 호흡량, 체온, 혈액 산소 농도, 혈당, 뇌파, 활동량, 심지어 기분까지, 삶의 유지와 관련된 거의 모든 것들을 원격으로 지속적으로 모니터하는 것이 곧 가능해진다. 신체의 어느 부위든 이미지로 만들 수 있고 삼차원으로 재구성할 수도 있으며 궁극적으로는 장기를 인쇄하듯 찍어낼 수도 있게 될 것이다. 또한 소형으로 만들어져 휴대할 수 있는 고해상도 영상장비의 발달로, 교통사고 현장을 비롯하여 환자가 있는 곳 어디서나 중요한 영상 정보를 쉽고 빠르게 얻을 수 있을 것이다. 또한 무선 바이오센서, 게놈 시퀀싱, 영상 정보 등 개인으로부터 얻어진 모든 정보들은 전통적인 의료 데이터들과 통합되면서

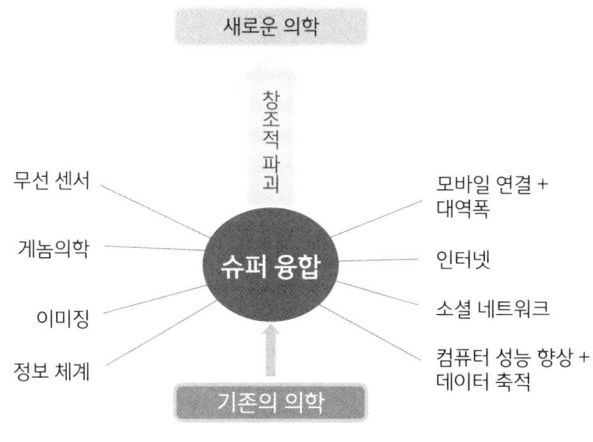

■ 그림 서문-1 ■
디지털 기술로 인해 기존의 의학은 새로운 개인 맞춤형 의학으로 변화한다.

지속적으로 업데이트될 것이다. 관련 기술들은 이미 충분히 개발되어 있어서 우리는 매우 자세히, 아주 선명하게, 사람들이 흔히 수십 년 후에나 가능할 것으로 생각하는 방식으로 인체를 디지털화할 수 있다.

이건 전례 없는 슈퍼 융합super convergence에 관한 이야기다. 스마트폰의 범용, 대역폭bandwidth, 네트워크 접근성의 증가, 소셜 네트워크 등의 디지털 세상의 성숙이 없었더라면 불가능했을 이야기다. 여기에 더해 클라우드 서버를 통한 컴퓨터 성능의 무한 향상, 놀라운 바이오센서들, 게놈 시퀀싱, 이미징 기술들, 그리고 엄청난 의료정보시스템 등이 힘을 합쳐 진정한 디지털 폭풍을 형성하게 된다.

휴대전화를 생각해보라. 이는 원격통신 융합의 허브인 동시에 어마어마하게 많은 도구들이 하나로 모여 있는 집합체다. 카메라, 비디오카메라, GPS, 계산기, 시계, 알람시계, 뮤직 플레이어, 녹음기, 사진 앨범, 도서관 등등 마치 만능 줄기세포와 같다. 다양한 앱들이 장착될 경우 플래시부터 확대경까지, 더 다양한 기능들까지 수행할 수 있다. 이 작은 도구는 무선 네트워크와 연결되어 웹 서핑도 가능하며, 워드 프로세서, 비디오 플레이어, 통역기, 사전, 백과사전이기도 하며, 전 세계의 지식 창고에 접근할 수 있는 통로이다. 문자 메시지나 이메일을 주고받을 수도 있다. 아, 물론 전화 기능도 있다. 자 이제, 이 장비를 의학에 활용하는 것을 생각해보자. 바이털 사인을 실시간으로 보여준다거나, 검사실에서 이루어지는 각종 검사를 한다거나, 게놈 일부를 분석한다거나, 심장, 복부 혹은 태아의 초음파 이미지를 얻는다거나 하는 식으로. 이는 통신 기술의 기본적 형태부터 복잡하기 짝이 없는 의학까지, 매우 광범위한 분야에 걸친 다양한 기술적 융합을 포괄하며, 완전히 동떨어져 있는 여러 기능들을 하나로 합치는 것을 의미한다.

이들은 인체를 디지털화하는 데 기반이 되는 다양한 도구들이다. 유방암이나 전립선암에 대해서 집단 검진을 하고, 환자는 모두 달라도 진단명만 같으면 같은 약을 같은 용량만큼 투여하는 방식의 인구집단 차원의 기존 의학과 달리, 모든 사람들이 개인 차원에서 거의 완벽하게 규명되는 의학의 새로운 시대가 열리는 것이다. 우리는 각기 서로 다른 인간들이지만, 적어도 지금까지는 우리 자신을 개인의 생물학적 생리학적 특성에 따라 규정하고 설명할 방법은 없었다. 혈압을 측정한다고 해도 잘 때와 일할 때, 감정이 격해졌을 때에 어떻게 혈압이 달라지는지를 측정할 수 있는 적절한 방법은 없었다. 이제 디지털 혁명은 새로운 전기를 맞게 된다. 가장 중요하면서도 지금까지는 절연되어 있었던 분야, 즉 건강 유지라는 분야에서도 디지털 혁명이 나타난다는 뜻이다.

기차가 이미 역을 출발했다는 사실을 잘 보여주는 지표는 많다. 게놈 시퀀싱으로 인해 생명을 구한 첫 번째 사례—다섯 살 소년이었다—가 최근에 보고되었다. 하지만 이는 단순히 질병의 원인을 분자 수준에서 찾아내는 차원의 이야기가 아니다. 이제 우리는 태아의 전체 게놈을 분석함으로써 출생 이후의 상태까지 예측할 수 있게 되었다. 삶의 과정 중 가장 반대편에서도 마찬가지다. 사망의 원인을 밝힘에 있어서도 DNA 시퀀싱으로 전통적인 부검을 대체할 수 있을 것이다. 자궁 속에서부터 무덤 속까지, 인생의 전 과정을 분자 수준에서 분석하고 해독하고 규명할 수 있게 된 것이다.

인간의 블랙박스 규명은 이제 시작일 뿐이다. 인간은 그 자체로 걸어다니는 사건 기록장치이므로, 우리에게 데이터를 수집할 바이오센서와 그 데이터를 처리할 알고리즘만 있다면 사실상 어떤 데이터라도 모두 추적할 수 있는 셈이다. 오늘날 이런 센서들은 옷처럼 입을 수도 있고 밴드처럼 붙일 수도 있으며 손목시계처럼 착용할 수도 있다. 하지만 멀지 않은 미래에 나노센서^{nanosensor}의 형태로 혈관 속으로 들어갈 수도 있을 것이다. 모래알 크기의 작은 알갱이가 혈관 속을 돌아다니면서 암, 심근경색, 자가면역질환 등의 발생을 극히 초기 단계에 감지할 수 있게 되는 것이다. 그렇다. 이건 과학소설에 등장하는 사이보그와 비슷하며, 인간의 인공적 부분과 생물학적 부분의 퓨전이라 할 수 있다. 우리는 이미 청력 상실의 경우에 인공와우를 삽입하며, 기관$^{氣管, trachea}$도 이식할 수 있다. 미래에는 몸속 어딘가에 삽입된 센서를 통해 무선으로 전화 통화를 하는 일도 가능해질 것이다. 자동차에서는 익숙한 일이지만 우리 몸은 가지지 못했던 '엔진 체크' 경고 기능도 생겨날 것이다. 의학의 역사에서 진정한 의미의 예방이 가능해지는 것이다.

다소 먼 미래의 이야기로 들릴지 모르지만, 정보화시대의 맥락에서 생각하면 이들은 훨씬 더 현실적인 이야기다. 우리는 어마어마한 데이터의 홍수 속에서 살고 있다. 인류는 문명의 시작 시점부터 서기 2003년까지 총 10억 기가바이트(기가는 10의 9승)의 데이터를 만들어냈다. 하지만 지금 우리는 매년 몇 제타바이트(제타바이트는 1조 기가바이트)의 데이터를 생산하고 있으며, 2020년에는 35제타바이트 이상을 생산할 것으로 예상되는데, 이는 대략 2,500억 장의 DVD 용량에 해당한다.[1] 현재 전 세계에서 생산되는 데이터 중에서 가장 큰 비중을 차지하는 것은 센서들이 생산하는 데이터로, 2010년의 경우 1조 2,500억 기가바이트에 달한다. 이를 비트로 환산할 경우 전 우주에 존재하는 모든 별의 총 개수보다 더 많다(8비트가 1바이트-역주).[2] '대량 병렬massively parallel'이라는 용어는 이러한 데이터 폭발 및 컴퓨터, 디지털, 생명과학 영역들의 결합과 어느 정도 관련이 있는 중요한 용어다. 융합에 주목해야 한다. 대량 병렬 프로세서 배열을 포함하는 한 개의 칩chip에서부터 수십만 개의 중앙처리장치CPU를 가진 슈퍼컴퓨터까지, 또한 게놈 전체를 작은 조각들로 나눈 다음 대량 병렬 방식으로 코드를 읽어내는 방식의 게놈 시퀀싱까지.

2011년 IBM 컴퓨터가 개발한 '왓슨'이라는 이름의 컴퓨터는 두 명의 제퍼디 게임 챔피언과 벌인 대결에서 승리했다(〈제퍼디Jeopardy〉는 미국에서 가장 유명한 텔레비전 퀴즈쇼다. IBM의 슈퍼컴퓨터 왓슨은, 이 퀴즈쇼에서 74회 우승한 역대 최다 우승자 켄 제닝스와 사상 최고액인 325만 달러를 상금으로 획득한 바 있는 브래드 러터 등 두 명의 챔피언과 대결을 벌였다. 컴퓨터가 이기면 100만 달러 상금 전액을 기부하고 사람이 이기면 절반만 기부하기로 약속된 경기였는데, 결과는 컴퓨터의 완승으로 끝났다-역주). 왓슨은 15테라바이트(테라는 10의 12승)의 데이터와 대량 병렬 방식의 2,880개 프로세서를 탑재하고 있었다.[3] 텔레비전에서 처음 선을 보이면서 승리를 거둔 왓슨은 그 이후 어떻게 되었을까? 의사들에게 인공두뇌 보조 서비스를 제공할 목적으로 컬럼비아 대학병원과 메릴랜드 대학병원에 배치되었다.[4] 데이비드 겔런터는 〈월스트리트 저널〉에 실은 칼럼 "다음엔 슈퍼컴퓨터가 당신의 생명을 구한다"에서 '위키왓슨^{WikiWatson}'이라는 개념을 소개했다. 위키왓슨은 전 세계의 모든 의학 문헌과 의료 전문가들을 모두 하나로 통합하는 것이다.[5] 방대한 데이터자료를 축적하고 그것을 보건의료 발전을 위해 사용하는 것은 디지털 세상과 의학의 만남을 상징적으로 보여주는 일이다.

지금까지 내가 슈퍼 융합의 맛보기 사례 몇 가지를 충분히 제시했다고 생각한다. 하지만 이러한 기술을 보유했다는 사실만으로 의학의 진보를 촉발할 수 있는 것은 아니다. 의료계, 정부, 생명과학 기업들의 완고함은 이러한 변화를 촉진시키지 않을 것이며, 혁신을 기꺼이 포용하고 수용하지도 않을 것이다. 미국 정부는 보건의료 '개혁'에 혈안이 되어 있지만, 이것은 접근성을 향상시키고 보험 혜택을 늘리는 것을 의미할 뿐, 혁신과는 아무런 상관이 없다. 의학은 현재 모호함이 극대화된 상태에 놓여 있다. 개원 의사들은 더 많은 의료서비스를 제공할수록 더 많은 보상을 받는다. 의료의 많은 부분이 소위 가이드라인에 의해 규정되는데, 이는 개인보다는 인구집단 전체를 기준으로 만들어진 것이다. 임상 연구에서 얻어지는 증거라는 것들도 인구집단 전체로부터 도출된 것이라서 실제 사람들의 생활을 제대로 반영하는 것은 아니다. 생명과학 기업들은 아무리 효과적이고 놀라운 것이라도, 그것이 소수의 사람들에게만 적용되는 것이라면 약이나 기구를 개발할 생각이 없다. 그와 동시에 규제기관들은 오로지 위험 회피에만 관심을 기울이며, 그 결과 매우 혁신적이며 비용도 줄이는 방향으로 의료를 변화시킬 수 있는 기회를 차단하고 있다. 그리하여 대부분의 선별검사screening test들과 치료 행위들이 너무 많이 행해지거나 잘못된 개인에게 적용되면서 엄청난 낭비를 초래하고 있다. 반면 진정한 의미의 질병 예방을 촉진하기 위해서는 거의 아무것도 행해지지 않고 있다.

하지만 의료의 불확실성이 문제라는 인식이 점차 널리 퍼지고 있음에도 불구하고, 소비자들이 그 문제의 개선을 요구하고 나서는 단계에는 아직 이르지 않았다. 이제 많은 환자들은 '나와 같은 환자들PatientsLikeMe' 같은 온라인 커뮤니티 등 소셜 네트워크를 통해 알게 된 동료들을 의사들보다 더 신뢰하고 있다. 어떤 나라에서는 환자들이 자신의 의무기록이나 검사결과를 직접 다운로드받을 수 있게 하였는데, 이는 물론 과거에는 전혀 허용되지 않던 일이다. 적절한 비용 부담의 방법만 있다면, 어느 환자든 자신의 게놈 일부를 스캔할 수 있으며 전체 게놈 시퀀싱도 물론 가능하다. 슈퍼 융합의 흐름과 나란히 혹은 교차하며, 우리는 드디어 의학의 민주화를 향해 이동하고 있는 것이다.

2011년에 튀니지와 이집트에서 혁명이 일어났을 때, 그 혁명을 주도했던 젊은 시민들은 소셜 네트워크를 통해 스스로를 조직화하고 그들의 의견을 표현하며 사진과 동영상을 공유하면서 디지털 세상을 활용했었다. 당시에 나는 트위터에 "튀니지…… 이집트…… 미국의료도?"라고 썼었다. 이 짧은 문장을 쓰면서 나는 새로운 의학을 위해서는 소비자들에게 커다란 자극을 주는 것이 시급하다고 생각했다. 새로운 의학은 더 이상 가부장적이지 않다. 왜냐하면 앞으로는 의사가 가장 많이 아는 사람이 아닐 수도 있기 때문이다. 미국의사협회는 소비자들이 자신들의 게놈 데이터에 직접 접근할 수 있도록 허용해서는 안 되고 반드시 의사가 그 중개자 역할을 해야 한다면서 상당한 로비를 벌였다. 의사들의 90%가 환자의 게놈 정보에 기반하여 의사결정을 하는 것을 불편해하거나 꺼린다는 사실을 잘 알고 있다. 하지만 그건 당신의 DNA이며 당신의 휴대전화다. 당신은 당신의 모든 의학적 데이터와 정보를 스스로 가질 권리가 있다. 새롭고 강력한 도구들이 등장했음에도 불구하고 의료 전문가들이 개인화된 의료에 적용할 능력이 없다면, 이제는 소비자들이 그런 능력을 만들어야 할 때가 아닐까? 인간의 중앙값은 메시지가 아니다.6 (미국의 저명한 생물학자 스티븐 제이 굴드가 악성 복막중피종 진단을 받은 후 그 질병을 진단받은 사람의 평균 여명이 8개월에 지나지 않는다는 말을 듣고 〈디스커버〉에 발표한 글의 제목에서 따온 표현이다. 그 글에서 굴드는 여기서 8개월은 중앙값에 불과하므로, 50%의 환자는 8개월 내에 사망하지만 나머지 50%의 환자는 그보다 더 오래 살 수 있다고 강조했다. 그는 이런 생각으로 적극적으로 치료에 임하여 완치 판정을 받았고, 진단 이후 20년간 생존했다. 그 글은 오늘날에도 수많은 환자들에게 읽히며 힘을 주고 있다-역주) 개인을 으뜸에 두는 것을 기반으로 하는 기술 혁명이 새로운 의학의 대두로 이어지기 위해서는 소비자들에 의한 혁명이 필수적이다.

　여기까지 읽은 독자들이 '창조적 파괴'라는 용어를 의학에서 사용하는 것이 너무 과격하다고 느낄지 모르겠다. 하지만 의학은 정말로 '슘페터화'되어야 하며, 급진적으로 달라져야 한다. 디지털 세상이 의료계를 둘러싼 거대한 보호막을 깨뜨려야 하며, 인간의 디지털화를 가능하게 하는 놀라운 신기술들을 활용해야만 한다. 의학에서 매우 중요하고도 특별한 순간이 바로 지금이다. 어쩌면 단 한 번만 찾아오는 천재일우의 기회일지도 모른다.

이 책은 소비자들을 계몽하여 전진하게 하려는 의도를 갖고 있다. 제1부에서 나는 디지털 세상의 풍경을 개괄할 것이다. 디지털이 의료 이외의 영역에서 우리의 삶을 얼마나 많이 변화시켰는지, 의료 분야에서 우리가 가진 정보가 얼마나 부족하고 인구집단 차원인지, 의료 정보의 융합과 관련된 상당한 진보에도 불구하고 우리 소비자들은 얼마나 자주 정보의 부족에 허덕이는지를 살펴볼 것이다.

제2부에서 나는 디지털 의학의 네 분야를 좀 더 자세히 고찰할 것이다. 무선 센서, 게놈의학, 이미징, 그리고 의료정보가 그것이다. 또한 이들 기술들이 어떻게 융합될 수 있을지를 전망할 것이다. 제3부에서는 인간의 디지털화가 의사와 병원, 생명과학 기업, 규제기관들, 그리고 궁극적으로 개인의 삶에 어떤 영향을 미칠지 보여줄 것이다.

어떤 혁명에서도, 고려해야 할 중요한 부정적 측면들은 있기 마련이다. 원격 모니터링 장치에 대한 의존도 증가, 입원이나 외래 방문의 감소 등으로 인해 직접적인 사람과 사람 사이의 대면이나 치유적 접촉이 줄어들 수 있다는 사실이 그중 하나다. 진짜 환자 대신 가상의 인간, 즉 스캔 결과, DNA 정보, 바이오센서가 취합한 데이터 등을 치료하라는 주문을 의사들은 점점 더 많이 받게 될 것이다. 새로운 기술을 실제로 적용하기 전에 적절한 심사 및 허가 과정을 거쳐야 하고, 비용 효과적이거나 경제적인지 등도 따져야 한다는 우려는 정당한 것이다. 또한 데이터는 폭증하지만 그 엄청난 데이터를 유용한 정보나 지식으로 효과적으로 변환하기는 어려울 것이라는 전망도 옳다. 데이터의 이동이 많아지다 보니 디지털화된 의료 정보의 안전성이나 프라이버시에 관한 걱정도 존재한다. 아이러니컬하게도, 인간을 디지털화할 수 있는 기술적 쾌거는 실제 인간과 가상 인간의 융합이라는 문제를 만들어냈고, 비인간화 혹은 사람 대신 디지털 정보만을 다루는 것의 문제를 걱정해야 하는 상황도 유발했다. 궁극적으로 우리는 의학의 슘페터화의 장단점을 잘 비교하여 결정해야 한다. 이 책은 이 과정에서 당신이 옳은 선택을 하는 데 필요한 지식과 고려 사항들을 알려주기 위해 쓰였다.

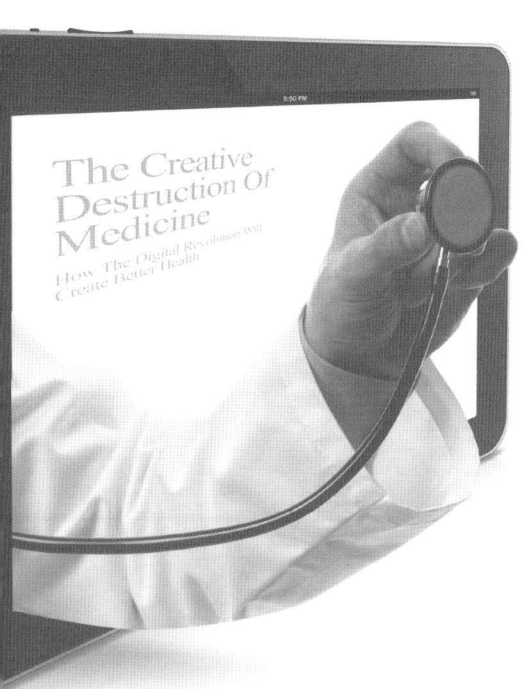

제1부 | 기반은 마련됐다

제1장

디지털 세상의 풍경
데이터에 의한, 참여적 문화의 형성

> 이러한 전기 시대에, 우리는 우리들 자신이 점점 더 정보의 형태로 변환되고 있음을, 또한 의식의 기술적 확장을 향해 이동하고 있음을 목도하고 있다.
> • 마셜 매클루언, 《미디어의 이해》(1964)[1] •

마티 쿠퍼가 1973년에 휴대전화를 발명했을 때, 2012년이 되면 60억 개 이상의 휴대전화가 사용되면서 그것이 결국 미래의 보건 및 의학에도 상당한 영향을 끼치는 플랫폼이 될 것이라는 사실까지는 예상하거나 꿈꾸지 못했을 것이다. 마이클 와이즈가 1975년에 개인용 컴퓨터를 발명하고, 그다음 해에 스티브 잡스와 스티브 워즈니악이 혁신을 이룬 결과, 2008년에는 개인용 컴퓨터가 10억 대 이상 사용되고 있고, 2014년에는 20억 대를 넘어설 것으로 전망되고 있다.[2] 인터넷이 처음 등장한 것은 1990년대 중반이지만, 지금은 족히 20억 명 이상의 사람들이, 동영상 파일이 주된 교환의 매개체가 되어버린 확장된 대역폭을 통해 서로 연결되어 있다.[3]

하지만 가장 큰 도약은 21세기의 첫 10년 동안 일어났다. 60억 개에 이르는 인간 게놈의 염기가 시퀀싱되었고, 그로 인해 대부분의 암, 심장병, 당뇨병, 자가면역질환, 신경계의 질환을 포함하여 100개 이상의 흔한 질병들에 대해 더 자세히 알게 되었다. 과학자들이 인간 게놈의 주소를 파악하여 정리하느라 바쁜 동안, 엔지니어들은 무선전화라는 플랫폼에 이메일, 문자메시지, 카메라, 멀티미디어, GPS, 인터넷 브라우저를 모두 덧붙이고 있었다. 그와 동시에 인터넷 대역폭은 급속하게 확장됐고, 신속한 검색 능력은 기하급수적으로 향상됐다. 2001년 말의 아이팟과 2002년의 블랙베리 폰부터 2007년의 아이폰과 킨들 리더에 이르기까지, 그 10년 동안 벌어진 모바일 기기의 활용과 관련된 전례 없는 변화들은 우리가 음악을 듣고 문자메시지를 주고받고, 전화 통화를 하고, 웹 서핑을 하고, 한 장소에서 다른 장소로 이동을 하고, 사진을 찍고, 동영상 촬영을 하고, 놀고, 독서하고, 사고하는 모든 방법을 바꾸어놓았다.

같은 시기에 휴대전화 사용자는 5억 명에서 30억 명으로 늘었는데, 이는 지구상에 존재하는 모든 사람의 절반, 혹은 거의 모든 성인이 휴대전화를 사용한다는 뜻이다.[4] 우리가 1년에 주고받는 문자메시지의 수는 2조 이상이다.[5] 컴퓨팅 능력은 끝없이 증가하고 데이터 저장 능력도 끝을 모르게 늘어나고 있다. 지난해에 우리는 의회도서관 6만 개를 채우고도 남을 분량의 데이터를 저장했고, 겨우 600달러만 쓰면 전 세계에서 발매된 음반 모두를 담을 수 있는 저장 장치를 구매할 수

있다.6

　휴대전화에 카메라가 장착됨으로써 생긴 카메라 개수의 증가도 엄청나서, 2000년에는 수백만 개에 불과했던 카메라는 10년이 채 지나지 않아 10억 개를 돌파했다.7 우리가 사용하는 대부분의 휴대전화에 카메라 기능이 포함되어 있기 때문에, 디지털 카메라는 가장 보편화된 센서라고 할 수 있다. 오라일리와 바텔이 〈웹 스퀘어드Web Squared〉 백서에서 지적한 것처럼 "우리들이 갖고 다니는 카메라와 녹음기가 곧 웹의 눈과 귀가 되었다."8

　게임들 역시 대단한 디지털 능력을 갖게 됐다. 2006년 말에 등장한 닌텐도 위는 무선 가속도 센서와 적외선을 통한 3차원 동작 인식 장치가 장착되어 있었다. 2010년에 게임 분야는 큰 진전을 이루어서, 마이크로소프트의 카이넥트Kinect는 얼굴과 제스처를 인식하고 음성 명령에 반응하게 되어, 컨트롤러나 버튼을 전혀 사용하지 않고도 몸을 움직이면서 스크린에 나타나는 아바타와 게임을 할 수 있게 되었다. 이 장치는 출시 이후 2개월 만에 500만 개가 팔렸다.9

　마크 주커버그가 2004년에 페이스북을 시작했을 때, 그 이용자가 2011년 말에 8억 명에 이를 것이라고 누가 예상할 수 있었겠는가? 2012년에 10억 명을 돌파하리라고 예상한 사람도 당연히 없을 것이다. 현재 전체 인터넷 사용자의 25%가 페이스북이라는 하나의 소셜 네트워크를 통해 연결되어 있는데, 이는 중국과 인도의 인구를 합친 것의 3분의 1에 해당하는 숫자다. 매년 페이스북을 통해 전달되는 메시지는 1조 5,000억 개 이상이다. 2011년에 페이스북은 마침내 구글을 넘어서 1위의 웹사이트가 되었다. 페이스북 사용자들은 매달 평균 375분을 사용하여 총 1,030억 페이지를 쳐다보고, 구글 사용자들은 231

분을 사용하며 460억 페이지를 쳐다본다는 측면에서 말이다. 우리 중 40% 이상은 '과잉 연결$^{\text{hyper-connected}}$' 의 상태라 할 수 있는데, 이는 '7개의 기기와 9개의 애플리케이션을 사용하며, 식당, 침대, 심지어 교회에서까지, 가능한 많은 스크린을 통해 연결 상태를 유지하는 상태'로 정의된다.[10]

DNA를 분해하여 규명하는 일에서부터 세계 곳곳의 거의 모든 사람들을 즉시 친밀하게 연결하는 놀라운 기술까지의 특별한 성취들은, 디지털이 초래할 수 있는 의학의 파괴 현상의 기초를 부지불식간에 이미 마련했다고 할 수 있다. 지금까지 우리는 의학 분야에서 이와 같은 상전벽해를 염두에 둘 수 있을 정도의 디지털 인프라를 가져본 적이 없다. 하지만 충분한 인프라와 함께 인간을 디지털화할 수 있는 강력한 도구의 출현으로 인해, 우리는 보건의료의 공급 체계 전반에 걸친 필연적이면서 영구적인 변화를 유발할 둘도 없는 기회를 맞이하게 되었다.

이 문제의 핵심은 결국 거대한 융합의 문제다. 근래에 일어난 주요한 여섯 가지 기술적 진보 모두가 융합되는 것으로, 어쩌면 인류 역사에서 가장 위대한 융합의 사례가 될 수도 있다(그림 1-1). 우리가 막 휴대전화를 갖게 됐을 때, 우리는 그저 다른 사람과 대화를 나눌 수 있었고, 그 이후로도 계속 그것이 핵심 기능이었다. 사무실만 한 크기의 컴퓨터가 노트북 크기로 줄어들면서 우리는 이동성을 획득했지만, 그것만으로는 여전히 다른 사람과 연결된 상태는 아니었다. 그런데 인터넷이 이들 두 가지 플랫폼을 엄청나게 바꿔버렸다. 니컬러스 네그로폰테는 1995년 《디지털이다$^{\text{Being Digital}}$》라는 책에서 "오늘 정보화 고속도로를 이야기하는 것은 과장으로 들리겠지만, 내일은 그 말

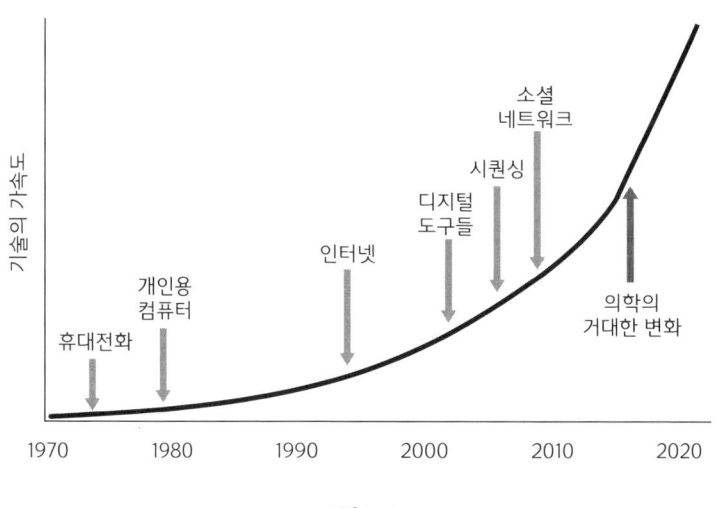

■ 그림 1-1 ■
앞으로 의학에 큰 영향을 끼칠, 지난 40년간의 6대 디지털 진보의 시점

이 과소한 표현이 될 것이다. 그것은 사람들의 예측 중에서 가장 무모한 것보다 더 멀리 나아갈 것이다."라고 썼다.[11] 분명히 그는 선견지명이 있었다. 비록 첫 번째 블랙베리 폰은 부족한 점이 많은 휴대전화였지만, 이메일을 보내고 받을 수 있다는 점에서는 특별한 것이었다. 이 새로운 기계는 곧 사람들의 중독적 행동을 유발했고, 그에 따라 '크랙베리CrackBerries'라고 불리기도 했다(마약을 뜻하는 크랙과 블랙베리를 합친 신조어로, 반복적으로 이메일을 체크하는 습관 또는 그 습관을 가진 사람을 뜻한다-역주). 하지만 이메일과 문자메시지 기능을 가진 이 변형된 휴대전화가 음성 통화라는 고유의 기능에 더해 웹 서핑 기능을 제대로 구현할 수 있게 되기까지는 거의 5년이 걸렸다.

'이메일 및 문자' 전화가 '스마트폰'으로 변화하는 데는 인터넷 대역폭의 엄청난 확장, AT&T와 버라이즌 등의 미국 통신사 네트워크,

적절한 수준의 모바일 운영체계의 발달 등이 모두 기여했다. 2007년 말에 등장한 애플의 3G 아이폰은 진정으로 판도를 바꾸어놓았으며, 많은 사람들은 그것이 인생을 바꾸어놓았다고까지 말한다. 아이폰은 '예수' 폰이라는 별칭까지 얻었고, 2010년에 스티브 잡스가 표지에 등장한 〈이코노미스트〉는 '잡스서The Book of Jobs'라고 불리기도 했다.[12] (여호수아서The Book of Joshua 등 성경의 일부분처럼 표현한 농담이다—역주)

사상 처음으로, 휴대전화를 통한 웹 서핑을 쉽고 빠르게 할 수 있게 되었으며, GPS와 같은 새로운 모바일 기능들의 사용이 가능해졌지만, 가장 중요한 것은 애플리케이션—모바일 기기에서 다운로드받아 사용할 수 있는 소프트웨어—의 바다를 즐길 수 있게 됐다는 점이다. 2011년에는 아이폰의 경우만 해도 30만 개 이상의 앱이 총 65억 회나 다운로드되었다.[13] 이는 모바일 폰과 관련된 각종 코드들이 개방형 플랫폼 형태이기 때문에 가능한 일이다. 어떤 면에서 앱 시대는 역방향 웹 서핑의 시대라 할 수 있다. 특정한 개인이 웹을 뒤지는 것이 아니라 웹이 전 세계의 개발자들, 즉 앱을 만들어내는 사람들을 찾아다니는 것이다. 불과 수개월 동안에 대부분의 사람들은 상상조차 하지 못했을 방법으로 스마트폰의 기능을 향상시키는 수십만 개의 앱이 개발되었다. 사진이나 울음소리를 가지고 새의 종種을 알아내는 앱, 영어를 스페인어로 혹은 스페인어를 영어로 즉시 번역해주는 앱, 색맹인 사람들이 색을 정확히 구별할 수 있도록 해주는 앱, 수천 개의 새로운 게임들, 음악을 듣거나 연주하는 앱 등등. 아이폰을 청진기로 변환시켜 심음이나 호흡음을 듣는 것도 가능하다.

인터넷의 성숙과 모바일 폰의 이종교배는 융합을 가능하게 하는 가장 중요한 요소이다. 니컬러스 카가 적절하게 표현했듯이 "알파벳과 숫자 체계를 제외하면, 범용화된 모든 기술 가운데 인간의 정신에 가장 강력한 영향을 끼친 것이 바로 인터넷이다."[14] 웹에서 사실상 거의 모든 것을 즉시 찾을 수 있게 된 그 능력—보조 뇌라고 부를 수 있는—만으로도 경외심을 불러일으킬 정도였다. 그럼에도 불구하고 인터넷 그 자체와 아주 친밀해지는 것은 쉽지 않았었다. 그와는 달리, 이제 거의 70%에 달하는 사람들이 휴대전화를 곁에 두고 잠자리에 든다. 이 비율은 디지털 원주민, 즉 30세 이하의 사람들만 놓고 따질 경우에는 90%로 올라간다.[15] 이미 세상에는 칫솔보다 더 많은, 화장실보다는 훨씬 더 많은 휴대전화가 있다.[16]

우리는 초자연적으로 움직이고 있다. 이처럼 늘 이동하는 문화 속에서, 우리의 전화는 언제나 우리 곁에 있다. 많은 사람들이 휴대전화를 음식, 쉼터, 물보다 더 중요한 것으로 여기고 있다. 〈이코노미스트〉는 이를 두고 "휴대전화는 과거의 어느 기술보다 더 많은 사람들의 삶을 더욱 빠르게 더 많이 변화시켰다."라는 말로 요약했다.[17] 생물의학 분야의 선도적 학술잡지 〈네이처〉는, 2013년이면 60억 대의 휴대전화가 사용될 것이며 전 세계 인구의 85% 이상이 모바일 신호에 접근할 수 있을 것이라면서 "사람의 감각을 제외하면 이보다 더 널리 이용된 기술은 일찍이 없었다."라고 표현했다.[18] 그 수용 속도가 얼마나 빠른지를 살펴보면 더욱 실감난다. 2001년 아이팟이 100만 대 팔리는 데는 91주가 걸렸는데, 이것은 그 당시로는 디지털 기기 분야에서 신기록이었다. 2009년, 아이폰 3GS가 100만 대 팔리는 데는 겨우 3일이 걸렸다.[19] 2013년이 되면 스마트폰의 숫자가 태블릿을 제외한 개인용 컴퓨터의 숫자보다 많아질 것으로 예측된다.[20]

제1장 디지털 세상의 풍경

2009년 펜실베이니아 대학 와튼 스쿨의 교수들에게 "지난 30년 동안 우리의 삶을 바꾼 기술 가운데 가장 큰 혁신은 무엇인가?"라는 질문이 던져졌다. 그들의 답변을 순위로 매기면, (1) 인터넷과 브로드밴드, (2) PC와 노트북, (3) 휴대전화, (4) 이메일, (5) DNA 검사 및 시퀀싱이었다.[21] 스마트폰은 이미 이 가운데 네 가지 기술이 모두 합쳐진 상태이며, 기술의 발달이 계속됨에 따라 다섯 번째 기술까지 통합되는 일은 시간문제일 뿐이다.

해와 달과 지구의 움직임에 따라 삭망이 생기는 것처럼, 인터넷의 성숙, 끝없이 확대되는 대역폭, 거의 유비쿼터스 수준의 연결성, 휴대전화의 형태를 띤 초소형 컴퓨터 등의 모든 조건들은 최선의 융합을 가능하게 하는 좋은 환경을 조성하고 있다. 여기에 더해 클라우딩 컴퓨팅에 의해 향상되는 데이터 저장 및 처리 능력으로 인한 영향은, 사람들은 거의 인식하지 못하지만 지구상의 거의 모든 사람들에게 깊숙이 미치고 있다.

세상의 변화를 상징하는 여러 개의 C

+ 끊임없는 연결성 Constant Connectivity

주의력결핍 장애attention deficit disorder, ADD, 혹은 주의력결핍 과잉행동 장애attention deficit hyperactivity disorder, ADHD는 세계적으로 학령기 아동의 3~5%에서 진단되는 질환이다.[22] 주의력 결핍으로 인해 듣기, 가만히 앉아 있기, 과제 수행, 어떤 일에 집중하기 등에 어려움을 나타내는 것을 특징으로 하며, 어린이 및 청소년에서 나타나는 가장 흔한 행동장애이다. 과잉행동 없이 나타나는 형태는 어른에게서도 잘 알려져 있다(성인 ADD). 근본 원인은 불분명하지만, 많은 연구들에 의하면 신경전달물질, 특히 도파민의 기능 이상, 불균형, 조절 장애 등과 관련이 있는 것으로 보인다. 신경전달물질은 뇌 내에서 시냅스라고 불리는 연결 지점에서 신경세포들 사이에 신호를 전달한다. 역설적으로, 특정한 일에 집중 못하는 상태를 치료하는 데는 흥분제를 사용하는데, 대표적인 것으로 아데랄^{Adderall}, 리탈린^{Ritalin} 등 암페타민 성분의 약물이 있다. 이 질병은 인터넷이나 디지털 시대의 영향과는 관련이 없는 것으로 생각되고 있다.

선천적인 생물학적 ADD에 더해, 디지털 시대는 환경적으로 유도된 형태의 ADD도 유발하였다. 지금과 같은 디지털 시대에, 사실 흥분제는 필요하지 않다. 우리는 거의 언제나 무언가에 연결된 상태(이는 도파민이 거의 언제나 분비되는 상태와 같다)에 놓여 있으며, 디지털에 의해 유발된 ADD$^{digitally\ induced\ ADD,\ DADD}$는 점차 확산되고 있는 문제다.[23] 이는 신경전달물질에 의해 유발된 것은 아니지만, 우리 뇌의 신경전달물질들이 활성화된 상태라는 점은 분명하다. DADD는 모든 의사소통, 소셜 네트워크, 그리고 인터넷 세상에서 벌어지는 모든 일들에 대한 즉각적인 접속이 크게 늘어났음을 잘 보여준다. 빌턴은 "잡소비동물^{consumnivores}"이라는 말을 만들어내기도 했는데, 이는 "한입 크기$^{byte\text{-}size}$, 간식 크기 혹은 세트 메뉴 형태의 컨텐츠를 집단적으로 뒤지고 소비하고 배달하고 토해내는 사람들"이라는 의미를 갖고 있다.[24] (잡식동물을 뜻하는 omnivore와 소비자를 뜻하는 consumer를 섞어서 만든 말이며, 한입 크기를 뜻하는 bite-size 대신 발음이 같은 byte-size로 표기했다-역주) 윌리엄 파워스는 그의 책《햄릿의 블랙베리Hamlet's BlackBerry》에서 어두운 측면을 강조하여 "(30세 미만의) 디지털 원주민들은 스크린과 함께 성장한 인간의 새로운 종種인데, 대화나 사고를 꾸준히 지속하는 일은 선천적으로 불가능하다."고 표현하기도 했다.[25] 디지털에 의한 시간 낭비의 더 명백한 증거는 일터에서 찾을 수 있다. 컴퓨터를 갖고 일하는 근로자들은 1시간에 30번이나 이메일을 체크하거나 작업창을 바꾸는데, 이는 생산성 감소와 밀접한 관련이 있다.[26]

회사에서의 일상적 회의에서도, 사람들은 끊임없이 이메일을 체크하고 웹 서핑을 하고 조금 전에 보거나 경험한 일을 트위터에 올린다. 혼자 있을 때에도 우리는 스크린을 쳐다보지 않고 있으면 뭔가 연결이 끊어진 듯한 느낌을 받는다. 이것이 바로 중독적 행동이다. 인터넷이나 지속적 연결 상태가 두뇌에 미치는 영향을 다룬 문헌들은 이미 많다. 니컬러스 카는《생각하지 않는 사람들The Shallows》이라는 책에서 뇌의 신경가소성neuroplasticity에 대한 자료들을 리뷰했다. 이 말은 지속적인 디지털 자극이 뇌 조직을 실제로 변화시키고 신경 활성화 경로를 변경시키는 등 잠재적으로 유해한 작용을 한다는 뜻이다. 〈뉴욕 타임스〉의 편집 담당 임원이었던 빌 켈러는 "기본적으로 우리는 우리의 뇌를 클라우드에 아웃소싱하고 있다."고 말했다.[27] 인터넷 검색 엔진의 사용에 따른 인지 능력 변화에 관한 최근 연구인 '구글 효과The Google Effect'는 전자적 검색으로 인해 정보를 기억하는 능력이 떨어졌다고 보고했다. 인터넷 및 연결성 자체가 직접적으로 해부학적 기능적 뇌 작용에 부정적 영향을 주는지 여부에 관해서는 논란이 있지만, 그것이 우리 행동에 영향을 준다는 사실을 부정할 사람은 별로 없을 것이다. 가장 중요한 측면 중의 하나는, 신문, 텔레비전, 라디오, 사진, 문장,

동영상, 음악 등 각종 정보원源의 요소들이 명확한 구분 없이 하나의 연속체를 이루어 정보의 바다로 합쳐진다는 사실이다. 파워스에 의해 사용된 호모 디스트랙투스Homo distractus(산만한 인간)라는 용어는 데이터 홍수의 급습을 당해 어떤 특정한 일에 집중하는 능력이 상대적으로 줄어든 우리 모습을 표현하는 것이다.28

멀티태스팅이나 짧아진 주의 지속 시간attention span을 넘어, 지속적 연결 상태는 우리의 사고방식에도 영향을 끼친다. 수많은 곳에서 쏟아지는 방대한 양의 데이터를 처리하기 위해서는, 직선 형태의 사고방식은 별로 어울리지 않는 대신 그물 형태의 사고가 어울린다. 예를 들어, 우리는 글을 읽다가 '링크'를 클릭하는 순간 원래의 사고로부터 아주 멀리 떨어진 곳으로 이동해서는, 원래 있던 곳까지 되돌아오기 전까지 머무른다. 문자, 그래픽, 링크, 사진, 동영상 등을 빠르게 소화시키든 말든, 우리는 끊임없이 엄청난 양의 데이터를 스캔한다. 구글, 빙Bing, 기타 여러 검색 엔진들과 함께, 우리의 보조 뇌는 언제나 '원 클릭' 떨어진 곳에서 대기 중이다. 2개의 혼성어가 이런 맥락을 잘 보여준다. 인터넷과 시민citizen을 더해서 만들어진 '네티즌netizen', 그리고 디지털과 지식인literati을 더해서 만들어진 '디저라티digerati'. 온라인 커뮤니케이션에 적극적으로 참여하는 사람 모두에게 해당되는 네티즌에 포함되든 말든, 디지털 커뮤니티에서 영향력 있는 사람을 가리키는 디저라티에 포함되든 말든, 우리는 매우 높은 밀도로 축적되는 풍부한 데이터 환경에 끊임없이 씨름하며 적응하고 있다.

✚ **협업과 크라우드소싱**Collaboration and Crowdsourcing

협업은 참가자 모두의 적극적인 참여를 필요로 한다. 인터넷, 휴대전화, 개인용 컴퓨터, 소셜 네트워크는 예상을 훨씬 뛰어넘는 참여적 문화를 만들어냈다. 과거의 미디어는 일방향적 중앙 집중적이었고, 정보를 생산하고 배포하는 주체에 의해 완벽하게 컨트롤되었다. 오늘날의 미디어는 다방향적이다. 모든 네티즌은 정보 제공자이자 e-활동가로 간주된다. 우리는 더 이상 제삼자로 살지 않는다. 우리는 웹에서 제1의 당사자다.[29] 데이터와 정보의 생산은 민주화되었다.

2011년 〈허핑턴 포스트〉에서는 겨우 150명의 유급 직원이 일하고 있을 뿐이지만, '시민 기자'로 불리는 자발적 참여자는 1만 2,000명에 달한다.[30] 유튜브 덕분에 모든 사람이 비디오자키로 간주된다.[31] 매 1분마다 최소한 24시간 분량의 동영상이 업로드되고 있으며, 하루에 플레이되는 동영상은 30억 개를 넘는다. 평균적인 인터넷 사용자는 매달 200개의 동영상을 본다. 1억 6,000만 명이 사용하는 트위터는 150억 개 이상의 트윗을 축적했으며, 매 초당 2,000개 이상씩 늘어나고 있다. 2010년에는 하루 총 트윗 수가 1억을 넘었고, 2011년에는 그 수가 2억을 초과했다. 페이스북에서는 200억 개 이상의 컨텐츠와 2억 장 이상의 사진이 매일 축적되고 있으며, 900억 장의 사진이 보관돼 있다. 소매 산업 역시 그루폰Groupon이나 리빙소셜Living Social과 같은 소셜 네트워크 사이트로 인해 급속히 달라지고 있다. '역사상 가장 빠른 속도로 성장하는 기업'으로 알려진 그루폰은 4,000명 이상의 직원이 있으며, 600개 도시에 걸쳐 5,000만 명 이상의 회원이 있다.[32] 모든 네티즌은 인터넷을 컨텐츠의 플랫폼으로 활용하는 데 동등한 권리를 가지며, 이는 곧 커뮤니케이션의 진정한 민주주의를 상징한다.

이런 사실을 내가 절실하게 느낀 것은 유전체학을 다룬 〈뉴욕 타임스〉 과학 저널리스트를 우연히 접했을 때였다. 2010년 6월, 처음으로 인간 게놈 시퀀싱 사실이 공표된 지 10년을 기념하는 날, 니컬러스 웨이드는 〈타임스〉에 "10년이 지난 지금, 유전자 지도로 인해 새로 등장한 치료법은 없고, 처음의 약속과는 달리 질병의 근원이 새로 밝혀진 것도 거의 없다."라는 표지기사를 썼다.33 나는 그 전에 여러 차례 니컬러스 웨이드에게 이메일을 보내, 그가 의학 유전체학 분야에서 진행되고 있는 진전들을 너무 비관적으로 바라보고 있다고 주장한 바 있다. 하지만 이번에는 그에게 개인적인 이메일을 보내는 대신, 내 트위터에 이렇게 썼다. "〈뉴욕 타임스〉 니컬러스 웨이드는 유전체학의 진전을 10분의 1로 과소평가하고 있다." 이후 며칠 만에 나는 니컬러스 웨이드로부터 이메일을 받았다. 그 이메일에는 "당신에 의해서 또는 같은 내용을 트윗한 다른 사람들에 의해서…… 내가 비난받고 있다는 사실에 내가 얼마나 놀랐을지 충분히 짐작하실 줄 압니다."라고 적혀 있었다. 나는 내가 웹에 쓴 문장이 반향을 불러일으켜 그에게 영향을 주었다는 사실에서 잠시나마 만족스러운 느낌이 들었다. 개인적으로 이메일을 보내는 것보다 훨씬 효과적이지 않은가!

　소셜 네트워크는 정보, 사진, 링크, 동영상 등을 주변의 친구들과 공유하는 과정에서 일어나는 협력적 체험이라 할 수 있다. 45세에서 64세 사이의 연령층에서 소셜 네트워크를 사용하는 비율은 2008년 말 9%에서 2010년 중반 43%로 급속히 늘었다. 페이스북에서 사용되고 있는 언어는 모두 75개에 달하고, 이로써 전 세계 인구의 98%가 페이스북에 접근할 수 있다. 네티즌들이 소셜 네트워크에 사용하는 시간은 이메일이나 검색에 사용하는 시간을 훨씬 넘어섰으며, 미국의 경우 평균적으로 매달 6시간을 사용하고 있으며 이는 꾸준히 증가하고 있다. 《페이스북 효과 The Facebook Effect》에서 데이비드 킬패트릭은 2006년에 본격화된 페이스북의 뉴스 피드 기능을 통해 개개인이 주변 사람들에게 정보를 전파할 수 있게 된 것이 우리의 커뮤니케이션 방식을 얼마나 변화시켰는지에 대해 설명했다. "그것은 커뮤니케이션의 '정상적인' 방법을 뒤집어버렸다. 지금까지는, 당신이 당신에 관한 정보를 누군가에게 전달하고 싶을 때는 전화를 걸거나 편지나 이메일을 보내거나 문자메시지를 보내는 등 뭔가를 '보내는' 것과 관련된 행동을 시작해야만 했다." 소셜 네트워크 플랫폼을 이용하여 정보를 전파할 수 있는 능력에서 한 발 더 나아가, 투명성 및 개방성도 변화했다. 최대의 소셜 네트워크이자 웹 최대의 주도 세력을 발전시킨 것을 이유로, 주커버그는 〈타임〉에 의해 2010년 '올해의 인물'로 선정됐다. 2011년에는 이에 대응하기 위해 구글이 '구글 플러스Google+'를 내놓았지만, 초반부터 뒤처진 '친구와 어울리기' 분야에서 실책을 만회할 수 있을지 여부는 미지수다.[34]

디지털 분야에서 거의 예상되지 않았던 가장 위대한 성취 중 하나는, 공통의 선한 목표 앞에서 사람들을 한데 모을 수 있게 됐다는 사실이다. 위키피디아에 의해 대표되는 위키 세상은 엄청나게 많은 개방형 플랫폼이 생겨날 수 있는 기반을 조성했다. 공짜이면서 개방형인 소프트웨어 협력의 모범으로 손꼽히는 리눅스는 상당히 많은 휴대전화, 태블릿, 컴퓨터 중앙처리장치, 슈퍼컴퓨터에—심지어 세계에서 가장 빠른 10대의 슈퍼컴퓨터에도—설치되어 있다. 폭넓은 갈채를 받은《위키경제학Wikinomics》과 최신작《거시 위키경제학Macrowikinomics》의 저자인 돈 탭스콧과 앤서니 윌리엄스는 대중 참여의 전형이라 할 수 있는 리눅스를 가리켜 "자생적으로 조직화된 개인 혹은 집단들의 평등한 커뮤니티들이 때로는 재미를 위해 때로는 이익을 위해 함께 모여서 공통의 결과물을 생산해내는 가장 본질적인 사례"라고 묘사했다.[35] 개방형 플랫폼을 채택한 다른 친숙한 기업들로는 구글, 아마존, 페이스북 등이 있다.

그러나 최근 수년간 널리 퍼진 위키 커뮤니티의 개수는 정말 놀라울 정도다. 《거시 위키경제학》에서 자세히 다뤄졌듯이, 이들 커뮤니티는 iCarpool, PickupPal, Carticipate, GoLoco, Zimride 등의 간단한 카풀 커뮤니티부터, Carbonrally, Earth lab, Better Places, GreenXchange 등의 환경 관련 커뮤니티, Galaxy Zoo와 같은 천문학 위키, Open Models Company, Ven Corps, Zopa, Prosper, Lending Club 등의 재무 관련 위키, Innocentive and Nine Sigma와 같은 혁신 위키, Academic Earth, Open Course Ware, Wikiversity 등의 교육 관련 위키 등 매우 넓은 범위에 걸쳐 있다. 의학과 관련된 것으로는 나중에 더 자세히 거론하겠지만, PatientsLikeMe, WeAre. Us, MedHelp, Sermo 등이 있다.

혁신은 개방적이고 협력적이며 비독점적인 네트워크의 성장에 의해 촉진되어왔다. 스티븐 존슨이 《좋은 아이디어는 어디에서 오는가Where Good Ideas Come From》에서 혁신의 '제4분면Fourth Quadrant'이라 부른 것처럼, 인간 게놈을 이해하기 위한 국제적인 과학 협력은 이러한 개념의 좋은 사례라 할 수 있다[36]—원래의 인간 게놈 프로젝트Human Genome Project 외에 햅맵 프로젝트(국제 염기변이군 지도 분석, International Haplotype Map, 줄여서 International HapMap 혹은 HapMap), 엔코드 프로젝트(ENCODE, ENCyclopedia Of DNA Elements, 인간 유전체에 있는 모든 기능에 관련된 요소에 관한 백과사전을 만드는 프로젝트-역주), 1000 유전체 프로젝트(1000

Genomes Project, 2008년 1월에 영국, 미국, 중국이 합작하여 3년 내에 다양한 인종으로 구성된 인간 1,000명의 유전체를 해독하는 국제 프로젝트로, 인간 게놈 프로젝트 이후 가장 큰 규모의 유전체 프로젝트이다-역주) 등등. 이러한 형태의 혁신에 대한 인센티브는 일반적인 기업가나 민간 조직들을 움직이게 하는 그것과는 사뭇 다르지만, 그건 사실상 아무런 걸림돌이 안 된다.

협력은 또한 크라우드소싱의 세계를 가능하게 하는데, 실시간으로 두뇌 트러스트에 접속할 수 있는 이러한 상황은 과거에는 불가능한 일이었다. 페이스북, 트위터, 윈도 라이브, 마이 스페이스, 바이두 등의 소셜 네트워크 사이트를 통해 우리는 사람들의 생각들의 총합과 대중의 '지혜'에 쉽사리 접근할 수 있다. 이는 음식점을 선택하거나 조리법을 찾는 것과 같은 단순한 일에서도 유용하지만, 한계가 전혀 없다. 트위터는 인터넷의 '신경계'라고 불리기 시작했다.[37] 트위터에서 팔로우하는 사람 가운데 내가 가장 좋아하는 사람은 〈뉴욕 타임스〉의 기술 분야 구루guru인 데이비드 포그이다. 그는 〈타임스〉 칼럼을 준비하면서, 지금까지 개발되지 않은 새로운 아이폰 앱에 관한 의견을 그의 팔로워 150만 명에게 물었다. 다음에 나열하는 것은 그 질문에 대한 답변들 중의 일부다. 이메일, 문자메시지, 트윗 등을 읽으면서 동시에 자동차 운전과 같은 다른 일도 할 수 있도록 이메일 등의 내용을 소리 내어 읽어주는 '읽어줘' 앱, 아이폰 카메라로 얼굴 사진을 찍으면 디지털 변환을 통해 5년, 10년 혹은 20년 전 모습을 보여주는 '회춘' 앱, 아이폰 통신사를 AT&T에서 버라이즌으로 자유롭게 바꾸어 통화할 수 있도록 해주는 '전환기' 앱. 대부분의 사람들은 소셜 네트워크를 통해서 얻을 수 있는 지식 창고의 깊이나 창의적 해답들의 진가를 충분히 알아보지 못할 것이다. "백만장자가 되고 싶으세요?"라는 텔레비전 퀴즈 쇼가 방송되기 시작한 1998년과 비교하면 세상은 너무도 많이 변했다. 그 게임쇼에서는 정보를 얻기 위해 믿을 수 있는 한 사람의 친구에게만 전화를 걸 수 있었다. 지금 우리는 수천, 수만 명의 지식 데이터베이스에 즉시 접근할 수 있다.

소셜 네트워크와 크라우드소싱의 시대는 우리가 신뢰하는 대상도 바꾸어놓았다. 2009년에 닐슨 사가 50여 개 국가 2만 5,000명의 소비자를 대상으로 조사한 결과, 그 당시 사람들은 친구, 가족, 동료들의 추천을 90% 정도 신뢰했다.[38] 닉 빌턴이 《나는 미래에 산다I Live in the Future》에서 기술했듯이, "신뢰는 움직이는 속성을 갖고 있는데, 내 생각에 우리는 온라인에서 만난 개인들을 점점 더 많이 신뢰하고 주목하고 있으며, 전통적인 기업이나 브랜드에 대해서는 그 반대다."[39] 앞으로 살펴보겠지만, 건강이나 의학에 관한 정보 역시 의사들에 대한 의존도가 점점 약해지고 우리가 속한 소셜 네트워크를 통해 만나는 친구들 혹은 대중들에 대한 의존도는 점점 강해지고 있다.

✚ 소비자 맞춤형 상품 Customized Consumption

음악 마니아들도 변했다. 우리는 과거엔 레코드판을, 그 이후에는 CD를 사야만 했다. 자리만 차지하고 있는 '별 볼일 없는' 노래들이 당연히 섞여 있었다. 아이튠즈와 아이팟이 생겨난 이후 소비자의 권한이 커지면서 음악 산업은 파괴적 변화를 겪었다. 사람들은 특정한 음원만을 다운로드받을 수 있게 되었고, 더 이상 전체 음반을 구매하지 않는다. 인터넷에서는 지금까지 녹음된 거의 모든 음악을 쉽게 구할 수 있다. 전혀 널리 알려지지 않은 음악이라도 마찬가지다. 이런 점을 간파

한 크리스 앤더슨은 그의 책 《롱테일 경제학The Long Tail: Why the Future of Business Is Selling Less of More》에서, 인터넷이 얼마나 빠른 속도로 비즈니스 환경을 바꾸고 있는지 서술했다.40 넷플릭스, 아마존, 랩소디 등의 회사들은 온라인이 아니고서는 도저히 찾을 수 없을 정도로 덜 알려진 영화, 도서, 음악을 각기 판매하면서 수익을 창출하고 있다. 수많은 개인들의 자질구레한 요구들까지 모두 충족시킬 수 있는 능력은 무제한에 가까울 정도로 다양한 물품 목록을 구비할 수 있는 데서 비롯된다. 이제는 전례 없이 다양한 선택의 시대가 되었다. 이제 하나의 사이즈로 모두가 만족하는 시대가 아니다. 과거에는 흔한 문화였던 블록버스터 모델은 이제 대체되었다. 우리가 인터넷 검색창에서 무엇을 검색했는지, 어떤 종류의 소셜 네트워크로 연결되어 있는지에 관한 정보들을 바탕으로, 당신이 브라우저를 작동시키는 순간 당신을 위한 맞춤 광고가 나타나는 시대다.

구글의 전임 CEO인 에릭 슈미트가 말했듯이 "개인별 타깃팅의 기술은 워낙 뛰어나기 때문에, 앞으로는 사람들이 '맞춤형'이 아닌 뭔가를 보거나 소비하는 것이 오히려 어려워질 정도다."41 인터넷과 디지털 기술의 발달로 인해 이와 같은 고객 맞춤형 비즈니스는 단순히 광고만이 아니라 미디어, 소매, 재무, 여행 등 거의 모든 분야에 적용되고 있다. 보건의료 분야만 예외라는 사실을 주목해야 하다.

초개인화hyperpersonalized가 오늘날의 주제다. 우리는 우리가 관심 있는 웹사이트에서 로그인하고, 우리에게 의미를 주는 사람들이나 네트워크와 연결을 맺고, 관심이 가는 동영상이나 쇼를 보고, 좋아하는 음악을 듣고, 원하는 앱을 다운로드받으며, 흥미를 끄는 블로그를 팔로우하고, 우리가 가진 정보나 사진들을 다른 사람들과 공유한다. 디지털 시대 이전에는 듣고 싶은 라디오 채널을 선국하거나 읽고 싶은 책을 구입하는 정도의 선택밖에 없었지만, 이제는 즉각적으로 접근할 수 있는 컨텐츠의 선택 범위가 기하급수적으로 증가하고 있다. 개인의 권리 신장은 그야말로 대세가 되었다. 다른 한편에서는, 우리를 상대로 비즈니스를 하려고 웹을 이용하는 기업들이 우리들이 만들어낸 풍부한 컨텐츠를 활용하는 능력을 배양시키고 있다. 그들은 인구학적 정보와 사용자의 선호에 관한 데이터를 바탕으로 매우 높은 수준으로 개인화된 광고를 내보낸다. 단지 개인만이 아니다. 페이스북에서 펩시콜라나 파타고니아(등산용품 브랜드—역주)에 대해 '좋아요' 버튼을 누른 사람들 모두는 펩시나 파타고니아가 그들의 상품을 프로모션할 때 일차적인 타깃이 된다. 이와 같은 초개인화 능력은 개인이 머무는 정확한 '장소'에 관한 정보와 결합되었을 때 더욱 많은 일을 할 수 있게 된다. 사람들이 어느 가게를 들르고 어느 식당에서 식사를 하는지에 관한 정보는 GPS를 통해 제법 정확하게 얻을 수 있다. 결국 개인들과 기업들 모두의 활동과 작용은 상호 균형을 이루면서 더 정확해지고 더 유용해질 수 있다. 프라이버시와 관련해서 심각한 문제가 있기는 하지만(이에 대해서는 나중에 매우 자세하게 언급할 것이다), 오늘날의 정보 흐름은 개인에서 개인으로, 네트워크에서 네트워크로, 또한 개인들과 네트워크들 사이에서 매우 다양한 방향으로 이뤄지면서 엄청난 수준의 개인 맞춤형 비즈니스를 촉진하고 있다.

✚ 클라우드 컴퓨팅 Cloud Computing

'클라우드'라고 불리는 수십만 서버들의 집합체는 전 세계 어디에서나 접속이 가능하며 컴퓨팅 관련 인프라 구조를 더욱 확장시키고 있다.

가장 큰 서비스 중의 하나가 아마존이 제공하는 것(Elastic Compute Cloud)인데, 이는 2,000억 개의 디지털 개체(파일부터 영화까지)를 저장하고 있으며, 초당 20만 개의 요청을 처리하며, 2010년에 7억 달러의 매출을 발생시켰다. 클라우드의 세 가지 주요 요소로는 웹 기반의 애플리케이션(ex. G-mail, Windows Azure, Apple iTunes), 개발자들에게 애플리케이션을 만들 수 있도록 해주는 플랫폼, 수치 처리^{number} $_{crunching}$부터 데이터 저장에 이르는 핵심 컴퓨팅 서비스를 들 수 있다.[42] 매우 합리적 가격으로 제공되는 거의 무제한적인 컴퓨팅 능력은 디지털 세상에서 일어나는 모든 변화의 촉매 역할을 하고 있다. 저명한 유전학자이자 '정보의 대가'인 에릭 샤트는 클라우드를 통한 유전학 연구와 관련하여 다음의 글을 〈에스콰이어〉 최근호에 실었다.

> 다행스럽게도 그는, 인터넷에 접속할 수 있으며 신용카드를 갖고 있는 다른 모든 미국인들과 똑같은 정도로 슈퍼컴퓨터에 접근할 수 있다. 그는 비행기가 순항 고도에 올라 전자 기기 사용이 허용될 때까지 기다렸다가 기내 와이파이를 이용해 아마존에 접속한다. 아마존에서는 책과 세탁기를 비롯해 당신이 원하는 것이면 무엇이든, 정말로 많은 것을 판매한다. 아마존이 샤트에게 파는 것은 저렴한 슈퍼컴퓨팅이다. 알다시피 아마존 같은 회사는 엄청난 수준의 컴퓨팅 능력을 보유하고 있고, 그중 일부를 샤트와 같이 그걸 필요로 하는 사람들에게 판매하는 것이다. 샤트와 같은 사람은 이제 더 이상 머크^{Merck}(제약회사 이름-역주)와 같은 회사에서 일할 필요가 없다. 그가 비행기에서 활용할 수 있는 컴퓨팅 능력과 머크 소속 과학자로서 회사가 보유한 수백만 달러짜리 슈퍼컴퓨터를 사용할 때의 컴

퓨팅 능력에 차이가 없기 때문이다. 끝이 아니다. 장거리 비행을 할 때에 그는, 어떤 정보를 계산해야 하는지를 이륙 전에 아마존에 알려준다. 그가 착륙할 무렵에는 그 일이 이미 완료되어 있다. 비용은 단지 수백 달러에 불과하다.[43]

지금까지 살펴본 'C'들이 닦아놓은 길에, 이제 'D'들이 등장한다.

몰락과 파괴 Disruption and Destruction

여섯 개의 C들이 축적된 결과는 베르너 좀바르트Werner Sombart(독일의 경제학자이자 사회학자—역주)에 의해 처음 고안되고 요제프 슘페터에 의해 유명해진 '창조적 파괴'라는 개념을 충족시키고도 남을 정도다. 결과적으로 변혁을 가져온 급격한 혁신의 사례는 아주 많다. 디지털 분야에 국한시켜 생각해도, 타워 레코드 등 대부분의 뮤직 스토어들의 몰락, 블록버스터와 같은 비디오 대여점이 넷플릭스에 의해 대체된 일, 보더스와 같은 메이저 서점 체인의 점진적 쇠퇴와 아마존 등 온라인 서점의 득세, 종이 신문의 쇠퇴 등이 있다(미래에는 〈뉴욕 타임스〉조차 종이 형태로 만들어지지 않을 것이라는 말을 그 발행인이 직접 언급한 것이 2010년이었다—1851년 창간 시절부터의 모토가 '인쇄에 적합한 모든 뉴스'임에도 불구하고[44]). 유료 종이신문의 자리는 〈허핑턴 포스트〉와 같은 매우 성공적인 무료 온라인 매체들이 차지하고 있다. 아직은 버티고 있지만, 텔레비전이 창조적 파괴의 다음 희생양이 될 것이라 예측하는 사람이 아주 많다. 이미 훌루Hulu와 같은 사이트들은 인기 있는 다수의 프로그램을 스트리밍 방식으로 제공하고 있고, 이와 같은 인터넷과 텔레비전의 융합 현상이 지속될 경우 사람들이 특정한 시간에 특정한 프로그램을 보기 위해 텔레비전을 켜는 문화가 점차 사라질 것이다. 디지털 동영상 녹화 기술은 단지 시작에 불과했지만, 음악, 신문, 동영상을 포함하는 미디어의 여러 형태를 바꾸어버린 파괴적 변화는 점차 텔레비전을 몰아내는 역할을 할 것이다. 2010년 초만 해도 인터넷이 연결된 주택의 수는 200만에 불과했지만, 2015년이 되면 이 수는 4,300만에 이를 것으로 예상된다.[45]

데이터 홍수 처리하기 Dealing With A Data Deluge

앞에서 살펴본 'C'들은 데이터 쓰나미의 발생과도 관련이 있다. 고든 무어의 1965년 연구에 비롯된 것이 소위 무어의 법칙이다. 18개월마다 디지털 기기의 능력이 2배가 된다는 것으로, 집적회로에서 제곱밀리미터당 트랜지스터의 개수, 메모리 능력, 처리 속도, 디지털 카메라 픽셀의 크기와 개수 등은 지난 45년간 무어의 법칙에 따라 엄청나게 진전되어왔다. 한 사람의 디지털 이용자가 이용할 수 있는 데이터의 양이 얼마나 변했는지를 잘 보여주는 몇 개의 숫자들을 살펴보는 것이 전체 맥락을 이해하는 데 도움이 된다. 4.77MHz의 CPU와 16KB 램을 가진 IBM 5150(개인용 컴퓨터라는 용어가 처음 사용된 제품으로, 1981년에 출시된 PC의 원조-역주)의 가격은 2,000달러 이상이었다. 내가 2010년에 구입한 맥북 에어는 1.8GHz(1,800MHz, 즉 5150의 377배), 메모리는 2GB(209만 7,152KB, 즉 5150의 13만 1,072배)

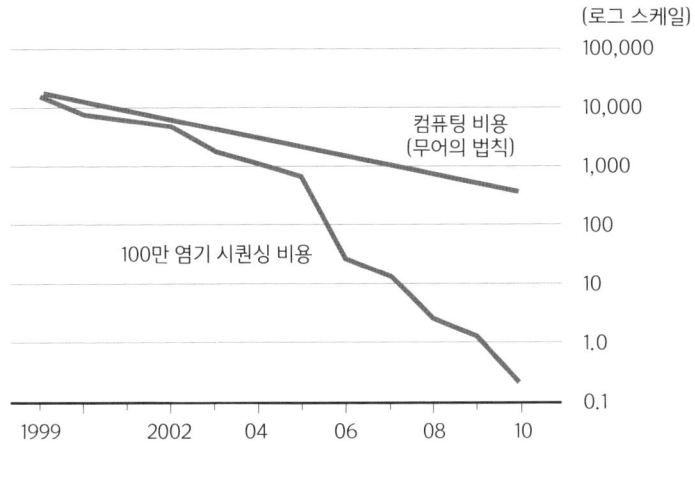

■ 그림 1-2 ■
DNA 시퀀싱 비용의 하락은 컴퓨팅 비용의 하락보다 더욱 급격하게 이뤄진다.

인데, 값은 1981년 물가로 환산할 경우 부품 하나 정도의 가격에 불과했다. 여기서도 무어의 법칙은 정확히 나타난다. 1982년에 CPU의 트랜지스터 개수는 약 5만이었는데, 지금은 200만이 넘는다. 미래학자 레이 커즈와일Ray Kurzweil의 말을 빌자면 "나의 학창 시절에는 빌딩 크기였던 컴퓨터가 지금은 내 주머니에 들어가는 크기가 됐고, 성능은 1,000배 좋아진 반면 가격은 100만 분의 1로 줄었다."[46]

그런데 우리가 다룰 주제와 관련하여 주목할 것은, 오직 하나의 디지털 기술은 무어의 법칙을 따르지 않았다는 사실이다. 그건 바로 DNA 시퀀싱이다. 그림 1-2에서 보듯이, DNA 시퀀싱의 처리속도와 비용은 무어의 법칙을 훨씬 뛰어넘는 수준으로 급변했다.[47] Illumina's HiSeq나 Life Technologies SOLiD 4 등의 소위 차세대 플랫폼을 이용할 경우, 단 하루에 250억 개 이상의 염기를 시퀀싱할 수 있다.

구글의 에릭 슈미트는 인류 문명의 시작부터 2003년까지의 생산된 데이터 총량이 5엑사바이트(1엑사바이트는 2의 60승 바이트, 대략 10의 18승 바이트다—역주) 또는 10억 기가바이트 정도라고 말했다. 그런데 오늘날에는 단 이틀 동안 생산되는 데이터의 총량이 5엑사바이트 이상이다.[48] 게다가 이런 엄청난 데이터 쓰나미는 도대체 멈출 줄을 모른다. 2010년에 디지털 세상은 제타바이트(10의 21승) 또는 35조 기가바이트 수준의 데이터를 생산했다.[49] 현재의 슈퍼컴퓨터는 초당 2,500조 차례의 연산을 수행할 수 있다.[50] 앞으로 또 다른 종류의 데이터 폭증이 일어날 곳이 바로 사람의 생물학적 생리학적 데이터 분야다. 한 사람의 전체 게놈을 40차례 시퀀싱할 경우(정확성을 높이기 위해 DNA 시퀀싱은 평균적으로 40회가량 실시된다), 2,400억바이트의 데이터가 생겨난다. 2011년 말까지 3,000명에서 1만 명 정도의 유전자가 완전히 시퀀싱된 것으로 추산되고 있다.[51] 앞으로 시퀀싱 플랫폼의 성능이 향상되고 가격이 급락하게 되면 당연히 이 숫자는 기하급수적으로 증가할 것이다. 마찬가지로, 바이오센서들을 활용해 수많은 사람들의 생리학적 데이터들이 지속적으로 모니터되는 현상 역시 데이터 홍수에 한몫을 할 것이다.

   여기서 거론하고 있는 데이터 홍수는 '스마트 도시' 및 '스마트 그리드'를 위해 필요한 센서들에서 생산되는 데이터는 계산에 넣지 않은 것이다. 세계 곳곳에 만들어질 '스마트 도시'에서는 교통 상황, 상수도, 쓰레기, 전기 등의 여러 시스템이 수많은 센서들에 의해 모니터되고 상호 연결된다. 무선 센서의 개수는 2009년에는 1,000만 개 정도로 추산되지만, 2015년에는 6억 4,500만 개로 늘어날 전망이다. 2010년 말, 〈이코노미스트〉는 특집기사에서 스마트 시스템을 "모든 기계, 도구, 생활용품들은 물론 심지어 모든 사람까지 센서가 되어 세상에 관한 모든 정보를 생산하고 교환하는 '센서의 바다'"라고 묘사했다.52

데이터 주도 문화 The Data-Driven Culture

과거 아날로그 시대를 살면서 별로 데이터에 관심을 기울이지 않았던 사람들도, 디지털 시대가 얼마나 급격하게 세상의 풍경을 바꾸고 있는지에 대해서는 반드시 알아야 한다. 문자, 이메일, 사진, 책, 동영상, 검색, 그리고 웹 서핑 동안의 클릭 몇 번으로 즉시 접근할 수 있는 데이터는 우리 삶을 영구적으로 변화시켰다.53 기존의 인프라와 인포스트럭처(information과 infrastructure를 합쳐서 만든 신조어-역주)의 결합은 정보의 유비쿼터스 환경을 낳았다.

유비쿼터스의 좋은 사례로는 구글의 '컬처로믹스 culturomics' 프로젝트를 들 수 있다. 이 프로젝트를 통해 1500년부터 2008년까지 출판된 500만 권 이상의 책—6개의 언어로 된 5,000억 개의 단어로 이루어져 있는—이 디지털화되어, 단어 혹은 구절 검색이 가능해졌다. 이 프로젝트는 지금도 진행되고 있으며, 구글은 지금까지 2조 개 이상의 단어를 스캔하여 디지털화했다. 컬처로믹스가 2010년 말에 처음 〈사이언스〉를 통해 소개되었을 때, 〈뉴욕 타임스〉는 이를 두고 "과거에는 정량적 분석을 회피해왔던 문학과 역사 등 인문학 전공 교수들을 엄청난 연구의 기회로 가득 찬 고급 뷔페의 입구에 세워 감질나게 하는" 상황이라고 묘사했다.54 간단한 온라인 기술 하나가 지난 6세기 동안 출판된 책들에 담긴 조 단위의 단어들에 대한 접근을 가능하게 한다는 사실은 정말 믿기 어려울 정도다. 이는 정보의 바다 앞에서 "크게 생각하라"는 접근법을 상징하기도 한다.

우리가 서로 의사소통하고 상호작용을 하는 방법들, 더 나아가 생각하고 행동하는 방식들까지 너무도 많은 것들이 변화하고 있다. 이러한 모든 발전들은 쇼핑, 여행, 은행, 투자, 정보의 소비까지 우리 문화 전반에 걸쳐 침투하고 있으며, 우리는 모든 것이 데이터로 변하는 세상에 점차 더 익숙해지고 있다. 하지만 흥미롭게도, 아마도 놀라운 일은 아니겠지만, 적어도 지금까지는 의료 현장의 모습이 별로 달라진 것은 없다. 의료계 특유의 경직성이 그 원인일 것이다. 의학이 매우 변화를 싫어하는 반면에, 디지털 의학과 관련된 모든 요소들은 개인의 생물학, 생리학, 해부학 정보들을 모두 디지털 정보로 바꿀 수 있게 될 것이고, 이러한 능력은 필연적으로 미래 의학의 모습을 탈바꿈시킬 것이다. 의학이 디지털 기술을 회피하는 시대에서 그것에 의존하게 되는 시대로 넘어가는 거대한 방향 선회가 임박했다는 전망은, 결국 우리 생활의 거의 모든 분야들이 이미 전례가 없을 정도로 급격한 변화를 겪고 있다는 사실에서 비롯된다. 우리 보건의료 시스템은 실패했고, 간절히 변화를 필요로 한다. 건강이나 피트니스와 관련된 디지털 기기들과 앱들이 최근 넘쳐나는 현상은, 의료 분야에 곧 닥칠 운명적 변화의 기반으로 작용할 가능성이 높다.

슈퍼융합이라는 큰 그림

선구적인 커뮤니케이션 이론가인 마셜 매크루언은 인간의 디지털화가 초래할 영향을 다각도로 예측했다. 1962년에 펴낸 책 《구텐베르크 은하계 Gutenberg Galaxy: The Making of Typographic Man》에서 그는, '서핑'이라는 단어에 '이질적인 문서나 지식들 사이를 오가는 빠르고 불규칙하며 다방향적인 움직임'이라는 새로운 의미를 부여했는데, 이는 월드와이드웹이 처음 생겨난 시점보다 거의 30년 전이다.[55] 게다가 그가 전자적 신경계를 통해 문화적 연결이 일어나는 상황을 묘사하기 위해 사용한 '지구촌'이라는 개념은, 지금 존재하는 소셜 네트워크의 전조인 셈이다. 더욱이 그는 타자기, 전화, 텔레비전과 같은 연결 도구들을 통한 자아의 확장에 대해서도 자세하게 서술했다. 앞의 책 서문에서 그는 미디어의 특징을 인간의 감각, 육체, 그리고 정신의 '확장'이라고 규정했다. 데이비드 겔런터는 1992년의 책 《거울 세계 Mirror Worlds》에서 실재하는 실체를 디지털적으로 파악할 수 있게 되는 상황을 '새로운 평형'이라고 부르면서 이 개념을 의학에까지 응용했었다.

> 거울 세계는 정보의 바다다. 많은 물줄기가 모여들고…… 병원 중환자실의 기계들, 날씨 모니터링 장치, 도로에 설치된 교통량 센서 등 자동 데이터 수집 및 모니터링 장치에 의해 수많은 정보가 모여든다. 이러한 물줄기는 그 속도가 너무 빨라 정보의 해일을 일으켜, 주요 프로그램들을 압도할 수도 있을 것이다. 해결책은, 일종의 소프트웨어 수력발전소를 건설하여 거울 세계와 급속도의 데이터 흐름을 연결하는 것이다. 그런 프로그램들은 복잡한 데이터 홍수를 면밀히 조사하여 경향성과 패턴을 찾아내는 방향으로 고안될 것이다. 그들은 또한 층화된 네트워크 형태로 만들어질 것이다. 바닥에서 데이터의 가치가 일단 파악되고 걸러진 다음, 위로 올라간 데이

터는 여러 단계의 정제 과정을 거치면서 좀 더 일반적이고 포괄적인 정보의 덩어리 형태로 변환되는 것이다. 바닥에는 낮은 수준의 데이터가 흐르고, 꼭대기에서는 큰 그림이 뚜렷이 보이는 식이다.[56]

각각의 개인들이 가진 특질을 고해상도 디지털 정보로 변환하는 능력은 의학의 새로운 시대의 기초를 마련한다. 본격적인 논의에 앞서, 우리는 먼저 현재의 의학이 어떤 상황에 놓여 있는지, 각각의 개인들을 최우선시하는 방향의 업그레이드가 얼마나 절실히 필요한 상황인지를 살펴볼 것이다. 마셜 매크루언의 글 가운데 아마도 가장 흔히 인용되는 것이 "미디어는 메시지다$^{\text{The medium is the message}}$."일 것이다. 오늘날의 의학은 중앙값^{median}에 초점을 맞추고 있지만, 곧 닥칠 미래에는 의학이 개인에게 초점을 맞출 것이다. 중앙값은 의학에서 궁극적인 메시지가 될 수 없다. 이런 이유로, 기술의 발전보다 더 중요한 것은, 소비자 개개인이 전면에 나서 선도적 역할을 하는 것이다. 다가올 정보화는 과거에는 존재하지 않았던 방식으로 개인을 규정할 것이며, 사람들은 그들에 관한 정보를 활용하여 의학을 바꾸게 될 것이다.

제2장

의학의 현주소
인구집단이냐 개인이냐

> 질병의 특징적인 모습보다 개별 환자에게 더 관심을 가져라.
> • 윌리엄 오슬러 경, 1899 •

의료계의 요즘 유행어는 '근거중심evidence-based'이다. 만약 무언가가 근거중심적이라고 하면, 그것은 곧 양질의 것인 동시에 환자에게 좋은 것으로 여겨진다. 의학에서 자주 이용되는 검사나 처방의 상당 부분은, 그 유용성을 뒷받침하는 근거가 없거나 부족하다. 캘리포니아 주민들을 상대로 한 최근의 어느 조사에서, 65%의 응답자는 그들이 받고 있는 거의 모든 종류의 의료 서비스가 확실한 과학적 근거를 갖고 있다고 믿고 있었다. 그러나 저명한 의사 및 연구자들의 단체인 미국 의학원Institute of Medicine이 이 문제에 관해 조사한 바로는, 그 행위를 뒷받침할 수 있는 유효한 근거를 가진 의료 행위는 '절반 이하' 였다.

세계에서 가장 널리 처방되고 있는 의약품인 리피토Lipitor를 한 번 생각해보자. 리피토는 스타틴 계열 약물의 하나로 간 효소인 HMG CoA 환원효소를 억제하는 작용을 하며, 대부분의 환자에서 혈중 콜레스테롤 수치를 낮추는 역할을 한다. 리피토가 상용화된 최초의 스타틴은 아니다. 1980년대 이후 등장한 메바코Mevacor, 프라바콜Pravachol, 조코Zocor의 뒤를 이어 출시된 것이다. 그러나 리피토는 매년 전 세계에서 130억 달러의 매출을 올리는 1등 스타틴이 되었으며, 처방약으로는 사상 최대의 매출을 냈다. 이런 성공의 원인으로는 앞서 나온 스타틴들보다 콜레스테롤을 더 많이 낮춰준다는 점, 부작용이 드물다는 점, 그리고 마케팅을 매우 효과적으로 진행했다는 점 등이 꼽힌다.[1]

2008년 텔레비전, 신문, 잡지, 라디오에 리피토 광고가 처음 등장했을 때, 리피토의 마케팅은 크게 주목받았다. 모든 시청자들과 독자들에게 리피토를 복용하라고 광고했던 로버트 자르빅 박사는 인공심장 분야의 선구자이기는 했으나 의사는 아니었고, 당연히 직접 의료행위를 행한 적도 없었다. 텔레비전 광고에서 자르빅은 경주용 보트를 타고 노를 저으며 산중 호수를 가로지르는, 매우 활동적인 인물로 그려졌다. 하지만 실제로 노를 저은 사람은 자르빅을 닮은 스턴트맨이었다. 뿐만 아니라 자르빅은 제약회사와 최소 135만 달러에 2년간 계약을 체결한 이후 리피토 복용을 막 시작했을 뿐이었다.[2] 하지만 의사도 아닌 사람이 수백만 명의 사람들에게 의학적 권고를 하는 것보다 더욱 이상한 사실이 하나 있었다.

그 광고는 "리피토는 심근경색의 위험을 36% 감소시킨다.*"고 주장했다. 36%의 감소는 상당히 매력적으로 들린다. 미국에서만 매년 100만 건 이상의 심근경색이 발생하고, 그것은 가장 흔한 사망 원인으로 보고되고 있다. 그렇다면 심근경색을 3분의 1 이상 감소시킨다는 말의 의미가, 수십만 건의 비극적인 심근경색을 예방할 수 있다는 뜻일까?

하지만 위의 문장 말미에 붙어 있는 별표에 관한 보충 설명은 〈뉴욕 타임스〉, 〈USA 투데이〉, 〈월스트리트 저널〉 등에 여러 차례 실린 전면 광고의 하단에 다음과 같이 덧붙여져 있다. "대규모 임상연구에 의하면, 플라시보(위약)를 복용한 환자의 3%에서 심근경색이 발생한 것과 달리, 리피토를 복용한 환자들에서는 2%만 심근경색이 발생하였습니다." 우리는 지금 근거중심의학에 관해 이야기하고 있다. 심근경색을 예방하기 위해 리피토를 복용하는 100명의 환자들 중에서 리피토로 인해 도움을 받는 사람은 단 1명에 불과하고, 나머지 99명은 그렇지 않다는 말이다. 그런데 왜 수천만 명의 사람들이 매일 리피토나 다른 스타틴을 복용해야 하는 것일까? 처방약에 대해서는 의료보험을 가지지 못한 사람일 경우, 약값은 최소한 하루에 4달러가 소요되고 1년이면 1,500달러를 넘는다. 바로 이런 사실 때문에 〈비즈니스위크〉지의 존 캐리는 2008년에 "콜레스테롤 약, 먹을 필요가 있을까?"라는 특집 기사를 썼다.[3]

스타틴이 광범위하게 사용되게 된 주요한 이유 중 하나는 소위 '대리 목표점 surrogate end point'이라는 개념의 적용이다. 사람들이 '대리'라는 용어를 접할 때 처음 연상하는 단어는 대리모다. 대리모는 진짜 어머니가 아니다. 여기서도 비슷하다. 스타틴을 처방하는 근거가 심근경색, 뇌졸중 또는 사망(진정한 목표점)의 가능성을 줄인다는 것이지만, 그 근거는 진짜 목표의 달성과 상관관계가 높은 것으로 생각되는 다른 지표, 즉 혈중 콜레스테롤 수치의 감소라는 중간 변수를 측정함으로써 만들어진 것이다. 혈중 콜레스테롤 수치의 감소가, 환자에게 나타나는 결과가 개선된다는 사실을 나타내는 대리 지표이자 대리 목표점으로 간주되는 것이다. 이론적 배경은, 나쁜 콜레스테롤(저밀도 지단백, LDL) 수치가 1% 포인트 감소하면 심근경색이 1% 감소한다는 것이다. 그러니까 혈중 콜레스테롤 수치와 심근경색이라는 2개의 목표점이 매우 비슷하게 움직인다는 것이다.

불행하게도, 그건 사실이 아니다. 리피토를 복용하는 거의 모든 사람들의 LDL 콜레스테롤 수치가 감소하며, 때로는 그 감소가 확연하다. LDL 콜레스테롤 수치가 150mg/dl에서 90mg/dl로 내려가면 의사와 환자는 매우 만족한다. 심지어 요즘 어떤 병원들은 콜레스테롤 수치가 130mg/dl을 초과하는 모든 환자에게 스타틴을 처방했는지 여부를 살펴서 의사의 업무수행능력을 평가하는 자료로 활용하기도 한다. 의사가 스타틴을 처방하지 않는 경우나, 근육염과 같은 부작용으로 인해 스타틴 처방이 불가능하다고 차트에 기록할 경우에는, 해당 의사는 '근거중심의학'을 따르지 않았다는 이유로 불이익을 받을 수 있다. 처방 기준을 얼마나 잘 지켰는지에 관한 자료가 월별 혹은 분기별로 모든 의사들에게 각기 통보되는 것은 이미 매우 흔한 일이다.

따라서 리피토를 복용하는 거의 모든 환자들은 혈액검사에서 환상적인 결과를 얻는다. 하지만 심근경색 발생 병력이 없으면서 심근경색 발생 위험요인을 갖고 있는 100명의 환자 가운데 단 1명만이 실제로 이익을 볼 뿐이다. 그러므로 부작용 발생의 위험을 감수하고 연간

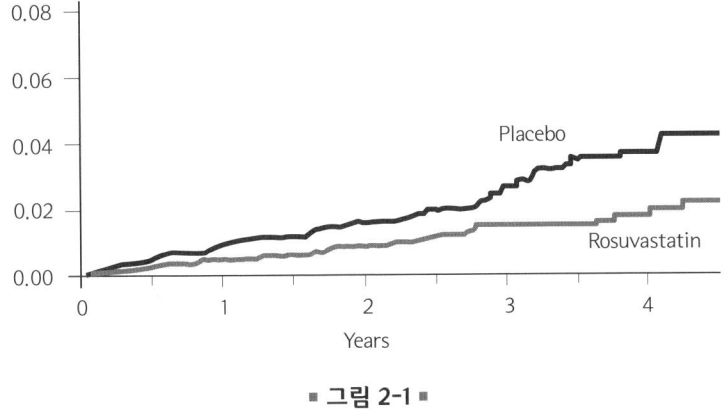

■ 그림 2-1 ■

무작위로 배정되어 로수바스타틴 혹은 플라시보를 복용한 1만 7,800명의 환자들을 4년간 추적 관찰한 결과에서 나타난 사망이나 심근경색이나 뇌졸중의 발생 위험.

출처: P. M. Ridker, "Rosuvastatin to Prevent Vascular Events in Men and Women with Elevated C-Reactive Protein," *New England Journal of Medicine* 359 (2008): 2195–07.

3,000억 달러에 달하는 미국의 처방약 비용에 리피토 약값을 추가함으로써 얻어지는 가장 큰 이익은, 정상범위 바깥에 있던 혈액검사 수치를 예쁘게 돌려놓는 '미용적' 효과에 불과하다.[4] 이미 심장질환을 갖고 있는 사람들에게는 스타틴 복용으로 얻을 수 있는 이익이 매우 크고, 이들에 대한 처방은 정당화될 수 있다. 그러나 대리 목표점 달성을 과대평가함으로써 일차적 예방 목적으로 스타틴을 대량 처방하는 것은 임상시험 결과를 잘못 해석한 데서 비롯된 일이라 할 수 있다.

근거중심의학이 성배聖杯처럼 중요하게 생각하는 것은, 매우 철저한 조건하에서 행해지는 대규모 무작위 이중맹검 위약-대조 연구다. 이는 대개 1만 명 혹은 그 이상의 환자들을 약 복용군과 플라시보 복용군으로 무작위 배정하되 누가 진짜 약을 복용하고 있는지는 의사나 환자 모두 알지 못하게 통제한 상태에서, 약물에 의해 부정적 결과의 발생이 감소하는지 여부를 일정 시간 동안 추적 관찰하는 방식을 의미한다. 그림 2-1은 리피토보다 콜레스테롤 감소 효과가 더 강력한 것으로 알려진 또 다른 스타틴인 크레스토의 임상시험 결과로, 심근경색, 뇌졸중 및 사망 사건의 발생 추이를 보여준다. 1만 7,800명 이상의 환자가 임상시험에 참여했다. 플라시보 복용군의 사건 발생률이 4%인 데 비해서 크레스토(성분명 로수바스타틴 rosuvastatin) 복용군의 사건 발생률은 2%로 나타나, 통계적으로 유의한 결과가 도출됐다. 이런 차이가 우연히 발생할 확률은 1만 분의 1에도 못 미친다. 그러나 마찬가지로 100명 중에서 단지 2명이 이익을 볼 뿐인데, 평생 동안 크레스토를 먹는 게 옳은 일일까? 아무런 이득을 얻지 못하는 98명은 어쩔 건가? 게다가 크레스토를 복용하는 400명 중에서 1명꼴로는 당뇨병 발병이라는 부작용이 발생한다는데, 이 사람은 또 어쩔 건가? 최근 '코크란 협력 Cochrane Collaboration'이라는 이름의 국제적 컨소시엄은 14개 무작위 임상시험에 참가한 3만 4,000명 이상의 데이터를 모두 검토한 후, 원래 심장질환을 갖고 있지 않은 사람에 대한 스타틴 처방은 이익이 없다는 결론을 내렸다.[5]

상황은 여전히 그대로인 것이다. 리피토와 크레스토에 대한 임상시험들은 최첨단 방식으로 진행되었고 심장질환 예방을 위해 이들 약물을 광범위하게 사용하는 것에 관한 모범적인 증거로 간주되었다. 사실 리피토나 크레스토의 경우가 아주 특별한 것은 아니다. 그저 열렬한 프로모션에 의해 흔히 사용된 약물들일 뿐이다. 그러나 이는 인구 집단 대상 의학의 대표적인 사례이자, 개인에게 초점을 맞추는 의학과는 정반대에 놓여 있는 사례다. '모든 사람에게 스타틴을'이라는 구호는 '대중적 의료화 mass medicalization'라고 불렸고, 스타틴의 약값으로

만 연간 260억 달러를 지출하게 했다.6 100명 중 그 약으로 이득을 볼 1명 혹은 2명의 환자를 찾아내는 대신, 검사 결과 해당 기준에 속하는 모든 사람들이 약을 복용해야 하는 충분하고도 명백한 증거가 있다고 믿어온 것이다. 심지어, 실제로 이득을 볼 소수의 사람을 가려내기 위해서는 얼마나 많은 사람들이 해당 치료를 받아야 하는지를 나타내는 'NTT'라는 용어—이는 치료가 필요한 사람들의 숫자numbers needed to treat라는 뜻이다—까지 생겨났다. 웹사이트(www.theNTT.com)를 방문하면, 많은 의약품들의 NTT에 관한 데이터를 살펴볼 수 있다. 오늘날 거론되는 근거중심의학이 의미하는 것은 특정한 개인에게 해당되는 말이 아니라 인구집단 전체에만 해당되는 말이다.

의학의 또 다른 중대한 결함 중 하나는 근거가 매우 부족하거나 아예 존재하지 않는 상태에서 전문가의 입을 빌어 다수의 권고사항이나 '가이드라인'이 만들어진다는 점이다. 흔히 저명한 전문 잡지에 출판되는 이들 가이드라인의 영향력은 상당해서, 별다른 근거가 없는 단순한 의견일 경우에조차 마치 그것이 표준적 진료인 것처럼 받아들여진다. 사실 이런 행태는 '명망중심의학eminence-based medicine'이라 불러야 옳다. 앞으로 개개인에 관한 의미 있는 데이터와 정보들이 더 많이 축적됨에 따라, 우리는 이런 종류의 권고사항에 대한 의존에서 벗어날 수 있을 것으로 기대된다.

그동안 흠결 있는 근거중심의학은 의료과오의 책임을 면하게 하는 역할을 할 때도 있었다. 〈뉴욕 타임스〉 칼럼에서 전 백악관 예산국장 피터 오재그는 "근거중심 가이드라인은 그것을 지키는 의사들에게 안전한 피난처를 제공할 수 있을 것"이라고 썼다.7 2009년에 제정된 미국의 경기부양법은 의학 연구에서 비교효과성을 강조했으며 새로운

'환자중심 성과연구소Patient-Centered Outcomes Research Institute' 설립을 가능하게 했다. 안타깝게도, 거기에 투입되는 자금은 해당 정보들의 낮은 가치를 감안할 때 부적절하게 집행되고 있으며, 지금 행해지고 있는 노력들은 모두 인구집단 의학에 국한되어 있다. 상황이 이렇다 보니, 새로운 기구의 이름에 '환자중심'이라는 단어가 사용되고 있는 것이 아이러니컬할 정도다.[8]

※ ※ ※

사상 최대 규모로 행해진 대규모 임상시험의 데이터를 리뷰하기 위한 첫 번째 운영위원회가 파리의 최고급 호텔 중 하나인 크리용 호텔에서 열린 것은 1995년 8월이었다. CAPRIE라는 이름으로 알려진 그 임상시험은 혈관질환을 치료하는 신약의 효과를 검증하기 위한 것으로, 1만 9,000명 이상의 환자가 참여했다. 신약의 경쟁 상대는 아스피린이었다. 비록 기전은 서로 달랐지만, 두 약품 모두 혈전 생성을 예방하는 효과가 있었다. 하지만 가장 큰 차이는 가격이었다. 아스피린은 1알에 몇 센트 수준이다. 하지만 효과가 인정될 경우 시판 허가가 날 것이 틀림없는 새로운 약은 하루에 4달러였다. 그 회의실에는 20명 이상의 혈관질환 전문가들이 있었으며, 그 임상시험을 후원하는 사노피의 고위 임원도 있었다. 이게 어떤 게임인지, 모두가 아주 잘 알고 있었다. 그 약품의 임상시험에는 수억 달러가 소요될 터였고, 만약 성공적인 결과가 나온다면 그에 대한 보상은 훨씬 클 것이었다.

　　나 역시 그 방에 있던 전문가 중 한 명이다. 결과가 매우 궁금했던 나는 데이터가 기록된 책자의 페이지들을 열심히 넘겼고, 마침내 마지막 페이지에 도달했다. 이 약이 아스피린보다 좋은 약인가? 내 생각에, 그 질문에 대한 답변은 매우 실망스러웠다. 목표점에서 겨우 8.7%의 개선이 있을 뿐이었고, 달리 말하면 100명 중에 2명의 환자만이 실제로 이득을 본다는 뜻이었다.[9] 하지만 그것은 최고 수준의 근거중심의학으로, 또한 혈관질환을 갖고 있는 환자 집단 전체에 대해 잠재적 이득이 있는 것으로 간주되었다. 그로부터 1년이 지나지 않아서, FDA(미 식품의약국)를 비롯한 전 세계의 규제기관들이 '플라빅스^{Plavix}'로 알려진 이 신약을 혈관질환 환자에게 사용해도 좋다고 허가했다.

플라빅스는 전 세계에서 2010년에만 90억 달러의 매출을 올려, 의약품 매출 분야에서 리피토의 뒤를 이어 2위를 차지했다. 하지만 FDA는 의사들에게 알리는 주의사항을 통해, 이 약이 특정한 유전자 변형을 가진 환자들에게는 효과가 없을 수 있다고 경고했다.[10] 플라빅스를 실제로 효능을 발휘하는 형태로 대사시킬 능력이 없는 사람들의 비율이 최소한 30%에 이른다는 사실이 드러났기 때문이다. 간세포 내에서 플라빅스 대사에 관여하는 사이토크롬 2C19(혹은 CYP2C19)을 활성화시키는 유전자가 제 기능을 못할 경우, 플라빅스는 혈소판을 억제하거나 혈전을 예방하는 기능을 제대로 수행하지 못하는 것이다. 때문에 만약 관상동맥이 막혀서 스텐트를 삽입한 환자가 있고, 그 환자가 플라빅스의 대사를 가로막는 유전자 변형을 갖고 있다면, 스텐트에서 혈전이 생성될 위험이 최소 300%가량 증가한다. 스텐트에 혈전이 생기는 것이 흔히 일어나는 현상은 아니지만, 만약 일어날 경우에는 대개 심근경색이나 사망이라는 치명적인 결과를 초래한다. 소위 기능 상실 유전자^{allele}를 한 개 가진 사람의 경우 플라빅스 용량을 2배로 올릴 경우 문제가 해결될 수도 있다. 그러나 CYP2C19 기능상실 유전자 변형을 2개 가진 경우에는, 플라빅스가 대사되지 않을 가능성이 거의 100%에 가깝다. 흥미롭게도, 플라빅스의 대사를 더 빠르게 진행되도록 하는 유전자 변형도 있다. 만약 어떤 사람이 그러한 유전자를 2개 갖고 있다면, 그 환자가 실제로 필요로 하는 플라빅스 용량은 매우 적다.[11] 하지만 저용량 플라빅스는 존재하지 않으며, 고용량 용법은 대규모 임상시험을 통해 검증된 적이 없다.

그렇게 높은 비율의 사람들이 그 약에 반응을 보이지 않는다는 사실이 알려지는 데 20년 이상이 걸린 이유는 무엇일까? 이 약에 대한 사람들의 반응이 매우 다양하다는 사실이 처음 알려진 것은 1990년대 후반이었다. 건강한 자원자들을 대상으로 CYP2C19 유전자를 검사한 초창기 연구에서, 플라빅스에 반응을 보이지 않는 25%의 사람들은 기능상실 변형 DNA를 갖고 있을 가능성이 있다는 사실이 이미 드러났기 때문이다.[12]

플라빅스에 대한 반응이 다양하다는 사실이 20여 년 동안 알려지지 않은 이유에 대한 설명으로는 다음 두 가지가 가능하다. 첫 번째 설명은 인구집단 전체를 대상으로 하는 근거중심의학이다. CAPRIE 연구 결과, 아주 대단한 효능은 없었다 할지라도 시판 허가를 얻을 수 있을 정도의 이득은 충분히 나타났고, 이후 이 약은 광범위하게 처방되도록 프로모션 되었다. 만약 그 임상시험에 참가하는 환자들의 유전자형을 사전에 검사해서, 플라빅스를 대사시킬 수 없는 환자들이 사전에 배제되었다면 어떻게 되었을까. 하지만 이득이 존재하고 약이 효과적이라는 것을 증명하는 데 필요한 역치는 상대적으로 낮았고, 임상시험이 충분히 많은 사람들을 대상으로 실시되다 보니 플라빅스가 전반적인 개선 효과가 있는 것으로 나타나서 시험을 통과할 수 있었던 것이다.

두 번째 설명은 모든 환자에게 같은 용량을 사용한 것으로, 이는 신약개발에서 공통적으로 나타나는 문제다. 약을 복용하는 모든 사람들이 같은 용량에 대해 같은 방식으로 반응한다는 것이 도대체 가능하단 말인가? 대사 능력이나 유전자 변형은 말할 것도 없고, 나이, 성별, 몸무게 등이 모두 제각각인데, 같은 용량을 준다고 해서 똑같은 효과가 나타나는 약이 존재하기는 할까? 그러나 같은 용량에 대해서는 모든 환자들이 똑같은 반응을 보인다는 가정은 제약회사들에겐 아주 전형적인 것이다. 중요한 것은 단순화이기 때문이다. 다양한 용량이 존재한다는 것은, 훨씬 대규모의 임상시험이 필요하며 마케팅도 훨씬 복잡해진다는 뜻이다. 제약회사들이 다양한 용량의 제제가 부족하다는 것을 알면서도 이를 내버려두는 것은, 의사들이 환자에게 약을 처음 처방할 때마다 환자에 따라 용량을 변경하기가 쉽지 않기 때문이기도 하다. 시작 용량은 언제나 기본 용량인 것이다. '한 가지 용량으로 모두에게'[13] 처방하는 관행은, 제약회사나 의사 모두에게 더없이 편리한 것이다. 결과적으로, 이는 인구집단 전체를 대상으로 하는 오늘날 의학의 핵심 요소의 하나가 됐다.

* * *

1984년 2월 11일 토요일 아침, 57세 여자 환자가 1시간 동안 지속된 쥐어짜는 듯한 극심한 흉통 때문에 응급실에 도착했다. 폴란드계인 그녀는 백발이었고, 철강 노동자의 부인이며, 하루 한 갑씩 담배를 피우며, 심근경색의 가족력이 있었다. 심하게 땀을 흘리고 있었고, 매우 창백

헸으며, 공포에 사로잡혀 있었다. 심전도 검사 결과, 심장근육의 40% 이상에 손상이 발생한, 중증 심근경색이 진행되고 있었다. 당시 이런 환자를 위한 전형적인 처치로는, 산소 공급, 통증 경감을 위한 모르핀 투여, 치명적인 부정맥 발생 예방을 위한 리도카인 투여, 그리고 좋은 결과에 대한 기대 등이 있었다. 그런데 이 여인이 응급실에 도착한 타이밍이 기가 막혔다. 그녀는 유전공학에 의해 만들어진 혈전용해제인 조직 플라스미노겐 활성화 제제(t-PA)를 이용한 치료의 첫 번째 대상이 될 수 있었기 때문이다. t-PA는 인체 내에서 자연적으로 만들어지는 혈전 용해 물질이지만, 심근경색이나 뇌졸중을 일으킨 혈전을 용해시키기에는 그 양이 매우 불충분했다. 나를 포함하여 그녀를 치료하는 의사들이 품었던 희망은, 심근경색을 겪고 있는 그녀의 정맥을 통해 t-PA라는 단백질을 신속하게 공급하면 혈액 공급이 재개되고, 그로 인해 곧 닥칠 수밖에 없었던 심근의 추가적 손상을 전부 혹은 일부라도 예방할 수 있지 않을까 하는 것이었다.

    토요일 아침의 볼티모어 시립병원에서는 대개 전공의들 몇 명이 회진을 돌고 있을 뿐, 전문의들을 보는 것은 흔한 일이 아니었다. 하지만 이때는 역사적인 사건이 일어날 수도 있는 순간이었기에, 응급 심도자술 시행팀이 호출되었고, 순식간에 20명도 넘는 의사들이 난데없이 모여들었다. 우리는 다리의 동맥을 통해 작은 카테터를 집어넣기 시작하여, 엑스레이 촬영으로 위치를 확인하며 심장 부근까지 밀어 넣었다. 심장으로 향하는 혈액이 뿜어지는 바로 그 자리에 소량의 조영제가 투입됐다. 좌전하행동맥이 막혔는지 여부를 알아보기 위해서였는데, 역시 그곳이 막혀 있었다. 이제 그녀의 오른팔 정맥에 확보되어 있는 라인을 통해 t-PA를 줄 차례였다. 지금까지 어느 환자도 인간 재조합 t-PA를 투여받아본 적이 없었으므로, 우리는 어느 정도의 용량을 줘야 할지 알지 못했다. 프로토콜에는 20mg을 투여한 후 다시 촬영을 하여 혈액 공급이 재개되는지 여부를 알아보라고 되어 있었다. 우리는 t-PA를 투여한 이후 조영제를 쏘아가면서 매우 많은 수의 사진을 찍었고, 15분쯤 지났을 때 혈액의 흐름이 다시 시작되는 모습을 볼 수 있었다. 그녀의 흉통이 잦아들었고, 얼굴색도 회복되었으며, 심전도도 좋아지고 있었다. 바로 옆의 조정실에 있던 사람들을 포함하여 수없이 많은 의사와 간호사들이 일제히 환호성을 질렀다. 내 눈에서는 눈물이 흘러내렸다. 우리가 투여했던 용량이 막힌 혈관을 뚫는 데에는 턱없이 부족했다는 사실을 그때는 전혀 몰랐었다. 어쩌면 우리가 검사를 위해 지속적으로 투입했던 조영제가 막힌 혈관을 뚫는 데 더 큰 역할을 했을지도 모른다는 사실도, 그때는 알지 못했다. 나중에 우리는 알게 됐다. 대부분의 심근경색 환자에서 막힌 혈관이 다시 개통되는 것은, 100mg의 t-PA를 투여하고 나서 평균 45분이 지난 후라는 사실을 말이다. 이는 물론 의학의 역사에서 또 하나의 위대한 발견으로 기록됐다.[14]

 몇 년 후, 대부분의 환자들에서 t-PA를 쓰면 혈전 용해가 빠르게 일어난다는 데이터가 충분히 축적되었을 때, 심장내과 분야의 여러 전문의들로 구성된 FDA 자문위원회는 심근경색 치료 승인을 위한 증거들을 평가하였다. 1987년의 회합에서, 오전 시간은 연쇄상 구균에서 추출되는 저렴한 혈전 용해제이며 지난 수십년간 사용되어온 스트렙토키나제에 대한 고려에 할애됐다. 이탈리아의 병원 대부분이 참여하여 1만 2,000여 명을 대상으로 실시된 대규모 임상시험에서 스트렙토키나제는 혈전 용해 치료를 전혀 하지 않은 그룹과 비교할 때 20%

의 사망률을 감소시켰다.15 위원들은 만장일치로, 진행 중인 심근경색에 대한 스트렙토키나제 정맥 투여를 승인했다. 그러나 t-PA에 관해 논의한 오후 시간에는, 대리 목표점에 관한 데이터밖에는 자료가 없었다. 여러 연구들에 의하면 t-PA는 혈전을 녹이고 혈액 공급을 회복시키는 효과가 스트렙토키나제보다 훨씬 뛰어났고, 존스 홉킨스에서 행해진 소규모 시험에서는 t-PA 치료를 받은 환자가 플라시보 투여 환자에 비해 심장 기능 회복이 더 양호한 것으로 나타났다. 그러나 t-PA가 실제로 얼마나 많은 생명을 구하는가에 관해서는 데이터가 없었고, 위원회는 t-PA 승인 권고를 거부했다.

후유증은 만만치 않았다. 그 회의는 커다란 강당에서 열렸고, 당시는 휴대전화가 없던 시절이었다. 그 방의 뒤쪽에 놓여 있던 공중전화들 앞에서는 주식 중개인들이 전화기에 대고 t-PA 제조사인 제넨테크Genentech의 주식을 팔아치우라고 소리를 질러댔다. 〈월스트리트 저널〉에는 "지구가 평평하다고 믿는 사람들"이라는 제목의 사설까지 실렸다.16 대리 목표점 관련 데이터가 받아들여지지 않는 바람에, 유전자 재조합 t-PA라는 아주 멋진 상품을 보유한 진정한 바이오테크놀로지 기업 하나가 몰락하기 직전의 상황이 된 것이다.

결국 엄청난 로비와 울혈성 심부전 예방과 관련된 추가적인 데이터 제출을 통해, t-PA는 그다음 해에 FDA 승인을 얻을 수 있었다. 하지만 1회 분의 스트렙토키나제가 300달러인 것에 비해 1회 분의 t-PA는 2,200달러에 달했고, 이러한 가격 차이로 인해 유효성이 높다거나 근거중심의학 관점에서 심근경색 치료의 기본이 된다고 말할 수 있는 기준을 통과하지는 못했다. 나중에는 t-PA의 취약성이 더 문제가 됐는데, 유럽에서 행해진 t-PA와 스트렙토키나제를 직접 비교하는 대규모 임상시험에서는 생존율에서 의미 있는 차이가 발견되지 않았기 때문이다. 의사들은 혈전을 더 신속하고 더 효과적으로 용해시키는 것이 실제로 상당한 차이를 유발하는지 여부에 대해 의문을 품기 시작했다. t-PA 치료 직후에 혈전의 재축적이 일어날 가능성도 있었다. 스트렙토키나제에 혈전 용해 이외의 다른 효과가 더 있을 가능성도 있었다. t-PA 사용법이 부적절했을 가능성도 있었다. 왜 t-PA가 더 우월한 효과를 보이지 않는지에 관한 명확한 설명이 없는 상태에서, 심근경색을 치료하는 의사들 사이에는 혼란이 존재할 수밖에 없었다. 하지만 한 가지는 분명했다. t-PA가 더 많은 생명을 구할 수 있다는 증거를 확실히 보여주지 못하는 한, t-PA는 사용되지 않을 거라는 사실이다.

1990년, GUSTO라는 이름의 대규모 t-PA 임상시험이 계획되었다. 이후의 파일럿 연구에서 타당성이 입증됨에 따라 20개 국의 심근경색 환자 4만 1,000명 이상을 대상으로 하는 임상시험이 1991년부터 1993년까지 진행되었다.[17] 당시 이 임상시험은 미국에서 조직화되고 시작된 임상시험 중에서는 사상 최대 규모였다. 목표는 심근경색 환자가 치료 30일 후에 생존해 있는지 여부를 보는 것이었다. 그 결과 t-PA는 스트렙토키나제에 비해 15% 우수한 성적을 보였다. 스트렙토키나제의 사망률은 7.3%였는데, t-PA의 사망률은 6.3%였던 것이다. 이것은 스트렙토키나제 대신 t-PA로 치료할 경우, 100명의 환자를 치료할 때마다 1명씩이 이득을 볼 수 있다는 의미다. 유일한 문제는 그 1명이 누구인지를 가려내는 일이다. 그 임상시험이 행해질 당시 우리는 그것을 알지 못했고, 지금도 여전히 알지 못한다.

* * *

몇 년 전에 클리블랜드 클리닉의 내 동료 하나는 정기 신체검사에서 전립선특이항원PSA 수치가 비정상적으로 높게 나타났다. 검사결과를 확인한 후 그는 전립선 조직검사를 받았는데, 이는 증가된 PSA 수치가 전립선암 발생과 연관이 있는지를 알아보기 위해서였다. 그 검사는 간단한 검사가 아니다. 카테터가 음경의 요도를 통해 삽입되고, 작은 펜치 모양의 도구를 이용하여 전립선 조직을 여기저기서 조금씩 뜯어낸 다음(상당한 통증을 유발한다), 암세포가 하나라도 있는지 면밀히 살피는 방식이다. 그러나 나중에 확인된 최종 결과에 의하면 전립선암의 증거는 전혀 없었다(이런 경우를 PSA '위양성'이라고 한다). 그러나 그는 다음 해까지 6개월마다 전립선 조직검사를 반복해서 받아야 했다. 혹시라도 발견되지 않은 암세포가 있을지 몰라서였다. PSA 검사에서 위양성이 나오는 바람에 전립선 조직검사를 받는 사람은 미국에서만 1년에 25만 명에 달한다. 내 친구는 그중 한 명이었던 것이다. 미국에서 PSA 검사를 받는 남성은 매년 3,000만 명이다.[18]

지금은 애리조나 대학에서 근무하는 병리학자 리처드 애블린 박사가 PSA를 발견한 것은 1970년이었다. 40년이 지난 후 그는 〈뉴욕 타임스〉에 '엄청난 전립선 실수'라는 칼럼을 기고하여 "그 검사가 너무 많이 행해짐에 따라 재앙 수준으로 엄청난 공중보건 비용이 발생했다."고 썼다.[19] 임상 검사의 개발자가 바로 그 검사에 의해 공중보건 분야에 재앙이 발생했다고 언급하는 경우는 단 한 번도 본 적이 없다. 개발자가 그 검사를 무제한적으로 지지한다는 것은 주지의 사실이다. 그런데 왜 이 경우에 애블린은 공중보건 문제를 경고했던 것일까?

전립선암은 남성에서 대단히 흔한 질병으로, 15% 이상의 남성이 결국 이 진단을 받게 된다. 하지만 실제로 전립선암 때문에 사망하는 경우는 전체 남성의 3%에 불과하다.[20] 즉 양성한 전립선암의 비중이 엄청나게 높고, 전립선암이 진단되었을 경우의 전형적인 치료는 수술로 전립선을 제거한 다음 방사선치료나 다른 암세포 제거 시술을 하는 것이다. 미국에서 PSA 검사 한 가지에 소요되는 비용만 해도 매년 30억 달러에 달하며, 조직검사, 수술, 치료, 그리고 수술의 합병증으로 생기는 요실금이나 발기부전 치료 등에 추가로 수십억 달러가 소요된다.[21] 애블린의 칼럼은 다음과 같은 간청으로 끝난다. "의료계는 진실을 직시하고 PSA 스크리닝 검사의 부적절한 사용을 중단해야 한다. 그렇게 해야 수십억 달러의 비용을 아낄 수 있고, 불필요한 치료를 받느라 큰 고통을 겪는 수백만 명의 남성을 구할 수 있다."

그럼에도 불구하고, 암 조기 진단을 위한 대규모 선별검사는 미국의 보건의료 체계에서 가장 널리 수용된 의식儀式이 되었다. 현재의 권고사항에 따르면 50세 이상의 모든 남성은 매년 PSA 수치를 체크해봐야 한다. 마찬가지로, 최근에 논란이 있기는 했지만 40세 이상의 모든 여성은 매년 유방촬영검사를 받아야 한다는 것이 현재의 권고사항이다. 모든 사람은 50세 때에 한 번, 이후 5년마다 한 번씩 대장내시경 검사를 받아야 한다. '한 가지 용량으로 모두에게'라는 말이 내포하고 있는 문제와 마찬가지다. 타고난 체질이 다르고 노출된 환경도 모두 각기 다른데, 어떻게 우리 모두가 똑같은 위험 요인을 갖고 있다고 간주할 수 있단 말인가?

남성의 PSA 선별검사 문제는 여성의 유방촬영검사 문제와 매우 흡사하다. 유방촬영검사의 경우 위양성 문제를 함께 고려하면, 대규모 선별검사의 이득은 연령별로 매우 제한적이다. 40~49세 여성 1,000명이 유방촬영검사를 받을 경우, 98명(약 10%)은 위양성으로 나타나고, 60~200명의 여성이 불필요한 조직검사를 받으며(연구에 따라 다양한 수치가 나타난다), 84명은 MRI나 초음파 등 추가적인 영상검사를 받는다. 선별검사로 인해 사망을 모면할 수 있는 여성은, 2,000명이 유방촬영검사를 받아야 겨우 1명 발생한다. 더 나이 많은 연령층에서 생각해도 이 숫자는 크게 달라지지 않는다. 70~79세 여성의 경우에도, 1,000명이 검사를 받으면 69명에서 위양성 결과가 나오고, 64명이 불필요한 영상검사를 받는다. 불필요한 수술, 항암치료, 방사선 치료 등으로까지 이어진 확인된 과잉진단의 경우도, 40~49세에서는 1,000명당 1~5명, 50~59세에서는 1~7명에 달한다.[22]

여기서는 대규모 선별검사의 경우만 살펴보았지만, 개인별 차이를 무시하고 불필요한 검사나 치료를 훨씬 더 많이 유발하는 인구집단 의학의 사례는 더 많다. 위양성 결과에 따르는 문제점의 목록에는 표시되지 않지만, 유방촬영검사에서 문제가 발견됐다는 이야기를 들은 여성과 그 가족들이 겪게 되는 심리적 고통은 측정할 수 없을 정도로 크다.

* * *

2003년으로 되돌아가 보자. 니컬러스 월드와 맬컴 로라는 이름의 영국 의사 두 명이 '다중 알약polypill'에 관한 논문을 발표했다. 여섯 가지 성분을 한 알에 담은 것으로, LDL 콜레스테롤을 낮추는 저용량 스타틴, 정상 용량의 절반씩을 함유한 고혈압 약제 세 가지, 엽산, 저용량 아스피린이 섞여 있는 것이다. 월드와 로는, 55세 이상의 모든 사람이 이 다중 알약을 복용할 경우 관상동맥질환의 88%, 뇌졸중의 80%를 예방할 수 있을 것이라 주장했다. 다음과 같은 강력한 주장도 보고서에 담겨 있었다. "안전성에 아무런 문제가 없으며, 광범위하게 사용될 경우, 서구 사회에서 지금까지 행해졌던 어떠한 조치들보다 훨씬 큰 질병 예방 효과를 거둘 수 있을 것이다."[23] 이익이 이렇게 클 것이라는 주장은 순전히 이론적인 것이고 전혀 시험된 바가 없지만, 이 주장은 의료계 내에서 논란을 불러일으켰다. 여섯 가지 성분을 하나로 합친 약을 특정 연령 이상의 모든 사람에게 먹인다는 아이디어 자체가 워낙 특이했기 때문이다.

이 주장은 수돗물에 불소를 첨가하는 아이디어에 비견될 수 있다. 수돗물 불소화는 1945년에 미국에서 시작됐고, 충치 발생을 15% 줄임으로써 인구집단 전체에 이득을 주는 것으로 보고되어 있다. 그럼에도 불구하고 전 세계의 수많은 지역에서는 윤리적 이유를 들어 수돗물 불소화에 대한 반대가 지속되고 있다. 전체 인구집단에 대한 강제적 약물 투여로 여겨지기 때문이다.[24] 지금까지 알려진 수돗물 불소화의 유일한 부작용은 치아 불소침착증인데, 이는 치아에 작고 하얀 얼룩들이 생기는 것이다. 지금도 부주의에 의한 과량의 불소 노출은 치아 전반에 걸친 변색을 유발할 수 있다. 때문에 적절하게 규제되고 관리된다 하더라도, 수돗물 불소화의 이득과 손해는 잘 따져봐야 하는 문제다. 다중 알약을 여기에 비교하면 어떨까?

월드와 로가 처음 이런 주장을 펼친 이후 실제로 다중 알약이 생산되기까지는 몇 년이 더 걸렸다. 결국 이 약은 인도에서 만들어졌는데, 그건 이 약이 일반 대형 제약사들의 구미를 끌지 못했기 때문이다. 2010년 현재 임상시험이 진행 중이므로, 인구집단 전체를 대상으로 하는 이러한 투약 전략에 장점이 있는지 여부는 좀 더 시간이 지나야

드러날 전망이다.25 환자의 복용 순응도를 높이고 약값 지출을 줄인다는 측면에서, 이러한 약들의 복용 순응도와 약제비가 특히 문제가 되는 일부 국가들에서는 효용이 있을 수도 있다. 특히 미국에게는 좋은 선택이 될 것으로 생각할 수도 있다. 환자들이 처방된 약을 실제로 복용하는 비율이 50% 수준에 불과하고 의료비는 천정부지로 치솟고 있는 나라가 미국이기 때문이다.

만약 성공한다면, 우리는 언젠가는 다중 알약을 수돗물에 풀어 매일 복용하기 쉽도록 하는, 수돗물 불소화의 현대화 버전을 목도하게 될지도 모른다(이미 우리 수돗물에 여러 종류의 처방약 성분이 미량이나마 함유되어 있다는 사실은 확인되어 있다).26 그러나 여러 종류의 약제를 표준 용량보다는 적은 고정 용량씩 섞어서 하나의 약으로 만든다는 발상은, 그야말로 개인화된 의학의 정반대에 놓여 있다. 특정한 예방 조치나 치료를 받아야 할 사람이 누구인지를 가려내는 대신, 약물의 상호작용으로 인해 더 심각해질 수 있는 약물 부작용에도 불구하고 모든 사람에게 여러 약물을 공급하자는 발상이다. 개인에게 주목하는 맞춤형 예방 혹은 치료 방법을 고민하는 것에 비해, 다중 알약 접근 방식은 인구집단 수준에서는 이익을 얻을 수 있는 기회로 보일지도 모른다. 하지만 다른 모든 인구집단 대상 의학이 직면하고 있는 것과 같은 문제점들에 봉착할 수밖에 없을 것이다.

* * *

인구집단에 기반을 둔 연구들의 문제점들이 지적됨에 따라, 최소한 의학 연구에서도 '동급 최강best-in-class' 모델을 따르는 것에 대한 공감대는 형성되어 있다. 불행하게도 소비자들은 그저 그런 수준의 학술지를 통해 출판되거나 아예 출판되지도 않는, 진정한 통제군도 없고 무작위 배정 절차도 없으며 목표점도 불분명한 소규모 관찰연구에 의해 얻어진 데이터들을 주로 접하게 된다. 예를 들어 어떤 연구는, 비타민 E를 2년간 복용한 200명이 비타민 E를 복용하지 않았다고 대답한 200명에 비해 심장병 발생이 적게 나타났다고 보고했다. 때로는 대규모 관찰연구조차 쓰레기 같은 결과를 내놓고 있다. 8만 7,245명의 간호사를 대상으로 한 어느 연구는, 비타민 E 보충제를 복용하는 것이 심장병 발생을 30~40% 줄인다고 주장했다. 5,133명의 남성을 14년간 추적 관찰했다는 핀란드의 한 연구도 같은 이득을 주장했다. 그러나 비타민 E에 관해서는, 여러 차례의 무작위 이중맹검 위약 대조 연구에서, 이득이 있다는 증거가 전혀 나타나지 않았다. 사실을 말하자면, 1만 명의 환자를 대상으로 비슷하게 실시된 어느 연구에서는, 비타민 복용 그룹에서 무려 21%나 더 많은 심부전이 발생하기도 했다.[27]

관찰 연구가 잘못된 결과를 도출한 것은 한 번이 아니다. 가장 주목할 만한 오류는, 수십 년 동안 심장병을 줄여주는 것으로 생각되어 널리 권고되었던 여성의 호르몬 대체요법과 관련하여 발생했다. 호르몬 대체제 분야를 주도하던 업체는 대필된 논문을 의학 학술지에 싣는 방법 등을 통해 이런 처방을 선전했었다. 무작위 임상시험이 마침내 행해졌을 때, 그 권고가 전혀 근거 없는 것이었다는 사실이 밝혀졌다. 유명한 WHI(Women's Health Initiative) 시험에서 폐경 이후의 건강한 여성 1만 6,000명을 대상으로 에스트로겐 및 프로게스틴 복용군과 플라시보 복용군을 비교한 결과, 호르몬 복용군에서 유방암, 심장병 및 심근경색, 뇌졸중, 위험한 혈전 발생 등이 모두 증가하는 것으로 나타났다. 이런 위험은 호르몬 복용으로 기대할 수 있는 대장암 감소나 고관절 골절 감소 등의 이득보다 훨씬 컸다. 시험 결과가 워낙 부정적으로 나타나는 바람에 이 임상시험은 원래 예정보다 훨씬 일찍 종료됐다(원래는 15년간 추적 관찰할 예정이었으나 5.6년 만에 종료됐다). 그러나 2011년에 발표된 새로운 연구에서는 호르몬 치료가 시작된 연령에 따라 전혀 다른 결과가 나타날 수 있다는 결과가 도출되어, 혼란을 가중시켰다.[28]

지금은 스탠퍼드 대학에 있는 존 이오아니디스는 2005년에 "발표된 연구결과들 대부분이 거짓인 이유"라는 제목의 글을 한 저널(PLoS Medicine)에 게재하여 의학계 전반에 큰 파장을 불러일으켰다.[29] 그의 결론은 이 책에서 다루고 있는 내용과 일맥상통한다. (1) 연구 규모가 작을수록 연구 결과가 진실일 가능성이 낮다. (2) 영향이 작은 연구일수록 진실일 가능성이 낮다. (3) 금전적인 혹은 다른 이해관계가 클수록 진실일 가능성이 낮다. (4) 한창 인기 있는 분야일수록(더 많은 연구팀이 연관되어 있을수록) 진실일 가능성이 낮다. 조나 레러 역시 "진실이 사라진다"라는 제목으로 비슷한 내용의 글을 〈뉴요커〉에 쓴 적이 있다. 과학 분야의 중요한 이슈들이라 할 수 있는 반복 가능성, 인상적인 처음 결과의 뒤에 나타나는 '평균으로의 회귀regression to the mean' 현상(흔히 '승자의 저주'로 불리는), 연구자가 가진 편향, 실제로 출판된 결과물 편향(주로 긍정적인 결과만 출판되니까) 등을 거론하면서 그가 내린 결론은 이렇다. 무엇인가가 증명될 수 있다는 사실이 곧 그것의 진실성을 의미하는 것은 아니다.[30]

지나치게 부정적으로 말하고픈 마음은 없지만, 뭔가 새로운 데이터가 제시됐을 때 소비자가 보여야 할 가장 적절한 태도는 그것에 대해 의문을 품는 것이다. 유죄임이 확실히 드러나기 전까지는 피고를 무죄로 추정해야 하는 법률 시스템과는 달리, 새로운 의학적 과학적 근거는 먼저 '귀무가설^{null hypothesis}(설정한 가설이 진실할 확률이 극히 적어 처음부터 버릴 것이 예상되는 가설-역주)'을 세운 다음 그것을 부인하며 초월하는 과정이다. 다시 말하자면, 증거가 매우 뚜렷하다고 전적으로 확신할 수 있기 전까지는, 모든 새로운 발견은 무의미한 백지 상태로 취급되어야 한다는 뜻이다. 나는 '쓰레기록'이라는 새로운 용어를 사용하고 싶다. 위양성 결과와 오류들로 가득 차 있는, 쓰레기에 가까운 너무도 많은 의학 관련 문헌과 기록들은 '쓰레기록'이라 불려 마땅하다. 세상에 너무도 많은 의학 문헌(혹은 쓰레기록)이 존재한다는 사실을 단적으로 보여주는 증거가 있다. 3,800만 개에 달하는 출판된 논문 중에서 다른 사람에 의해 200번 이상 인용된 논문의 비율은 단지 0.5%에 불과하며, 전체 논문의 절반은 단 한 번도 인용된 적이 없다는 통계가 바로 그것이다. 게다가 선행 연구에서 축적된 자료를 모아서 분석한 논문이 발표되는 경우를 보면, 많은 관련 논문들이 자의적으로 배제되기 일쑤다.[31]

이러한 모든 문제점들을 한꺼번에 보여주는 사례가 제티아^{Zetia}와 바이토린^{Vytorin}의 경우다. 이들은 각각 에제티밉^{ezetimibe}과 에제티밉-심바스타틴 복합제의 상품명이다. 이들 처방약은 혈중 LDL 콜레스테롤 수치를 낮춰준다. 에제티밉은 2002년에 소규모 (무작위로 배정되기는 했다) 연구를 근거로 승인을 받았는데, 당시의 연구는 질병이나 사망 비율을 낮춘다는 사실을 증명한 것이 아니라 혈중 LDL 수치가 19% 낮아진다는 것을 보여준, 대리 목표점을 사용한 연구였다.[32] FDA는 이 약을 승인하는 과정에서, 어떻게든 LDL 콜레스테롤 수치가 낮아지는 것은 환자에게 좋은 일이라고 가정했다. 이 약이 실제로 사람들에게 이득을 주는지 여부를 확인하는 대규모 임상시험은 수년이 흐르도록 시작조차 되지 않았고, 뒤늦게 시작된 임상시험('IMPROVE-IT'라는 별칭으로 불리는)은 일러도 2012년 상반기 이전에는 완료되지 않을 전망이다. 그러는 동안인 지난 2008년에 발표된 소규모 무작위 연구에서는, 에제티밉이 동맥 플라크plaque(지방 덩어리를 말한다-역주) 형성에 아무런 영향이 없다는 사실과 함께, 이 약이 치명적인 암 발생률의 증가와 관련이 있음을 시사하는 소견들도 나타났다.[33] 언론매체들은 전전긍긍하며 우왕좌왕했지만, 제약회사들로부터 큰 규모의 재정적 지원을 받고 있는 미국심장학회나 미국심장협회 등의 전문가단체들은 "에제티밉은 안전하다."는 짧은 코멘트만을 제공했다. 이 약의 미국 내 연간 매출은 50억 달러에 이른다.

　우리는 이런 혼란을 어떻게 극복할 수 있을까? 더 좋은 연구들이 대책의 일환이겠지만, 그게 전부일 수는 없다. 인구집단 전체에 대해서가 아니라 개개인에 기반을 둔, 진정한 의미의 근거중심의학이 필요하다. 다행스러운 것은, 그 일을 위해 필요한 정보들을 얻을 수 있는 능력이 빠르게 생겨나고 있다는 점이다. 올바른 약, 올바른 용량, 올바른 환자들을 대상으로 하는 올바른 선별검사, 올바른 의사, 그리고 올바른 비용이라는 특징을 가진 새로운 시대가 시작되고 있다는 점이다. 공공선을 추구하는 의학으로는 불충분하다. 이제, 앞으로 어떤 진전이 가능할지 살펴보도록 하자.

제3장

소비자의 힘은 얼마나 커질까
클릭과 트릭

청진기와 엑스레이부터 MRI와 로봇수술까지, 의학은 장구한 혁신의 역사 위에 축성되었다. 의사들은 환자를 더 잘 치료하기 위해, 이 모든 신기술을 받아들여왔다. 하지만 최근의 한 가지 혁신보다 더 근본적으로 임상 의학의 모습을 변화시킨 기술은 아무것도 없었다. 그건 바로 인터넷이다.
• 파멜라 하츠밴드, 제롬 그루프먼, 〈뉴잉글랜드 의학저널〉[1] •

지구상에 사는 70억 명 넘는 사람들

300만 명 이상의 의사들

수만 개의 병원들

6,000가지 처방약과 4,000가지 시술과 수술들[2]

셀 수 없이 많은 보조제, 허브, 보완대체요법들

언제 어디서 누가 무엇을 왜 그리고 어떻게 누려야 할까?

마르고 활동적이고 지적인, 플로리다에서 온 은행가인 58세 남자가 이차 의견을 구하기 위해 나의 진료실을 찾아왔을 때, 나는 놀라지 말았어야 했다. 그의 아내는 1년 전 밸런타인데이에 남편에게 심장 CT 검사를 선물했었다. 그녀는 심장 CT 검사에 관한 이야기를 라디오에서 들었고, 고속도로변에서 광고판도 보았다. 밸런타인데이를 맞아 100달러를 할인해주는 이벤트도 진행되고 있었다.

그녀의 남편에게는 아무런 증상이 없었다. 복용 중인 약도 전혀 없었고, 일주일에 골프 라운딩을 두 번씩 나갔다. 골프를 치지 않는 날에는 매일 30~40분씩 타원운동기elliptical machine(계단 오르내리기와 비슷한 운동을 할 수 있는 유산소 운동기구—역주)에서 운동을 했다—심장스캔 검사를 받기 전까지는.

그 환자는 칼슘 수치가 710에 이를 정도로 높다는 말을 들었고, 의사로부터 관상동맥조영술이 시급히 필요할 것 같다는 말도 들었다. 관상동맥조영술은 관상동맥의 형태와 움직임을 동영상 형태로 보여주는 검사다. 그는 의사의 말을 따랐고, 심장 혈관을 공급하는 3개의 혈관 중 2개에서 몇 군데가 막혀 있음이 발견되었다. 플로리다의 심장전문의는 즉시 다섯 개의 스텐트를 삽입했고(운동부하검사도 하지 않았고, 스텐트가 필요함을 시사하는 어떠한 증상도 없었지만), 그에게 리피토, 베타 차단제, 아스피린, 그리고 플라빅스를 처방했다.

그로부터 4개월이 지난 후, 그러니까 그가 나를 찾아왔을 때, 그의 상태는 그다지 좋지 않았다. 그는 스텐트 중 하나가 혈전으로 막혀 심근경색이 발병하지 않을까 걱정하고 있었다. 그는 심한 피로를 느꼈고, 근육통으로 인해 골프를 치지도 못했고 매일 하던 운동도 중단한 상태였다. 그는 심한 우울증과 발기부전 증세도 호소했다. 자기 관리를 잘하면서 자신의 삶을 즐겼던 그는, 몇 달 사이에 건강한 남자에서 쇠약하고 우울한 환자로 변해 있었다. 나와 함께 그를 진료하고 있던 전공의가 이렇게 물었다. "도대체 무슨 일이 있었던 거죠?"

불행하게도, 이 남자의 사연은 그리 드문 이야기가 아니다. 포식자와 먹이 관계를 생각해보라. 의사와 병원은 사람들에게 심장스캔 검사를 받아보라고 광고를 하고, 찾아온 환자들에게는 각각 500달러씩을 직접 청구한다. 그다음에는 비정상 결과가 등장하고, 환자는 즉시 더 자세한 검사를 받고, 그다음에는 심장 표면에 있는 동맥에 금속 스텐트를 삽입하는 시술을 받는다. 여러 개의 스텐트를 삽입한 심장전문의는, 숨어 있던 중증 관상동맥질환을 발견하여 치료함으로써 환자의 생명을 구했다는 생각에 뿌듯함을 느낀다. 그러나 전체적으로 볼 때 이런 행위들은, 원래의 목적지가 어딘지와 무관하게 모든 승객을 기차의 종착역까지 데리고 가는 것과 같다. 십중팔구 이런 시술들은, 그 결과가 생명의 구제가 아니라 '심장의 장애'인 경우일 때조차 행해진다.

환자에게 스텐트 시술을 받지 말아야 했다고 말하고 싶지는 않았다. 나는 그가 들고 온 혈관조영술 검사 결과에서 2개의 동맥에 콜레스테롤이 축적되고 있는 모습을 발견할 수 있었다. 하지만 그리 심한 상태는 아니었다. 물론 스텐트에 관해 뭔가를 하기에는 너무 늦었다. 스텐트 제거도 불가능했다. 그의 심장이 전혀 위험한 상태에 놓여 있지 않다는 말로 그를 안심시키는 것 말고는 할 수 있는 일도 별로 없었다. 다만, 나는 그의 약 처방 목록의 일부를 지워버렸다. 그것만으로도 그는 골프와 운동을 다시 시작할 수 있을 것이었다.

마크 트웨인은 이렇게 말했다고 한다. "망치를 가진 사람의 눈에는 모든 것이 못으로 보인다." 외과의사들도 비슷한 편향을 가진 것으로 악명이 높다. "의심스러우면…… 잘라라." 내 환자 역시 그러한 경향의 피해자였다. 사실 그는 운이 더 나쁠 수도 있었다. 2010년에는 스텐트 분야의 '올림픽 기록'이 공식 발표됐으니 말이다. 어느 환자는 10년 이상의 세월에 걸쳐 28차례의 혈관조영술 검사를 받았고, 관상동맥 및 우회로 bypass graft 곳곳에 무려 67개의 스텐트가 심어졌다.3

의료 행위의 남용 혹은 부적절한 사용은 참으로 해결하기 어려운 문제다. 의사, 병원, 생명과학 기업 등이 모두 연결되어, 더 많은 시술을 할수록 더 많은 이익을 보는 구조가 형성되어 있다. 아툴 가완디가 2009년 〈뉴요커〉에 실은 "비용이라는 난제難題"라는 글에서 잘 묘사된 것처럼, 잠재의식 수준에서는 환자가 마치 ATM 기계인 것처럼 느껴질 수도 있는 것이다.4 모든 시술들이 반드시 환자의 최선의 이익을 위해 행해지는 것은 아니라는 점은 분명하다. 미국에서 모든 종류의 시술이나 수술들이 행해지는 빈도는 지역에 따라 상당한 편차를 보이는데, 이 사실은 어떠한 의료행위를 할 것인지 여부가 의학적 적절성이나 필요에 의해서만 결정되는 것이 아님을 잘 보여준다. 미국 내에서만 그런 것도 아니다. 프랑스에서는 혈관성형술이나 스텐트 시술을 받는 비율이 인구 10만 명당 192명이다. 하지만 미국에서는 그 숫자가 2배를 넘는 437명에 달한다.5 프랑스가 너무 적은 것인가, 아니면 미국이 너무 많은 것인가? 이러한 차이가 단지 미국인들이 레드와인을 적게 마시기 때문에 생겨나는 것은 아닐 것이다.

앞에서 본 내 환자의 사례를 보면, 불필요한 시술이 일의 발단이 된 것은 물론 아니다. 첫 단계는 광고에 대한 반응이었고, 그다음에는 원래의 담당 의사가 적절한 치료 과정을 선택하여 객관적인 권고를 했을 것이라는 환자의 믿음이 있었다. 시술, 수술, 처방약, 비타민, 보조제, 허브, 보완대체요법, 약국에서 구입하는 일반의약품, 그리고 가정용 의료기에 이르기까지 모든 종류의 보건의료서비스를 구하는 모든 사람이 비슷한 문제에 직면하고 있다. 문제 해결의 열쇠는 의료소비자의 권리가 향상되고 환자들이 더 똑똑해지는 데 있다. 하지만 앞으로 살펴보겠지만, 더 많은 정보가 반드시 의료소비자의 권리 향상으로 이어지는 것은 아니다. 정보가 소비자에게 일방적으로 전달되든(언론 보도나 직접 광고를 통해) 아니면 소비자들 자신에 의해 생성되든(예를 들어 구글 스칼라Google Scholar(구글이 제공하는 전문정보검색 서비스 이름-역주)나 특정 질환을 가진 사람들이 만들어 놓은 소셜 네트워크 사이트를 통해), 소비자가 그것을 최선의 방법으로 가장 현명하게 사용할 수 없다면, 모든 종류의 문제들은 발생할 수밖에 없다.

* * *

비아그라, 레비트라, 시알리스 등이 등장하기 전에는, 대부분의 사람들은 발기부전이라는 용어조차 들어보지 못했다. 혹시 들어봤다 하더라도 그와 관련해서 할 수 있는 일은 아무것도 없었다. 그러나 지금은 중년 남자들, 특히 스포츠 중계를 즐겨 보는 중년 남자들의 경우, 자신이 발기부전을 겪고 있는 것은 아닌가 하는 생각을 하게 되기 쉽다(미국에서는 전문의약품의 TV 광고가 허용되어 있는데, 발기부전 치료제 광고는 주로 스포츠 중계 프로그램 도중에 방영된다-역주). 지난 수년간, 셀 수 없이 많은 내 환자들도 이러한 약들의 처방을 요청했었다. 흥미롭게도, 환자들은 대개 전화로 처방을 요청하거나, 진료가 끝날 무렵 배우자나 연인이 이미 진료실을 나간 다음에 처방 이야기를 꺼내

제3장 소비자의 힘은 얼마나 커질까

곤 했다. 나는 "근데, 선생님"이라는 말만 들어도, 그다음에 어떤 말이 나올지 알 수 있었고, 그의 말이 끝나기 전에 처방을 추가하기 위해 키보드로 손가락을 옮기곤 했다.

의사의 처방이 필요한 전문의약품을 소비자에게 직접 광고하는 것이 미국에서 합법화된 것은 1997년이었다. 뉴질랜드를 제외하면 미국이 유일한 나라이며, 의약품뿐만 아니라 의료기기, 선별검사, 생물학적 제제 등도 모두 광고가 가능하다.[6] 그것은 매우 큰 규모의 산업이어서, 현재 연간 50억 달러를 상회한다.[7] 또한 투자 대비 회수율도 아주 좋은 편이어서, 지출되는 광고비 1달러마다 2~3달러의 매출이 발생하는 것으로 알려져 있다. 최근 〈컨슈머 리포트〉가 1,150명의 성인을 대상으로 실시한 조사에서는, 20%의 응답자가 자신이 광고에서 보았던 의약품의 처방을 요청한다고 대답했다.[8] 심지어 광고는, '질병 부풀리기 disease mongering'라고 불리기도 하는 새로운 문제를 유발하여, 전문의약품 광고를 본 후 '하지불안증후군'이나 '사회공포증' 등의 진단을 스스로 내린 다음 의사를 찾아오는 환자들이 정말로 많다.

전문의약품 광고를 둘러싼 논란이나 문헌은 대단히 많다. 비아그라와 같은 라이프스타일 의약품과 리피토나 플라빅스와 같은 잠재적으로 생명을 구하는 의약품을 분리하여 규정하자는 의견도 있다. 일부에서는 후자에 속하는 약들에 대해 교육하는 것은 소비자들에게 이로운 것이라고 주장하지만, 30~60초 동안 해당 의약품의 효능을 매력적으로 보여준 다음 잠재적인 부작용들의 목록을 아주 빠르게 훑고 지나가는 그 광고가 의미 있는 교육 효과를 가진다고 생각하기는 어렵다.

임상시험을 하는 동안에는 그 시험에 참가한 환자들에 대해서 면밀한 관찰이 이루어지기 때문에 많은 부작용들이 사전에 발견되지만, 신약이 일반 대중에게 판매되기 시작했을 때의 상황은 완전히 다르다. 나이도 다양하고, 여러 종류의 만성질환으로 인해 다양한 의약품을 이미 복용하고 있는 사람들이 신약에 노출되기 때문이다. 임상시험에는 잘해야 수천 명 수준의 환자들이 참가하지만, 보편적 의약품이 승인을 받을 경우 수백만 명의 사람들이 그 약을 이용하게 된다. 따라서 매우 드물지만 심각한, 때로는 치명적인 부작용들은 대체로 시판 후에야 드러나는 것이다. 그런데 신약에 대한 직접 광고가 널리 행해질 경우, 아주 짧은 시간에 수많은 사람들이 그 약을 이용하게 되고, 예기치 못했던 부정적 역작용이 대량으로 발생하는 사건도 생길 수 있다.

예를 들어, 심각한 간 염증이라는 부작용이 0.5%의 확률로 발생하는 어떤 의약품이 있다고 치자. 즉 그 약을 복용한 사람 200명 중의 한 명에게서 전격성 간염이 발생한다는 뜻이다. 그런데 우연하게도, 400명이 참가했던 임상시험에서는 간염이 발생한 사람이 아무도 없었다 (이런 일이 일어날 확률을 계산해보면 13%다). 시판 이후 대단한 규모로 광고의 물량 공세가 이어지고, 첫 1개월에 2만 명의 환자가 이 약으로 치료를 받는다. 그리고 100명 이상의 환자들이 간기능 부전으로 입원하거나 사망한다. 그런데 의약품 부작용 감시체계가 허술했던 탓에, 신약과 전격성 간염 사이의 인과관계가 밝혀지기까지 수개월의 시간이 걸린다. 이미 수백 명의 환자들이 간염에 걸린 이후다. 그래서 지난 수년간, 새롭게 승인된 의약품의 경우에는 2년 정도의 기간 동안은 대중광고를 하지 못하도록 유예기간을 설정하는 문제에 대해 논란이 있었다. 매우 합리적인 방안으로 보이지만, 구체적인 진전은 전혀 이루어지지 않고 있다. 몇 년 전에 나는 당시 오하이오주 하원의원이었던 (지금은 상원의원이다) 셰러드 브라운과 함께 일하면서, 전문의약품 광고 금지 법안을 하원에 제출하기 위해 노력한 적이 있다.9 이 방안은 의회에서 무료 신경치료에 관한 제안 못지않게 좋은 반응을 얻었다.

전문의약품 대중광고는 인구집단 의학을 상징하는 완벽한 본보기다. 수백만 명의 텔레비전 시청자들에게 정보성 광고가 쏟아지고, 그들 중 일부는 의사를 찾아가 실제로는 필요하지도 않은 약의 처방을 요청한다. 인구집단 의학의 다른 여러 측면들과 마찬가지로, 처방약의 지나친 사용은 심각한 자원의 낭비를 유발한다.

* * *

어느 환자가 혈압약에 관련하여 다음과 같은 이메일을 내게 보냈다.

> 저는 한 달 전에 혈압약과 스타틴을 중단했습니다. 약을 끊으면 어떤 기분이 드는지 확인하고 싶었고, 아내가 구해온 오레가노, 퍼지, 로열 젤리 등 여러 보조제도 복용해야 했기 때문입니다. 오늘 처음으로 혈압을 쟀는데, 188/108이었습니다. 다시 혈압약을 먹어야 할 것 같습니다.

그 환자는 교육을 많이 받은 지적이고 부유한 사람으로, 고혈압이 심각한 상태였다. 그는 두 가지 혈압약을 최고 용량으로 복용하고 있었다. 몇 년 전에 가벼운 뇌졸중을 앓은 적도 있었다. 어떻게 그와 같은 사람이 홀리스틱의학holistic medicine(뚜렷한 정의는 없으나, 대체로 전인적 치료를 중시하며 여러 보완대체요법을 병용하는 경향을 말한다-역주)을 따르는 자연주의 의사들이 선전하는 중국 약초들을 복용하기 위해 혈압약을 자의로 중단하여 스스로를 위험에 빠뜨리게 되었을까? '꿀벌에서 분비되는 대단히 복잡한 물질을 단순히 연한 젤 속에 밀봉하여 안정성을 높인 알약'일 뿐인 로열 젤리는 또 어떻게 된 일일까?[10] 정말로 터무니없는 일이 벌어진 것인가?

　이는 전혀 특별한 사례가 아니다. 보조제와 허브 사용이 엄청나게 증가하고 있기 때문이다. 사람들이 비타민, 보조제, 허브 등에 직접 지불하는 비용은 미국에서만 연간 300억 달러에 이르며, 세계적으로는 연간 600억 달러에 이른다.[11] 근거중심의학의 문제를 개략적으로 다루었던 제2장에서 거론한 문제들이 여기서도 존재함은 물론이려니와, 이러한 제품들은 임상시험이라는 것이 아예 시행되지 않은 것이 대부분이고, 일부 임상시험을 했다는 제품들도 제대로 된 것은 아니다. 2011년에 〈이코노미스트〉는 이 문제를 다루면서 "사실상 모든 대체의학은 속임수"라는 결론을 내렸다. 이 기사는 또 플라시보 효과 이상의 효과는 전혀 없다면서 "이 분야 사업의 95%는 말도 안 되는 소리"이며 "보완대체의학 산업이라는 것은 플라시보 배달 서비스의 수준을 겨우 넘는 정도"라는 표현을 반복해서 사용했다.[12] 지금까지 보조제 분야에서 제대로 행해진 유일한 무작위 임상시험은 무릎 관절염에 사용되던 글루코사민의 효과에 대한 것이다.[13] 글루코사민은 통증을 줄이고 운동성을 높이는 데는 확실히 효과적이었지만, 수백 종류의 서로 다른 제제가 존재했고 용량도 제각각이었다. 이 정도는 그야말로 빙산의 일각일 뿐이다. 천연의약품 데이터베이스Natural Medicine Comprehensive Database에는 5만 4,000종 이상의 식용 보조제가 있다.[14] 그중 효과적인 것이 일부라도 있는가? 있다면 어느 것에 무슨 효과가 있는가? 그 효과는 어느 용량에서 나타나는가?

　이번엔 비타민과 허브에 대해 생각해보자. 비타민 E에 관해서 제2

장에서 이미 살펴보았듯이, 상당한 이득이 있는 것으로 생각되어오던 비타민 등에 대해 무작위 위약 대조 방식으로 엄밀한 임상시험을 실시해본 결과, 아무런 효과가 발견되지 않았다. 전립선암 예방에 좋다는 셀레늄, 우울증 예방에 좋다는 세인트존스 워트, 기억력 향상에 좋다는 은행잎, 감기예방에 좋다는 에키네이셔 중 어느 것에서도 효과는 발견되지 않았다.[15] 엽산이나 비타민 B_{12}와 같은 B군 비타민들도 마찬가지였다. 1만 2,000명을 상대로 한 임상시험 결과, 비타민 E나 항산화제에서와 마찬가지로, 심혈관질환의 발생과 암 발생을 포함한 여러 목표점 모두에서 비타민 B 보조제를 복용한 그룹의 성적이 오히려 더 나빴다.[16] 최근 수년간 핫이슈였던 비타민 D와 관련해서는, 70세 이상 여성 5,504명을 대상으로 한 호주의 임상시험에서 놀라운 결과가 도출됐다. 역설적이게도, 비타민 D 복용군에 무작위로 배정된 여성들의 낙상이나 골절 비율이 플라시보 복용군보다 더 높게 나타난 것이다.[17] 미국 의학원이 2011년에 발표한 보고서를 통해, 비타민 D 결핍증이 "전염병처럼 창궐하고 있다"는 일부의 주장을 반박함과 동시에 암, 당뇨병, 다발성 경화증과 같은 면역질환, 심장질환 등에 대한 예방 효과를 입증할 만한 데이터를 전혀 발견하지 못했다고 발표했음에도 불구하고, 일부 네티즌들은 아직도 이에 관한 논쟁을 벌이고 있다.[18] 의학원은 적절한 비타민 D 혈중 농도를 50nmol/L라고 권고했는데, 이것 역시 격한 논란을 불러일으키고 있다. 여기서 제시된 역치를 뒷받침하는 데이터 역시 제한적이었기 때문이다(제2장에서 살펴본 인구집단 의학의 문제점을 보여주는 또 다른 사례이다). 그럼에도 불구하고 비타민 D 매출은 2009년에만 4억 2,500만 달러에 달했다.

다른 사례들도 아주 많다. 인기가 매우 높은 오메가 3 보조제는 혈중 중성지방 농도를 낮추는 데 도움이 된다. 하지만 지금까지 무작위 임상시험을 통해 확실하게 증명된 유일한 사실은, 이미 심근경색을 앓았던 사람의 경우에 심근경색 예방에 도움을 준다는 한 가지뿐이며, 그 효과 역시 더 최근의 임상시험에서는 의문스러운 것으로 평가되었다.[19] 대부분의 소비자들은 잘 알지 못하지만, 오메가 3는 여러 가지 소화기 증상, 나쁜 콜레스테롤 증가, 혈액 희석 등의 부작용이 있으며, 혈액을 묽게 하는 처방약과 함께 복용할 경우에는 출혈 위험을 높이는 것으로 알려져 있다.

과거 어느 때보다 많은 남성들이 주사 혹은 겔 형태로 테스토스테론을 복용하고 있다. 아마도 발기부전의 자가 진단을 부추기는 전문의 약품 직접광고의 영향이 클 것이다. 이유가 무엇이든, 문제는 심각한 수준이다. 65세 이상의 남성을 대상으로 행해진 최근의 무작위 임상시험에서는, 테스토스테론 겔이 심근경색 및 심혈관질환 발병을 4배 높이는 것으로 나타났다.[20] 의사들이 이런 부작용에 대해 환자들에게 설명하는 경우는 드물다. 심장질환 과거력이 있는 내 환자들 중 상당수가 어떤 형태로든 테스토스테론을 복용 중이다. 하지만 내가 콕 짚어서 질문하지 않는 이상, 그들은 그 사실을 밝히지 않는다. 내가 테스토스테론 보조제가 심장에 위험한 영향을 미친다고 말해주면, 그들은 예외 없이 깜짝 놀란다.

똑똑한 소비자의 전형적 사례라 할 수 있는 내 아내가 최근에 내게 알려주었는데, 자외선 차단제 역시 그다지 효과적이지 않은 일종의 '보조제'다. 피부암 예방 효과가 별로 없을 뿐만 아니라, 일부 제품들은 오히려 피부암 발생에 기여할 수 있는 것으로 알려지고 있다. 미국의 비영리 소비자단체인 EWG$^{Environmental\ Working\ Group}$는 매년 자외선 차단제에 관한 보고서를 발행하고 있다. 그들이 발간한 네 번째 연간 보고서에 따르면, 500종의 자외선 차단제 중에서 안전하면서 효과적인 것으로 생각되는 제품은 겨우 39종(8%)에 불과했다.[21] 주된 이유 하나는, 전통적으로 자외선 차단제의 성능을 평가하는 요소인 SPF(자외선 차단 지수)가 오직 자외선 B^{UVB}를 차단하는 정도에 의해 평가되기 때문이다. 자외선 A^{UVA} 차단 효과를 평가할 수 있는 기준은 마련되어 있지 않고, 이로 인해 미국에서 시판되는 대부분의 자외선 차단제는 UVA 차단 효과가 거의 혹은 전혀 없다. 자외선 차단제와 관련된 FDA 규정은 1978년 이후 한 번도 달라진 적이 없다!

UVA 문제를 논의하여 규정을 업데이트하는 절차가 진행되지 않는 중요한 이유 중 하나는, 존슨 앤드 존슨(Neutorgena), 머크-쉐링 프라우(Coppertone), P&G(Olay), 로레알 등 자외선 차단제를 제조하는 기업들의 강력한 압력이다. 흥미롭게도 유럽에서는 여러 해 전부터 확실한 UVA 차단 효과를 가진 제품이 팔리고 있다. 더 심각한 문제는, 시판되는 제품들 중 상당수(미국에서는 41%)에, 피부암 증가와 관련이 있는 것으로 생각되고 있는 레티닐 팔미테이트라는 비타민 A 유도제가 함유되어 있다는 사실이다. 그러나 자외선 차단제의 광범위한 사용에도 불구하고 이에 관한 무작위 임상시험은 행해진 바가 없다. 자외선 차단제와 기저세포암$^{basal\ cell\ carcinoma}$ 및 흑색종^{melanoma} 발생과의 연관성을 의심할 만한 생물학적 타당성과 관찰 연구 결과들이 이미 존재하는데도 말이다. 2011년 중반, FDA는 자외선 차단제와 관련된 몇 가지 새로운 규정들을 비로소 공개했다.[22]

이 문제는, 내 아내가 뉴트로지나 초박형 건성 피부용 SPF 30 선블록 튜브를 가져왔을 때, 정말로 가슴에 와 닿았다. 그 제품에 '광범위한 UVA/UVB 차단 작용'이라고 적혀 있었기 때문이다. 실제로는 UVA 임상시험에서 여러 차례 실패했는데도 말이다. 하지만 더욱 놀라운 것은 그다음이었다. 그 튜브 앞면에 미국 암학회American Cancer Society의 로고와 함께 "피부암 예방에 도움이 됩니다."라는 말이 적혀 있었기 때문이다. 뉴트로지나 튜브 앞에서 미국 암학회 로고는 도대체 뭘 하고 있는 것일까? 작은 글자로 이런 말도 적혀 있었다. "미국 암학회와 뉴트로지나는 피부암 예방을 위해 공동으로 노력하며, 자외선 차단제 사용을 권장합니다. 미국 암학회는 어떠한 특정 제품도 보증하지 않습니다. 뉴트로지나는 미국 암학회 로고 사용료를 지불합니다."

이러한 제품들의 라벨에 적혀 있는 문장들도 문제지만, 생약 보조제 등에서도 같은 문제가 늘어나고 있다. FDA가 그런 것들은 전혀 규제하지 않기 때문이다. 최근의 한 조사에서는, 시험 대상이 된 40개 보조제 중에서 16개 제품에서 법정 기준치를 초과하는 살충제 성분이 검출되었고, 카드뮴, 수은, 비소 등의 중금속은 법정 기준치보다는 낮지만 우려할 만한 수준으로 함유되어 있는 것으로 나타났다.[23] 300개 회사들이 생산하는 2,000개 보조제를 검사한 또 다른 연구에서는, 주요 성분의 함량이 라벨에 표시된 것보다 훨씬 부족한 제품이 4분의 1 이상이었다. 일반적인 의약품과의 상호작용을 주의해야 하는 경우도 많다. 예를 들어, 흔히 처방되는 혈액 희석제blood thinner(항응고 작용을 하는 약제로, 혈전이 생기는 것을 막는다—역주) 와파린과 세인트존스 워트를 함께 복용할 경우, 세인트존스 워트가 와파린의 작용을 방해한다. 하지만 대부분의 환자들은 이러한 상호작용을 알 수가 없다. 또한 의사들이 대체로 보조제나 허브 복용에 대해 어떤 편견을 갖고 있다고 생각하기 때문에, 이를 복용하고 있다는 사실도 의사에게 잘 말하지 않는다.

(더욱 상황을 악화시키는 것은, 겨우 2%의 의사들만이 이런 보조제 복용 여부를 환자에게 묻는 데 시간을 할애한다는 사실이다.24) 이런 모든 문제점에도 불구하고 절반 이상의 미국인들은 비타민 보조제를 복용하며, 허브 보조제를 복용하는 비율도 25% 이상이다.25

내가 오하이오 주와 미시건 주에서 진료를 할 때, 놀라운 일이 있었다. 환자와의 면담이 끝나고 나서 내가 약을 전혀 처방하지 않으면 환자들이 뭔가 빠졌다고 생각한다는 점이었다. 2006년 말 내가 캘리포니아로 옮겨왔을 때, 나는 사람들이 처방을 오히려 피하려 하는 새로운 문화를 접했다. 그러한 대조는 놀라운 것이었지만, 그건 단지 지역의 문제만은 아니었다. 시대가 변했다는 증거였다. 소비자들은 의사, 의학, 그리고 제약회사들에 대한 불신을 꾸준히 키워왔다. 소비자들은 권리 신장을 위해 노력해왔고, 텔레비전 광고는 아니라 할지라도 다양한 경로를 통해 프로모션 되는 천연 제제들을 스스로 선택할 수 있는 권한을 확보해왔다. 또한 소비자들은 앤드루 웨일처럼 텔레비전에 나와 허브나 보조제 복용을 예찬하며 자신들의 웹사이트에서 판매하는 물품들을 구매하라고 부추기는 '텔레비전 의사들'을 매우 존경한다. 오프라 윈프리 쇼에 나와서 유명해진, 여러 권의 지침서를 쓴 저자이기도 하고 그 자신의 텔레비전 쇼를 진행하기도 하는, 나 역시 잘 알고 높이 평가하는 닥터 메메트 오즈Mehmet Oz조차, 근거가 확립된 것보다 훨씬 많은 비타민과 보조제를 복용하라고 부추긴다. 이러한 제품들이 점점 더 만연하는 현상은, 적어도 어느 정도는 현대의학에 대한 소비자들의 반란을 의미한다. 옳든 그르든 소비자들의 권리 향상을 시사하는 중요한 징후인 것이다.

이러한 불신과 반란의 경향은 소비자들이 모든 종류의 보완대체의학에 눈을 돌리는 데서도 분명히 나타나서, 약 40%의 미국인들은 어떤 형태로든 보완대체의학을 경험해보았다.[26] 침술, 바이오피드백, 기치료, 동종요법, 카이로프랙터의 수기요법, 아로마 테라피, 최면, 아유르베다, 그 외 다양한 형태의 보완요법들에 대해, 대부분의 의사들은 회의적이다. 어느 의사는 이들을 '돌팔이 박사님들의 의학'이라 부르기도 했다.[27] 보완대체의학에 대한 회의주의를 강화하는 흥미로운 최근의 사례로는, 영국의 과학자이자 작가인 사이먼 싱이 보완대체의학에 관해 쓴《의술인가, 사술인가?Trick or Treatment?》라는 책이 있다. 이 책에서 그는 어린이의 천식을 치료할 수 있다는 카이로프랙터들의 주장을 반박했고, 그로 인해 영국 카이로프랙틱 협회로부터 명예훼손으로 소송을 당했다. 그는 그 소송에 대응하느라 2년에 걸친 시간과 상당한 액수의 법률 비용을 지불했지만, 결국 승소했다.[28] 금전적으로나 의학적으로나 리스크가 상당히 큰 것은 분명하지만, 그러한 테라피들 중에서 정말로 긍정적인 영향이 있는 것과 얼토당토않은 것을 구별하는 일은 매우 중요하다.

내가 직접 겪은 일도 이해를 도울 것이다. 내가 아내 수전과 함께 샌디에이고로 이주한 직후, 아내는 예기치 못했던 사정으로 갑자기 자궁절제술을 받게 되었다. 그녀는 상당히 진행된 파종성 자궁암의 가능성이 있다는 말을 듣고 공포에 사로잡혔다. 아내는 잠을 이루지 못했고, 평생 고혈압 병력이 없었음에도 불구하고 수축기 혈압이 180까지 치솟았다.

내가 심장전문의로 일하는 스크립스Scripps 병원에는 최고 수준의 통합의료센터가 있다. 나는 어찌할 바를 몰라 그곳을 찾아갔다. 바이오피드백이든 뭐든 그 상황에 도움이 될 만한 요법이 있을까 해서였다. 나는 참호 속에서 기도를 올리고 있는 무신론자 군인이 된 것 같은 느낌이었다. 스크립스에 있는 테라피스트들은 정말로 활기차 보였다. 다음 날 수전은 그중 한 명을 찾아갔고, 그녀를 진정시키기 위한 최면요법을 30분간 받았다. 요법이 끝난 직후 그녀를 만나러 갔을 때, 나는 마치 다른 사람을 만나는 것 같았다. 그녀는 평화로운 상태였고, 며칠 후에 수술을 받아야 한다는 사실도 차분히 받아들였다. 게다가 그녀는 특히 밤에 들으면 이완작용에 도움이 된다는 심상유도 음악 테이프도 받았다. 나는 그녀가 수술실로 들어갈 때에 수술 및 마취를 맡을 의료진들에게 보여준 미소와 신뢰의 표정을 결코 잊지 못할 것이다.

최면요법의 효과는 수술 직후 그녀가 통증으로 인해 다시 극도의 긴장 상태가 되었을 때에 다시 확인할 수 있었다. 그녀의 불안과 170까지 올라간 혈압에 대처하기 위해 지난번과 같은 테라피스트가 방문했다. 최면 요법을 시작하자마자 혈압은 120으로 떨어졌고, 아내는 평소의 안정되고 편안한 상태로 되돌아왔다. 정말 눈이 번쩍 뜨이는 경험이었다. 엄격하게 시행된 무작위 임상시험들에서는, 바이오피드백, 침술, 최면, 심상유도 등이 좋은 효과를 보였다.[29] 예를 들어 바이오피드백과 침술은 특히 경증의 고혈압 조절에 효과가 있었으며, 많은 사람들에게서 편두통의 빈도와 강도를 감소시키는 효과가 나타났다. 이완을 돕는 음악이 들어 있는 심상유도 테이프는 호흡 조절이나 신체이완을 통해 개심수술 open heart surgery 을 받은 환자의 회복에 좋은 효과를 보였다. 바이오피드백은 일부 환자들의 괄약근 기능 회복에 매우 효과적인 것으로 나타나서, 요실금이나 변실금이 있는 환자들에 대한 치료의 경우는 비용 전액이 보험에서 처리되고 있다.[30] 허브나 보조제의 효과를 입증하는 데이터는 매우 제한적인 것과 달리, 몇몇 좋은 연구들은 '치료적 손길healing touch'을 제공하는 일부 방법들이 유효하다는 근거를 제공하고 있다.

이 장의 첫머리에 소개한 환자의 이메일은 환자의 불만과 관련된 마지막 사안이라 할 수 있는 '낮은 순응도' 문제를 제기한다. 수많은 연구들에 따르면, 의사의 처방을 충실히 이행하는 환자는 50%에 불과하다.[31] 물론 절반의 환자들은 처방된 약을 전혀 먹지 않고, 나머지 절반은 완벽하게 지시를 따른다는 의미는 아니다. 이 문제는 불분명하다. 놀랍게도, 환자 순응도는 교육 수준이나 지적 능력과 별로 상관관계가 없으며, 사회경제적 지위와도 명확히 비례하지는 않는다. 이렇게 많은 소비자들이 낮은 순응도를 보이는 이유는 처방약 비용과도 명확히 연관되지 않아서, 약값이 한 달 평균 200달러에 달하는 오리지널 약품일 때나 제너릭 약품일 때나 큰 차이가 없다.[32] 2010년의 〈컨슈머 리포트〉 서베이 등 최근의 데이터들을 보면, 소비자의 70%는 제약회사들이 의사들의 처방에 너무 큰 영향을 미친다고 생각하고 있으며, 80% 이상의 사람들은 의사들이 특정한 약을 처방함으로써 뭔가 보상을 받는다고 믿고 있었으며, 의사들이 추천자 혹은 대변인 역할을 하는 데 대해 보상을 받는 것이 문제라고 생각하는 사람의 비율도 70% 이상이었다.[33]

* * *

의약품과 마찬가지로, 의료 행위도 개발자가 적극적으로 프로모션할 수 있다. 심지어 그 행위가 전혀 검증되지 않은 경우에도 그럴 수 있다. 최근 수개월 사이에 나의 지인 두 사람이 문의를 해왔는데, 그들 가족 중에 다발성 경화증을 시사하는 증상이 생긴 사람이 있었기 때문이었다. 나는 두 사람 모두를 UC샌프란시스코 병원에서 일하는 스티븐 하우저 박사에게 의뢰했다. 그는 내 동료이자 다발성 경화증 분야의 최고 권위자였다. 두 환자는 결국 닥터 하우저에 의해 치료 계획이 수립됐는데, 그의 계획에 따라 실제로 일상적인 치료를 하는 건 인근의 신경과의사였다.

그 일을 계기로 다발성 경화증 치료 관련 자료들을 살펴보다가, '정맥개통시술vein opening procedure'이라는 것이 최근 유행하고 있다는 사실을 접하고 소름이 끼칠 정도로 놀랐다.[34] 이탈리아 페라라 대학의 파올로 잠보니라는 의사가 '유리시술liberation procedure'이라는 것을 개발했는데, 그것은 뇌에서 심장으로 되돌아가는 혈액이 지나가는 목과 가슴 부위의 정맥을 풍선을 이용하여 넓히는 시술이었다. 아마도 다발성 경화증 환자에서는 경동맥이 좁아져 있을 가능성이 높을 터였다. 잠보니 박사는 자신이 살펴본 다발성 경화증 환자 109명 중 100%에서 정맥이 좁아져 있었던 반면, 다발성 경화증이 없는 177명 중에는 그런 사람이 하나도 없었다고 주장했다. 하지만 그의 이런 주장을 뒷받침하는 더 많은 근거가 확인된다고 하더라도, 그것이 곧 정맥을 넓히는 시술이 다발성 경화증 치료에 도움이 된다는 의미는 아니다.[35] 사실 다발성 경화증의 발생 기전은 이미 과학적으로 잘 밝혀져 있는데, 그 질병의 근원은 뇌에서 되돌아오는 정맥혈의 부족이 아니라 면역체계가 자기 신경조직의 세포들을 외부에서 침입한 것으로 잘못 인식하고 공격하는 데 있다. 진정한 의미의 과학적 근거가 전혀 없음에도 불구하고, 인터넷 상에서는 난리가 나 있었다. 그 치료로 효과를 봤다는 사람들이 만든 추천 동영상과 해당 시술 모습이 담긴 동영상이 유튜브에 잔뜩 올라 있었고, 페이스북 등에서는 500개의 모임이 만들어져서

CCSVI^{chronic cerebro-spinal venous insufficiency}(만성뇌척수정맥기능부전)에 관해 왈가왈부하고 있으며, 인도, 폴란드, 요르단, 불가리아 등의 국가에서 '유리시술 패키지'를 홍보하는 광고가 넘쳐나고 있었다. 심지어 스탠퍼드 대학의 어느 교수조차 '유리시술'이 정맥 스텐트 사용의 새로운 장을 열었다고 평가하며 이 시술을 여러 차례 시행했고, 그의 환자 중 일부에서는 뇌출혈과 같은 심각한 합병증이 발생했었다.[36]

환자 단체들은 다발성경화증학회에 이 시술에 관한 연구에 자금을 지원하라고 압력을 가했고, 그 결과 소규모 무작위 임상시험이 진행되기 시작했다. 2009년, 캐나다의 유력 신문인 〈글로브 앤드 메일〉에는 유리시술로 인한 극적인 치료효과에 대한 특집 기사가 실렸으며, 캐나다의 텔레비전 프로그램 〈W5〉는 CCSVI 시술을 가리켜 "다발성 경화증 환자들을 평생의 고통에서 해방시켜 줄 혁명적인 치료"라고 묘사했다.[37] 2011년에는 이와 관련하여 "유튜브 치료^{The YouTube Cure}"라는 제목의 글 한 편이 〈사이언티픽 아메리칸〉에 실렸다. 이 글은 CCSVI 시술에 대해 인터넷을 매개로 유명해진 의료 시술의 첫 번째 사례라면서, "좋은 의미든 나쁜 의미든, 의료 행위에 영향을 미치는 소셜 미디어의 힘이 점점 커지고 있다."는 사실을 잘 보여준다고 설명했다. 더 최근에 이뤄진 연구들에 따르면, 다발성 경화증에서 정맥이 좁아지는 것은 그 질병의 원인이 아니라 결과일 뿐이며, 그러한 현상은 모든 다발성 경화증 환자에서 나타나는 것이 아니라 주로 질병 기간이 오래된 25%에서만 관찰된다.[38] 별로 설득력이 없어 보이는 이 치료법이 정말로 가치가 있는 것인지 여부가 가려지는 데는 몇 년이 더 걸릴 것이다. 하지만 이 사건은 증명되지 않은 시술을 과거에는 없던 새로운 방법으로 대대적으로 선전하는 도구로 인터넷이 사용될 때의 위험을 잘 보여주는 아주 훌륭한 사례가 될 것이다.

　의학 분야에서, 전혀 검증되지 않았지만 크게 프로모션된 사례는 이 외에도 많이 있다. 패턴은 매우 비슷해서, 포식자와 먹이 관계가 두드러진다. 첫 단계는, 매우 많은 사람들이 고통받고 있으며 그들이 기존 치료에도 불구하고 절박한 상황에 놓여 있는 진단명을 찾아내는 것이다. 다발성 경화증은 그런 측면에서 완벽한 대상이다. 근위축성 측삭 경화증(ALS, 루게릭병)도 그런 질병이다. 2010년 〈60분〉(미국 CBS 방송의 탐사보도 프로그램-역주)은, 미국의 ALS 환자들을 멕시코에 데려가서 치료한다며 대대적으로 마케팅했던 줄기세포 치료 프로그램이 엉터리라는 사실을 몰래카메라를 이용해 폭로했다.[39]

　1990년대 후반을 돌이켜보면, 절박한 심정의 환자들이 많은 또 다른 질병인 심부전을 수술로 치료한다는 주장이 번성했었다. '바티스타 시술'로 알려진 것인데, 〈20/20〉(미국 ABC 방송의 탐사보도 프로그램-역주)에 소개되면서 각광을 받았었다. 이는 란다스 바티스타라는 브라질 흉부외과의사가 개발한 것으로, 난치성 심부전으로 고통받는 환자들의 심장 근육 상당 부분을 제거하는 수술법이다. 당시 〈20/20〉 팀은 바티스타 박사와 함께 브라질 전역을 순회하면서 심장을 여는 대수술을 받은 이후 삶의 질과 운동 능력을 회복했다는 여러 환자들의 증언과 추천을 카메라에 담았다. 그러나 합리적인 근거도 없었고, 대조군도 없었으며, 시술에 대한 검증도 없었다. 결국 나중에 진행된 엄밀한 연구를 통해 터무니없는 과장이라는 사실이 밝혀졌는데, 이 시술은 오히려 환자의 사망을 앞당기는 것으로 드러났다. 심지어, 심장에서 가장 중요한 펌프인 좌심실을 '마름질'할 수 있다는 아이디어를 확인하는 무작위 임상시험을 위해 NIH(미국 국립보건원)가 거액의 연구비를 지원하기도 했다. STITCH라는 이름의 이 연구에서는, 심장 근육의 일부를 과감하게 잘라내는, 소위 심장 '리모델링' 방법은 전혀 이득이 없다는 결론이 도출됐다.⁴⁰ 다행스러운 것은, 바티스타 수술의 유행이 인터넷이 널리 이용되기 전에 일어났다는 사실이다. 때문에 지금까지 이 근거 없는 대수술로 인해 피해를 본 환자나 병원은 그리 많지 않다.

* * *

내가 환자의 권리 신장과 관련해서 다루고 싶은 마지막 주요 논점은 소위 DIY^{do-it-yourself} 의학이다. 약 20년 전, 어느 신생기업의 관리자들이 나를 찾아와서, 자기네 회사에서 곧 자동제세동기^{AED, automated external defibrillator}를 생산할 것이라고 말했다. 나는 완전히 터무니없는 소리라고 생각했다. 도대체 어떻게 일반인들이, 400줄^{joule}에 달하는 고에너지 전기충격을 다른 사람에게 가하는 기계를 제때에 제대로 활용할 수 있단 말인가? 내가 병원에서 일하는 동안 셀 수 없이 많은 심폐소생술에 참여해왔지만, 사람들이 자기 집에 제세동기를 구비해놓는 상황은 상상조차 해보지 않은 일이었다. 언제 전기충격을 주는 것이 적절한지 어떻게 안단 말인가? 실수로 스스로에게 전기충격을 줄 수도 있는 일이지 않은가? 깊은 잠에 빠진 누군가를 깨우는 방법으로는 도대체 얼마나 무례한 짓인가!

회의적이었던 사람은 나뿐만이 아니었다. AED의 첫 시연은 1979년으로 거슬러 올라가지만, 그 기계가 공공장소에 널리 설치되기까지는 거의 20년이 걸렸고, 대형 약국체인인 CVS가 의사의 처방에 의해

AED를 판매하기 시작한 것은 2000년의 일이다.[41] 그 기계는 매 단계마다 자세한 음성안내가 제공되기 때문에 아무런 문제 없이 거의 모든 사람이 쉽게 사용할 수 있었다. 심지어 시각 혹은 청각 장애인을 위해 특별히 고안된 제품까지 존재했다. (심실세동에 의해) 심장마비를 일으킨 환자의 경우, AED가 1분 이내에 사용된다면 거의 90%가 소생할 수 있다.[42] 불행하게도, 환자의 자택에서 발생하는 심장마비의 대부분은 수면 중에 일어나기 때문에 배우자나 가족이 인지하기 어려워서, 이 기계를 누가 구매해야 하는지는 명확하지 않다. 더욱이 이미 알려진 위험 요인이 존재하거나 심실세동의 과거력이 있는 환자의 경우에는 대개 체내 제세동기가 삽입되어 있다.

하지만 AED에 관해 이야기를 할 때면 두 명의 환자가 떠오른다. 첫 번째 환자는, 39세의 나이에 심근경색으로 고통받았던, 매우 카리스마 넘치는 금융투자가다. 그는 심근경색의 가족력이 있었고(아버지가 45세에 심근경색을 앓았다), 운동을 하지 않았으며, 체격이 다부진 편이었으나 심한 과체중은 아니었다. 나는 그와의 면담을 통해 기가 막힌 동기부여에 성공했고, 그는 새로운 라이프스타일을 시작하여 체중을 줄이고 지속적으로 운동을 했다. 그는 출장이 잦았지만 어디를 가든 심장에 도움이 되는 운동을 빼먹지 않았다. 2005년 가을의 어느 오후, 그는 헬스클럽의 러닝머신에서 갑자기 쓰러졌다. 그곳에는 AED가 없었고, 응급구조대가 도착했을 때 그는 이미 사망한 상태였다. 그가 병원으로 후송되는 동안 심폐소생술이 계속 행해졌지만 별 소용이 없었다. 그때 그의 아내는 나에게 전화를 걸어 도움을 청하며 절규했지만, 나 역시 할 수 있는 일이 전혀 없었다.

두 번째 환자는 내 환자는 아니었지만, 텔레비전 정치 프로그램의 아이콘이었던 팀 러서트Tim Russert다. 나는 그를 낸터킷의 작은 공항에서 한 번 마주쳤었는데, 제법 과체중이었던 것으로 기억한다. 내가 그에게 다가가 엄청난 팬이라며 인사를 했을 때, 그는 전혀 모르는 사람인 나에게도 따뜻하고 친절하게 대해주었다.

2008년 6월, 러서트는 맨해튼의 NBC 스튜디오에서 심장마비를 일으켰다. 그때는 그가 아버지를 너싱홈으로 옮기고 나서 몇 주가 지났을 때였고, 대통령 선거 운동이 한창 진행되고 있을 때였다. 그 일이 있기 몇 주 전에 그는 운동부하검사를 받았는데, 아무런 이상 소견이 발견되지 않았다. 그는 58세였고, 스타틴과 고혈압 약도 성실히 복용하고 있었다. 스튜디오에서 그가 쓰러진 그날 아침, 주변에 많은 사람들이 있었지만 누구도 AED를 발견하지 못했다. 구조대가 도착하기까지는 17분이 걸렸는데, 스튜디오에 구비되어 있던 AED를 누군가가 발견한 것도 딱 그 무렵이었다. 구조대가 전기충격을 가했지만, 그때는 이미 너무 오랜 시간이 경과한 후였다.

이 두 가지 사건을 생각하면 나는, 한때 내가 의료에 문외한인 소비자가 제세동기를 사용하는 것은 바람직한 일이 아니라고 생각했던 것이 떠오른다. 지금은 완전히 생각이 달라져서, 그 두 사람의 죽음은 충분히 예방할 수 있었던 비극이라고 믿는다. 특히 러서트의 사례는 최소한 고용주들이나 일반 대중에게 큰 교훈을 주는 중요한 계기라고 생각한다. 하지만 평범한 일반인이 이러한 DIY 제세동기를 활용하여 다른 사람의 목숨을 구할 수 있다는 사실은 대중의 권한이 증대되고 있음을 상징적으로 보여준다.

재택의료는 응급 상황에만 한정되는 것이 아니다. 사실 재택의료는 꽤 많은 일상적 의료 상황을 훨씬 덜 복잡하게 변화시키는 데 상당한 역할을 할 수 있다. 예를 들어 와파린(쿠마딘)을 복용하는 것은 쉬운 일이 아니다. 혈액의 농도가 어느 정도 묽어지는지를 1주 혹은 2주 간격으로 계속 체크해야 하기 때문이다. 하지만 이 약은 매년 2,000만 명 이상에게 처방되고 있다.[43] 심장세동과 같은 부정맥이 있는 환자, 인공 심장판막 치환술을 받은 환자, 심각한 혈전이 생겼던 환자 등에서 뇌졸중 예방을 위해 널리 사용되기 때문이다. 만약 혈액이 너무 묽어지면 출혈 위험이 높아진다. 반대로 혈액이 충분히 묽어지지 않으면, 혈전이 생길 수 있다. 조절하기가 아주 까다롭다. 그런 면에서 와파린은 모두가 싫어하는 약임에 틀림없다. 사실 이 약은 쥐약과 성분이 같다. 환자들은 의료기관을 찾아 혈액 검사를 받는 데 너무도 많은 시간을 할애해야 한다. 그러나 요즘은 많은 환자들이 가정용 기기를 갖고 있으며, 여행을 할 때에는 그 기기를 들고 간다. 단지 편리하기만 한 것이 아니라, 여러 연구들에 의하면 이러한 기기를 통한 자가 조절이 정기적으로 의료기관을 방문하는 방식과 비교할 때 혈액의 농도 조절이 오히려 더 잘된다.[44]

이는 자가 임신 진단 키트가 널리 쓰이게 된 1970년대 이래 빠르게 발전하고 있는 가정용 검사 기기들 중의 하나일 뿐이다. 임신 키트에서 시작된 이런 흐름이 혈당 및 혈중 헤모글로빈 A1C, 혈중 콜레스테롤 및 중성지방, HIV 자가 검사 등으로 이어지면서, DIY 의료는 점점 더 진화하고 있다.[45] 나의 아버지는 인슐린의존 1형 당뇨병 환자였다. 아버지는 10대에 진단을 받았고, 49세에 당뇨 합병증으로 생긴 망막병증으로 인해 실명했다. 나는 자라면서, 아버지가 집에서 혈당을 측정하고 인슐린 용량을 조절하는 데 사용하는 기기들이 점점 발전하는 모습을 지켜보았다. 아버지는 내가 10대였을 때는 소변시험지검사 urine dipstick를 사용했고, 내가 대학생이던 시절에는 매우 정확하게 혈당을 측정하는 핑거 스틱finger stick을 사용했다. 이런 변화가 앞으로는 훨씬 더 발전할 DIY 당뇨병 관리의 예고편임은 두말 할 나위가 없다.

* * *

지금까지 논한 내용을 기초로 하면, 환자의 권한이 강화된다는 것이 여러 가지 잡다한 의미를 동시에 갖는 것처럼 보일지도 모르겠다. 의약품, 보조제, 시술 등의 광고 행위는 심각하게 부정적인 결과를 초래할 수 있지만, 다른 측면에서 환자들이 자신이 어떤 치료를 어떻게 받을지 결정할 수 있게 되는 것은 분명히 큰 이점이 있다. 또한 여기에서 더욱 중요한 사실은, 환자들의 선택권 강화를 촉진하는 양질의 정보들이 그러한 선택을 더 옳은 방향으로 유도한다는 것이다. 이제 우리는 정보가 어떻게 소비자들에게 전달되고 소비자들로부터 생산되는지, 또한 그것들이 더해져 어떻게 최선의 정보가 되는지를 보게 될 것이다.

웹에서 정보를 탐색하는 방법에서도 큰 변화가 나타나고 있다. 웹엠디WebMD, health.nih.gov, healthfinder.gov, intelihealth.com, mayoclinic.org 등의 웹사이트에서 건강 정보를 찾아보는 환자가 얼마나 많은지를 보여주는 통계들은 매우 충격적인 수치를 보여준다. 웹엠디 한 곳만 해도 매달 8,000만 명 이상의 방문자가 있다. 10명 중 8명 이상의 미국인이 건강 관련 정보를 웹에서 찾고 있다. 미국 질병통제예방센터CDC의 최근 데이터에 의하면, 지난해 전체 성인의 50% 이상이 인터넷에서 건강 정보를 검색했으며, 모든 연령층에서 여성이 남성보다 더 많이 건강 정보를 검색했다. 보건의료와 관련된 글을 온라

인에 남긴 사람의 비율도 전체 성인의 20%를 넘었다.[46]

요즘 나를 찾아오는 환자들은 웹 서핑을 통해 스스로 만든 질문 목록을 들고 온다. 처음 나를 찾아오는 환자들의 상당수는 나에 관한 정보를 인터넷에서 이미 검색하고 오기 때문에, 나에 관해서 내가 상상했던 것보다 훨씬 많은 것을 이미 알고 있다. 그들은 그들이 혹시 경험할지 모르는 부작용들을 알기 위해서 처방된 약품들에 관한 정보를 인터넷에서 찾아본다(의약품들은 평균적으로 70가지 이상의 발생 가능한 부작용을 갖고 있기 때문에, 사실 이런 행위는 좀 위험한 일이다). 환자들은 자신의 질병과 관련해서 과거와는 비교도 할 수 없을 정도로 많은 상식을 갖고 있다. 먼 과거가 아니라 몇 년 전과 비교해도 마찬가지다. 이것은 좋은 방향으로 한 발을 내딛는, 좋은 일이다.

그러나 이 발걸음이 옳은 방향이라는 말은, '평균적으로' 그렇다는 뜻이다. 이 장에서 나는 사람들을 잘못된 혹은 매우 위험한 방향으로 오도하는 정보들이 존재할 수 있다는 사실을 반복적으로 서술했다. 결국 중요한 것은 웹사이트의 품질이며, 그것은 해당 사이트가 담고 있는 정보가 어디에서 어떻게 얻어진 것인가 하는 데 달려 있다. 어떤 인터넷 사이트를 너무 오랫동안 뒤지기 전에 먼저 확인해야 할 몇 가지 사항이 있다. 그 사이트의 목적, 스폰서, 운영 주체, 정보의 출처, 업데이트 빈도 등이 그것이다. 포식자와 먹이 관계가 어떻게 형성되는지를 늘 염두에 둬야 한다. 기자들은 물론이고 의사들도 웹엠디 등의 건강 정보 사이트와 제약회사들의 상호작용에 대해 점점 더 많이 경계하고 있는데, 이런 상호작용은 흔히 특정 페이지가 담고 있는 내용과 관련이 있는 의약품 광고가 나란히 게재되는 형태로 나타난다.[47] 또한 우리가 이미 살펴봤듯이, 많은 보조제 회사들은 제품과 관련하여 거짓말을 하고 있다. 잘 관리되고 있고 신뢰를 얻고 있는, 사용자 친화적인 소수의 웹사이트를 접할 때조차, 언제나 그 내용에 대해서는 한 번쯤 의심하는 자세가 바람직하다.

예를 들어, 가장 대표적인 두 가지 질병군인 심장병과 암에 관해서 생각해보자. 미국심장협회 홈페이지에는 소비자들을 위한 정보가 잘 정리되어 있지만, 사용자가 원하는 정보를 찾아 들어가는 과정이 까다롭고 업데이트가 느리다. 플라빅스와 유전자형과 관련된 문헌이 수없이 발표되었지만, 그 주제에 관해서는 아무런 내용도 찾을 수 없다. 미국 암학회는 어떨까? 이 기구는 자신들의 로고를 뉴트로지나 자외선 차단제에 붙이도록 허락했지만, 그 제품은 자외선 차단 효과에 관한 어떠한 시험도 통과한 적이 없다. 창립기념일을 축하하는 '공식 스폰서'들의 명단이 나열되어 있는 그 학회 홈페이지에는 모든 종류의 암에 관한 깊이 있는 정보들이 알기 쉽게 배열되어 있지만, 매우 빠른 속도로 발전하고 있는 새로운 암 치료법에 관한 정보들은 상대적으로 매우 적게 게시되고 있다. 암과 관련한 다른 유명 사이트로는 미국임상종양학회가 만든 cancer.net이라는 사이트가 있다. 컬러풀한 아이콘을 클릭하면 유용한 정보들을 쉽게 찾을 수 있는 그 사이트는 미국 암학회 사이트에도 무료로 정보를 제공하고 있다. 이에 비해 미국 정부가 이들 두 질병과 관련하여 운영하는 NHLBI$^{National\ Heart,\ Lung,\ Blood\ Institute}$(국립심장폐혈액연구소)나 NCI$^{National\ Cancer\ Institute}$(국립암연구소) 사이트는 사용하기가 불편하다. 좋은 정보들이 많이 담겨 있기는 하지만, 업데이트가 느리다. 때로는 위키피디아를 체크하는 것이 더 유용할 때도 있다. 그곳에서는 직설적인 방식으로 정보가 제공되기 때문이다. 하지만 모든 의학 분야에 걸쳐 업데이트가 고루 지속적으로 이뤄지지는 않는다.

퍼블릭 시티즌Public Citizen이나 미국소비자협회Consumer Union 등의 잘 조직화된 보건 관련 기구들과, 애드보커넥션AdvoConnection, 마이 너스 퍼스트My Nurse First, 특허보다 환자를Patients Not Patents 등의 환자 옹호 단체들은 최근 점점 더 많은 활동을 하며 중요한 위치를 차지하고 있다. 환자 옹호 단체의 상당수는 유방암, 대장암, 파킨슨병 등 특정한 질병에 초점을 맞추어 설립된 기구이다. 유방암연합National Breast Cancer Coalition, 대장암연대Colon Cancer Alliance, 마이클 J. 폭스 파킨슨병연구재단Michael J. Fox Foundation for Parkinson' Research 등의 웹사이트들 역시 매우 유용한 정보를 독자적으로 제공하고 있다. 림프관평활근종증lymphangioleiomyomatosis, 듀켄씨근이영양증Duchenne's muscular dystrophy, 낭포성 섬유증cystic fibrosis, 헌팅턴병Huntington's disease 등과 같은 희귀질환 관련 연구를 지원하기 위한 목적으로 만들어진 환자 기구들은 이들 질병들의 특성을 이해하고 치료법을 개발하기 위한 기초 및 임상연구를 재정적으로 후원하고 있다.[48]

다행히 인터넷에는 훨씬 유용한 또 다른 차원의 정보들이 점차 늘어나고 있다. 바로 건강과 관련한 소셜 미디어 사이트들이다. 트위터나 페이스북과 같이 분화되지 않은 소셜 미디어는 건강 관련 정보의 크라우드소싱에 매우 유용하다. 사실 최근에 발표된 "어떻게 페이스북이 내 아들의 생명을 구했나"라는 글은, 페이스북에 아이 사진을 몇 장 올린 이후 어느 페이스북 친구의 도움으로 아이의 생명을 위협하고 있던 질병이 가와사키병임을 알 수 있었던 어머니의 기록이다. 이런 능력을 넘어, 인터넷이라는 고속도로는 특화된 소셜 헬스 네트워크들에게 최적의 환경을 제공하고 있다. 오늘날과 같이 매우 상호적인 온라인 공간에서, 소비자들은 서로가 서로를 교육한다.⁴⁹ 이런 현상은 의료 전문가들에 대한 신뢰의 하락으로 이어지는 측면이 있다(2011년의 어느 설문조사에 의하면, 약 3분의 1의 인터넷 사용자는 건강 정보를 그들의 의사와는 공유하지 않는다).⁵⁰ 하지만 긍정적인 측면 역시 존재하는데, 같은 질병을 앓고 있는 비슷한 성별과 연령의 사람들과 온라인에서 관계를 맺는 일은 정서적으로 매우 큰 지지 작용을 한다.

가장 주목받고 있는 사이트 중의 하나가 '나와 같은 환자들PatientsLikeMe'이다. 이 사이트는 모든 만성질환 환자들에게 열려 있다. 얼마나 많은 사람들이 같은 약을 먹고 있는지(때로는 3,000명 이상에 달한다), 얼마나 많은 사람들이 적응증, 부작용, 용량, 소소한 개인적 경험 등에 관한 정보와 의견을 나누고 있는지를 살펴보면 정말 놀랍다. 큐어투게더(CureTogether.com)라는 사이트는 500개 이상의 서로 다른 질병들을 타깃으로 하는데, 편두통을 가진 환자들의 약물에 대한 반응과 같은 몇몇 흥미로운 임상연구를 주도하여 시작하였다. 2008년에 개설된 그 사이트는 '사람들이 익명으로 건강 관련 데이터를 추적하고 비교하며, 그들의 몸을 더 잘 이해하고, 더 많은 정보에 입각하여 치료적 결정을 내리고, 연구에 도움이 되는 데이터를 제공할 수 있도록' 돕는 것을 목표로 하고 있다. '당뇨연결Diabetic Connect'이라는 이름의 사이트는 30만에 가까운 등록 회원이 있으며, 매월 100만 명 이상의 방문자가 사이트를 찾고 있다.⁵¹ 이런 사이트들을 운영하는 재원이 어디에서 나오는지도 살펴볼 필요가 있다. 당뇨병과 관련된 많은 사이트들은 제약회사의 후원을 받고 있거나 아예 제약회사가 설립한 것이며, '나와 같은 환자들'의 경우 익명 처리된 회원들의 데이터를 판매하라는 제안을 제약회사와 제삼자로부터 받아오고 있다.⁵² 그 외에도 Inspire.com 등 다양한 건강 관련 네트워크 사이트들이 만들어져 빠른 속도로 회원들을 모으고 있으며, 이들은 각기 다른 질병을 가진 환자들을 타깃으로 하며 재정 확보 모델도 다양하다. 많은 장애물들이 놓여 있지만, 소셜 헬스 네트워킹의 빠르고 대단한 성공은, 협력, 상호작용, 피어투피어peer-to-peer(동등한 기능과 자격을 갖는 사람들이 형성한 네트워크를 일컫는 말로, 흔히 P2P로 표기한다-역주) 방식으로 컨텐츠가 생산되는 가상 커뮤니티 등 소위 웹 2.0 시대의 다양한 현상들을 개념적으로 구현해낼 것으로 예상된다. 나는 내 환자들을 포함하여 이러한 사이트를 이용하는 많은 사람들과 대화를 나누어본 후, 아주 많은 사용자들이 이러한 사이트를 필수불가결한 것으로 여기고 있다는 결론에 도달하게 되었다.

* * *

건강 관련 문제가 생겼을 때 어느 의사를 찾아가면 좋겠느냐고 묻는 친구나 환자나 지인을 만나는 일은, 나에게 정말 잦은 일이다.

나는 5년 동안 클리블랜드 클리닉 재단의 이사로 일했는데, 그동안 나는 60여 명으로 이루어진 운영위원들을 자주 만났다. 이들은 모두 재단의 발전을 위해 자신의 시간과 노력을 자발적으로 제공하는 분들이었다. 운영위원회의 한 분과인 실행위원회는 약 20명의 위원으로 구성되고, 매달 열리는 정기 모임 외에도 재정적 기부, 네트워킹, 자문 등과 관련되어 사안이 있을 때마다 모임이 소집되었다. 나는 그들에게 왜 이렇게 많은 시간을 기꺼이 할애하는 거냐고 질문하곤 했다. 그들 대부분은 회사의 CEO이거나 고위 임원이었기 때문이다. 나에게 돌아오는 대답은 한결같았다. "나도 우리 가족도, 언젠가 환자가 될 거니까요." 그들은 병원에서의 자원봉사 활동을 자신의 상황에 꼭 알맞은 훌륭한 의사에게 신속한 진료를 받을 수 있는 VIP 대우를 받을 수 있는 보험으로 생각했던 것이다.

지금과 같은 정보화 시대에, 어느 의사가 최적의 의사인지 아는 것이 그렇게 어렵다는 사실은 아이러니컬해 보이기까지 한다. 1990년대 초반부터 〈US 뉴스 앤드 월드 리포트〉가 분야별로 병원 랭킹을 발표해오고 있지 않은가? 하지만 그 랭킹을 매기는 방식과 관련해서는 논란이 끊이지 않는다. 가장 중요한 요인이 해당 분야의 소수 전문가들로부터 얻어진 '명망 점수'이기 때문이다. 다른 요인으로는 환자의 중증도를 보정한 다음 계산된 사망률, 환자 안전, 환자 수, 간호 서비스의 수준, 기술 점수, 환자 서비스 점수 등이 있다.[53]

그러나 (그 랭킹 기준으로) 미국 최고 수준의 심장 병원들이 얼마나 양질의 진료를 제공하고 있는지 정밀하게 조사한 최근의 연구의 결론은 이러했다. "〈US 뉴스 앤드 월드 리포트〉가 선정한 최고의 병원들 중 상당수가 심장병 환자들에게 일관되게 근거중심치료를 제공하지는 못하고 있다. 반면 덜 알려진 병원들 중 다수에서는 국가 차원에서 확립된 가이드라인에 부합하는 심혈관 진료를 일상적으로 제공하고 있다."[54] 그렇다면, 특정한 병원들이 몇몇 분야에 대해 갖고 있는 유명세를 제외하면, 그 모든 병원 랭킹이 진정으로 의미하는 것은 무엇일까?

솔직히 말하자면, 별로 없다. 2011년에 말콤 글래드웰은 〈뉴요커〉에 기고한 "사물의 질서"라는 제목의 글에서, US 뉴스의 랭킹은 자기 충족적인 예언일 뿐이라고 썼다. 그는 US 뉴스가 명망 점수에 크게 의존하고 있는 문제를 다음과 같이 지적했다. "명망 점수는 그저 역사, 미디어 노출, 건물의 아름다움 등과 같이 보편적으로 쉽사리 관찰되는 모습들의 반영일 뿐이다. 당연히 선입견이 존재할 수밖에 없다."55 내가 클리블랜드 클리닉에서 일하던 기간 중 몇 년 동안 그 병원은, 노인의학 분야에서 US 뉴스가 선정한 탑 10 병원 목록에 이름을 올렸다. 놀라운 것은, 클리블랜드 클리닉에는 노인의학 분과가 존재하지도 않는다는 사실이다! 이는 직관 혹은 명망 점수에 지나치게 의존하는 US 뉴스의 랭킹이 실체와는 다소 동떨어져 있다는 사실을 잘 보여준다. 심근경색과 같은 특정 질병에 대한 병원별 치료 성적을 분석한 여러 연구들을 보면, 최고 랭킹에 속한 병원들과 40위권 밖의 병원들 사이에서 의미 있는 차이가 발견되는 일이 별로 없다.56

아무튼 해가 바뀌어도 달라지지 않는 이런 결과들은 텔레비전 광고, 주요 교차로나 공항에 설치된 광고판, 홍보물 우편 발송, 라디오 광고, 잡지 광고, 인터넷 광고 등을 모두 포함한 대중 마케팅의 산물이라고 해도 과언이 아니다. 사실 마케팅 목적에서는 50개 병원 중에서 48위를 차지했다는 사실도 전혀 걸림돌이 되지 않는다. 그저 '미국 최고의 병원 리스트'에 올랐다는 사실만 홍보하면 되니 말이다.

톰슨 로이터 같은 다른 기관들도 랭킹을 발표하는데, 그들이 발표한 2010년 랭킹에는 메이요 클리닉 등과 함께 '스크립스 헬스'도 미국의 상위 10개 병원 시스템의 하나로 선정됐다.57 여기에 속한 10개 중 몇 곳은 US 뉴스의 목록에서는 전혀 찾을 수 없는 곳들이다. US 뉴스와는 달리, 톰슨 로이터는 명망 점수를 사용하지 않는다. 그들은 위험 보정 사망률, 합병증, 재입원, 입원 일수, 환자들의 평가 등을 활용한다. 이런 자료들은 모두 공개된 데이터베이스에서 얻어질 수 있는 것들이다. US 뉴스가 선정한 '미국 최고의 병원들' 목록에서 10위 안에 속한 병원 중 8곳은, 톰슨 로이터가 선정한 탑 10에는 포함되지 않았다.

전체적으로 볼 때, 목록의 윗줄을 차지한 병원들이 보통의 지역 사회 병원에 비해 훌륭한 의사들을 더 많이 보유하고 있는 것은 사실일 것이다. 하지만 어느 병원이나 '멍청이' 혹은 '불량품'은 있기 마련이며, 이는 최고라고 알려진 병원들도 마찬가지다. 따라서 당신이 만약 최고의 병원들을 찾아가서 2차 의견을 얻을 예정인데 어느 의사에게 찾아갈 것인지를 전혀 신경 쓰지 않고 있다면, 주의해야 한다. 당신이 찾아가는 3차 병원에서 일하는 의사들 중에서 가장 환자가 없는 의사를 만나게 될 가능성이 매우 높기 때문이다. 이와 대조적으로, 병원 운영위원회 위원이라면 당연히 가장 적절한 의사가 누구인지 알 수 있을 것이다.

이런 종류의 정보는 인터넷에서 찾을 수 없다. 일상적인 문제들에 관해서는 ratemd.com, HealthGrades.com, docboard.org, Angie's List 등 여러 사이트들이 유망한 의사들에 대한 정보를 갖고 있다. 하지만 뇌종양, 다발성 경화증이나 파킨슨병 같은 신경계 질환, 심장 판막 이상과 같은 심각한 질병이 진단되었다면, 가능하다면, 정말 괜찮은 의사를 만나는 것이 매우 중요하다. 그런 의사를 도대체 어떻게 찾아야 하는 것일까?[58]

인터넷을 활용하여 최고 수준의 전문가를 찾기 위해서는, 해당 분야에서 선도적 연구 실적을 보이는 의사를 먼저 찾아낼 필요가 있다. 매우 빠르게 환자의 목숨을 위태롭게 만드는 대표적인 질병의 하나인 췌장암을 예로 들어보자. 첫 번째 단계는 구글 스칼라에서 '췌장암'을 입력한 다음 그와 관련하여 가장 인용이 많이 되는 논문이 무엇인지를 찾는 일이다. 대개는 인용이 많이 되는 순서로 목록이 만들어져 있기 때문에 찾기 어렵지 않다. 그다음에는 논문의 책임저자, 즉 이름이 맨 뒤에 적혀 있는 저자에 주목해야 한다. 췌장암에서 맨 위에 있는 논문은 1997년 〈임상종양학 저널Journal of Clinical Oncology〉에 실린 것으로, 2,000회 이상 인용되었는데(해당 논문이 인용된 논문 목록도 하단에 나와 있다), 그 논문의 책임저자는 대니얼 D. 폰 호프이다. 이제 진짜 전문가를 찾은 것이다. 펍메드PubMed(www.ncbi.nlm.gov/sites/pubmed, 미국 국립의학도서관이 제공하는 최대의 의학 관련 데이터베이스-역주)에서 '대니얼 D. 폰 호프'를 검색하면 그가 쓴 논문의 개수를 알 수 있다. 567개다. 그 대부분이 췌장암 혹은 암 연구와 관련된 것이다.

이제 구글 스칼라로 되돌아가서 그의 이름을 입력하면, 2만 4,000개의 문서가 쏟아질 것이다. 그의 저작을 인용한 모든 논문이 다 포함되기 때문이다. 이런 웹사이트 이용에서도 몇 가지 문제점은 있는데, 그것은 특정한 논문을 인용한 다른 학자들의 논문이 출판되어 데이터베이스에 오를 때까지 어느 정도의 시간이 걸리는 데서 기인한다. 대단한 논문이 발표되고 나면, 그 논문을 인용한 논문이 수백 혹은 수천 개 축적되는 데는 적어도 수년이 걸린다. 그러므로 이러한 시간적 지체로 인해 떠오르는 스타를 놓칠 수 있다. 또한 흔한 이름을 입력했을 경우에는 전혀 다른 분야를 연구하는 동명이인의 저작들이 뒤섞여서 혼란을 줄 수 있으므로, 되도록 중간 이름을 포함해서 모든 이름 요소를 다 입력하는 것이 좋고, 검색된 논문 목록을 일별하여 엉뚱한 것들이 뒤섞여 있지 않은지 확인해야 한다. 참고로 말하자면, 1,000회 이상 인용되는 논문은 매우 드물고, 그런 논문은 그야말로 클래식으로 간주된다. 지금 살펴본 사례에서도 최다 인용 논문은 1997년에 폰 호프가 쓴 것이지만, 1997년은 꽤 오래전이다. 그는 더 이상 텍사스 대학 샌안토니오 캠퍼스에서 일하지 않고, 이미 애리조나 피닉스로 자리를 옮겼다. 이런 건 또 어떻게 알 수 있을까? 구글이나 빙과 같은 검색 엔진에서 그의 이름을 검색하고, 그의 프로필을 위키피디아에서 찾아보면 된다. 어느 의사의 도움 없이도, 당신은 췌장암 분야의 최고 권위자가 누구이며 어디에 있는지 알 수 있다. 당신은 같은 방법으로 존스 홉킨스에 있는 또 다른 권위자 몇 명도 찾을 수 있을 것이다.

이것이 특정 분야의 권위자를 찾아내는 한 가지 DIY 방법이다. 보완적으로 생각할 수 있는 또 다른 주요 전략은, 당신의 의사에게 묻는 것이다. 이 방법의 문제점은 그가 추천하는 의사가 대개는 같은 병원에서 일하는 동료일 가능성이 크고, 그것이 진짜 정답일 확률은 높지 않다는 것이다. 의사들은 대체로 특정 분야에만 몰두하기 마련이고, 그런 의사가 자신의 전문 분야 밖에서 누가 권위자인지를 제대로 아는 경우는 흔하지 않다. 의사들조차 자신이나 가족을 위한 의사를 찾아야 할 때면, 가장 적절한 치료를 제공해줄 의사가 누구인지를 여러 가지 방법으로 탐색해야만 한다. 생명을 위협하는 중병인 경우, 혹은 능숙하지 않은 의사가 시행할 경우 심각한 문제가 생길 수 있는 수술이나 시술인 경우에는 특히 더 그러하다. 진정한 의미에서 최고의 임상의사란, 비슷한 상황에 놓인 수많은 환자를 치료하는 경험을 가졌으며, 그와 동시에 그 질병과 관련한 통찰, 발견, 발전, 특별한 경험 등에 관해 논문도 많이 발표한 사람을 말한다. 따라서 당신의 의사에게 이런 질문을 할 때에는 좀 더 적극적이고 선제적인 질문이 필요하다. 당신이 나와 같은 상황이라면 어느 의사를 찾아갈 것인가? 이 질병을 진단하고 치료하는 데 있어서 세계 최고의 의사는 누구인가? 만약 당신이 평소 만나는 일차 진료의사에게 이렇게 질문한다면, 그 의사는 해답을 갖고 있지 않을 가능성이 크기 때문에 자신들의 네트워크를 활용하여 적절한 대답을 찾아야 할 것이다.

진료의 질적 차이를 제대로 파악하는 일은 매우 어려워서, 소비자들은 흔히 쉽고 편리한 대안을 택한다. 나는 당신이 살고 있는, 그래서 가족을 비롯한 지원 네트워크들이 존재하는 곳으로부터 멀리 떨어진 곳에 있는 의사와 병원에게 모든 치료를 맡기면서 상당한 비용을 지불하는 행위는 별로 권하고 싶지 않다. 하지만 내가 강조하고 싶은 것은, 이차 의견을 구하는 것은 매우 중요하고 필요한 절차라는 점이다. 또한 인근에서 받은 표준적 치료가 실패한 이후에 이차 의견을 구하는 것보다는 애초부터 그렇게 하는 것이 최선이다. 항암제 선택과 관련한 종양의 게놈 시퀀싱이나 개심수술에 앞서 스텐트를 활용하여 심장판막을 보수하는 새로운 시술처럼, 전도유망한 최첨단 연구 프로그램을 이용할 것인지 여부를 따질 때에는 좀 더 직접적인 방법의 확인이 필요하다. 만약 그러한 프로그램이 의사에 의해 행해지는 시술이나 수술을 포함하고 있다면, 그것이 연간 몇 차례나 행해지고 있는지, 나의 치료를 담당할 그 의사는 지금까지 총 몇 번의 경험을 갖고 있는지(병원 단위 혹은 그룹으로서가 아니라 개인으로서), 그로 인해 발생한 합병증에 관한 정확한 데이터는 무엇인지와 같은 질문을 반드시 던져야 한다. 그 시술이나 수술이 특정 회사의 기구나 장치를 이용한다면, 의사와 해당 회사 사이에 어떠한 재정적인 이해관계가 존재하는지 물어야 하고, 만약 존재한다면 환자에게 최선의 치료라서가 아니라 그러한 이해관계 때문에 해당 시술이나 수술을 하려는 것은 아닌지 파악해야 한다. 그 의사가 언제 어디에서 공부하고 수련을 받았는지, 어떤 논문을 발표해왔는지, 언론에서는 그 의사에 대해 어떤 기사를 썼는지 등에 관해서도 사전에 인터넷을 검색하여 파악해 두는 것이 필수적이다.

어떤 상황을 '심각한' 혹은 중요한 의학적 상태라고 볼 것인지에 관해서는 개인차가 있을 것이다. 나의 개인적인 의견으로는, 관절 치환술, 경도의 인지장애(알츠하이머의 전구 증상), 파킨슨병과 같은 운동장애, 다발성 경화증 등의 신경계통 질환들, 대부분의 암, 루푸스와 같은 심각한 면역질환, 염증성 장질환(크론병이나 궤양성 대장염), 류마티스 관절염 등의 상황들이 포함된다.

* * *

2002년을 돌이켜보면, 나는 어느 중증 환자가 관련되어 있는 매우 독특한 '개인맞춤형 의학'의 사례를 목격했었다. 다형성 교모세포종glioblastoma multiforme이라는 뇌종양을 진단받은 억만장자가 있었다. 이 암은 매우 예후가 나쁜 것이 특징이어서, 진단 이후 1년 이상 생존하는 사람이 거의 없을 정도다. 그 환자는 자신이 가진 자원을 총동원하여 전 세계의 전문가들을 불러 모았는데, 그런 질환을 치료하는 의사들은 물론이고 실험적 약제를 연구하는 임상연구자들, 분자생물학적으로 암을 연구하는 기초과학자들까지 포함되어 있었다. 북미, 유럽, 호주, 그리고 아시아 등등 전 세계에서 권위자들이 모였고, 한 자리에 모인 세계적 대가들은 아주 특별한 회의를 시작했다. 꼬박 이틀 동안, 그의 증례에 관한 발표와 토론이 이어졌고, 환자 본인도 참석하여 자신의 생명을 연장할 수 있는 실험적 방법이 혹시 없을지에 관해

질문하고 토론했다. 다양한 새로운 치료들이 시도되었고, 아마도 그의 죽음은 약간 늦춰졌다.

거의 비슷한 시기에, 에이미 다크서 마커스는 〈월스트리트 저널〉에 "치료법 찾으려 과학자를 고용하다"라는 글을 기고했다.[59] 그녀가 다룬 환자 중에는 29세에 ALS가 발병한, 성공한 목수 스티븐 헤이우드가 있었다. 스티븐 헤이우드의 증례는 다양한 측면에서 ALS 분야의 발전을 촉진시켰다. 그는 조너선 와이너의 중요한 책 《동생을 지켜준 사람His Brother's Keeper: A Story from the Edge of Medicine》[60]의 주인공이며, 다큐멘터리 영화 〈아주 많이 아주 빨리So Much So Fast〉의 주인공이기도 하다. 그의 두 형인 제임스와 벤은 스티븐의 생존 가능성을 높이고 ALS 환자들의 미래를 향상시키기 위한 활동을 적극적으로 펼쳤다. 벤은 의료 분야의 소셜 네트워크 사이트인 '나와 같은 환자들'을 시작했고, 제임스는 ALS 치료개발 재단ALS Therapy Development Foundation을 설립했다.

마커스의 글에 등장하는 어느 환자는 ALS 치료개발 재단에 50만 달러를 기부하면서 "나에게는 나를 위해 연구하는 과학자가 있다."고 언급했다. 헌팅턴병을 앓고 있는 또 다른 환자는 바이오기술 회사인 오로라에 100만 달러 이상을 제공하여 신약 물질들을 시험하게 하였으니, 사실상 "치료법을 찾기 위해 오로라의 과학자를 고용한 셈"이었다.[61]

마커스는 나중에 이와 같은 극단적 형태의 환자 행동주의에 관한 일련의 글로 퓰리처상을 수상했다.[62] 그녀의 다른 글에는, 부비동비강 미분화 암종sinonasal undifferentiated carcinoma이라는 매우 희귀한 암에 걸린 툴레인 의대 3학년 학생의 이야기가 등장하는데, 그는 자신에게 생긴 종양의 생물학적 특성을 이해하기 위해 최고의 암 연구자들이 모여 있는 연구소에 가서 일한다.63 또 다른 글에서는 수술이 불가능한 상태의 폐암이라는 진단을 받았음에도 불구하고, 이례적으로 매우 여러 차례에 걸쳐 수술을 받는 간호사의 사연도 등장한다.64

2010년에 나온 영화 〈특별조치Extraordinary Measures〉는 〈월스트리트 저널〉 기자인 지타 애넌드의 책 《치유The Cure》를 원작으로 만들어졌다.65 심장과 근육에 문제를 일으키는 희귀한 유전병인 폼피병pompe disease을 가진 어린이의 실화를 다룬 이 책에서, 아버지는 치료법을 찾기 위해 바이오기술 회사를 설립하고 신약을 개발하고 시험하는 데 엄청난 노력을 기울인 결과, 마침내 딸의 목숨을 구한다.

아주 특별한 여러 사례들은, 현재 환자에게 주어지는 정보의 수준이 흔히 최적의 것이 아니라는 점을 시사한다. 그 이야기들이 포착하고 있는 것은, 영감, 독립, 혁신의 추구, 그리고 개인을 우선시하는 경향 등이다. 지금 보기에는 극단적인 형태의 환자 행동주의로 보일지 모르지만, 앞으로 몇 년 후에는 좀 더 평범한 일로 여겨지게 될 것이다. 또한 이러한 사례들은, 지금까지는 불가능했던 데이터를 활용할 수 있게 해주는 강력한 디지털 도구들과 더불어 펼쳐질 의학의 다음 국면의 예고편이기도 하다.

특정한 부위의 돌연변이를 찾아내고 그 부분을 교정하는 약물을 개발하기 위하여 암 조직의 게놈을 시퀀싱하는 일이든, 치명적인 질병의 발생을 미리 예측하여 대처하는 일이든, 우리의 능력은 어마어마한 수준으로 확장될 것이다.

* * *

제1부에서 나는, 건강 및 의료 정보에 대한 소비자들의 접근성이 얼마나 향상되었는지, 또한 소비자들의 권한이 얼마나 증대되고 있는지를 보여주는 여러 가지 사례들을 제시하기 위해 노력했다. 그럼에도 불구하고, 접근성 및 정보의 질이라는 두 가지 측면에서 모두 명확한 한계도 존재한다. 억만장자라 할지라도, 혹은 최고 병원의 운영위원회에 참여하고 있다 하더라도, 꼭 필요한 정보들 중에도 부족한 부분이 너무 많다. 제2부에서 보게 되겠지만, 이러한 부족분은 다양한 정보를 주는 수많은 디지털 도구들에 의해 채워질 것이다. 그리고 소비자들은, 지금까지는 결코 가지지 못했던 수준의 주도권을 갖고 유리한 위치를 차지하게 될 것이다.

다른 측면에서는, 새로운 의학적 연구나 발견을 다루는 일류 미디어들의 태도를 보면, 정보를 다루는 방식에서 '융합'이 점점 더 중요한 화두가 되고 있음을 알 수 있다. 이 책에서 나는 〈네이처〉, 〈사이언스〉, 〈뉴잉글랜드 의학저널〉 등에 실린 진짜 논문들 외에도, 〈뉴욕 타임스〉나 〈월스트리트 저널〉에 실린 기사들을 흔히 인용했다. 시간이 흐르면서 저널리스트들은 점점 더 많은 과학적 용어들을 사용하고 있으며, 과학 논문들에 실린 내용들(최소한 서론과 결론 부분만이라도)을 더 깊이 있게 다루고 있다. 과거에는 이해를 돕는다는 명분으로 '지나치게 단순화'하여 쓰는 것이 보통이었지만, 지금은 독자들이 연구의 결과와 그 함의를 이해할 수 있을 것이라고 생각하는 기준치가 매우 높아졌다. 이러한 경향은 의료 정보의 융합 경향과 더불어 틀림없이 지속될 것이다. 또한 의료 전문가들의 커뮤니티, 환자들의 온라인 커뮤니티, 그리고 전체 소비자 대중들 사이의 경계는 지속적으로 희미해져갈 것이다.

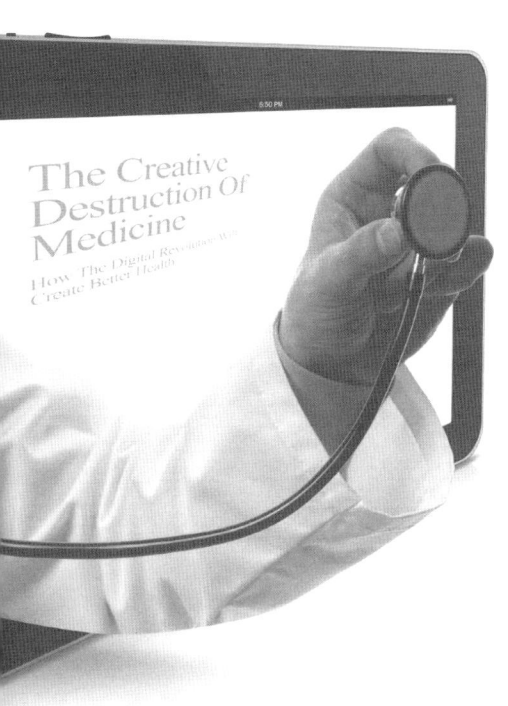

제2부 | 데이터 캡처링

제4장

생리학
무선 센서들

우리가 데이터를 수집하고 처리하기 위해 사용하는 도구들이 곳곳에 흩어져 있고 가끔씩만 서로 연결된다면, 우리는 불완전하고 시대에 뒤떨어진 스냅사진밖에 보지 못할 것이다. 그러나 지구상에 수십억 개, 어쩌면 수조 개에 달하는 센서들을 배치하고 서로 연결한다면—요즘 우리가 하고 있는 일이다—집, 자동차, 자연, 인간이 만든 환경들, 그리고 우리의 몸까지, 지구상에 존재하는 거의 모든 생물과 무생물은 데이터를 생산해낼 수 있을 것이다. 비록 지금은 우리 몸이 인터넷에 연결되어 있지 않지만, 앞으로는 그렇게 될 것이다. 환자들의 몸속에 심어진 바이오칩이, 의사들이 먼 곳에서 모니터하고 있는 데이터베이스로 환자 정보를 이미 전송하고 있는 것처럼.
• 돈 탭스콧, 앤서니 윌리엄스, 《거시 위키경제학》[1] •

정말 경탄해야 하는 대상이 있다면, 그것은 인간의 몸일 것이다. 일생 동안 심장은 거의 규칙적인 리듬으로 또한 거의 같은 수축력으로 30억 회 박동한다. 6억 회 호흡하는 동안 우리의 폐는 우리 몸의 세포들에게 산소를 공급하고 이산화탄소를 수거해간다. 1,000조 단위의 시냅스로 서로 연결된 수천억 개의 신경세포로 이루어진 우리의 뇌는, 깊은 잠에 빠져 휴식을 취할 때조차 복잡한 전기적 활동을 지속한다. 필요할 때에 인슐린을 분비하는 췌장의 베타세포를 통하여, 우리의 혈당은 음식을 먹고 운동하고 스트레스를 받는 동안에도 매우 정교하고 철저하게 조절된다. 신장, 소화관, 그리고 간은 음식물을 소화시키고 배설하고 대사하는 지속적이고 조화로운 과정을 열심히 수행한다. 수많은 근육과 관절을 비롯한 근골격계는 우리가 호출만 하면 언제나 즉시 명령을 수행한다. 고도로 통합되어 있는 우리의 신체 기능은 이런 서술로는 도저히 묘사할 수 없을 만큼 복잡하며, 우리의 일생 가운데 대부분의 기간 동안 그 시스템은 정상적으로 유지되며 우리의 건강과 안녕을 지키는 역할을 든든하게 수행한다. 우리는 이 모든 것을 당연한 일로 여긴다. 우리가 우리 몸의 기능을 제대로 측정하기란 매우 어려운 일이다. 의사들도 마찬가지다. 더 많은 데이터를 얻기를 원하지 않아서가 아니라, 지금까지는 얻을 수 없었기 때문이다.

어떤 사람들은 1년에 한 번 의사를 만나 건강 상태를 체크한다. 그때 혈압을 측정하고 심장 소리를 확인하며, 검사실 검사를 통해 간 기능, 신장 기능, 공복 혈당, 전해질 등을 측정한다. 하지만 엄밀히 말하면 현재의 이런 의학은 〈장님과 코끼리〉 우화와 비슷하다. 그저 한 순간의 체크일 뿐이다. 혈압과 심장 박동에 대한 스냅사진, 혈당을 비롯한 여러 수치들에 대한 스냅사진. 매우 가끔씩 이루어지는 그 검사와 검사 사이에는 어떤 일이 벌어지고 있는 걸까? 큰 스트레스를 받았을 때, 수면 중에 악몽을 꿀 때, 그 사람의 혈압은 어떻게 변할까? 사람들의 식생활과 라이프스타일에 따라 혈당은 어떻게 변화하며, 자는 동안의 혈당은 또 어떻게 오르내리는 것일까? 인슐린의 대량 분비를 유도하여 연약한 췌장을 특별히 힘들게 만드는 특정한 음식이나 과자가 존재하는 것일까? 누군가가 약간 어지러울 때, 그의 심장 박동이나 혈당 수치는 정확히 어떻게 될까? 환자가 수면 중에는 혈중 산소 농도가 어떻게 달라질까? 이런 질문의 목록은 끝도 없다. 요컨대, 개개인의 생리에 관하여 우리는 매우 제한적인 정보만 갖고 있다는 뜻이다. 인공적인 프리즘을 통해서 들여다보는 것은 대표성이 없는, 순간에 관한, 바늘구멍을 통한 정보일 뿐이다.

우리가 어떤 사람의 기본 생리에 대해 더욱 완벽한 정보를 얻지 못하는 다른 요인은 바로 환자 자신이다. 대부분의 건강한 환자들은 가끔 검진을 받을 때 외에는 이러한 수치를 측정하고 싶어하지 않는다. 예를 들어, 나는 내가 진료하는 모든 고혈압 환자들에게 집에서든 직장에서든 수시로 혈압을 측정하여 차트를 만들라고 권유해왔다. 그들이 복용하는 혈압약이나 그들이 시도하는 생활습관 교정을 통해 혈압이 어느 정도나 조절되고 있는지를 정확히 알기 위해서다. 사람들의 반응은 제각각이다. 일주일 동안의 혈압 변화 추이를 기록하여 나에게 보내주는 환자가 한 명이라도 있으면, 나는 다행이라 느끼곤 했다. 하지만 세상은 빠르게 변하고 있고, 우리는 이 모든 측정이 자동으로 이루어지는 것이 막 가능해지기 시작하는 시점에 놓여 있다. 아무런 노력을 기울일 필요가 없다면, 즉 혈압 측정기를 꺼내는 일을 기억할 필요조차 없다면, 일은 훨씬 쉬워질 것이다. 새로운 의학은 이보다 훨씬 어려운 일들까지 모두 가능하게 할 전망이다. 미래에는 이런 데이터를 지속적으로 측정할 수 있을 것이다. 심지어 잠을 잘 때나 큰 스트레스를 받을 때조차 가능한데, 이런 때야말로 지금 우리가 한 번에 측정하는 수치들과 가장 큰 차이가 발생할 수 있는 상황들이다. 〈이코노미스트〉가 최근 보도한 것처럼, 미래에는 "모든 것이 센서가 될 것이며, 그중 최고는 인체일 것이다. 기계, 도구, 생필품, 그리고 사람 등등, 모든 것과 모든 인간이 센서가 되어 진짜 세상에 관한 정보를 수집하고 전달할 수 있다."[2] 의학은 센서 내장형 도구와 사물들이 상호 연결된 세계, 즉 '사물 인터넷Internet of Things(세상에 존재하는 모든 사물을 네트워크로 연결해 인간과 사물, 사물과 사물 간에 언제 어디서나 서로 소통할 수 있도록 하는 새로운 정보통신 기반을 말한다-역주)'에 의해 혁명적 변화를 맞을 것이다.[3] 토마스 괴츠Thomas Goetz가 〈와이어드Wired〉에 기고한 "되먹임 고리The Feedback Loop"라는 글에서 지적했듯이, 센서는 우리의 모든 행동을 측정할 수 있는 능력을 갖게 되며, 자기조절능력을 가진 개체로서 우리는, 그러한 상당한 데이터들을 입수하게 되면 우리 행동을 상당한 수준으로 변화시킬 수 있을 것이다.[4]

※ ※ ※

내가 심장전문의로 일한 25년 동안, '사물 인터넷'에 대한 개념조차 없던 시절에도, 나는 데이터 수집에 아주 열심이었던 몇몇 환자들을 만났다. 지금도 나에게 진료를 받는 83세 환자는 2주일마다 나에게 이메일을 보내는데, 그 메일에는 하루에 서너 번씩 매일 측정한 혈압, 맥박, 산소 포화도 수치가 기록되어 있다. 그는 또 하루에 몇 걸음을 걸었는지, 그리고 그걸 환산하여 몇 마일을 걸었는지까지 매일 기록했다 (표 4-1 참조).

■ 표 4-1 ■ 내 환자가 기록한 생리적 데이터 샘플

Day	Time	SBP	DBP	HR	HR	Avg HR	Avg/d	O$_2$ percent			Place
5/10	3:00 AM	114	79	72	73	72.5		96			
Tue	7:00 AM	145	86	64	65	64.5		95	12,297	Steps	
	3:00 PM	109	63	70	71	70.5		96	2.5	ft/step	
	11:00 PM	115	70	67	67	67.0	68.6	97	5.82	Miles	Dubai
5/11	7:20 AM	114	82	66	66	66.0		96	8,857	Steps	
Wed	4:18 PM	116	69	74	75	74.5		95	2.5	ft/step	
	11:30 PM	111	70	67	68	67.5	69.3	97	4.19	Miles	Dubai
5/12	6:10 AM	111	70	72	73	72.5		96	10,058	Steps	
Thurs	3:17 PM	110	66	67	67	67.0		97	2.5	ft/step	Board
	12:00 PM	124	71	67	68	67.5	69.0	97	4.76	Miles	Crystal
5/13	1:05 PM	108	67	70	70	70.0		95	5,000	Steps	
Fri	6:10 PM	116	71	72	73	72.5		95	2.5	ft/step	
	9:05 PM	101	56	67	68	67.5	70.0	96	2.37	Miles	
5/14	9:30 AM	94	56	69	70	69.5		97			
Sat	12:00 PM	112	69	65	66	65.5		98	5,555	Steps	
	6:00 PM	112	66	65	66	65.5		96	2.5	ft/step	
	8:30 PM	106	59	65	66	65.5	66.5	96	2.63	Miles	On Ship
5/15	9:00 AM	121	68	60	61	60.5		97			
Sun	2:00 PM	110	62	73	74	73.5		96	9,287	Steps	
	4:00 PM	112	71	65	65	65.0		96	2.5	ft/step	
	9:00 PM	116	70	65	66	65.5	66.1	96	4.40	Miles	On Ship

표를 보면 그는 중동으로 여행을 갔을 때나 크루즈 선박에 탑승했을 때에도 이런 측정과 기록을 멈추지 않았음을 알 수 있다. 이 환자는 부정맥의 흔한 형태라 할 수 있는 심방세동의 과거력이 있었지만, 그 외에는 매우 건강했다. 이렇게 열심히 하는 환자는 별로 없다. 그가 측정하는 수치들은 모두 침습적 검사가 불필요한 것들이고, 모든 바이털 사인을 다 측정하는 것도 아니다. 과연 얼마나 많은 사람들이 자기 자신의 데이터를 이런 방식으로 기꺼이 추적하려 할까? 이보다 더한 노력을 할 사람도 있을까?

의료 분야에서 '사물 인터넷'의 중심에는 휴대전화가 있다. 1973년에 발명된 휴대전화는, 다른 많은 혁신들이 그러하듯이, 일상생활에 뿌리내리는 데 상당한 시간이 걸렸다.5 스티븐 존슨은 이를 두고 '10/10' 규칙이라 불렀는데, 이는 새로운 플랫폼 구축에 10년, 대중화에 10년이 걸린다는 의미다.6 1990년에는 전 세계에 100만 대의 휴대전화가 있었다. 2010년에는 그 숫자가 50억을 넘었다. 이제 전 세계 인구의 85% 이상이 모바일 신호에 접근이 가능하다. 2012년에는 휴대전화 개수가 60억을 돌파할 것으로 예상된다.7 휴대전화는 이제 만능 줄기세포처럼 계산기, 알람시계, 사진앨범, 시계, 카메라, 비디오카메라, 녹음기, 플래시 등의 역할을 겸하는 만능 도구가 되었고, 동시에 의학 혁명을 가능하게 하는 기초가 되었다.8 이제 우리는 휴대전화를 이용하여 사실상 모든 생리학적 데이터들을 언제 어디서나 얻을 수 있게 되었다.

무선 의료는 2000년대 말에 피트니스 및 건강 분야에서 처음 태동하기 시작했다.9 초기의 도구 중 하나가 위팅스Withings 와이파이 체중계인데, 이것은 체중, 지방량, 순근육량, 그리고 체질량지수BMI를 측정하고 기록한다. 다른 여러 기계들과 마찬가지로, 측정된 데이터는 비밀번호로 보호되는 개인 웹사이트에 저장되며, 아이폰으로 보내질 수 있고 심지어 트위터에 올릴 수도 있다. 물론 동시에 모든 일이 다 일어나게 할 수도 있다. 다른 사례로는 나이키 플러스Nike+ 신발과 무선 가속도계가 있는데, 이 장치는 사람의 움직임을 데이터로 변화하여 저장한다. 역시 운동화 제조업체인 아디다스도 비슷한 상품(마이코치 페이서miCoach Pacer)을 출시했다. 런키퍼RunKeeper라는 스마트폰 앱은 GPS와 가속도계 기능이 있어서, 운동 지속 시간, 거리, 속도와 함께 운동한 경로까지 그래프로 보여준다. 피트비트Fitbit나 다이렉트라이프^{DirectLife} 같은 무선 가속도계는 사람이 하루 종일 내딛는 모든 발걸음을 기록하여, 이용자가 권장량인 하루 1만 보를 걸을 수 있도록 도움을 준다. 이런 기기들은 보통의 USB보다도 작은 크기이다. 스마트폰에 연결되어 하루 종일 얼마나 많은 칼로리를 소모하였는지를 알려주는 바디버그^{Bodybugg}나 바디미디어^{BodyMedia} 같은 도구들은 그보다 조금 크다. 그린구스^{GreenGoose}는 자전거를 타는 사람의 운동량을 측정하는 도구이다. 어펙티바^{Affectiva}에서 개발한 Q-센서$^{Q-sensor}$는 손목에 차는 것인데, 이용자의 정서적 각성 정도를 추적할 뿐만 아니라, 휴식을 취하면서 진정해야 할 필요가 있을 때에는 그러한 피드백을 이용자에게 제공하기도 한다.10 이런 데이터를 소셜 네트워크를 통해 공유하는 것은 좀 지나친 이야기로 들릴지 모르지만, 유산소운동량을 추적하여 더 많은 활동을 유도하는 도구들을 개인적으로 사용하는 것은 매우 권장할 만한 일이라고 생각한다.

최초의 소비자용 의료 모니터링 장치 중의 하나로, 헤드밴드에 부착된 센서를 이용하여 수면 중의 뇌파를 측정하는 지오^{Zeo}가 있다. 애초에는 깊은 수면 도중에 깨는 일을 줄이기 위한 목적으로 브라운 대학의 학생 세 사람이 고안한 이 장치는, 수분에 한 번씩 뇌파를 측정하여 수면의 네 단계(각성, 얕은 수면, REM 수면, 깊은 수면) 중 어디에 속해 있는지를 보는 장치로 변형되었다(그림 4-1 참조).

그림 4-1은 어느 날 밤 나의 수면 양상을 정성적으로 보여준다. ZQ 점수라고 불리는 총점은 82였는데, 이는 총 수면 시간, 총 각성 시간 및 각성 횟수 등 수면의 양상을 반영하는 것이며, 가장 중요한 REM 수면과 깊은 수면에 가중치를 둔 것이다. 나는 총 7시간 34분 동안 잠을 잤고, 도중에 일곱 번 깼다(대부분 나는 인지하지 못했지만). 가장

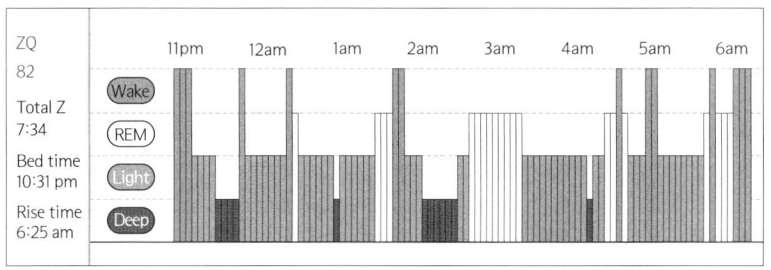

■ 그림 4-1 ■

어느 날 밤 내 수면의 양상. 수면 주기, 지속 시간, 취침 시간, 각성 시간 등 모든 정보를 취합하여 나의 ZQ 점수까지 보여준다.

깊은 수면은 초반 3분의 1 동안에 찾아왔다. 밤이 깊어질수록 잠도 깊어질 것이라는 일반적인 생각과는 달리, 이런 현상은 아주 전형적인 것이다. 평소보다 늦게까지 잠을 잘 경우 깊은 수면 시간은 오히려 줄어드는 결과가 나타나는 이유도 여기에 있다.

어느 날에는 수면 모니터링의 흥미로운 부작용 한 가지를 경험했다. 내 아내는 올빼미형 인간이어서, 내가 잠든 후에도 1~2시간 정도 깨어 있는 일이 드물지 않다. 내가 수면 모니터링을 시작한 첫 주의 어느 날 밤, 침실로 들어온 아내는 '지오' 장치를 쳐다봤고 내가 '각성' 주기에 들어가 있다는 사실을 알게 됐다. 아내는 말했다. "여보, 안 자는 거 알아. 이야기 좀 해." 실시간으로 뇌파를 보여주는 센서를 부착한 상태에서는 자는 척하기가 매우 어렵다.

피트니스 관련 무선기기와 앱처럼, 지오 역시 모바일 앱이 있어서 데이터를 소셜 네트워크를 통해 공유할 수 있다.[11] 이 기능은 실용적일 수도 있는데, 예를 들어 기분이 진짜 안 좋은 사람이 곧 나타날 것이라고 직장 내 사람들에게 미리 경고하는 것도 가능하다. 수면 모니터링 결과가 소셜 네트워크와 결합되면, 자신의 결과를 다른 사람들의 결과와 비교해볼 수도 있는데, 우리의 수면의 질은 대개 나이가 들면서 나빠지기 때문에 같은 연령층에 속한 다른 사람들과 비교해야 한다. 배우자, 가족, 이웃, 친구들과 경쟁을 하는 것도 물론 가능하다. 모니터링의 진짜 이유는 단순히 수면의 질을 파악하려는 데 있지 않다. 저녁에는 알코올을 피하든, 낮에도 카페인을 마시지 않든, 침실에서 애완동물 및 조명을 없애든, '전원을 차단'하든─잠을 청하기 최소 1시간 전에는 전기적 자극을 피해야 한다─진짜 목적은 수면의 질을 개선하는 데 있다. 이런 종류의 수많은 권고들은 너무 뻔한 이야기로 들린다. 하지만 그것을 실행에 옮기고 그 효과를 측정할 수 있게 된다면, 전혀 다른 이야기가 된다.

건강 및 피트니스 무선 모니터링은, 두 명의 〈와이어드〉 기자들이 처음 시작한 '수량화된 자아Quantified Self' 운동의 출범에도 기여했다. 이 운동의 목적은 우리들 자신에 관한 데이터를 활용하여 우리의 삶을 개선하는 것이다. 〈포브스〉 기자인 카슈미르 힐이 쓴 "자기 감시라는 모험, 혹은 극단적인 철학적 명상"이라는 2011년 기사는, 현재 이용할 수 있는 대부분의 건강 및 피트니스 관련 무선기기들을 직접 사용해본 경험을 아주 자세하게 기술하고 있다.

이런 진화 과정에서 나타날 다음 단계는 센서들을 활용하여 만성질환 관리에 도움을 주는 것이다. 미국에만 1억 4,000만 명의 만성질환 환자가 있으며, 전체 의료비의 75%를 상회하는 액수인 약 2조 달러가 만성질환으로 인해 매년 지출되고 있다.[12] 우리는 이미 인공심장 박동기나 심장 제세동기와 같은 영구적 체내 이식형 기기들을 이용하여 원격 모니터링을 성공적으로 경험해보았다.[13] 하지만 영구적 체내 이식형 기기들은 대부분의 사람들에게 적용될 수 있는 방법이 아니다. 매우 복잡한 시술이 필요하고, 비용도 많이 들고, 감염이나 기기 고장을 포함하여 심각한 잠재적 합병증이 많기 때문이다.

혈당과 당뇨병

지속적인 무선 모니터링이 최초로 상용화된 만성질환은 당뇨병이었다. 우리는 당뇨병 창궐의 시대에 살고 있으며, 그것은 부분적으로 세계적인 비만 문제에 기인한다. 미국에서는 10명 중 1명 이상이, 세계적으로는 3억 5,000만 명이 당뇨병 진단을 받았다. 소아 당뇨병 환자의 증가 추세도 심각하다. 당뇨 관리에서 가장 중요한 것은 혈당 조절을 잘하는 것인데, 고혈당은 여러 합병증 발생의 원인이 되고, 저혈당은 실신이나 의식 상실을 일으키기 때문이다. 몇 년 전까지만 해도 혈당을 집이나 직장에서 모니터할 수 있는 방법은 핑거스틱을 이용하여 간헐적인 혈당 수치를 얻는 것뿐이었다. 어느 정도의 통증을 유발하고, 사람들 앞에서 실시하기가 곤란하고, 검사용 스틱 값으로 하루에 최소 3달러 이상이 소요되는 고비용도 문제였다. 또한 하루에 서너 차례 각기 다른 시점에 검사를 한다 하더라도, 그 혈당치는 매우 제한적인 정보만 담고 있었다. 야간에 나타나는 고혈당이나 저혈당은 모르고 지나칠 수밖에 없었고, 주간에도 혈당은 운동, 음식 섭취, 수분 섭취, 혈당 조절을 위해 복용하는 인슐린과 같은 약제 등 여러 요인에 의해 나타나는 상당한 수준의 변화도 다 파악할 수는 없었다. 환자에게 혈당을 체크하라는 신호를 보내고 자동으로 피드백을 제공하는 모바일 앱을 사용하여 무작위 시험을 실시하여 1년을 관찰한 결과, 전통적인 자기 주도형 혈당 관리에 비해 혈당이 더 잘 조절되는 것으로 나타났다.[14]

놀라운 수준의 앱과 센서 기술로 인해 핑거스틱을 사용하지 않고도 지속적인 모니터링이 가능해지고 있다. 지속적 혈당 모니터링CGM이라고 알려진 최신 방법은, 복부의 피부 바로 아래에 27게이지 바늘로 삽입한 센서를 활용하는 방법이다. 이 기구는 피부 바로 아래에서 조직액의 당 수치를 5분마다 측정하여, 그 결과를 수신기로 전송한다. CGM은 사실상 지속적으로 혈당에 관한 정보를 제공할 수 있기 때문에, 혈당 조절 실패로 문제를 겪고 있는 매우 많은 환자들에게 특히 유용하다. 그러나 CGM조차도 12시간마다 핑거스틱을 이용하여 보정calibration을 해야 하고, 3~7일 동안 사용한 다음에는 센서를 교체해야 하는 문제가 있다. 1회용 센서의 가격은 100달러를 넘고, 수신기 가격은 1,000달러 이상이다. 결과적으로 CGM은 흔히 쓰이지 않고 인슐린 의존형 당뇨병 환자들에 의해서만 가끔 사용되고 있다. 하지만 혈당 조절이나 심지어 당뇨병 예방과 관련하여, 이 기술이 가진 잠재력은 상당히 크다고 할 수 있다. 나도 이 CGM 센서를 일주일 동안 사용해보았다. 나는 센서를 삽입하는 과정이 너무도 간단하고 운동이나 샤워에 아무런 제한을 주지 않는다는 사실에 놀랐고, 크래커나 피자와 같은 것을 먹는 것이 혈당에 끼치는 영향이 너무도 잘 나타나는 것에도 놀랐다.

2010년 말 샌디에이고에서 열린 테드메드TEDMED 컨퍼런스의 한 세션에는 월트 모스버그Walt Mossberg가 등장했다. 그는 〈월스트리트저널〉에 기고하는 소비자 기술 비평가이자 매년 개최되는 '디지털의 모든 것All Things Digital'이라는 컨퍼런스의 주최자이다. 나는 그를 만난 적이 없지만, 통찰력 있는 그의 칼럼들을 수년간 읽어오면서 많은 것을 깨달았었다. 그의 트위터를 필로우하면시 디지털 기기들에 관한 그의 코멘트를 읽기도 했다. 월트는 생각이 분명한 매우 마른 체형의 60대 남자였고, 머리가 벗겨지고 백발이었으며, 턱수염이 있었다. 그리고 그는 청중 앞에서 스스로 밝혔듯이, 혈당 조절에 사용하는 구닥다리 방법에 넌더리가 난 당뇨병 환자였다. 그는 그 모든 절차를 대신해줄 스마트폰 앱은 도대체 어디에 있는 건지 알고 싶어했다. 그가 나중에 나에게 설명한 바에 의하면, 그가 원했던 것은 스마트폰을 혈관 위에 갖다대면 혈당 수치를 읽어낼 수 있는 그런 앱이었다.

많은 회사들이 실제로 그와 같은 앱 개발을 시도하고 있다. 그야말로 당뇨병 분야의 성배聖杯가 될 수 있는 기술이지만, 혈당 측정이 그리 간단한 것이 아니라서 아직은 불가능한 기술이다. 혈당 수치를 휴대전화로 보내주는 기술을 개발하려는 노력은 FDA에 의해 좌절되고 있다. 휴대전화의 오작동 등 기술적인 문제로 인해 환자가 부정확한 데이터를 얻게 되고, 그로 인해 불필요한(가령 고혈당으로 나타난 수치에 반응하여 인슐린을 복용하는) 반응을 보일 것을 FDA가 우려하기 때문이다. 하지만 이런 문제는 곧 극복될 수 있을 것이다. 다른 종류의 센서들에 관한 전망도 밝다. 예를 들어 고혈당 혹은 저혈당에 반응하여 색깔이 달라지는 입자들이 섞여 있는 콘택트렌즈도 가능할 것이며, 눈물을 이용하여 혈당을 측정하는 방법도 가능해질 수 있다. '디지털 문신'이라는 별명으로 불리는 새로운 방법을 상상하는 사람들도 있는데, 이는 포도당과 결합하면 형광 신호를 배출하는 특수한 나노 입자를 혈관 속에 집어넣은 다음 스마트폰으로 그 신호를 정량화하여 혈당을 측정하는 방식이다.[15]

이런 맥락에서 또 한 가지 기술적 목표는 CGM과 인슐린 펌프를 결합하는 것으로, 이는 마치 인공 췌장과 같이, 인슐린 펌프에 의한 인슐린 분비가 측정된 혈당 수치에 따라 '폐쇄 루프' 방식으로 제어되는 장치를 말한다. 이미 많은 인슐린 의존형 당뇨병 환자들이 이 두 가지 기구를 사용하고 있지만, 아직 그 통합은 이루어지지 않고 있다. 이런 구상을 현실로 만들기 위해서 많은 연구가 행해지고 있음은 물론이다.

심전도 및 심장박동 모니터링

평생 동안 심장이 대략 30억 회나 뛴다는 점을 고려하면, 많은 사람들이 가끔씩 불규칙적인 심장 박동을 경험하는 것은 전혀 놀라운 일이 아니다. 심방세동은 가장 흔한 형태인데, 이 부정맥은 심방 근처에 위치한 심장박동 조절 부위에서 불규칙하고 무질서한 전기 신호를 내보낼 때에 발생한다. 최근에 만난 나의 환자가 묘사한 것과 같이, 심방이 부르르 하고 떨리는 것이다. 이처럼 심방이 효과적으로 수축하지 못하게 되면, 그 결과로 심방 내에 혈액이 정체되게 되고, 그것은 다시 혈전 형성 위험을 높이게 된다. 이런 정체를 통해 만들어진 작은 혈전이 심장 밖으로 나와 뇌로 가는 경우에 생기는 것이 바로 뇌졸중이다. 심방세동을 확실하게 진단하는 유일한 방법은 문제의 심장박동을 기록으로 확인하는 것인데, 이와 같은 불규칙한 박동은 매우 간헐적으로 나타나는 것이 보통이기 때문에 확인을 위해서는 상당히 긴 시간 동안 측정을 해야 한다. 심방세동을 경험하는 어떤 환자들은 어지럼증을 호소하지만, 매우 천천히 심장이 뛰는 서맥의 경우에도 같은 증상이 나타날 수 있다. 서맥성 부정맥은 심장의 전기적 자극의 전도가 차단됨에 따라 나타나는데, 만약 증상이 있고 약물로 치료되지 않을 경우에는 인공 심장박동기가 필요할 수 있다.

또 다른 대표적인 부정맥의 형태는 심실성 빈맥과 심실세동 등 악성 심실성 부정맥이다. '악성'이라는 용어가 사용된 데서 알 수 있듯이, 좀 더 걱정스러운 상황이다. 이것은 대체로 심장 근육 손상의 과거력이 있는 관상동맥질환 환자나, 심장 근육이 매우 약해져 있는 환자에게서 발생한다. 하지만 유전적 돌연변이에 의해 다른 건강 문제가 없는 젊은 사람에게 나타나기도 한다. 소수의 민감한 사람들에게서는 몇몇 약물들에 의해 이런 심각한 부정맥이 유발되는 경우도 있다.

그러므로 심장 박동의 모니터링은 매우 필요한 일이다. 노먼 홀터라는 의사가 심장 박동을 지속적으로 모니터할 수 있는 최초의 휴대용 기기를 발명한 것은 1949년이었고, 그것이 임상적으로 활용되기까지는 10년 이상의 시간이 더 걸렸다.[16] 그 이후 홀터 장치는 별로 달라지지 않았다. 커다란 상자와 여러 개의 선이 환자의 몸에 부착되어야 하고, 측정된 정보는 병원에 와서 다운로드되어야 한다. 여러 개의 리드lead를 가슴에 붙이고 크고 무거운 박스를 벨트에 차고 있어야 하므로 샤워나 운동을 하는 것이 불가능하고, 따라서 여러 날에 걸쳐 심박동을 기록하기는 쉽지 않다. 1999년에 나는 이런 문제를 개선한 제품을 보았다. 벤처 캐피탈 회사인 클라이너 퍼킨스에서 일하는 오랜 친구 브룩 바이어스가 나에게 '카디오넷CardioNet'이라는 회사가 개발한 신기술을 평가해 달라고 부탁했을 때였다. 그 기구는 인터넷을 활용하여 심장 박동을 며칠 혹은 몇 주에 걸쳐 모니터하는 것을 목적으로 고안되었다. 나는 매우 큰 흥미를 느꼈고, 그 회사 최초의 외부 의학자문위원이 되었다.

결국 약 400명의 환자를 홀터와 카디오넷 그룹으로 반무작위 배정하여 임상시험을 진행한 결과, 모바일 심장 박동 모니터링 장치를 사용한 그룹에서 더 많은 부정맥(특히 심방세동)을 발견할 수 있는 것으로 확인되었다.[17] FDA는 그 기계를 2002년에 승인했고, 그 회사는 2008년에 상장되었다. 여전히 그 기술은 완벽하지 않다. 특히 실시간 기록의 경우 그 결과가 자동으로 처리되지 않기 때문에 사람이 직접 그것을 검토해야 하는데, 보험에서 지급하는 비용은 투입되는 수고에 비해 매우 적다. 더욱이, 심장 부정맥이 의심되는 대부분의 환자들에서, 실시간으로 측정되는 데이터까지 필요한 경우는 실제로는 흔하지 않다.

심장 박동의 측정과 관련해서는 몇몇 다른 혁신들도 진행되어왔다. 그중 하나는 '아이리듬iRhythm'으로 알려진 간단한 패치다. 최소 7일간의 심장 박동을 측정하도록 고안된 이 장치는 가슴 부위의 피부에 부착하는 형태다. 이 장치는 우편으로 환자에게 보내지고, 측정이 끝나면 환자는 그것을 우편으로 되돌려 보내면 된다. 카디오넷이나 그 경쟁상품인 라이프와치Life Watch와 달리, 사람이 직접 결과를 해석할 필요도 없다. 이런 방식의 심장 박동 모니터링은 '넷플릭스 모델'이라고 불리기 시작했다(넷플릭스는 우편을 통한 DVD 대여 및 반납 시스템을 도입하여 큰 성공을 거둔 회사다-역주). 얼라이브코AliveCor와 같은 다른 기술들은 스마트폰을 이용하여 환자의 심장 박동을 실시간으로 측정한다. 2개의 센서가 부착된 스마트폰 케이스를 스마트폰에 결합한 다음 각각의 센서에 양쪽 손의 손가락 하나씩을 대기만 하면 측정 및 기록이 시작된다. 또는 스마트폰-케이스 세트 혹은 케이스만을 가슴에 갖다대도 된다. 심전도 그래프가 스마트폰 화면에 나타나고, 몇 분 동안의 심장 박동이 저장된다. 그 데이터는 스마트폰을 거쳐 인터넷으로 전송된다. 이 기구를 사용하면, 심계항진(두근거림), 현기증, 실신 등이 발생한 환자는 즉시 자신의 스마트폰으로 심장 박동을 측정하여 담당 의사에게 검토를 요청할 수 있는 것이다. 이 장치의 다음 버전은 신속하게 부정맥을 진단하는 데이터 처리 능력을 보강하여, 사람이 전혀 검토하지 않아도 부정맥을 발견하는 기능을 갖게 된다. 일단 전송이 이루어지면 그 데이터는 자동으로 분석되고, 분석 결과는 환자에 대한 조언과 함께 문자 메시지 형태로 보내진다.

바이털 사인

비침습적인 방법으로 바이털 사인을 측정하여 실시간으로 무선 송신까지 하는 일이 실로 엄청난 일처럼 보일지도 모른다. 사실 이런 모든 데이터가 동시에 지속적으로 측정되는 일은 오직 중환자실에서나 일어나던 일이다. 나는 2009년에 정말 초현대적으로 느껴지는 기술을 접했다. 텍사스 석유 재벌의 아들이면서 산부인과 전문의인 캐머런 파웰은 자신의 의업을 포기하고 에어스트립 테크놀로지Airstrip Technologies라는 회사를 창업했다. 캐머런의 첫 작품은 '에어스트립 오비Airstrip Ob'라는 제품이었다('오비'는 산부인과 중에서도 '산과'를 뜻하는 약어이다-역주). 분만을 전문으로 하는 대부분의 산과의사들은 여러 병원들을 돌아다니면서 아이를 받는다. 캐머런의 기구는 예비 엄마들의 자궁 수축에 관한 정보와 태아의 심장 박동에 관한 정보를 스마트폰으로 실시간 전송하여, 의사들이 거리에 무관하게 환자들의 위험 정도를 체크할 수 있도록 돕는 것이다. 이 앱은 엄청난 인기를 끌어서,

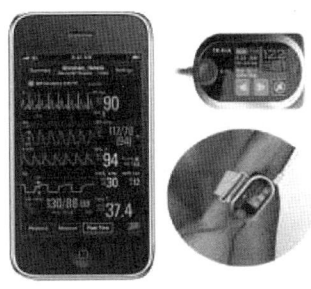

■ 그림 4-2 ■
환자의 바이털 사인을 스마트폰에서 볼 수 있는 에어스트립 테크놀로지 기술과 환자의 바이털 사인을 직접 보여주는 소테라의 손목 송수신기

수만 명의 산과의사들이 이 서비스를 이용하기 시작했다.

에어스트립 테크놀로지의 다음 목표는 중환자 치료 분야였다. 바이털 사인의 측정은 이미 가능한 것이었으므로, 에어스트립의 과제는 인터넷을 통한 전송 및 전화기 화면을 통한 구현까지 가능한 형태로 데이터를 다시 포맷하는 일이었다. 2010년에 캐머런의 팀은 FDA 승인을 획득했고, '에어스트립 CC'의 마케팅을 시작했다(그림 4-2 참조). 이런 행보가 계속 성공을 거둘 경우, 그는 미래 무선 의학 분야의 재벌이 될지도 모른다.

중환자실 바깥에서도 환자의 바이털 사인을 측정한다는 것은 큰 진전이었다. 여기서 가장 극복하기 힘든 과제는 혈압의 측정으로, 동맥에 센서를 집어넣지 않고도 혈압을 정확히 지속적으로 측정하는 일은 상당히 어려운 일이다. 샌디에이고 출신의 창조적 엔지니어인 매트 바넷이 이 문제에 도전하기로 결정한 것은 2005년이었다. 결국 그는 '소테라Sotera 손목 송수신기 센서'로 알려진 제품을 개발했다. 이 제품은, 비록 가끔씩 커프형 혈압계로 보정을 해야 하지만 동맥의 혈압을 성공적으로 측정할 수 있으며, 단지 손목에 부착하는 것만으로 혈중 산소 포화도와 맥박까지 측정할 수 있다.

소테라 기기들이 처음에는 병원 내 모니터링을 위한 도구로 사용되고 있지만, 사실 기술적으로는 그런 수준을 훨씬 뛰어넘어 어느 곳에서나 중환자실 수준으로 환자를 모니터하는 것이 충분히 가능하다. 당신이 몹시 흥분하여 혈압 상승이 걱정될 때, 호흡이 좀 가빠져서 산소 포화도가 떨어지고 있는 것은 아닌지 궁금할 때, 심장의 두근거림이 느껴져서 부정맥이 발생한 것이 아닌지 확인하고 싶을 때가 있을 것이다. 소테라로 이 모든 사실을 확인할 수 있다.

이런 흐름이 건강 모니터링의 패러다임을 바꿀 것이라는 사실은 누구나 쉽게 생각할 수 있는 일이다. 어쩌면 엄청나게 많은 e-건강염려증 혹은 사이버 건강염려증 환자를 양산할지도 모르겠다. 이미 많은 사람들이 웹 서핑을 하다가 어떤 질병에 관한 자료를 읽다 보면 자신이 그런 질병에 걸린 게 아닐까 하고 걱정하고 있는데, 바이털 사인을 지속적으로 모니터하는 행위는 새로운 차원의 근심을 유발할 수도 있다. 그럼에도 불구하고, 이러한 정보를 얻을 수 있게 되는 것은 장점이 훨씬 크다. 매일 체중을 재는 사람이 일주일에 한 번 체중을 재는 사람보다 체중 감량이나 유지를 더 잘한다는 사실을 우리는 이미 알고 있다. 마찬가지로, 칼로리를 계산해주는 스마트폰 앱은 많은 사람들의 체중 감소를 촉진하고 있다.[18]

같은 맥락에서, 혈압의 원격 모니터링이 혈압 관리에 도움을 준다는 사실이 밝혀지고 있다.[19] 또한 우리는 혈압의 조절, 특히 극단적인 상태로 혈압이 변화하는 일을 예방하는 것이 뇌졸중과 심근경색의 위험을 줄이는 데 핵심적이라는 사실도 알고 있다.[20] 원격 모니터링은 소위 '흰 가운 고혈압'—병원에서 의사를 만난다는 사실 자체로 인한 불안감 때문에 생기는 혈압 상승—도 피할 수 있다. 이런 데이터는 의약품 용량을 매우 세밀하게 조절하는 데 최선의 참고자료가 되며, 올바른 환자에게 올바른 약을 올바른 용량만큼 투여하는 일을 돕는다. 아울러 짠 음식과 같은 식습관이나 운동과 같은 생활습관이 혈압에 얼마나 큰 영향을 끼치는지를 환자가 인지하는 데에도 큰 도움이 된다.

바이털 사인의 엄밀한 계측은 고혈압의 관리나 예방보다 훨씬 더 넓은 분야에서 활용될 수 있다. 이론적으로는 모든 가정이 '이동식 중환자실'—원래 이 용어는 모니터링 장치가 최대한 설치된 앰뷸런스를 가리키는 말이다—로 바뀔 수 있다. 물론 의사나 간호사가 바로 곁에서 치료 행위를 제공하는 것은 아니지만, 중환자실이 아닌 일반 병실에 입원한 환자에게 병원이 제공하는 것 가운데 가장 중요한 행위는 단순한 모니터링인 경우가 많다. 그리고 그 모니터링을 위해서는 상당한 비용이 소요된다. 잘못된 의약품 투여가 원인이 되어 환자가 사망하는 경우가 미국에서 연간 10만 명이라는 점과, 병원에는 심각한 질병을 일으키거나 강한 내성을 보이는 세균이나 병원체가 매우 많다는 사실까지 고려하면, 사람들을 집에 머물게 하면서 모니터하는 것은 단점보다 장점이 많을 수 있다.[21]

의료의 반응성을 높이는 것도 불가능한 일이 아니다. 현재 많은 주택에는 경보 장치가 설치되어 있고, 그 장치는 소방서 및 경찰서와 연결되어 있다. 미래에는 일부 주택에 거주자의 바이털 사인을 지속적으로 측정하고 실시간 무선 송신으로 그 데이터를 의료기관으로 보내는 장치도 설치될 것이다. 이런 데이터 처리 과정이 자동화될 경우, 필요한 경우에는 마치 소방관이나 경찰이 출동하듯 곧바로 앰뷸런스가 출동하는 일도 가능해질 것이며, 오작동에 의한 불필요한 출동 문제도 사라질 것이다.

천식 발작

2,300만 명 이상의 미국인이 천식으로 고통받고 있으며, 천식으로 인한 입원 발생은 연간 50만 건을 넘는다. 천식 발작은 소아나 젊은 성인에게 발생했을 때는 특히 치명적일 수 있다. 가장 중요한 치료는 흡입기inhaler를 사용하는 것이다. 애스마폴리스Asthmapolis라는 회사는 일반적인 흡입기에 무선 송신 기능을 추가할 수 있는 부가형 센서를 고안했다. 환자가 흡입기를 이용하면 그 정보가 환자의 스마트폰을 통해 인터넷으로 전송되는 것이다. 이는 의사에게는 환자의 잦은 흡입기 사용 사실을 일깨워줄 수 있고, 이들 데이터가 축적될 경우 지역사회에는 천식 발작과 연관이 있는 것으로 생각되는 특정 장소에 관한 정보를 제공할 수도 있다. 이런 것들이 천식 발작 예방을 위해 무선 센서가 할 수 있는 역할 중 첫 번째 단계에 해당한다. 좀 큰 일회용 밴드 정도로 보일 패치 형태의 센서를 피부에 부착함으로써, 공기 오염의 정도나 꽃가루의 숫자까지 측정할 수 있다. 바이털 사인 모니터링과 호흡기의 반응을 감지하는 센서가 함께 활용될 경우, 천식 발작이 다가오는 것을 미리 알아차릴 수 있게 되고, 이런 경우에는 오염 지역을 피하거나 약을 미리 복용하는 등의 방법으로 천식 발작을 예방할 수 있게 되는 것이다. 마찬가지로, 만성폐쇄성폐질환—미국에만 천만 명의 환자가 있으며, 이들은 매우 입원 위험이 높다—을 가진 환자들도 같은 무선 센서 시스템을 활용하여 상당한 이득을 얻을 수 있을 것이다.[22]

수면무호흡증

4,000만 명 이상의 미국인이 수면 중의 일시적 호흡 중단이나 극단적으로 얕은 호흡 등을 특징으로 하는 수면 질환을 갖고 있다.[23] 이 흔한 질환을 유발하는 대표적 원인은 상기도폐색과 중추신경계의 비정상적 호흡 조절이다. 수면무호흡증은 폐동맥 고혈압, 부정맥, 심부전 등으로 이어질 수 있고, 당뇨병을 악화시키기도 한다. 상기도폐색의 치료에는 밤새 환자의 기도를 넓게 유지해주는 지속적 양압호흡기치료CPAP가 사용된다.

수면무호흡증은 대개 병원에 있는 수면검사실에서 진단된다. 환자는 대개 밤에 병원에 와서는 산소 포화도, 호흡 횟수, 심장 박동, 뇌파 등을 측정하는 다양한 장치들을 부착하고 잠을 자게 된다. 이런 상황에서 누군가가 '정상적'인 수면 패턴을 보일 수 있다고 생각하는 것이 오히려 이상한 일 아닐까? 이 검사를 위한 비용은 약 3,000달러다. 만약 환자에게 폐쇄성 수면무호흡증이 있어 CPAP 치료를 요한다면, 환자는 최소한 하룻밤 이상 다시 수면검사실에 머물면서 어느 정도 압력의 CPAP 치료가 적절한지를 결정해야 한다. 역시 불쾌하기도 하고 비싸기도 하다. 환자를 집에서 잘 수 있도록 해주는 무선 솔루션이 있다면 매우 좋을 것이다. 연속적 측정을 통해 어느 압력의 CPAP 치료가 효과적인지 평가할 수 있을 것이다. 얼마나 많은 수면무호흡증 환자가 진단되지 않은 채 지내고 있었는지도 알게 될 것이다. 수많은 환자들이 병원 수면검사실에서의 번거로운 검사가 싫어서 병원에 가지 않고 있기 때문이다.

기분 장애

우울증 진단을 받았거나 우울 증세로 약을 복용하는 사람을 더할 경우 2,000만 명이 넘는다.[24] 우울증이 제대로 치료되지 않아서 자살이나 자살 시도로 이어지는 경우는 대단히 많다. 심각한 우울 증상 역시 휴대전화 센서를 이용한 원격 기분 측정을 통해 발견될 수 있다. 센서는 전화 통화 및 문자 메시지의 분량은 물론이고, 대화의 어조까지 분석할 수 있다. 코지토Cogito라는 회사는 사용자의 목소리를 분석하여 기분을 평가하는 센서를 개발했고, 어펙티바라는 다른 회사는 피부의 전기 전도도를 측정하여 감정 상태를 측정하는 장치를 개발했다. GPS와 가속도계를 이용하면 의사가 환자의 활동성을 측정할 수 있고, 움직임과 의사소통이 적어지는 현상을 좋지 않은 조짐으로 해석할 수 있다.

* * *

지금까지 살펴본 목록이 원격 센서를 활용할 수 있는 의학적 상황을 빠짐없이 열거한 것은 물론 아니다. 간질, 녹내장, 파킨슨병과 같은 운동 장애 등 대단히 많은 다른 경우들에서도 원격 센서 활용이 가능하다.

자택 거주 고령자

'스마트' 건강 주택을 만들어내는 원격 모니터링의 개념은 특히 일부의 고령자들에게 잘 들어맞는다. 자신들의 집에 머물 수 있는 능력이 남아 있는 고령자들의 안전을 훨씬 더 잘 지켜줄 수 있기 때문이다. 설문 조사들에 의하면 95% 이상의 거의 모든 고령자는 너싱홈이나 노인거주시설assisted living facility, ALF에 가는 것보다는 자신들의 집에서 생활하고 싶어한다. 하지만 당연히 위험요인들이 존재한다. 80세 이상 고령자의 40%는 적어도 1년에 한 번은 넘어지고, 그 결과 매년 고관절 골절이 30만 건 이상 발생한다.[25] 이 골절은 사망으로 이어질 확률이 매우 높아서, 미국에서 사고로 인한 사망 원인 중에서 으뜸을 차지한다.

최근 〈이코노미스트〉에는, 고유수용성감각(자신의 신체 위치, 자세, 평형 및 움직임에 대한 감각을 말한다—역주)을 향상시켜 낙상 위험을 줄여주는 신발에 관한 특집기사가 실렸다.[26] 이와 같은 무선 센서는 보행이 불안정해지는 것을 감지하여 낙상을 예방하는 효과를 거둘 수 있다. UCLA 대학의 연구자들이 개발한 '스마트 지팡이'는 근력 센서, 운동 센서, 가속도계 등이 내장되어 있어 사용자에게 적절한 안내자 역할을 제공한다. 이런 도구는 고령자에게 사용되는 것 외에도, 보행 장애를 비롯한 여러 장애로 인해 지팡이를 이용하는 모든 사람들에게도 활용될 수 있을 것이다.[27]

개인 응급 대응 시스템은 부상을 입은 고령자가 도움을 요청하는 일을 도와줄 것이다. 〈뉴욕 타임스〉는 "센서들이 없으면 저는 아마 이미 죽은 목숨일 겁니다."라고 말하는 어느 고령자의 언급을 전하기도 했다.[28] 고령자들이 자기 집에서 오래 머무는 것을 도와주는, 무선 송신 기능을 가진 다른 도구들로는 비디오카메라, 동작센서, 복용 여부를 확실히 알 수 있도록 꼬리표가 부착된 의약품, 매트리스나 문에 부착된 센서, 바이털 사인 모니터링 장치 등이 있다. 오히려 가장 골치 아픈 과제 중의 하나는 각기 개별적으로 개발된 다양한 센서들을 통합하는 문제다.29 여러 회사들이 쏟아내고 있는 수많은 센서들의 소유권과 기능과 신호처리 방법이 모두 제각각이고 공통의 표준이 전혀 없다는 사실이 발전 속도를 좌우하는 가장 중요한 요소인 것이다. 여러 센서들로부터 취합된 데이터를 통합하려는 노력은 계속 이루어지고 있으므로, 언젠가는 이러한 장애물도 해결될 것으로 기대한다. 서로 경쟁하는 기업들끼리의 협동이 필수적으로 요구될 것이다.

약 복용 순응도

대략 50%의 처방약이 제대로 복용되지 않는다. 환자가 약 복용을 잊어버리는 것보다 자의적으로 약 복용을 중단하는 것이 더 큰 이유다. 최근의 경기 침체로 인해 어떤 환자들은 처방전을 받은 다음 약 조제를 포기하기도 한다.30 만성질환의 경우에는 이 문제가 특히 중요하다. 예를 들어, 심부전은 미국에서 입원 및 재입원의 가장 흔한 이유이다. 이로 인한 비용은 해마다 370억 달러 이상이고, 그 대부분은 입원 진료비가 차지한다. 심부전 환자들은 종종 약을 제대로 복용하지 않는데, 이것은 65세 이상 심부전 환자의 높은 재입원율─30일 이내 재입원율은 27%, 6개월 이내 재입원율은 50% 이상이다─의 가장 중요한 이유로 생각되고 있다.31

무선 기술은 여러 방법으로 환자의 약 복용 순응도를 높일 수 있다. 그 방법은 전화나 문자 메시지로 약 복용 시간을 알려주는 단순한 것에서부터, 약 성분과 그 약의 일정 용량만큼 흡수되게 조절하는 장치가 결합된 패치를 피부에 붙이는 방법에 이르기까지 다양하다. '글로 캡스$^{Glow\ Caps}$'와 같은 무선 약병은 약 먹을 시간만 되면 신호를 보낸다.[32] 더 우아한 방법으로는, 위액과 접촉하면 활성화되는 센서를 소화 가능한 형태로 만들어 모든 알약에 덧붙이는 방법도 있다. 이 경우, 알약이 보내는 전기적 신호는 몸 어딘가에 부착된 피부 패치에 딸린 센서를 통해 휴대전화로, 다시 웹으로 전송된다. 따라서 정확한 약 복용 시간이 측정될 수 있는 것이다. 프로테우스 바이오메디컬이라는 회사는 결핵, 고혈압, 심부전, 당뇨병, 우울증 등 낮은 약 복용 순응도와 밀접한 관련이 있는 여러 질병들에 초점을 맞추어 여러 개의 소규모 임상시험을 실시하고 있다.[33] 무선 센서 및 관련 시스템 개발에 관심을 기울이고 있는 필립스 전기는 아이필^{iPill}[34]이라는 제품을 개발했다. 이는 무선 조종을 통해 약 성분이 소화기관 중 특정한 부위에서 방출될 수 있도록 하는 장치다. 우리는 머지않아 무선 기술이 약 복용 순응도를 높이고 치료 결과를 향상시키는지 여부를 확실히 알 수 있게 될 것이다.

신흥 국가들과 휴대전화 검사실

많은 신흥 국가들에서도 거의 모든 지역에서 휴대전화 사용이 가능하다. 사하라 이남의 아프리카 지역에서 표준적인 케어만 실시한 그룹과 표준적인 케어에 문자 메시지 보내기를 추가한 그룹을 비교하는 대규모 무작위 임상시험이 행해졌다. 그 결과, HIV 감염을 치료하는 항레트로바이러스 제제 복용의 순응도가 뚜렷하게 향상되었다.[35] 단지 약 복용 순응도만 개선된 것이 아니라, HIV 바이러스 억제와 관련된 임상적 결과 역시 뚜렷하게 좋아졌다.[36] 이러한 긍정적 결과는 다른 질병들에도 비슷하게 확장될 수 있을 것이다.

    휴대전화의 SIM 카드를 말라리아, 성병, 전염성 병원체 등을 감지하는 바이오센서로 활용하는 '칩 검사실' 개발 프로젝트들이 다양하게 진행되어왔다.[37] SIM 카드의 칩은 또한 전해질과 같은 혈액 구성성분을 분석하거나 전혈구 검사CBC를 실시하는 데도 이용될 수 있다. 원격 진단을 위한 도구 개발에도 많은 노력이 행해지고 있다. 예를 들어, 특정 환자의 기침이 폐렴에 의한 것일 가능성이 많은지 심부전에 의한 것일 가능성이 많은지를 가려내는 데 휴대전화 앱이 사용될 수 있다. 휴대전화를 각종 검사실 검사를 위한 플랫폼으로 활용하려는 노력은 주로 침, 땀, 입김, 소변 등의 신속한 분석에 집중되고 있다. 스킨 스캔Skin Scan이라는 앱은 사마귀와 흑색종을 감별하는 데 도움을 준다. 이는 단순히 피부의 병변 사진만 찍으면, 그 이미지를 복잡한 알고리듬을 거쳐 처리한 다음 결과를 알려주는 방식이다. 결과를 신속하고 편리하게 얻을 수 있기 때문에, 조직검사를 권유할 것인지 말 것인지를 결정하는 데도 도움을 줄 수 있다. 입김을 디지털화하는 장치는 오늘날 음주측정기에 사용되는 감지장치보다 10억 배쯤 민감한 장치로 개발되어, 폐암의 조기 발견이나 소아 천식의 경과 관찰에 쓰일 수 있도록 시험이 진행되고 있다.[38]

무선의학의 도전에 맞서기

비록 현재의 기술이 엄청난 변화 가능성을 내포하고 있기는 하지만,

중요한 난제들도 많이 있다. 데이터 홍수, 안전성과 프라이버시, 임상적 검증, 비용, 의료행위로의 편입 등이 그것이다. 다양한 생리적 데이터의 원격 모니터링의 경우, 단 한 사람만 측정해도 그 데이터 용량은 엄청난 수준이다. 그리고 그 데이터가 유용하게 사용되기 위해서는 소프트웨어 알고리듬을 거쳐 변환되어야만 한다. 미리 정해진 '정상' 범위를 벗어나는 데이터가 수집될 경우 의사에게 그 사실을 알려주는 간단한 구조를 가진 시스템이라 하더라도, 수백 혹은 수천 명의 환자들이 특정 시점에 열 몇 가지 다양한 수치들을 모니터하고 있다면, 그야말로 엄청난 양의 데이터가 생산되는 것이다. 더 큰 문제는 다양한 센서들에 의해 생산된 수많은 데이터들이 각기 다른 포맷으로 만들어져 있어서 통합되기 어렵다는 점이다. 표준을 공유하는 것은 프라이버시 보호 측면에서도 더욱 필요한 일이다. 전기적 데이터가 해킹이나 부주의한 실수에 의해 쉽사리 침범되지 않는다 하더라도, 무선 의학 산업체들은 힘을 합쳐 더 높은 수준의 안전장치를 마련해야 한다.

미래의 외래 진료

원격 센서의 발달이 이미 존재하는 화상 채팅과 결합될 경우, 외래 진료는 점차 가상공간에서의 진료로 대체될 수 있다. 뉴욕의 일부 선도적인 의사 집단은 '헬로 헬스Hello Health'라고 불리는 전자적 동영상 연결 형태의 진료를 시작했다. 환자들은 이메일, 문자 메시지, 화상 채팅 등에 대해 비용을 지불하고, 실제 의사 방문은 거의 하지 않는다(대개는 1년에 한 번 미만). 샌프란시스코 등 다른 도시에서도 이런 시스템이 이미 도입되었다. 2009년 〈패스트컴퍼니〉에 실린 기사는 미래의 의료에 관한 서술에서 "일부는 전자의무기록, 일부는 진료관리 시스템, 일부는 소셜 네트워크 사이트이며, 의사와 환자들의 프로필과 사진들이 가득 차 있는 가운데, 모든 것은 프라이버시와 관련된 연방 규정을 준수하는 안전한 환경 속에 놓여 있다."라는 표현을 사용했다.[39] 나는 이 주제에 관해서는 제9장에서 훨씬 심도 있게 기술할 것이다.

자동차 내부의 무선 센서

제너럴 모터스(자회사인 온스타), 토요타, 포드 등 여러 자동차 업체들은 사고 예방을 위해 운전자의 생리적 정보를 모니터하는 센서 시스템을 개발하고 있다. 핸들(얼라이브코의 스마트폰 케이스와 같이 2개의 센서를 이용한다)이나 시트에 장착된 센서를 통해 운전자의 심장 박동을 모니터하는 장치의 경우, 이미 부정맥 등 특정한 과거력을 가진 운전자들을 대상으로 시험이 진행되고 있다. 입김 속에 있는 알코올 성분을 자동으로 감지한 결과를 음성으로 알려주거나 (일부 당뇨 환자들에게 부착된) 지속적인 혈당 모니터링 센서와 결합하여 혈당 정보를 알려주는 장치도 이미 시험 단계에 와 있다. 알코올 관련 데이터는 자동차 시동을 저절로 꺼지게 할 수도 있으며, 부정맥이나 저혈당의 경우에는 운전자에게 차를 세우라는 경고 메시지를 보내게 된다. 이런 것들은 모두 앞으로 다가올 무선 센서 유비쿼터스 환경과 그로 인한 우리 생활의 변화를 조금은 예측할 수 있게 해준다.[40]

제5장

생물학

게놈을 해석하다

> 개인화된 디지털 기기들이 우리가 처음 컴퓨터를 접했을 당시에는
> 상상할 수 없었던 경제, 사회, 과학적인 혁명을 가져온 것처럼,
> 게놈 정보 또한 유사한 변화를 가져올 것으로 예상하고 준비해야 할 것이다.
> ▪ 조지 처치 [1] ▪

2010년 12월 밀워키 주 위스콘신에 살던 니컬러스 볼커라는 5세 남자 아이는, 이유를 알 수 없는 소화기 질환으로 100번 이상 수술을 받았으며 거의 항상 입원하여 지낼 수밖에 없고 종종 패혈증 증세마저 겹치는, 사실상 죽음의 문턱 앞에 서 있는 상태였다. 그런데 그의 DNA 염기 시퀀싱(서열분석)을 통하여 의사들은 결정적인 유전자 돌연변이를 발견할 수 있게 되었다. 이 발견으로 인하여 니컬러스는 적절한 치료를 받고, 건강을 다시 찾을 수 있게 되었다. 이 사건은 게놈

징보가 환자 치유에 있어서 중요한 역할을 할 수 있다는 사실이 명확히 밝혀진 최초의 사례일 뿐이지만, 이로 인하여 미래의 의학에 있어서 게놈 정보가 결정적인 역할을 하게 될 것이라는 것을 더 이상 부정할 수 없게 되었다. 심지어 몇몇 이들은 이 사건이 의료에 있어서 새로운 장을 여는 계기가 되었다고 말하기도 하는데, 유전자 염기 시퀀싱과 관련된 몇몇 증례에 대해 의료보험 혜택이 주어졌기 때문이다.[2]

사람의 게놈 정보를 분석한 인간 게놈 프로젝트Human Genome Project의 초기 결과가 이처럼 극적으로 의료에 적용되기까지는 10년에 가까운 시간이 걸렸다. 볼커 군이 받은 치료와 같은 진료가 보편화되기까지는 더 많은 시간이 필요할 것이다. 이러한 치료가 우리가 바라는 궁극적인 목표임은 분명하다. 비록 아직은 많은 한계가 존재하는 방법들이긴 하지만, 의학은 이미 '창조적 파괴'의 과정을 통해 개발된 단일염기다형성single nucleotide polymorphism, SNP(흔히 '스닙'이라 부른다―역주) 엑솜exom 연구 등을 통한 게놈 분석 방법들을 사용하고 있다. 이러한 분석 방법들을 의료에 적용하는 것은 다소 성급한 면도 있겠으나, 충분히 시도해볼 가치가 있다고 생각한다. 이들 분석 방법들은 단순히 문제가 있는 유전자를 교정하는 데 이용되는 수준을 지나, 질병에 대한 감수성을 과학적으로 설명하거나 어떤 약제를 치료에 사용해야 할지를 결정하는 데에도 사용될 것이다. 나아가 이러한 분석 기법은 의학적 지식을 보편화하고 환자에 대한 더 정확한 정보를 개인에게 제공함으로써, 환자들에게 힘이 되고 의료의 민주화에 도움이 될 것으로 생각된다. 그럼에도 불구하고 현재로서는, 이러한 과학적 혁명이 진행되는 다른 어떤 영역보다도 의료계 내부에서의 저항이 큰 것으로 보인다. 이러한 저항에 맞서는 것이 쉬운 일은 아니겠지만, 그렇다고 쉽게 포기할 수도 없는 일이다.

유전체학의 기초

10년도 더 전인 2000년 6월 26일, 인간 게놈 프로젝트의 초기 결과를 발표하기 위한 행사가 백악관에서 열렸다. 빌 클린턴 미국 대통령은 "우리는 이제 신이 생명을 창조할 때 사용한 언어를 배울 수 있게 되었다……. 이는 대부분의 질병을 진단, 예방, 치료하는 데 혁명적인 변화를 가져올 것이다."라고 말했다.[3] 그는 이를 가리켜 "인간이 개발한 가장 중요한 지도"라며 찬사를 보냈다. 당시 〈뉴욕 타임스〉의 1면은 "인간 생명에 대한 유전자 정보, 과학자들에 의해 해독"이라는 제목으로 장식되었으며, 〈타임〉은 "암호를 해독하다!"라는 제목하에 당시 NIH 공동 연구단의 단장이었던 프랜시스 콜린스 박사와 셀레라 게노믹스Celera Genomics의 대표 크레그 벤터를 표지 모델로 등장시켰다. 당시의 결과는 실로 대단한 흥분을 불러일으켰었다. 그러나 오늘날까지 ―대중뿐 아니라 의료인들마저도― 우리는 그 당시와 그 이후 10여 년간 발견된 사실들이 실제로 무엇을 의미하는지를 제대로 파악하지 못하고 있다.

사람의 게놈은 23개의 염색체 쌍으로 이루어져 있으며, 각각의 염색체는 이중나선 구조를 이루고 있는 30억 개 이상의 염기들로 구성된다. 하나는 부계에서, 다른 하나는 모계에서 유래된 2개의 염색체가 하나의 쌍을 이루는 '이배체' 형태로 존재하기 때문에, 인간의 DNA는 약 60억 개의 염기로 이루어진다. 이렇게 실로 많은 수의 염기서열이 존재하지만, DNA의 구성은 꽤 단순하다. 각각의 염기는 '생명 기호'라 불리는 4개의 분자, 즉 아데노신adenosine, A, 구아닌guanine, G, 사이토신cytosine, C, 타이미딘thymidine, T 중 하나에 해당한다. 이러한 간단한 구조에도 불구하고 유전자 기호를 해독하기는 쉽지 않아서, 유전자 해독을 가능하게 하는 초기 기기를 개발하는 일은 매우 돈이 많이 들어가고 복잡하며 시간도 많이 소요되는 과정이었다. 유전자 정보의 광대한 분량과 더불어 유전학자들이 직면한 또 다른 근본적인 문제는, 실제로 이들 정보가 의미하는 바를 밝히는 것이었다. DNA 서열의 염기 3개가 모여 아미노산에 대한 정보를 제공하고, 아미노산이 모여 단백을 형성한다―또는 더욱 단순히 말하면 유전자는 단백 형성을 위한 정보를 제공한다―는 사실은 한동안 기초 생물학 시간에 배울 수 있는 '상식'이었다. 많은 이들이 실제로 정말로 이렇게 단순하기를 바랐을 것이다!

실상은 60억 개의 염기 중 유전자의 엑손exon이라 불리는 단 1.5%만이 단백을 형성할 수 있는 정보를 지니고 있는 것으로 밝혀졌다. DNA의 이러한 부분을 일괄하여 통칭할 때에는 엑솜exome이라는 용어를 쓴다. 인간 게놈 프로젝트 이전에 유전학자들은 DNA 내에 적어도 단백질을 형성하는 유전자가 10만 개 이상 존재할 것이며, 아마도 이보다 더 많을 가능성이 높다고 생각했었다. 그러나 결과적으로 사람의 게놈에는 2만 3,000개 이하의 유전자가 존재하는 것으로 밝혀졌다. 이는 게놈의 약 98.5%가 단백 형성에 관련된 정보를 갖고 있지 않으며, 그렇기 때문에 전통적인 의미의 '유전자'의 정의에 부합하지 않는다는 것이다. 단백질을 형성하지 않는다면, 나머지 방대한 부분의 게놈은 무엇을 위하여 존재하는 것인가?

이에 대한 답은 '조절'이다. 유전자 내에는 프로모터promoter와 인트론intron이라는 부분이 존재하는데, 이들도 단백 형성에 필요한 정보를 제공하지는 않는다. 프로모터는 전사transcription라는 단계를 시작하거나 종료시키는데, 이는 DNA의 엑솜을 전령 RNAmessenger RNA, mRNA로 치환하는 과정을 의미하며, 이들 mRNA는 번역translation이라는 과정을 거쳐 아미노산과 단백을 형성하게 된다. 인트론 또한 단백을 형성하는 데 필요한 정보를 갖고 있지 않다. 인트론은 mRNA의 전구체로 전사되지만, 결과적으로 완성된 mRNAmature mRNA를 형성하고 단백으로 번역되는 과정에서 제거된다(이 부분이 잘려나간 다음 나머지는 다시 연결된다).

단백을 형성하는 유전자를 제외한 나머지 부분의 게놈은 수천에서 수백만 염기만큼 떨어진 곳에 위치하는 유전자를 조정하는 조절인자regulatory element로 이루어져 있다. 이러한 조절은 다양한 방법으로 이루어지는데, RNA를 전사하여 만들어지는 단백의 양에 영향을 미치기도 하고 인트론을 제거하는 과정에 관여하기도 한다. 사실상 게놈의 너무나도 많은 부분이 단백을 형성하지 않는 RNA를 만드는 과정에 관여하기 때문에, 이제는 RNA—마이크로 RNAmicro RNA, 소간섭 RNAsmall interfering RNA, 비암호화 RNAlong non-coding RNA 등 다양한 형태로 존재한다—가 게놈을 이해하는 데 필수적인 큰 주제로 자리잡게 되었다. 이처럼 (단백질을 형성한다는 유전자에 대한 전통적인 개념과는 달리) 'RNA만을 형성하는' 유전자의 수는 아마도 10만 개 이상일 것으로 추정되어, 이는 '전통적 의미의' 유전자 수보다 4배나 많다. 2007년에 〈이코노미스트〉는 "생명과학의 빅뱅: RNA의 비밀을 파헤치다"라는 기사와 함께 표지에 RNA의 그림을 싣기도 하였다.[4]

이 기사는 DNA 구성 요소의 백과사전을 구성하는 것을 목표로, 정부의 지원하에 세계 80개 조직의 35개의 연구 그룹이 참여한 대규모 엔코드ENCODE 프로젝트를 다룬 것이었다(ENCODE는 Encylopedia of DNA Elements의 머리글자를 따서 명명된 것이다).

따라서 우리가 알고 있던 유전자 서열의 작동 기전과 기능에 대한 관점은 수십 년 전의 정설에 비하여 급진적으로 변하게 되었다. 예상했던 것보다 단백을 형성하는 유전자의 수가 훨씬 적었으며, 이들을 조절하기 위하여 존재하는 부분이 100배 이상 많이 분포되어 있으니 말이다. 부채담보부채권CDO이나 금융계의 파산위기를 생각하면, 우리의 게놈 시스템은 현재의 금융 산업과 정반대의 모습을 하고 있는 셈이다. 규제가 과도하게 강조되어 있다는 뜻이다. 비록 완벽하지는 않더라도 이러한 게놈의 구조가 인간이 생물학적 '파산 위기'에 처하지 않도록 하는 데에는 도움이 된다.

사람의 DNA는 두 가지 범주로 나눌 수 있다. 난자와 정자에 존재하여 생명이 만들어질 수 있게 하고 우리 몸을 구성하는 세포를 형성하는 작업을 총괄하는 생식선 DNAgerm-line DNA와, 몸을 구성하는 세포에서 발견할 수 있는, 복제되어 파생된 체세포 DNAsomatic DNA가 그것이다. 암에 대한 지식이 조금이라도 있다면 알 수 있겠지만, 체세포 DNA는 세포 분열을 거듭하면서 변이를 일으킬 수 있다. 그러나 실제로는 암이나 다른 질병과 동반된 유전자 변이가 항상 그 질환의 원인으로 작용하지는 않는다. 질병의 원인이 되는 변이를 '운전자' 돌연변이driver mutation라 하는 반면, '승객' 돌연변이passenger mutation라 불리는 다른 변이들은 단지 병이 발생하는 원인과 밀접한 연관이 있는 이유로 동반되어 나타나게 된다. 여기서 주목해야 할 점은 DNA 수준에서 발생한 생물학적 이상을 발견하고자 한다면, 그에 맞는 세포 종류를 선택하여 연구해야 한다는 것이다. 즉, 혈액(백혈구)이나 침에서 추출된 DNA는 전형적으로 생식선 DNA를 대변하는 것으로 알려져 있다. 그러나 백혈병과 같은 혈액암의 경우에는 그렇지 않다는 것이다.

예를 들어, 우리가 유전병으로 발생한 심장병의 근본 원인을 찾고자 한다고 가정하면, 아마도 심장의 체세포 DNA와 생식선 DNA를 모두 관찰해야 할 것이다. 암의 경우에는 페어드 시퀀싱paired sequencing이라고 알려진 방법으로 종양의 체세포 DNA를 생식선 DNA와 직접 비교할 수 있다.[5] 실상은 어느 종양이든 다른 여러 돌연변이가 있는 세포들이 모여 이루어지기 때문에, DNA 서열이 혼재되어 존재하게 되어 훨씬 더 복잡한 문제가 된다. 다른 예로, 유전으로 인하여 발병했을 가능성이 있는 뇌 질환의 경우에는, 체세포 DNA의 돌연변이에 의한 증상 발현 여부를 확인하기 위하여 생식선과 뇌세포를 모두 확인해야 한다. 문제를 더 복잡하게 하자면, 유전자의 조절 기전은 관찰 범위에 따라 다양하게 변화한다. 마이크로 RNA, 전사된 RNA, 작은 RNA 분자들small RNA, 유전자 발현, 그리고 후성유전체학epigenomics 모두가 조직과 세포 특이적인 기능을 갖고 있는 것이다. 유전체학의 '기초'라고 하기에는 너무 복잡하다!

게다가 사람의 게놈은 개개인에 따라 조금씩 다르기까지 하다. 게놈 내의 어떤 염기든 다른 사람과 비교하여 다른 종류의 염기로 변형될 가능성이 있다. 이중 가장 단순하고 간단한 형태의 변형을 단일염기다형성이라 한다.[6] 각각의 변형은 대립 유전자allele라 불리게 된다. 개인의 DNA 서열이 완전히 분석될 때마다, 수백 수천 개의 새로운 SNP가 발견되고 있다. 세계 여러 나라의 학자들은 새로운 SNP를 증명할 때마다(정확성을 위하여 반복하고 확인하는 과정을 거친다) 이를 dbSNP라 불리는 공개된 데이터베이스에 올리도록 하고 있다.

사람에게서 흔한 SNP를 발견하기 위하여 햅맵HapMap이라는 국제적인 대규모 프로젝트가 시작되었다. 이 프로젝트는, 세 개의 대표적인 인종(흑인종, 황인종, 백인종)을 대표하는 269명의 유전자를 분석하여, 전체 대상의 5% 이상에서 나타나는 것으로 정의된, 흔한 SNP를 찾는 것을 목표로 하는 것이다.[7]

한 번에 같이 후세로 유전되는 염기의 다발 또는 토막을 의미하는 하플로타입haplotype은 게놈의 중요한 단위로 여겨진다. 햅맵을 개발하는 데 바탕이 된 가설은, 흔히 발견되는 SNP를 찾을 수 있다면 이를 일종의 게놈 내의 위치를 알 수 있는 우편번호로 이용할 수 있을 것이라는 생각이었다.[8] 이들 유전자 염기 다발 또는 토막 내에는 연관불균형linkage disequilibrium, LD 관계에 있는 SNP 또는 대립 유전자가 위치하는데, 사실 이들은 서로 연결되어 있기 때문에 다소 잘못된 명명이라 할 수 있다. 따라서 SNP를 이용하여 게놈의 우편번호를 알 수 있게 된다면, 특정 형질(눈 색깔이나 키, 질병과 같은)이 어떤 하플로타입(다발)과 연관되어 나타나는지를 알 수 있게 되는 것이다. 일반적인 백인이나 황인종에게서는 50만 개 이상의 LD나 하플로타입을 발견할 수 있다. 흑인종에게서는 더 많은 다양성이 발견되는데, 이는 인간이 아프리카에서 기원했으며 그로 인해 더 오랜 세월 진화했음을 시사하는 것이며, 따라서 약 100만 개의 우편번호를 찾을 수 있다. 그러므로 사람의 게놈 전체에 주소를 부여하고자 한다면, 적어도 하나의 하플로타입에 우편 번호를 하나씩 붙인다고 가정하더라도 최소한 50만 개 이상의 SNP를 발견해내야 하는 것이다.

단일염기다형성 변이	ATTGGCCTTAACCCCCGATTATCAGGAT ATTGGCCTTAACCCTCCGATTATCAGGAT	
삽입-삭제 변이	ATTGGCCTTAACCCGATCCGATTATCAGGAT ATTGGCCTTAACCC---CCGATTATCAGGAT	구조적 변이들
치환	ATTGGCCTTAACCCCCGATTATCAGGAT ATTGGCCTTAACAGTGGATTATCAGGAT	
전도 변이	ATTGGCCTTAACCCCCGATTATCAGGAT ATTGGCCTTCGGGGGTTATTATCAGGAT	
단위 반복수 변이	ATTGGCCTTAGGCCTTAACCCCCGATTATCAGGAT ATTGGCCTTA-------ACCTCCGATTATCAGGAT	

■ 그림 5-1 ■

유전자 변이의 종류. 각 변이의 아래에 나타낸 염기 서열은 단일염기다형성 변이에 예시된 위쪽 서열에 대한 변이를 보여준 것이다.

출처: K. Frazer, "Human Genetic Variation and Its Contribution to Complex Traits," *Nature Reviews Genetics* 10(2009): 241–51.

　　게놈 내의 형태적인 또는 구조적인 변형의 결과가 SNP의 형태로만 나타나는 것은 아니다.[9] 일괄하여 '인델'이라고 불리는 삽입insertion 또는 삭제deletion 현상은 SNP의 10분의 1 정도의 빈도로 존재한다.[10] (그림 5-1 참조) 이는 쉽게 말하여 유전자 내에 하나의 염기 또는 염기들이 추가되거나 제거되는 것을 의미한다(예들 들어, 그림에서 4개의 염기 중 G, A, 그리고 T가 삭제되었다).[11] 그림에서 보여준 바와 같이 몇 개의 연속된 염기가 치환substitution되거나 전도inversion되기도 한다. 구조적 변이 중에서도 중요하다고 알려진 단위 반복수 변이copy number variation, CNV라는 변이가 있는데, 이는 때에 따라서 수백만 개의 염기에 이르기도 하는, 유전자의 꽤 큰 부분이 다른 사람들과 달리 반복되거나 사라지는 현상을 의미한다. 이들 변이가 존재하는 위치는 T염기가 C로 치환되는 것으로 짐작이 가능하다.

제5장 생물학　169

게놈을 엿보다(GWAS)

하플로타입을 이용한 중요한 업적 중 하나로 전장유전체연관분석genome-wide association studies, GWAS이 있다. 이러한 연구는 유전형 분석의 기술이 비약적으로 발전하였기 때문에 가능하게 되었다. 1997년도에만 해도 한 번에 SNP 하나만을 분석할 수 있었지만, 2007년에 이르러는 유전자 칩DNA chip과 자동화된 로봇 시스템을 활용하여 한 개인에게서 100만 개의 SNP를 분석해내는 것이 가능하게 되었다. GWAS를 통하여 유전자의 특정한 위치 내에서 염기의 종류(A, C, T 또는 G)를 99.99% 정확하게 확인할 수 있다. 이는 기계가 한 번에 수백만 개의 SNP를 분석하고, 이를 보다 작은 수의 유전형 분석을 위하여 개발된 플랫폼을 이용하여 확인하는 방법으로 정확도를 높였다는 점에서 기술의 눈부신 발전이라고 할 수 있을 것이다. 이러한 기술과 유전자 우편번호 확인 방법HapMap은 GWAS 시대를 가능하게 하였다.

첫 GWAS는 2005년 4월에 발표되었다.[12] 이는 700만 명 이상의 미국인에 발병하는, 시력 손실의 가장 큰 원인 중의 하나인, 연령관련 황반변성age-related macular degeneration, AMD을 연구하기 위한 것이었다. 연구자들은 96명의 환자와 증상이 없는 50명의 대조군의 하플로타입 내에 11만 6,204개의 SNP를 분석하였다. 이들은 염색체 1번에 존재하는, 보체 인자 Hcomplement factor H, CFH라 불리는 유전자에 해당하는 하플로타입의 변이가 평생 동안 AMD에 걸릴 위험성을 7배 증가시킨다는 것을 발견하였다.[13] 이 부분에 대한 염기 시퀀싱을 통하여 하나의 엑손의 변이—아미노산 타이로신tyrosine이 히스티딘histidine으로 변형된 단순한 변이—가 발병의 원인임을 밝힐 수 있게 되었다. 또한, 이후

반복된 독립된 3개의 연구들에서도 이 결과가 확인되었다.[14]

최소한의 SNP(백인종에 있어서는 최소한 25만 개의 SNP 분석이 필요할 것으로 예상되었었다)와 제한된 환자 수를 고려했을 때에 이는 당시 유전체학에서 대단한 업적이었다. 이 SNP로 인하여 AMD의 위험성이 700% 증가한다는 것은 실로 놀라웠으며, 의심되는 유전자에 대한 염기 시퀀싱을 통하여 실제 기능적으로 문제를 일으키는 SNP를 찾아낼 수 있었던 것이다. 이 연구가 있기 전까지는 AMD 환자들은 망막 조직에 염증을 동반한다는 사실 정도만을 알고 있었으나, 이러한 염증을 유발할 수 있는 유전자의 종류만 해도 수천가지가 있을 수 있었다. 흔하지만 복합적인 중증 질환이 GWAS로 인하여 해결된 것이다!

여기서 특히 '복합적인'이라는 말이 갖는 의미가 중요하다고 생각한다. 유전체학이 있기 전까지는, 우리가 원인을 밝힐 수 있는 유전질환들은 단순한 멘델유전 및 표현형^{phenotype}을 보이는 것들뿐이었다. 이들은 상염색체 우성$^{autosomal\ dominant}$(1번부터 22번까지 염색체 중 한 가닥의 이상으로 인한다)이든가, 상염색체 열성$^{autosomal\ recessive}$(증상 발현을 위하여 한 쌍의 염색체 이상을 요한다), 성염색체 관련$^{sex\text{-}linked}$(X 염색체 또는 Y 염색체의 이상과 연관된다) 질환, 또는 미토콘드리아 관련^{mitochondrial}(세포내의 발전소 역할을 하며 독립적인 DNA를 지니고 있는데, 이는 미토콘드리아가 박테리아에서 기원했음을 시사한다) 질환들이었다. 이들은 흔히 존재하는 병들이 아니며 또한 유전자 차원에서 이해하기도 어려운 질환들이다. 예를 들어 낭포성 섬유증$^{cystic\ fibrosis}$, 헌팅턴병, 테이-삭스병$^{Tay\text{-}Sachs\ disease}$ 등이 이러한 질환이다. 이들뿐만 아니라 2,000여 개의 멘델유전질환이 'Online Mendelian Inheritance in Man'이라는 데이터베이스에 정리되어 있다.

흔한 병이냐 흔하지 않은 것인가의 차이 외에도 멘델유전질환과 복합형질의 질병 사이에는 중요한 차이점이 존재한다. 멘델유전질환의 경우, 한 개의 유전자에 대한 돌연변이 또는 변이들이 질환을 유발하는 원인이 된다. 이러한 종류의 돌연변이가 있는 사람은 병이 발병할 가능성이 매우 높은데, 이를 일반적으로 고 침투도 변이high penetrance mutation라 하며 이는 결정론적이라고 볼 수 있을 것이다. 반면, 복합형질 질환은 수많은 다른 유전자들에 의하여 발생하게 된다. 이들 질환은 전통적인 멘델유전법칙에 따라 자손에게 유전되지 않으며, 질환의 원인이 되는 각각의 변이는 매우 낮은 침투도를 갖기 때문에 이들 질환은 보다 개연론적이라고 할 수 있다. 따라서 황반변성과 같은 복합질환의 경우에는 특정 하플로타입이 발견된다 하더라도 더 높은 발병 가능성과 연관된다고 할 수 있을 뿐이며, 확실히 질병을 일으킨다고 할 수는 없는 것이다.

비록 황반변성에 대한 연구가 유전체학 분야에서 큰 관심의 대상이 되긴 하였지만, 너무 과대하게 평가하기 이전에 확실히 유의해 할 점이 두 가지 있다. 첫 번째는 사실 이 결과는 어느 정도 운이 좋았기 때문에 얻을 수 있었다는 것이다. 이 연구 이후 복합적인 질환들을 대상으로 GWAS를 수백 번 적용해본 결과, 몇몇의 예외를 제외하고는 하나의 하플로타입이 질병의 발생 위험성을 그렇게 의미 있게 증가시키지 않는다는 것이 명확해졌다. 둘째는 사실 100만 개의 SNP를 분석한다고 해도 이는 전체 게놈의 0.03%만을 대표하는 정보에 불과하기 때문에, 하플로타입 분석 방법을 적용하더라도 그것은 전체 게놈을 아주 살짝 엿보는 것에 불과하다는 것이다. 그럼에도 불구하고 GWAS는 유전학의 역사상 과거에는 접하지 못했던 방대한 양의 정보의 눈

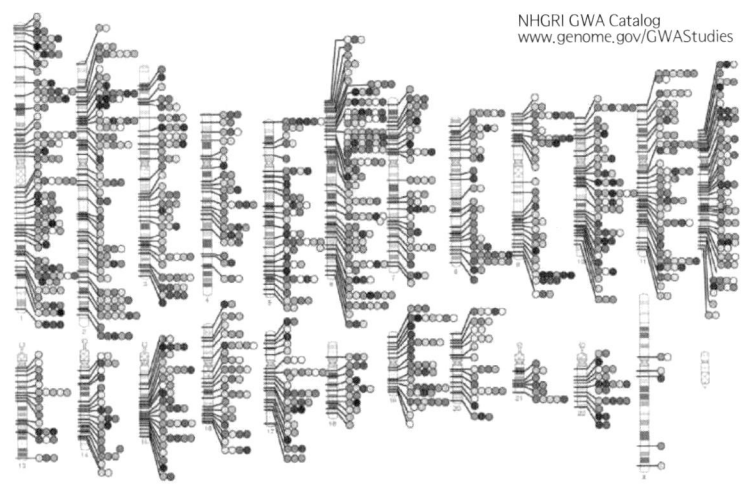

■ 그림 5-2 ■

2005년부터 2010년까지의 GWAS 연구결과. 복합 형질 '우편번호'들이 각 염색체의 해당 위치에 도식적으로 표시되어 있다.

출처: L. A. Hindorff et al., "A Catalog of Published Genome-Wide Association Studies," Office of Population Genomics, National Human Genome Research Institute, National Institutes of Health, n.d., www.genome.gov/gwastudies.

사태를 제공해주었다. GWAS의 초창기에 나와 나의 동료들은 이 분야에 대한 기대와 전례 없는 발견들에 대하여《유전체학 골드러시The Genomics Gold Rush》라는 책을 출판했다.[15] 그 당시는 유전자와 질병 이환 관계를 밝히는 중요한 연구들이 거의 매주 발표되던 때이다. 연구들은 2007년 중반쯤부터 발표되기 시작하여 곧이어 〈네이처〉, 〈사이언스〉, 〈네이처 제네틱스〉, 그리고 〈뉴잉글랜드 의학저널〉 등의 의학 학술지(이들 네 개의 저널은 의과학 분야에서 가장 영향력이 큰 것들이다)에 매주 발표되다시피 했다. 그림 5-2는 의미 있는 결과를 보여준 1,200개 이상의 GWAS 연구가 대표적인 의학 학술지에 발표되었음을 보여준다. 200개 이상의 복합 형질(대부분이 질병이다)에 관한 유전학적 원인이 어느 염색체의 어느 위치와 관련되는지에 관한 지도가 만들어진 것이다.[16]

GWAS는 이전과는 달리 가설에서 출발하지 않는 독특한 형태의 과학이다. 특정 유전자 또는 유전자군 '후보'들이 관심의 대상이 되는 질병과 관련이 있을 것이라고 가정하기보다는, GWAS는 편향적이지 않은 접근을 가능하게 하여 사람들의 게놈이 먼저 '말을 하도록' 유도한다. 병의 원인을 찾는 사냥을 시작하는 데 있어, 후보도 없고 추천 대상도 없다. 연구 결과가 유효하면, 게놈의 특정 부분과 관심이 되는 증상 사이에 통계적으로 부정할 수 없는 연관성이 있는 것으로 나타나는 것이다.

가설이 없는 연구들은 놀랍도록 효과적이었다. 대부분의 새로 발견된 게놈 부분들은 이전에는 질병과 관련된 어떤 연관성도 예측하지 못하던 것들로, 망막 변성과 CFH 유전자, 비만과 FTO 유전자, 당뇨와 TCF7L2 유전자 등 수많은 사례들이 있다.[17] GWAS는 또한 특정 세포내 경로^{pathway}에 존재하는 다수의 유전자들이 질병과 관련될 수 있음을 밝혀냈다. 예를 들면, 소장을 침범하여 기능 저하를 일으키는 크론병$^{Crohn's\ disease}$은 세포가 자신의 세포내 물질을 파괴하는 '자가소화^{autophage}'의 결과일 수 있다.[18] 크론병을 앓고 있는 환자와 병이 없는 대조군에 대한 대규모 코호트를 모아, 1만 5,000명 이상의 환자와 1만 4,000명 이상의 대조군에 대한 분석을 시행한 결과 70개 이상의 감수성 좌위$^{susceptibility\ loci}$가 발견되었다.[19] 이중 몇 개의 좌위만이 자가소화 이상과 관련이 있는데, 이는 이전에는 하나의 질병이라고 생각하던 질환들이 사실은 다양한 분자학적 특징을 지니고 있음을 명확하게 보여주는 사례이다.

통상 2형 당뇨라 불리는 질환의 경우, 유전자들은 몇 개의 다른 경로와 연관성을 갖게 된다.[20] 인슐린의 생산, 분비, 이동, 그리고 수용 등 여러 경로에 문제가 있을 수 있는 것이다. GWAS는 궁극적으로 한 개인의 분자학적인 이상을 정확하게 찾아내는 데 도움이 될 것이다. 가설 없이 진행한 GWAS를 통해 하나의 유전자가 여러 개의 질환과 관련이 있을 수 있다는 사실도 밝혀졌다. 자가면역 기전에 의한다고 생각되던 1형 당뇨의 경우, GWAS에 의해 이 질환과 관련성을 밝혀낸 첫 26개 유전자 중 19개의 유전자가 면역 조절에 관여하는 것이었다.[21] 놀랍게도, 당뇨와 관련성이 있는 것으로 밝혀진 유전자 변이들이 전립선암과도 연관이 된다고 알려진 예와 같이,[22] 다양한 종류의 암 및 여러 자가면역질환과 관련된 유전자 변이들에서도 이러한 관계를 찾을 수 있다.

그럼에도 불구하고 GWAS는 여러 제한점을 갖고 있다. 예를 들어, 밝혀진 게놈 좌위의 80% 이상은 엑손에 위치하지 않는다. 또한 단순히 연관성이 있는 우편번호만을 안다고 해서 질병에 걸리는 기전을 확실히 밝힐 수 있는 것은 아니다. 더 나아가, 망막변성 연구의 결과에도 불구하고 대부분의 질병에서는 SNP 변이의 기능적 의미가 밝혀지지 못하고 있다. 대부분의 우편번호들은 보통 10~20% 내외의 작은 위험성하고만 연관되기 때문에 강력한 인자가 되지는 못한다. 더 중요한 것은, 질병과의 연관성은 질병을 예측하는 것과는 다른 차원의 문제라는 점이다. 질병의 이환에 대한 수치들은 대규모 환자군에 대한 연구 결과들이기 때문에, 이를 한 개인에 적용하고자 하는 것은 지나친 비약인 것이다. 현실적으로 GWAS는 시간의 한 단면만을 보여주는 것이며, 환자와 대조군 사이의 관련성 유무에 대한 이분법적 접근이기 때문에, 이로 인해 추정된 위험성은 개인의 평생 동안에 대한 것이지 어떤 특정한 연령대에 무슨 일이 생길 수 있다는 의미는 아니다. 이러한 제약에도 불구하고 복합 형질과 연관성이 밝혀진 SNP 변이는 수십 가지가 된다. 크론병과의 연관성이 알려진 것이 70가지 이상이고, 키와 연관된 것은 150개 이상, 2형 당뇨와 연관된 것은 50개 이상이 알려져 있으며, 그 외에도 많은 예들이 있다.[23]

이들 대부분 변이들의 통계적 연관성은 다중 비교를 시행했을 때 나타난다. 발견된 사실이 실존하는 것이 아니라 우연의 일치로 나타났을 가능성이 1억 분의 1이라는 의미이다(이는 p-value의 형태로 나타난다). 그러나 임상적 가치는 이보다 훨씬 의심스럽다. 대부분의 경우에 있어서는 유전자들 사이의 상호 작용이 있어서, 2개의 의미 있는 SNP를 가진 사람에게 위험성이 더해지거나 증가되는지(위험성이 감소되는 상호작용이 있을 수도 있음을 잊지 말자)를 알 수가 없기 때문에 문제는 더 복잡해진다. 이러한 유전자-유전자 상호작용을 상위성epistasis이라고 하며, 이는 우리의 인간 게놈 역학을 이해하는 데에서 큰 맹점으로 존재한다. 이러한 가정—여러 개의 유전자 중에서 단 하나의 유전자만이 중요한 역할을 할 가능성은 희박하다는 가정—은 유전자 네트워크간의 상호작용을 연구하는 시스템 생물학systems biology의 근간이 되는 것이다. 이들 네트워크는 복잡한 구조를 갖는다. 의미 있는 형질을 나타내기 위해서는 전달체계의 여러 부분에 문제가 있어야 하는 경우가 있는가 하면 단 하나의 이상만이 필요한 경우도 있다.

더욱이 GWAS와 질병에 대한 가족력 연구를 통한 고전적 분석 방법을 비교한 여러 연구에 의하면, GWAS는 우리가 이미 알고 있는 것보다 더 많은 정보를 제공해주지는 못하고 있다.[24] 특히, 심혈관질환이나 심방세동에 대한 연구들에서 이러한 실망이 두드러진다. 이들 질환들에 있어서는 가족력을 통한 전통적인 연구가 유전자형 분석만큼이나 효과가 있었던 것이다. 이는 질병 생리를 더욱 잘 이해하는 것과 '유전 점성술'의 예측력을 높이는 것은 별개의 문제라는 것을 다시 한 번 강조하는 것이다.[25]

GWAS를 이용하여 질병에 이환되는 정도를 예측하기 어려운 이유 중의 하나는 이를 통하여 밝혀진 정보가 특정질환에 대한 유전력heritability의 극히 일부만을 설명할 수 있기 때문이다. 유전력은 보통 일란성과 이란성 쌍둥이 사이의 차이점에 대한 연구를 통하여 규명된다. 대부분의 질병은 공통된 중요한 유전적 요인heritable component을 갖는데, GWAS는 이들의 10% 정도밖에 설명하지 못하고 있다.

설명되지 못하는 90%의 부분은 '사라진 유전력missing heritability'[26] 또는 천문학의 명명법을 빌려 게놈의 '암흑 물질dark matter'이라고 불린다. GWAS와 햅맵 이전에는 공통된 변이들이 공통된 질병들을 설명할 수 있을 것이라는 생각이 지배적이었다. 망막변성 연구의 결과는 사실 뜻밖의 행운이었던 것이다. 이 연구 결과가 질병의 유전력을 대부분 설명할 수 있었기 때문에, 이는 과도한 자신감의 원인이 되었다. 그러나 우리가 '흔하다'는 것을 5% 확률로 나타나는 정도로 정의할 경우에는, SNP는 흔한 질병의 유전력에 대한 설명을 거의 하지 못하게 된다.

최초의 인간 게놈 시퀀싱 10주년 기념일

GWAS가 안고 있는 문제점들을 감안하면, 2000년 6월에 첫 인간 게놈 시퀀싱 결과가 발표되었을 때 넘쳐났던 언론 보도와는 달리, 2010년 6월 '10주년'을 다루는 언론 보도들이 부정적이며 침착함을 유지한 것은 놀라운 일이 아닐지도 모른다. 〈뉴욕 타임스〉 기사의 제목은 "10년이 지난 지금, 유전자 지도로 인해 개발된 치료는 많지 않으며 의학적 적용은 제한적이다. 초기의 기대에도 불구하고 질병의 원인을 증명하는 것은 어려웠다."였다.[27] 이 신문은 또 "게놈, 10년 후"라는 사설을 통해 "과학과 산업이 10년간 직면한 어려움은 인간 게놈에 대한 분석을 처음 시작하였을 때의 그것과 다르지 않다."고 하였다.[28] 스테판 홀은 〈사이언티픽 아메리칸〉에 기고한 "미루어진 혁명"이라는 글에서 "인간 게놈 프로젝트는 과학자들이 약속했던 의학적 기적들을 제공하는 데 실패했다."고 썼다.[29] 〈패스트컴퍼니〉에 실린 "유전자 거품"이라는 제목의 특집기사는 다음과 같은 문장으로 시작됐다. "10여 년 전 인간 게놈이 처음으로 분석되었을 때, 새로 발견될 유전자 특이 치료약들이 죽음으로부터 우리를 얼마나 보호할 수 있는가에 대한 이야기로 세상이 떠들썩했다. 결론은 명확해진 것 같다. 여전히 채소를 많이 먹는 방도 외에는 특별한 치료가 없는 듯하다."[30] 빅터 멕엘러니의 저서 《생명의 지도를 그리다》는 '의학의 타당성을 찾으려는 분투'를 강조하였다.[31] 매트 리들리는 〈월스트리트 저널〉에 게재한 "지켜지지 못한 유전체학의 약속"이라는 글에서 "유전체학이 항상 의학적인 이야기를 제공하고 있음에도 불구하고 의미 있는 의학적 지식은 별로 제공하지 못하는 것은 이상한 일이다."라고 논평했다.[32] 〈USA 투데이〉는 "인간

게놈: 큰 발전, 많은 의문들"이라는 기사를 통해 좀 더 직접적인 비판을 가했다.[33] 흥미롭게도 〈이코노미스트〉는 인간 게놈 프로젝트 10주년을 맞아 다소 긍정적인 해석을 내놓았다. '생물학 2.0Biology 2.0'이라는 특집을 통하여 "생명과학은 대단한 뭔가를 이뤄낼 자세를 취하고 있다."고 서술했다. 만연한 부정적인 평가에 대해서도 〈이코노미스트〉는 "유전학을 통한 치료 약제들은 아직 개발되지 않았다. 하지만 개발될 것이다."라고 단언했다.[34]

〈사이언스〉에 게재된 "주요 심장질환과 연관된 유전자들의 의미는 확실하지 않아"라는 기사에는 다음과 같은 나의 언급이 인용되었다. "우리는 상당히 많은 유전자 좌위 및 유전자를 살펴보았지만, 그 어느 부분도 심장병의 위험을 높이는 데 그리 큰 역할을 하지는 않았다. 뿐만 아니라 심장이 어떤 기전으로 문제를 일으키게 되는지에 대한 우리의 관점 또한 변화시키지 못했다. 이러한 지식의 발전에는 좀 더 시간이 걸릴 것이다." 글래드스톤 연구소 소속의 심장전문의 디팍 세리바스타바는 더 부정적인 견해를 피력한다. "사람들은 300명 또는 500명을 대상으로 연구했지만 어떠한 결과도 찾지 못했다. 1,000명을 대상으로 연구를 했음에도 여전히 아무것도 발견하지 못했다……. 돌이켜보면 GWAS는 그만한 가치가 없었던 것이다."[35]

하지만 이 기사들의 거의 대부분은, GWAS 연구에 의한 발견들 중에서 당장 실제 진료에 영향을 줄 수 있는 중요한 연구들을 간과하였다. 그 연구들은 질병의 이환율에 대한 것이 아니라 오히려 처방된 약제와의 상호작용에 관여하는 유전자를 파악할 수 있는 GWAS 프로브probe에 관한 것이다. 약물유전체학pharmacogenomics이라는 새로운 영역인 것이다.

약물유전체학

C형 간염은 세계 인구의 3%인 약 2억 명의 사람에게 영향을 미치는 가장 심각한 세계적인 보건 문제의 하나다.[36] 이는 간경화와 간암의 주된 원인이기도 하다. C형 간염의 표준적인 치료는 페그-인터페론-알파$^{PEG-interferon-α}$와 리바비린^{rivavirin}의 복합 요법으로 1년간 치료하여 바이러스를 박멸하는 것이다. 미국에서의 치료비용은 5만 달러에 이른다. 그런데 이 약제를 복용하는 대부분의 사람들은 독감 증상으로 고통을 받는다. 더 심각한 것은, 이 치료를 받는 환자 가운데 50%에서만 효과가 나타나며, 보통 흑인보다는 백인에게서 더 효과적이라는 것이다.

 2009년에 세 개의 각기 다른 연구팀이 GWAS를 이용하여 약물의 치료 효과를 예측할 수 있는지를 분석하였는데, '가능하다'는 결과가 도출되었다.[37] 상당히 큰 신호가 IL28B 유전자에서 발견되었으며, 여기에 존재하는 단일염기서열변이$^{single\ nucleotide\ variant}$는 치료 효과를 2배 높이는 것으로 밝혀졌다.[38] 이 연구들로 인하여 인종에 따른 차이 또한 설명이 가능하게 되었다. 또한 IL28B 유전자에 의하여 생성되는, 병의 원인이 되는 균을 공격하는 인터페론 람다3$^{interferon\ λ3}$라고 알려진 단백이 약물의 자용과 잘 맞아떨어진다는 것도 알 수 있었다. 이러한 결과를 도출하기 위해서 얼마나 적은 수의 환자가 연구 대상으로 필요했는지를 보면, 실로 놀라운 사실을 발견할 수 있다. 일본에서 시행된 한 연구에서는 치료에 반응하는 환자 64명과 효과가 없는 환자 78명만이 GWAS로 분석되었을 뿐이다![39] IL28B의 SNP 서열을 분석하는 것은, 적어도 이론적으로는 전통적인 치료에 효과를 보일 환자를 예측하는 데 당장 이용될 수 있을 것이다. 새로 승인된 약제들과 C형 간염 치료를 위하여 활발히 개발되고 있는 20개 이상의 약물이 있음을 감안할 때, 페그-인터페론-알파에 효과가 없을 것으로 예측되는 환자들은 다른 치료를 선택할 수 있는 것이다.

✚ 사용가능한 정보

망막변성의 경우와는 달리 페그-인터페론-알파의 사례는, 이후 뒤따랐던 많은 전유전체 약물유전체학 연구의 방향을 대표적으로 제시했다고 할 수 있다. 그중 한 연구는, 2010년도에 90억 달러의 매출을 올렸으며 세계에서 두 번째로 많이 처방되는 약품인 플라빅스, 성분명으로는 클로피도그렐clopidogrel에 관한 것이었다. 이 약품은 $P2Y_{12}$라 불리는 혈소판 수용체를 차단하는데, 이 수용체는 혈전 형성에 있어서 혈소판이 응집하는 데 중요한 매개 물질로 작용한다. 그런데 오랫동안 의료인들은 이 약의 효과가 개인에 따라 상당한 차이를 보인다는 사실을 알고 있었다. 플라빅스는 어떤 환자들에게는 효과가 있었으나 다른 사람들에게는 거의 작용을 나타내지 않았던 것이다.

당시에 이미 잘 알려졌던 사실이지만, 이 약물이 생물학적으로 활성화되기 위해서는 먼저 간에서 대사되어야만 한다. 2006년 건강한 지원자들을 대상으로 한 연구를 통해서, 플라빅스를 간에서 활성화시키는 데 관여하는, CYP2C19라는 유전자의 변이가 이 약물의 일관성 없는 효과와 연관되는 것으로 밝혀졌다.[40] 몇 년 후 다수의 연구자들은 심장 관상동맥에 스텐트를 삽입한 환자들에 있어서, CYP2C19 유전자에 기능 상실 변이loss-of-function variant가 있는 경우 스텐트가 폐쇄될 가능성이 3배 증가한다는 확실한 근거들을 발표하였다.[41] 또한 [*2]

대립유전자^allele라고 알려진 기능 상실 변이가 백인종의 30% 이상, 흑인종의 40%, 황인종의 50%에서 발견될 정도로 매우 흔하게 존재한다는 사실도 알려졌다.[42]

스텐트는 동맥에 설치되는 금속성 이물질로 그 표면에 혈소판을 끌어들이기 때문에, 혈소판 혈전에 부하 시험^stress test과도 같은 영향을 준다. 환자들은 보편적으로 스텐트 내에서 혈전이 형성되는 것을 막기 위하여 수개월 또는 수년간 아스피린과 플라빅스를 같이 처방받게 된다. 대부분의 혈전은 갑작스러운 죽음이나 심근경색을 일으키기 때문에, 매우 큰 위험으로 여겨진다. 다행히, 세계적으로 매년 200만 건의 관상동맥 스텐트 시술이 시행되는 반면, 스텐트 내에 혈전이 형성되는 환자는 1~2%에 불과하다.[43] 그런데 이들이 바로 CYP2C19 변이가 있을 가능성이 많아 정상적으로 플라빅스를 대사하거나 활성화시킬 수 없는 환자들인 것이다. 200만 명 중의 1%라는 수치는 상당히 많은 수의 심근경색 또는 사망을 의미한다. 따라서 비록 C형 간염과 같이 수억 명의 환자와 관련된 일은 아니라 할지라도, 플라빅스의 약물유전체학에 거는 기대가 큰 것이다.

GWAS가 사용되기 이전에는 플라빅스의 효과를 연구하는 과학자들은 후보 유전자를 대상으로 접근하여, 플라빅스가 사람에 따라 다양한 약효가 나타나는 현상과 연관이 있다고 여겨진 CYP2C19 유전자형을 분석하곤 했었다. 그런데 2009년 셜디너와 동료 연구자들이 플라빅스의 GWAS를 발표했다.[44] 그들의 연구 결과는 맨해튼 플롯을 통해 잘 설명되는데, 여기서 x축은 염색체 내의 위치를 나타내고 y축은 게놈 내에 존재하는 30만 개 이상의 SNP의 P 값^P value(엄밀히 말하면 $-\log_{10} P$ 값)을 나타낸다(그림 5-3 참조). 관찰된 표현형—임상적으로

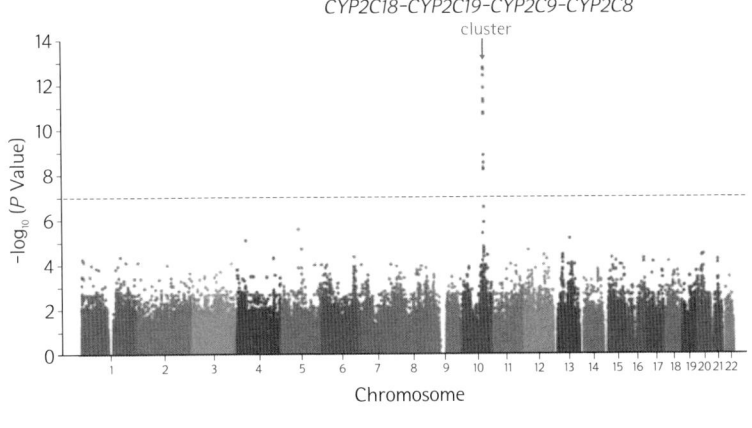

■ 그림 5-3 ■

플라빅스의 GWAS 결과를 마천루들처럼 보이는 '맨해튼 플롯'으로 도식화한 그림. 이 경우, 플라빅스 대사에 관여하는 사이토크롬 클러스터(cytochrome cluster)만이 유일하게 공통된 변이로 나타났다.

출처: A. Shuldiner, "Association of Cytochrome P4502C19 Genotype with the Antiplatelet Effect and Clinical Efficacy of Clopidogrel Therapy", Journal of the American Medical Association 302(2009):849–58.

나타나는 특징—은, 일주일 이상 플라빅스를 투여받은 400명 이상의 환자에 있어서의 혈소판 응집 억제 효과였다. 이러한 그래프를 맨해튼 플롯이라 하는데, 이는 그래프의 모양이 뉴욕시의 스카이라인과 유사하기 때문이다. 이 연구의 경우에는, GWAS에 의하여 많은 의미 있는 SNP 중 특정 부위 혹은 지점에서 유독 높이 솟아오른 '마천루'가 발견되었는데, 그것이 바로 CYP2C19 유전자 클러스터gene cluster였다.[45] 이것이 플라빅스의 효과가 다양하게 나타나는 원인을 전부 설명할 수 있는 것은 분명 아니지만, 그 부위를 플라빅스 반응에 영향을 주는 가장 중요하고도 흔한 유전자 변형으로 지목했던 과거의 모든 연구들에게 탄탄한 근거를 제시했다고 할 수 있다.

이 연구는 스크립스와 반더빌트 대학, 적어도 두 곳에서 임상적으로 적용되었다. 이들 병원에서는 스텐트 시술을 받는 환자들을 대상으로 CYP2C19 클러스터에 대하여 기능 상실 변이의 존재 여부를 검사한다. 만약 변이가 발견되면, 환자들은 다른 약물을 처방 받거나(활성에 이들 유전자의 기능을 필요로 하지 않는 약물), 일부의 환자에서 효과를 보이는 더 높은 용량의 플라빅스를 투약받게 된다.

몇몇 다른 GWAS 연구들도 특정 약물의 치료 효과에 관여하는 주요 유전자를 밝혀냈다. 와파린은 미국에서만 매년 2,000만 명 이상이 처방 받는 대표적인 혈액 희석제이다.[46] 이 약은 인공 판막 수술을 받은 환자들이나 심방세동 환자들에게 있어서 뇌졸중을 예방하고, 심부 정맥염과 많은 다른 혈전 형성에 이상이 동반된 질환을 앓은 환자들에서 혈전 형성을 억제하는 효과를 나타낸다. 와파린 효과에 대한 GWAS 결과는 약물의 효과를 나타내는 데 중요한 3개의 유전자를 발견하였다. 이중 하나는 VKORC1인데, 이는 혈전 형성에 비타민 K가 역할을 할 수 있도록 효소를 형성하는 유전자이다(와파린은 이 효소의 기능을 억제한다). 사이토크롬 CYP2C9와 CYP4F2가 나머지 둘인데, 이들은 간에서 이 약물의 대사에 관여한다.[47]

와파린에 대한 환자들의 반응은 매우 다양하다. 어떤 환자들은 하루 1mg만 필요한가 하면, 20mg의 투약이 필요한 환자들도 있다. 사전에 유전형 분석을 시행한다면 의도치 않게 적정량보다 적은 양의 약물을 처방하여 혈전이 발생하는 경우를 막을 수 있을 것이며, 과도한 약물 투여로 인한 출혈의 위험도 줄일 수 있을 것이다. 유전자 변이가 약물의 효과를 변화시킨다고 밝혀진 다른 GWAS 연구로는 가장 흔히 사용되는 2형 당뇨 치료제인 메트포민과, 암과 다른 자가면역질환의 치료에 사용되는 메토트렉세이트에 대한 것이 있다. 그러나 일상적으로 유전형 분석을 하는 것에 대한 효율성에 대한 연구 결과들은 상반된 결과를 보이고 있으며, 따라서 현재까지는 유전형 분석을 통한 약물 용량 조절 방법이 확립되었다고 할 수는 없다.

이 영역에서 또 다른 큰 발전은 GWAS를 약물의 주요 부작용에 이용하는 것이다. 미국의 질병통제예방센터[CDC]는 매년 미국에서 병원에 입원하는 환자의 7% 정도가 약물 부작용으로 인해 입원하고 있다고 발표했다.[48] C형 간염의 치료를 예로 들어보자. 이는 15%의 환자에서 용혈성 빈혈을 일으킬 수 있다. GWAS는 실질적으로 이 합병증의 위험을 높이거나 낮출 수 있는 ITPA 유전자 내의 변이들을 발견하였다.[49] 고콜레스테롤혈증을 치료하는 데 사용되며 세계적으로 가장 많이 처방되는 약물인 스타틴의 대표적인 부작용은 근육의 염증이다. 간에서 스타틴의 흡수에 관여하는 SLCO1B1 유전자의 대표적인 변이들이 결정적인 역할을 하여, 2개의 변이 복제를 갖고 있는 환자들은 근육 염증이 발생할 위험성이 20배 이상 높다.[50] GWAS는 간 독성을 나타낼 수 있는 항생제 플루클로사실린[flucloxacillin, Floxapen]의 부작용에 영향을 줄 수 있는 대립유전자도 밝혀내었다. HLA-B*5701이라는 변이는 간독성의 위험성을 80배 증가시킨다.[51] 스타틴과 항생제에 대한 GWAS 연구의 경우, 각각 85명과 51명의 환자만을 대상으로 연구했음에도 이러한 결과를 발견할 수 있었다![52]

마찬가지로 GWAS는 삼차신경병증, 간질, 당뇨병성 신경증, 그리고 편두통과 같은 신경학적 증상들을 치료하는 데 흔히 사용되는 카바마제핀[carbamazepine, Tegretol]에 대한 부작용의 원인을 조명하는 데에도 사용되었다. 이 약물과 관련하여 가장 염려되는 부작용은 단순한 피부

발진에서부터 생명에 위협을 줄 수 있는 전신적인 피부 괴사에 이르는 심각한 알레르기 반응이다. 2011년, 백인들에게 있어서 이 부작용의 위험을 높이는 대립유전자가 GWAS를 이용하여 단지 23명의 환자만을 분석하여 발견되었는데, HLA(HLA는 주요 조직적합성복합체를 의미한다) 대립유전자 변이는 독성표피괴사성용해$^{toxic\ epidermal\ necrolysis,}$ ^{TEN}라 불리는 심각한 피부 분리 또는 파열의 위험을 20배 이상 증가시켰다. 테그레톨을 처방 받는 모든 환자들에 대한 정기적인 유전형 검사가 부작용 위험률을 극적으로 감소시킨다는 연구 결과가 대만에서 발표된 바도 있다(치료를 받은 4,400명의 환자에서 부작용이 한 건도 발생하지 않았다).[53]

다른 약물의 예로, 많은 나라에서 프렉시지^{Prexige}라는 상품명으로 시판되던, 강력한 항염증 작용을 갖는 콕스-2$^{cyclo-oxygenase-2,\ cox-2}$ 억제제인 루미라콕시브^{lumiracoxib}(바이옥스나 세레브렉스와 같은 부류의 약물이다)는 드물지만 심각한 간 독성으로 인하여 판매가 중단되어야만 했다. GWAS는 HLA 유전자 변이(HLA-B*5701)가 이 약의 간 독성을 5배 증가시킨다는 것을 밝혔냈다.[54] 간독성의 위험성이 높은 환자를 선별하기 위한 유전자형 분석의 시행을 전제로 한다면, 퇴출된 이 약물이 구제되어 다시 시판되는 일도 가능할 것이다.

이러한 성공사례들에도 불구하고, 대부분의 약물들에 대해서는 GWAS 분석을 시행하지 않고 있는 실정이다. 하지만 일반적으로 처방되는 약제의 25% 이상에 대하여는 약물의 사용에 도움이 되는 어느 정도 유용한 유전적 정보를 갖게 되었다.[55] 암 치료를 위하여 사용되는 많은 약제가 이 범주에 포함되는데, 아바카비어$^{abacavir,\ Ziagen}$(루미라콕시브와 같은 HLA 대립유전자와 관계가 있다, HLA-B*5701), 5-

플로로유라실5-flourouracil, Efudex, 이리노테칸irinotecan, Camptosar, 아자타이오프린azathioprine, Imuran, 그리고 6-멀캅토퓨린6-mercaptopurine이 여기에 포함된다.56 약물의 사용 여부나 용량을 결정하는 데 중요한 (비록 GWAS에 의한 정보는 아니지만) 유전적 정보를 확보한 약물의 또 다른 주요 사례들로는, 심부전에 사용되는 베타 차단제, 유방암 치료에 사용되는 타목시펜, 당뇨에 처방되는 메트포민, 마취 중에 근육의 이완을 목적으로 사용되는 석시닐콜린 등이 있다.57

    GWAS가 질병에 대한 감수성susceptibility을 확인하는 데에는 상대적으로 큰 효과를 보지 못한 반면 약물의 작용을 예측하는 데 성공을 거두게 된 극명한 대비는, 자연선택natural selection(특수한 환경에서 생존에 적합한 형질을 지닌 종이 그 환경 하에서 생존에 비적합한 형질을 지닌 종에 비해 생존에서 이익을 본다는 이론-역주)의 결과에 의한 것으로 보인다. 수백 수천 년 동안 질병에 대해서는 인간이 끊임없이 진화를 거듭해온 반면, 약물에 대한 개인의 노출은 실로 '새롭고도 새로운 것'으로 받아들여질 것이기 때문이다. 게놈이 아직까지는 약물에 대해서 적응을 할 기회가 없었던 것이다. 약물의 반응에 영향을 주는 주요 유전자를 찾는 일은 마치 마구간을 총으로 쏘아 맞히는 일처럼 손쉬운 목표물인 셈이다. 질병의 감수성과 관련된 유전자와 약물의 효과를 결정하는 유전자 사이에 나타나는 이런 간극이 상당히 크기는 하지만, 그것이 우리가 앞으로도 질병을 잘 예측하지는 못할 것이라는 의미로 받아들여져서는 곤란하다. 어찌되었든, 질병의 발생이나 약물의 부작용과 관련된 유전자의 변이에 대한 우리의 지식은 아직 많이 부족하기 때문이다. 다음 단계는 게놈을 살짝 엿보는 수준을 넘어 각각의 염기를 관찰한다든가, 적어도 게놈의 특정 부분에 한하여 모든 염기 서열을 확인하는 단계일 것이다. 더 세밀하게, DNA 서열 깊숙이 들어감으로써 이 분야는 점점 더 발전할 것이다.

염기 시퀀싱을 중심으로

우리는 이제 '흔한 변이, 흔한 질병' 이론(흔한 질병을 일으키는 변이는 이 질환을 가진 대부분의 사람들에게 나타난다는 뜻-역주)이 대부분의 복합 형질과 질병의 유전성을 설명하지 못한다는 것을 알았다. 따라서 유전체학은 이제 더 드문 변이로 관점을 옮겨, 0.1% 또는 그보다 더 낮은 빈도로 존재하는 대립유전자까지 파고들게 되었다. 많은 연구들이 이러한 낮은 빈도의 변이들이 더 높은 침투도^{penetrance}를 나타낸다는 것을 밝혀냈다. 예를 들어, 혈액 내의 '이로운' 고밀도지단백^{HDL}의 경우, 여러 유전자에 존재하는 다수의 드문 변이들이 같이 작용을 하여, 낮은 HDL이라는 흔한 형질을 나타내게 된다. 높은 침투도를 가지는 드문 변이들은 비만, 1형 당뇨, 정신분열병, 그리고 많은 자가면역질환에서 발견되고 있다. 특히, 이중 일부의 변이들은 SNP 내에 존재하는 것이 아니라 구조적인 변이로 존재하기도 한다—삭제 변이^{deletion} 또는 단위 반복수 변이$^{copy\ number\ variation,\ CNV}$가 이 경우에 해당된다(169쪽의 그림 5-1 참조). 이러한 사실은 사라진 유전력과 관련된 다른 이슈들 중의 하나와 관련이 있다. SNP가 인간 게놈의 가장 흔한 변이 형태이지만, 인델, CNV, 그리고 다른 구조적 변이 또한 중요한 역할을 함에도 불구하고 아직 충분히 주목받지 못했다. GWAS에서 SNP도 구조적 변이, 특히 CNV에 관한 하나의 표시자로 이용될 수 있으나, 이들은 매우 불완전하다. 이러한 구조적 변이에 대한 전체적인 윤곽을 밝히고 지도로 만드는 것은 특정한 질환(형질)을 갖는 수천 명의 개인에 대한 전유전체 시퀀싱을 통하여서만 가능할 것이다.

훌륭한 광범위 시퀀싱은 GWAS와 같이 가설 없이 시행되어야 할 것이다. 게놈을 연구하는 방법 중에 이렇게 가설에서 출발하지 않는 방법들이 두 가지 더 있는데, 엑솜 시퀀싱exome sequencing과 전유전체 시퀀싱whole-genome sequencing, WGS이 그것이다.

엑솜 시퀀싱

엑솜 시퀀싱은 실제로 단백을 형성하는 게놈의 1.5% 부분에 대한 시퀀싱을 의미한다. 이 작업은 질병의 발생에 영향을 주는 기능적 변이—유전자가 전사하는 단백의 구조뿐 아니라 기능에도 영향을 주기 때문에 이렇게 불리고 있다—가 존재하는지 여부를 판별할 수 있게 한다. 이 작업이 건초더미에서 바늘을 찾아내는 것과도 비슷하므로, 훨씬 작은 부분인 엑솜을 대상으로 하는 연구는 게놈 전체를 대상으로 하는 것보다 훨씬 용이하다. 엑솜의 경우에 수만 가지의 변이가 존재한다면, 전체 게놈에는 50만 개 또는 그 이상의 변이가 존재할 것이다. 기능에 영향을 주는 변이 또는 변이들을 찾는 것이 관건이다. 유전자 변이가 기능에 영향을 주는지 여부를 판단하기 위한 가장 좋은 방법은 이 변이를 지니고 있는 쥐를 교배하여 태어나는 쥐들이 질병과 같은 형질을 나타내는지를 관찰하는 것이다(소위 이종상동성 돌연변이 또는 사람의 게놈 변이에 상응하는 쥐 게놈의 변이를 활용한다). 그러나 유전정보를 지니는 부분coding element에 대한 변이가 의미 있는 구조적 변화 또는 결합력 차이를 일으키는지를 컴퓨터 시뮬레이션과 같은 가상 환경을 통해(예를 들면 가장 중요한 부분인 효소의 촉매 부위에 영향을 주는 방법으로) 예측하는 것 같은, 낮은 수준의 근거나 증거들 역시 받아들여지고 있다. 엑손을 제외한 게놈의 나머지 부분에 대하여는 이러한 작업이 훨씬 더 복잡해진다. 우리는 아직 게놈의 조절 인자의 변화가 가져오는 기능적 영향을 예측할 능력을 갖고 있지 못하기 때문이다.

전유전체 시퀀싱과 비교하여 상대적으로 빠르고 비용도 저렴하기 때문에, 최근 엑솜 시퀀싱은 질병을 분석하기 위한 가장 각광받는 방법으로 대두되고 있다. 결과적으로 이전에는 알려지지 못했던 여러 종류의 드문 멘델유전 질병들의 원인이 엑솜 시퀀싱을 통하여 밝혀지고 있다. 난소의 청명세포암ovarian clear cell cancer이나 포도막 흑색종uveal melanoma과 같은 몇몇 암들도 엑솜 시퀀싱을 통하여 주요 변이들이 확인되었다. 이러한 발견을 위한 노력은 원인이 설명되지 않는 지적장애, 치명적인 뇌 기형, 그리고 티베트인들의 고산지대 적응력에 이르기까지 확대되고 있다.[58] 그리하여, 전 세계의 유전체학 연구자들의 노력에 힘입어, 엑솜 시퀀싱이 시작된 지 1년 만에 이미 주목할 만한 진전이 확인되고 있다. 유전체학 분야의 2차 골드러시가 공식적으로 진행되고 있었던 것이다.

그러나 엑솜 분석에도 한계가 없는 것은 아니다. 이 접근은 사실 주요한 변이가 엑솜에 존재해야만 가능하기 때문에, 진정으로 '가설이 없는' 방법은 아니다. 유전병 문제를 근본적으로 해결하기 위해서는 몸통 전체를 분석해야 한다. 다음 단계는 필연적으로 대규모의 전유전체 시퀀싱이 되어야 하는 것이다.

전유전체 시퀀싱

나는 내 동료와 함께 2007년에 이렇게 기술한 바 있다. "궁극적으로 전유전체 시퀀싱이 쉽고 저렴해질 경우, 건강과 질병의 유전체적 기초가 밝혀지지 않은 채 남아 있는 일은 점점 더 어려워질 것이다."[59] 우리가 아직 이상적으로 쉽고 저렴한 단계에 와 있는 것은 아니지만, 지난 몇 년간의 발전 성과는 실상 기대 이상이었다.

 1970년대의 초기 노력들은 수작업을 근간으로 하는, 염기들에 직접 방사능 동위원소 표식을 붙이는 방법에 의한 것이었다. 젤을 이용한 방법들은 1980년대가 되어서 이용되었으며 1990년대에야 자동화되기 시작하였다. 그러나 그 시점에도, 염기서열 하나당 10달러의 가격으로 하루에 1만 개 이하의 염기만을 분석할 수 있는 실정이었다. 1990년대 중반에 이르러 모세관 서열확인법capillary sequencing이 자리 잡기 시작하였으며, 이로 인하여 하루 1만 5,000개의 염기 분석 능력은 점진적으로 하루 100만 개 이상으로 증가하였고, 가격은 염기 하나당 1달러 정도로 낮아지게 되었다.[60] 니컬러스 볼커의 의료진과 같은 사람들에게 엑솜 및 전유전체 시퀀싱을 가능하게 한 것은 동시다발적으로 수백 수천 개의 작은 서열들을 읽어내는 '대규모 병렬 염기 시퀀싱massively parallel sequencing' 기계들이다. 이러한 발전은 염기 시퀀싱을 2005년에 하루 2,000만 염기에서('454 Life Science' 플랫폼 기준) 2010년도에는 하루 25억 개의 염기 분석을 가능하게 하였다(Illumina HiSeaq 및 Life Technologies SOLiD4 기준). 단지 5년 만에 분석 속도는 1,000배 이상 증가한 반면 분석 비용은 염기당 0.01달러에서 0.000001달러로 낮아진 것이다.[61] 이러한 발전 속도는 무어의 법칙

Moor's law(마이크로칩 기술의 발전 속도에 관한 속설로, 마이크로칩에 저장할 수 있는 데이터양이 18개월마다 2배씩 증가한다는 법칙이다-역주)이 명함도 못 내밀 정도라 할 수 있다.[62]

몇몇 중요한 연구 결과를 얻기 위하여 소요된 시간과 비용을 고려할 때 이 의미는 더욱 분명해진다. 사실 다수 연구자들의 연구 결과를 합한 첫 인간 게놈 시퀀싱은 13년이라는 시간이 걸렸으며 27억 달러가 소비되었다. 2007년도에 발표된 크레그 벤터Craig Venter(미국의 생물학자로, 최초로 게놈 분석이 완료된 사람 중의 한 명이다-역주)의 게놈 분석에는 1년 정도의 시간과 1억 달러가 필요했다. 2008년에 왓슨(DNA의 구조를 발견하여 노벨상을 받은 제임스 왓슨을 일컫는다-역주)의 게놈 분석에는 겨우 4개월의 시간과 150만 달러가 소요됐을 뿐이다.[63] 2008년 11월경에 이르러서는 다수의 인간 게놈의 시퀀싱이 1~2주 동안에 10만 달러 이하의 비용으로 행해졌다. 2009년도에는 스탠퍼드의 스티븐 퀘이크 교수는 본인의 게놈을 1주 만에 5만 달러 이하의 비용으로 시퀀싱을 했다.[64] 2010년에 이르러서는 대표적인 유전체학 관련 회사인 일루미나Illumina는 전유전체 시퀀싱이 2만 8,000달러에 가능하다고 하였으며, 후발 주자인 컴플리트 게노믹스Complete Genomics는 곧 전유전체 시퀀싱을 5,000달러에 가능하도록 하겠다고 히였다. 2009년 말에 그들은 〈사이언스〉에 다수의 인간 게놈 시퀀싱 결과를 발표하면서 "고도의 정확성, 4,400달러의 합리적인 가격, 그리고 이 플랫폼의 확장성으로 인하여, 이제 희귀한 변이를 찾기 위한 전유전체 시퀀싱을 대규모로 실시할 수 있게 되었다."고 선언하였다.[65] 2011년 말 컴플리트 게노믹스는 매달 약 1,000개의 인간 전유전체 시퀀싱을 시행하기에 이르렀다.

이러한 다량의 분석을 고속으로 처리하는 일은 매우 놀랍지만, 이는 전유전체 시퀀싱이 임상적으로 의미 있도록 하기 위한 필요조건의 일부에 지나지 않는다. 동전의 이면은 정확도인데, 이것이야말로 상금이 1,000만 달러에 달하는 아르콘엑스상Archon X prize—처음으로 10일 안에 100개의 인간 게놈 시퀀싱을 시행하는 팀에 수여하기로 되어 있는 상—이 아직도 수여되지 못하고 있는 이유이다.[66]

염기 시퀀싱 플랫폼의 정확도는 커버리지의 깊이depth of coverage에 달려 있는데, 이는 시퀀싱 과정 중에 평균적으로 각 염기가 몇 번이나 읽혔느냐를 의미한다(같은 부분을 여러 차례 반복적으로 읽은 다음 겹쳐서 비교하면서 서로 틀린 부분을 보완하는 과정을 통해 정확도를 높이는데, 이러한 과정을 '커버리지'라 한다-역주). 읽은 횟수가 평균 40회일 경우 이를 일반적으로 '딥 시퀀싱deep sequencing'이라고 하는데, 이는 평균치이기 때문에 어떤 염기들은 100번 읽히는 동안 다른 염기는 단지 10회밖에 읽히지 않을 수 있다는 것을 유념해야 한다. 깊이를 더 증가시킨다고 해도 정확도를 측정 가능하거나 의미 있는 수준으로 높일 수는 없는 '포화' 시점도 존재하는 것으로 생각되고 있다.

염기 시퀀싱에서 중요시되는 또 다른 사항은 분석되는 염기서열의 길이다. 이는 과거 어플라이드 바이오시스템즈Applied Biosystems의 기계들이 분석할 수 있는 서열의 길이가 1,000개의 염기에 이르던, 모세관 서열확인법의 시대에는 그리 중요하게 여겨지지 않았다. 대규모 병렬 염기 시퀀싱massively parallel sequencing은 초기에 40개 이하의 염기 시퀀싱만 가능하였으며, 요즘 들어 수백 개로 증가하였다. 불행하게도 짧은 서열의 분석 결과들은 크게 도움이 되지 못하며, 인델, CNV, 전도 등의 구조적인 변이를 분석하는 데에는 잘못된 정보를 제공할 가능성도 있다. 1% 또는 그보다 훨씬 낮은 빈도로 존재하는 매우 드문 유전적 변이를 찾고자 한다는 것을 상기하자. 만약에, 전체 인구의 0.1%에서만 발생하는 변이를 찾고 있고 시퀀싱의 정확도가 99.9%라고 가정하면, 총 30억 개의 염기쌍을 분석했을 경우 0.1%의 오류는 300만 개의 위양성 변이를 만들게 된다. 그런데 실제로 그러한 변이가 존재하는 사람의 경우라면, 제대로 밝혀진 변이들의 수 또한 약 300만 개가 될 것이기 때문에, 전체 양성 결과 중 50%가 위양성이 된다. 이런 데이터를 정리하는 것은 엄청나게 혼란스러운 일일 것이다. 따라서 염기 시퀀싱과 이를 통해 얻은 정보의 해석을 용이하게 하기 위해서는, 커버리지의 깊이와 분석 길이를 증가시키고, 가능한 한 100%에 근접한 정확도를 확보하기 위하여 필요한 모든 것이 이루어져야 하는 것이다. 놀라울 정도로 가격이 낮아지고 있음에도 불구하고, 우리는 아직 이러한 단계에까지 와 있지는 못하다. 그렇다고 해서 이러한 경지에 도달하기 위한 경쟁이 치열하지 않다는 것은 아니다.

2008년 2월에 플로리다주 마르코 섬에서 개최된 게놈 염기 시퀀싱 관련 모임에서 내가 목격한 광경은 이러한 경쟁을 대변하는 것이었다. 모든 시퀀싱 회사들은 이 모임을 열정적으로 준비하는데, 천여 명이 넘는 참가자들에게 자신들의 회사와 상품을 각인시키기 위해 최선을 다한다. 서로 다른 시퀀싱 회사들—일루미나, 라이프 테크놀러지스, 퍼시픽 바이오사이언스Pacific Bioscience, 헬리코스Helicos 등—이 컨퍼런스 기간 중의 식사를 책임졌다. 그 전까지는 '은밀히' 활동해오던 퍼시픽 바이오사이언스는 해변에서 불꽃놀이와 축제를 겸한 저녁을 베풂으로써 이 행사를 '커밍아웃'의 기회로 삼고자 하였다. 심지어는 나의 호텔 객실 열쇠에도 시퀀싱 회사의 로고와 이름이 새겨져 있는 상황이었다.

나는 퍼시픽 바이오사이언스에서 후원하는 토론회 패널의 일원이었는데, 그 모임은 의학 유전체학이 큰 진보를 이루기 위해서는 시퀀싱 능력이 어느 정도여야 하는가를 논의하는 자리였다. 늘 그렇듯이 더 짧은 시간에 더 많은 분석을 하도록 하자는 것이 토론의 주제였다. 이 모임에서 회사의 대표는 다가올 미래에는 15분 이내에 인간의 전유전체 서열을 분석하는 것이 가능할 것이라는 이야기를 하였다(그러나 3년이 지난 지금, 그들은 아직 하나의 전유전체 시퀀싱도 이루지 못하고 있다). 나는 패널들이 중요한 부분을 하나 놓치고 있다고 생각하고 있었는데, 그 당시 다음과 같은 생각을 하게 되었다. 모두들 정확성, 커버리지, 분석의 길이, 데이터 처리량, 그리고 가격 등 판에 박은 이야기들을 하고 있었는데, 문득 시퀀싱의 대상이 되는 사람들과 환자들에 대한 문제는 어떻게 할 것인가라는 생각을 하게 된 것이다. 사라진 유전력에 관하여 의미 있는 성과를 발견하기 위해서는, 많은 수—수천 명—의 특정한 증상을 나타내는 환자들과 이러한 증상을 보이지 않는 대조군들의 전유전체 시퀀싱이 필요하다. 게다가 대조군이 진정한 대조군이 되려면, 앞으로도 이들에게서 증상이 절대로 발현되지 않아야 한다. 그렇지 않다면 진정한 대조군으로서의 의미가 없기 때문이다.

문제는 이러한 연구에 대하여 어느 누구도 말하지 않고 있다는 점이다. 정부 보조를 받는 국제적 공동연구인 1000 게놈 프로젝트[1000 Genome Project]가 막 시작되고 있던 때였다. 이 연구는 건강 상태가 알려지지 않은 익명의 대상을 무작위로 선별하여, 낮은 커버리지로 시퀀싱을 하는 것이었다. 수천 명의 2형 당뇨병 환자에 대한 대규모 시퀀싱 프로젝트 등의 몇몇 예외를 제외하고는, 그때는 물론 수년 후까지도, 그 당시 내가 생각하였던 문제를 극복하기 위한 어떠한 계획도 없었다. 이러한 현실의 가장 큰 이유는 비용이었다. 2011년도에 컴플리트 게노믹스나 일루미나가 제안한 5,000달러 이하의 전체 게놈 분석 비용으로 따지더라도, 이런 점을 고려한 연구는 시퀀싱 비용에만 최소한 1,000만 달러가 소요돼야 했다.[67]

케빈 데이비스가 2010년도에 《1000달러 게놈》이라는 책에서 서술한 바와 같이, 시퀀싱의 가격은 계속해서 떨어지고 있다.[68] 그러나 우리가 정말로 전유전체 시퀀싱 비용 1,000달러를 달성한다 하더라도, 이것만으로 모든 비용이 해결되는 것은 아니다. 서열 자체를 얻는 것으로 이야기가 끝나는 것이 아니라, 실제로 연구의 속도를 좌우하는 단계는 심도 있는 분석이며, 오늘날 이를 위한 비용만 해도 수억 달러에 이를 것으로 추산되고 있다. 만약 한 사람의 게놈을 분석함에 있어서 커버리지를 30회로 가정한다면, 분석해야 할 염기가 900억 개에 이르게 된다. 이들은 물론 작은 단위로 분석되어질 것이고, 이는 다시 인간 표준 게놈human reference genome과 비교하여 재조합과정을 거치고, 알려진 기능적 변이를 바탕으로 해석되어야 할 것이다. 바로 여기서 '퀀트quant(수학적 천재성을 지닌 새로운 종자)'들의 역할이 중요해지는 것이다. 해석학, 전산 생물학, 그리고 정보과학이 의미 있는 결과를 찾아내기 위하여 사용 되며, 단순 염기서열을 진정한 정보로 만들어낸다. 보통의 인간 게놈은 표준 게놈과 비교하여 300만 개의 서열 변이를 갖게 된다. 대략 10만 개의 SNP가 '새롭다'고(시퀀싱이 이루어지는 개인에서 처음으로 발견된 것으로) 간주되며, 이중 1만 5,000~2만 개는 엑손에서 발견된다. 더 많은 개인들의 전유전체 시퀀싱이 이루어질수록, 더 낮은 빈도로 SNP가 새로 발견되어 dbSNP에 등록하게 될 것이며, 새로 발견되는 변이들 또한 점차 줄어들 것이다.

인간 게놈을 임상적으로 해석하는 것은 또 다른 문제이다. 본인의 게놈을 고속으로 시퀀싱한 결과를 발표한 스티븐 퀘이크의 논문의 저자는 3명이며, 초기 결과를 얻기까지 1주가 소요되었다고 알려져 있다. 그러나 이 게놈이 해석되는 과정에는, 게놈의 변이들을 일일이 확인하고 어떤 변이들이 임상적으로 의미가 있는지를 찾아내기 위하여 31명의 저자와 수백 시간이 소요되었다. 그 결과 당뇨, 심혈관질환, 그리고 비만에 대한 그의 위험도가 밝혀졌으며, 무엇보다 흥미로운 것은 플라빅스를 대사할 수 없다는 것, 낮은 용량의 와파린을 복용해야만 한다는 사실, 그리고 흔한 당뇨치료제와 베타 차단제에 효과가 없을 것이라는 것을 포함한 63개의 약물유전학 상호작용에 대한 결과들이었다. 또 다른 드문 변이로는 그가 낭포성 섬유증의 보인자라는 것인데, 이는 본인도 몰랐던 사실이었다. 이 질환은 열성 멘델유전 성질을 갖고 있어 2개의 드문 변이가 함께 있어야만 질병이 발병하기 때문에, 부인의 게놈도 분석하여 결과를 비교한다면 유용한 정보가 될 수 있는 것이었다(주목할 만한 또 다른 사실은, 스티븐에게는 알 수 없는 원인으로 19세에 갑작스러운 죽음을 맞이한 사촌이 있었다는 것이다. 2011년, 그의 사촌의 유전자가 최초의 '분자 부검$^{molecular\ autopsy}$'을 위해 시퀀싱이 행해질 것이라고 발표되었다).[69]

따라서 전유전체 시퀀싱을 통하여 많은 정보를 얻을 수 있다고 하더라도 이는 이전까지 그래왔고 지금도 그렇듯이 아주 값비싼 제안이다. 이의 임상적 적용이 제한되어왔던 것도 그 이유 때문이다. 여태껏 전유전체 시퀀싱 전략은 대부분 암에 대하여 사용되어왔다. 종양과 생식선 DNA를 비교 시퀀싱한 결과, 몇몇 암에 대하여 운전자 돌연변이를 발견할 수 있다는 것이 증명되었다. 첫 증례는 백혈병 환자에 대한 것이었는데, 암을 일으킬 것으로 생각되는 8개의 작은 유전자군이 발견되었다. 이들을 발견하기 위하여 과학자들은 백혈병 세포에서 980억 개의 염기쌍을 시퀀싱했으며(게놈을 33번 시퀀싱했다), 생식선에서 420억 개의 염기쌍을 분석해야만 했다(피부조직이 이용되었고 14번 시퀀싱을 시행했다).[70] 이후 폐, 유방, 그리고 췌장암을 포함한 몇몇 고형암에 대해서도 시퀀싱이 시행되었다.[71] 폐의 소세포암small-cell lung cancer의 경우에는, WGS에 의하여 담배와 연관된 특징들도 발견되었다.[72] WGS는 또한 밀러 증후군Miller syndrome이라는 드문 멘델유전질환이 있는 가족의 구성원 4명에게도 시행되었는데,[73] 이는 이전에 이 질병에 이용되었던 엑솜 시퀀싱 결과를 넘어서는 중요한 사실을 확인할 수 있게 해주었다(두 번째 돌연변이 유전자를 발견하게 된 것이다). 이는 또한 샤르코-마리-투스병Charcot-Marie-Tooth disease을 앓고 있는 특정 가족에게서 유전적 이상을 발견하는 데나, 다발성 경화증이라는 형질이 서로 다르게 표현된 일란성 쌍생아(둘 중 한 사람에게서만 다발성 경화증이 나타남)를 분석하여 그 원인을 찾아내는 데 활용되었다.[74] 후자의 경우에는 놀랍게도 이 신경학적 이상을 설명할 수 있는 어떠한 이유도 발견되지 않아서, 인간의 게놈이 얼마나 복잡하게 작용을 하는지를 잘 보여주는 좋은 지표가 되었다.

생명을 구하기 위한 시퀀싱

이번 장 초반에 언급한 니컬러스 볼커의 경우는 유전자 암호의 확인이 가지는 잠재적 가능성을 보여주는 좋은 예가 될 것이다. 의학에 있어서 우리는 사실 "이유를 모른다."라고 말해야 할 때 '특발성idiopathic' 또는 '원인불명cryptogenic'이라는 용어를 자주 사용한다. 식사를 할 때마다 창자와 피부 사이에 누관이 형성되던 이 아이의 경우도 마찬가지였다. 극심한 누공들을 치료하기 위하여 100번이 넘는 수술이 필요했는데, 이러한 증상들은 이전에는 알려지지 않은 것이었다. 결과적으로 모든 희망이 사라질 무렵, 니컬러스가 기나긴 입원 치료를 지속하고 패혈 증세가 반복되며 고압 산소 치료 또한 받아야만 했을 때에, 위스콘신 의과대학병원의 소아과 담당 의사는 니컬러스의 게놈 서열을 분석하도록 하였다.

결과는 전혀 예상하지 못하던 것이었다. 면역 체계에 중요한 역할을 하는 것으로 알려진 XIAP 유전자의 돌연변이가 병의 원인으로 밝혀진 것이다. 다행히 이를 고칠 수 있는 방법도 존재했다. 제대혈 이식을 통하여 면역체계의 중요한 부분인 백혈구를 생성하는 줄기세포를 교환하는 것이었다. 이러한 치료는 이전까지는 고려조차 되지 않았었다. 게놈 정보와 이를 바탕으로 내려진 결정은 니컬러스를 죽음이 임박한 상태에서 건강한 5세 아이로 탈바꿈시켰다. 위스콘신 의과대학에는 이제 40명이 넘는 아이들이 분자학적 수준에서 병의 원인을 찾기 위하여 시퀀싱을 위해 대기하고 있다. 의료진, 유전학자, 유전상담사, 그리고 윤리학자로 이루어진 위원회가 정기적으로 모여 기존 치료에 더 이상 효과를 보이지 않는 아이가 시퀀싱 대상으로 합당한지를 논의한다. 그리고 그 위원회는 다음 시퀀싱 대상이 누가 될지 우선순위를 결정하고 있다.

볼커의 치료는 획기적인 것이었으며, 사상 처음으로 더 이상 '특발성' 또는 '원인불명'이라는 용어가 사용되지 않는 미래의 의학을 꿈꿀 수 있게 되었다. 많은 사람들이 그들의 병이 진단되지 못했거나 효과적인 치료를 받지 못하여 지속적으로 고통받고 있기 때문에 여러 병원들을 계속해서 찾아 헤매고 있다. 밀워키 주의 한 위원회가 특정 환자에 대하여 유전자 시퀀싱이 보험으로 보장되도록 한 것은 특히 흥미로운데, 젊어서 시퀀싱을 시행하는 것이 장기적으로 보았을 때 비용 효과 면에서 이로울 것이라고 주장할 수 있기 때문이다. 이는 전혀 효과 없는 치료는 물론, 비싸고 광범위한 검사들을 대체하게 될 것이다.

2011년, 심각한 운동장애(근육긴장이상)를 앓고 있는 이란성 쌍생아에 대한 전유전체 시퀀싱 결과 정확한 분자학적 진단은 물론 효과적인 치료가 가능하게 되었다.[75] 부모가 모두 건강했던 이들 쌍생아의 예는 매우 상징적이고 배울 점이 많은데, 이들의 병을 일으킨 돌연변이가 '복합 이형접합체compound heterozygote'에 의하여 일어났기 때문이다. 이는 한 유전자 내에서, 하나는 부계로부터 다른 하나는 모계로부터 물려받은 다른 2개의 염기에 변이가 동시에 발생하여 이러한 운동장애를 일으켰다는 의미이다. 이러한 변이는 이전 세대에 없던 질병이 발생하는 이유를 설명할 수 있는 일반적 해답이 될 수 있으며, 앞으로 다가올 시퀀싱 시대에 자주 발견되는 결과가 될 것이 확실하다.

유타 주 오그덴에 거주하는 한 가족에서, 두 세대에 걸쳐 다섯 명의 아이가 이전에는 알려지지 않은 원인 불명의 급격한 노화를 동반하는 증상으로 사망하게 되었는데, 시퀀싱을 통하여 X 염색체의 한 유전자의 변이에 의한 것임이 알려지게 되었다.[76] 이 가족들은 이제 '오그덴 증후군Ogden syndrome'이라 불리는 병을 예방할 수 있게 되었다. 변이를 동반하지 않는 배아를 선택하는 인공 수정을 통해서다.

엘리펀트 맨으로 알려진 조지프 메릭$^{Joseph\ Merrick}$의 이유를 알 수 없는 증상의 병명이라고 생각되는 프로테우스 증후군$^{Proteus\ syndrome}$의 근본 원인이, 많은 종류의 암에서도 변이가 발견되는 AKT1 유전자의 변이라는 사실이 드디어 밝혀지기도 하였다.[77]

비록 흥미롭고 직관적으로 긍정적이기는 하지만, 심각하고 원인을 알지 못하는 질병들을 밝혀내는 새로운 방법으로 간주되기까지는 이와 같은 예들이 아직 더 많이 필요하다. 현재는 시퀀싱을 할 수 있는 기술이 분석 결과를 해석할 수 있는 능력보다 훨씬 더 앞서 있는 상태이다. 각 개인의 DNA에서 얻어진 방대한 양의 정보를 해독하고 정확히 가공하여 인간 게놈을 해석하고, 신호(원인이 되는 구조적 변이)로부터 잡음(의미 없는 염기나 구조의 변화)을 걸러내는 작업들이 만만치 않은 숙제로 남아 있다. 이러한 작업은, 모든 표현형을 대변할 수 있는 수백 수천 명의 게놈이 시퀀싱되고 온전히 해석된 후에는 훨씬 용이해질 것이라고 생각된다.

시퀀싱 가속화를 위한 경쟁

시퀀싱을 위한 경쟁은 다양한 분야에서 진행되고 있다. 여러 나라와 대륙은 물론, 대형 기업과 여러 기술 플랫폼들, 그리고 유전체학계 전반에 걸쳐 이루어지고 있는 것이다. 중국의 셴젠에 본사를 두고 있는 북경 게놈연구소$^{Beijing\ Genomics\ Institute}$는 100대 이상의 최신 시퀀싱 기계를 구입하고(대부분이 HiSeq 기계이다) 2011년 말까지 2만 개의 인간 게놈에 대한 시퀀싱을 시행하겠다는 계획을 세우고 있다.[78] 북미와 유럽, 특히 미국과 영국은 1,000대 이상의 HiSeq 또는 SOLiD 시퀀싱 기계를 이용하여 2011년 말까지 약 1만 개의 인간 게놈에 대한 시퀀싱을 완성할 것으로 예상하고 있다. 퍼시픽 바이오사이언스와 함께 2010년에 상장된 컴플리트 게노믹스는 (같은 해에 헬리코스는 상장이 폐지되었지만) 현재 매달 수천 개의 인간 게놈에 대한 시퀀싱을 시행하고 있으며, 5년 내에 100만 명에 대한 게놈 서열을 제공할 수 있을 것으로 전망하고 있다. 그들의 독특한 '통신 판매' WGS 모델은, 학계와 생명과학 산업체들이 매우 비싼 시퀀싱 기계들을 구입하고 시약에 대한 특허료를 지불해야 하는 것은 물론 전문가를 고용하는 데 따르는 비용까지 덜 수 있는 흥미로운 방식이다. 이 모델은 시퀀싱 작업을 소매화할 수 있을 것이나, 이 모델이 과연 경제성이 있는 것인지, 또한 이렇게 분석된 결과가 학문적으로 인정받는 시퀀싱 센터들로부터 받아들여질지 여부는 시간이 지나봐야 알 수 있을 것이다.

    2010년도에 등장한 또 다른 경쟁사 이온 토렌트[Ion Torrent]는 라이프 테크놀러지에 합병되었는데, WGS를 위하여 개발된 것은 아니지만, 박테리아의 신속한 시퀀싱을 통하여 어느 항생제가 효과적일 것인지를 확인하는 것과 같은 의학용 시퀀싱에 용이한 소형 '데스크톱' 플랫폼을 고안하였다(MRSA, 즉 메티실린 내성 황색 포도상구균 등 치명적인 감염을 일으키는 박테리아의 치료에 활용될 수 있다). 이온 토렌트의 데스크톱 플랫폼은 최초로 반도체를 기반으로 한 것이었는데, 이것은 아마도 시퀀싱 플랫폼의 발전에서 가장 중요한 변화일 것으로 생각된다. 2011년 이처럼 트랜지스터를 기반으로 한 기계에 의하여 처음 분석된 게놈은, 반도체 제작의 대표적인 선구자인 고던 무어[Gordon Moore](인텔의 공동창립자이자 명예회장-역주)의 것이었다. 당시만 해도 1,000개의 이온 토렌트 칩이 사용되었으나, 인간의 전유전체를 시퀀싱하는 데 필요한 트랜지스터의 수는 향후 몇 년 내로 급격히 적어질 것으로 생각된다.[79]

이는 트랜지스터와 시퀀싱 사이의 궁극적인 융합, 즉 DNA 트랜지스터의 등장을 의미하는 것이다. 2010년 12월 〈사이언티픽 아메리칸〉은 "세상을 바꾸는 아이디어" 10가지를 발표하였는데, DNA 트랜지스터를 "더 밝은 미래를 위한 혁신"이라 강조하며 표지에 싣기도 하였다.[80] 부담스러운 시약 비용이나 형광 물질을 확인하는 데 필요한 광학장치들이 필요 없다는 점에서, 이 방법은 게놈 시퀀싱에 있어서 급진적인 변화이다. "기존의 식기세척기 만한 기계들은, 수천 개의 작은 조각으로 나뉜 유전자를 분석하기 위하여 값비싼 시약들이 필요한 반면, DNA 트랜지스터라 불리는 기계들은 너무나도 단순하게 작업을 할 수 있다." 런던 임페리얼 칼리지의 의생명 공학 연구소Institute of Bomedical Engineering 소장인 크리스 토마주Chris Toumazou는 반도체 기술을 이용한 인간 게놈 시퀀싱의 대표적인 옹호론자이다. 그는 반도체 기술이 '하나의 칩으로 수분 내에 전유전체를' 시퀀싱하는 일이 가능할 것이라 믿고 있다.[81] 이미 존재하는 휴대 가능한 시퀀싱 기계의 견본은 휴대전화 정도의 크기에 지나지 않는다. 만약 이 기술이 성공적으로 발전하여 상용화된다면, 이는 시퀀싱과 의학 유전체학의 세상을 바꾸어놓을 것이다.

이러한 다양한 플랫폼으로 인하여, 2012년 말까지 25만 개의 인간 게놈이 완벽히 시퀀싱될 것으로 예상되고 있으며, 그 수는 2013년에 100만, 2014년에는 500만에 이를 것으로 예측된다. 2010년에 컴플리트 게노믹스의 CEO 클리퍼드 레이드는 자신의 회사 내에서만 5년 내로 100만 개의 인간 게놈을 시퀀싱할 것으로 전망하였다. 따라서 향후 5년 내에, 사람에게 발생하는 대부분의 증상들에 대한 생명 코드를 분석할 WGS가 충분히 제공될 것이 분명하다.[82]

암 유전체학의 발전

암은 유전자 이상에 의한 질병이다. 암은 암세포 게놈의 DNA 서열의 변이를 동반하지 않고서는 발생하지 않는다. 암의 발생 가능성을 높일 수 있는 취약 유전자가 생식선 DNA 내에 존재하고 있을 수는 있으나, 체세포 내에서 정상적인 DNA 보호 능력을 넘어서는 변이가 발생할 때에 암은 발생한다. 암 조직의 게놈에 발생할 수 있는 변화는 점돌연변이point mutation로부터 이 장에서 언급한 다른 변이들(삽입, 삭제, CNV)까지 다양하다. 이중에서도 특별히 자주 일어나고 많은 경우에 가장 중요한 역할을 하는 변이가 있는데, 염색체 재배열chromosomal rearrangement이 그것이다.[83] 이들 재배열은 잘려나간 DNA 가닥의 일부가 게놈의 다른 곳, 동일한 염색체 내intrachromosomal 또는 다른 염색체 내interchromosomal로 결합되는 과정을 포함한다.

종종 이러한 염색체 재배열은 활성화 작용을 하게 되는데, 이는 따로 떨어져 있던 2개의 독립된 유전자가 결합되어 세포의 성장 또는 복제를 현저히 증가시키는 '융합 유전자fusion gene'를 이루는 것으로, '암유전자oncogene'—암을 유발 시킬 수 있는 유전자('onco'란 종양 또는 암을 의미한다)—의 기능적 범주를 만족하게 되는 것이다. 이러한 융합 유전자는 처음에는 백혈병이나 림프종과 같은 '액상' 종양에서 발견되었으나, 이제는 전립선암이나 폐암의 일부(선암adenocarcinoma)에서도 자주 발견되는 것으로 밝혀지고 있다. 재배열 외에도, 암에서 나타날 수 있는 게놈 변화에는 새로운 DNA의 통합integration이 있는데, 특히 특정 암을 발생시킬 수 있는 바이러스로부터 기인한 경우나, 미토콘드리아 DNA에 존재하는 1만 7,000개의 염기에 돌연변이를 일으키는 경우, 그리고 DNA의 곁사슬이나 DNA를 결집하는 역할을 하는 히스톤histone의 변화를 포함하는 후성유전체학적 변형이 포함된다(이 장의 후반부에서 다룰 것이다).[84]

또한 담배나 자외선과 같은 환경적인 노출도 이러한 기전들에 의하여 체세포 돌연변이somatic mutation를 일으킬 수 있으며 이는 암 발생 원인의 중요한 부분이 될 수 있다. 암 발생에는 재배열이 일어나지 않을 수도 있고, 수백 개의 재배열이 관여될 수도 있다. 마찬가지로, 1,000개 이하의 점돌연변이가 있을 수 있는가 하면 10만 개 이상이 존재하기도 한다. 특정 암에는 세포들이 정상 궤도에서 벗어나도록 유도하는 '운전자' 돌연변이가 많게는 20개까지 존재할 것으로 생각되고 있다.[85]

운전자 돌연변이는 암을 발생시키는 원동력이 되며 종양의 재발 원인과도 연관된다. 단백을 형성하는 2만 2,000개의 유전자 중 350~400개의 유전자가 암을 유발하는 체세포 돌연변이를 일으키는 것으로 반복하여 발견되고 있다. 이들은 대부분이 특정 유전자군gene family에 속하는데, 그중 단백질 키나아제protein kinase(인산기를 단백질에 존재하는 수산기로 전이시키는 반응을 촉매하는 효소의 총칭-역주)가 가장 중요하게 생각되고 있다.

이들 단백질 키나아제 유전자들(특정 암에 있어서의 표피생장인자 수용체, 즉 EGFR, KRAS 그리고 BRAF 등)의 중요성이 확인되면서, 항암 치료에 급진적인 발전이 동반되었다. 전통적인 항암 화학요법은 세포를 구분 없이 죽이는 독성 약물을 활용했지만(방사선 치료를 병합하는 경우도 있다), 새로운 치료들은 좀 더 선별적인 공격을 한다. 가장 대표적인 예로 약 60%의 악성 흑색종 환자에게서 발견되는 운전자 돌연변이인 BRAF 유전자 내의 점돌연변이(V600E)를 들 수 있다. 반복된 항암 화학요법과 방사선 치료에도 불구하고 대부분의 환자들은 악성 흑색종으로 진단받은 후 1년 내에 사망하게 된다. 그러나 이제는 돌연변이가 있는 단백에 특이적으로 결합하는 BRAF 돌연변이 특이 약물을 복용할 경우, 단지 2주 만에 80% 이상의 환자들에게서 종양의 크기가 급격하게 작아지게 된다. BRAF 돌연변이가 없는 환자들은 이 약물 치료로 인하여 상태가 더 악화되는 현상을 보면, 이 치료가 얼마나 높은 특이성을 갖고 있는지 알 수 있다.[86] 이는 치명적인 암에 있어서 개인화된 치료의 모범적인 예라고 할 수 있을 것이다.

생물학적인 약물의 결합으로 치료의 효과를 증대시킬 수 있었던 돌연변이의 예는 이외에도 많다. 융합유전자를 타깃으로 하는 만성 골수성 백혈병 치료제 글리벡^{Gleevec}과 HER2 에스트로젠 수용체를 타깃으로 하는 유방암 치료제 허셉틴^{Herceptin}이 가장 대표적인 두 가지의 약물이 되겠으나, 최근에는 더 많은 예들이 많이 개발되었다. 미디어를 뜨겁게 달군 마사 스튜어트$^{Martha\ Stewart}$('마사 스튜어트 리빙 옴니미디어'를 창립한 방송인이자 기업가로, 2001년 임클론의 주식 부정거래로 유죄 판결을 받은 바 있다—역주)와 임클론^{ImClone}의 CEO 샘 와스칼$^{Sam\ Waskal}$의 문제로 인하여 판매가 보류되었던 얼비툭스$^{Erbitux,\ cetuximab}$는 현재 대장암 치료에 일반적으로 사용되고 있다. 그러나

이 약제는 환자가 KRAS 돌연변이를 가지고 있는 경우에는 효과적이지 못하다. 폐암의 한 종류인 비소세포암에 대해서는, EGFR에 활성화된 돌연변이가 있는 경우에 한해 이레사[Iressa, gefitinib]라는 약이 대단히 효과적인 것으로 밝혀졌다. 또한 같은 종류의 폐암 환자에 있어서 ERCC1 유전자의 돌연변이가 없는 종양은 시스플라틴[cisplatinum] 항암 화학요법이 특히 이로운 것으로 알려졌다. 암유전자 RAF를 억제하는 소라페닙[sorafenib]은 이 운전자 돌연변이가 동반된 암환자의 예후를 호전시키는 것으로 확인되었는데, 신장, 간, 폐, 그리고 갑상선암이 여기에 해당된다. 특정 림프종과 비소세포암에 나타나는 ALK 유전자 융합이 동반된 종양에는, 실험적이 약물 크리조티닙[crizotinib]의 반응이 좋은 것으로 증명되었다. 교아종[glioblastoma]과 같은 뇌종양에 대해서는 MGMT 유전자가 메틸화되었을 때에 한해 테모달[Temodar, temozolomide]이라는 약물이 효과적이다. 돌연변이 유전자 PIK3CA는 난소, 대장, 특정 뇌종양 등 다수의 종양에서 발견되는데, 이 암유전자를 타깃으로 하는 많은 약물이 개발되어 현재 임상시험 중에 있다.[87]

    암 돌연변이의 선별검사와 시퀀싱을 위한 노력으로 인하여, 암의 표적치료의 발견 또한 가속화되고 있다. 같은 종류의 운전자 돌연변이가 다양한 종류의 암에서 발견될 수 있는데, BRAF는 흑색종뿐만 아니라 대장암과 갑상선암에서도 발견된다. 처음으로 암을 시퀀싱하여 이에 맞는 맞춤 치료를 실시한 기록은, 밴쿠버에 있는 브리티시컬럼비아 대학의 마르코 마라 박사가 폐로 전이가 된 설암[tongue cancer]을 가진 80대 환자를 치료한 것이다.[88] 암의 시퀀싱으로 암유전자 RET('rearranged during transfection'을 줄인 말이다) 내의 운전자 돌연변이가 발견되었으며, 이는 이전에는 고려하지 않았을 표적치

제5장 생물학 207

료를 시행하도록 하여 성공적인 결과를 얻게 하였다. 따라서 돌연변이의 종류와 치료 약물들을 연결하는 것은, 이제는 너무나도 부정확한 방법이라는 사실이 드러난 '암의 종류(예를 들어 대장이나 폐)에 따른 치료'보다 더 효용성이 클 가능성이 충분하다고 하겠다.

DNA 이중나선 구조를 발견하고 항상 논란의 중심에 있던, 이제는 80세를 넘긴 제임스 왓슨James Watson은 최근 자신이 생존해 있는 동안 최소한 몇몇 암의 경우에는 완치가 가능해질 것이라고 말했다. 그는 "오늘날 단지 10만 명을 살리는 것을 암의 치유라고 정의하는 것이 오늘의 모습이라면, 나는 단지 10만 명만이 죽게 되는 것을 암의 치유라고 새롭게 정의하고 싶다. 우리는 관점을 변화시키고 있는 중이다."라고 하였다. 시퀀싱을 통하여 향후 몇 년 내에 대표적인 암의 유전적 원인을 모두 발견할 수 있을 것이라고 그는 확신하고 있다.[89]

비록 암 게놈은 매우 복잡할 수 있고, 생식선 DNA에 비하여 정확한 시퀀싱 및 데이터 분석이 어렵지만, 이제는 암의 DNA를 시퀀싱하는 것이 암 환자를 치료하기 위한 첫 단계가 될 수 있음이 명확해졌다. 많은 사람들이 미래에는 암 환자들의 암을 분석하여 디지털화하는 작업이 일상적인 치료의 일부가 될 것이라고 예상하고 있다. WGS와 마찬가지로 실용성과 경제성에 대한 문제를 안고 있지만, 암 시퀀싱의 미래에 거는 기대는 꽤 크다. 향후 몇 년 내에 수천 개의 암이 시퀀싱될 것이고, 궁극적으로 대단위 운전자 돌연변이 패널이 엑솜이나 WGS 시퀀싱만큼 유용할지 여부가 밝혀질 것이다.

시퀀싱을 넘어서: RNA, 단백질, 대사산물, 후성유전체학

DNA 서열은 이번 장뿐만 아니라 전반적인 유전학 영역의 주된 주제였다. 그러나 과학적 노력과 발전은 이러한 테두리를 넘어 전체적으로 '오믹스omics'라 불리는 분야 전반에 걸쳐 있다(전체를 뜻하는 접미어 'ome'에서 파생된 ─오믹스는 흔히 '─체학'으로 번역되는데, 다양한 물질들을 유전체학genomics 방식으로 연구할 수 있으므로 여러 분야가 있다―역주). 이 일반적인 분야는 전사체학transcriptomics(유전자로부터 전사되는 RNA 전사체 또는 비암호화noncoding RNA 전체), 단백체학proteomics(번역되어지는 모든 단백질), 대사체학metabolomics(대사산물 전체), 그리고 후성유전체학epigenomics을 포함한다.

이들 하나하나에 국제적인 과학자들의 노력이 쏟아지고 있다. 대표적인 예가 스웨덴, 인도, 중국, 그리고 한국의 연구진들이 인간의 단백체proteome를 규명하고자 추진하고 있는 인간 단백질지도 구축사업Human Protein Atlas이다. 유전자의 수는 2만 2,000개에 미치지 못하지만, 유전자와 단백 사이에 1:1 관계가 형성되는 것은 아니기 때문에 이것 자체만으로도 어마어마한 과제이다. 단백은 선택적 재조합alternative splicing 과정을 거치게 되고 세포는 단백이 형성된 이후에도 그 구조를 변화시킬 수 있어서(소위 '번역 후 변형') 개인에 따라 다양한 형태로 존재할 수 있는데, 따라서 인간의 단백체는 100만 개가 넘는 서로 다른 단백으로 이루어질 것으로 예상하고 있다.[90]

모든 RNA 분자의 합인 전사체에 대한 분석은, 이보다 앞서 유행한 유전자 발현 분석gene expression profiling에 의하여 널리 알려지게 되었는데, 특정 조직에서 일정한 순간에 게놈이 무엇을 하고 있는지(게놈의 활성)에 대한 디지털 정보를 제공한다. 유전자 발현 분석은 임상적으로 유방암의 예후 판단, 이식 이후 거부반응 확인, 그리고 최근에는 관상동맥 질환의 진단 등에 사용되고 있다.[91] (스크립스 연구소의 우리 팀이 주관한 관상동맥질환 유전자 발현 연구는 〈타임〉의 2010년 가장 주목할 만한 10대 의학 발견에 포함됐다.)[92] 이들 각각의 사례들에서는 관심의 대상이 되는 임상 증상과 관련이 있는 유전자 전사체를 찾기 위한 대규모 연구가, 암에서는 암세포를 사용하는 방식으로, 이식환자나 관상동맥질환 환자에서는 백혈구를 사용하는 방식으로 진행되었다. RNA-Seq이라고도 알려진 전전사체 시퀀싱whole-transcriptome sequencing은, 이미 암 환자의 융합 유전자를 발견하는 데 유용한 것으로 증명되었다.

대사체학은 모든 대사산물 또는 세포의 최종 생산물을 다루는 학문이다. 이는 특정 대사산물을 인식할 수 있는 화학적 특징을 확인하고 정량하는 데 사용되는 질량분석mass spectrometry 기술에 크게 의존하는 분야이다. 단백질을 형성하는 유전자의 돌연변이나 단백질의 이상을 확인할 수 있는 다른 '오믹스' 기술과 더불어 대사체학은 새로운 대사산물 혹은 그 분포의 형태가 질병이나 관심이 되는 증상과 연관이 있는지를 확인할 수 있다.

최근 들어 후성유전체학 분야는 괄목할 만한 성장을 하였다.[93] '후성유전epigenetic'이라는 용어는 DNA 서열과 무관한 유전력heritability을 총칭하는 용어로 발전하였다. 환경적 요소가 세대에 걸쳐 유전력에 영향을 끼치는 예는 다양하다. 젊은 나이의 흡연은 자녀의 자녀들이 사춘기가 시작되는 시기에 영향을 미치게 되며, 기근을 겪은 여성들은 60년 후에도 그들의 인슐린 성장인자 2insulin growth factor 2, IGF-2 유전자

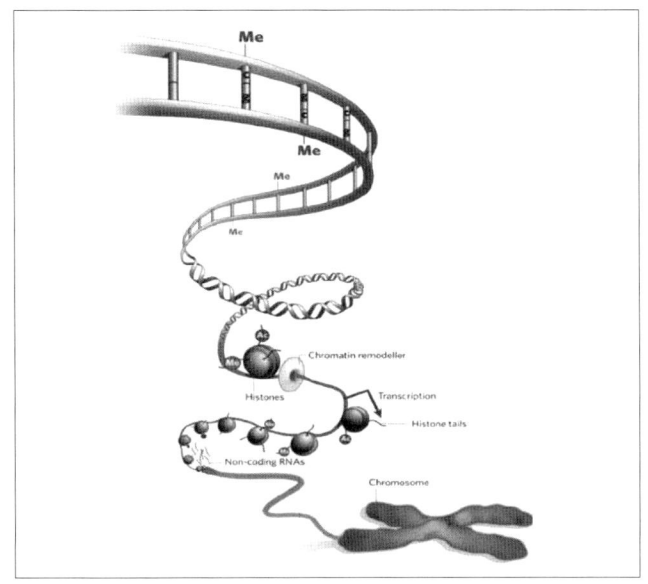

■ 그림 5-4 ■
DNA에 나타나는 사이토신의 메틸화, 히스톤(histone)과 게놈의 압축(chromatin packing), 그리고 비암호화 RNA(noncoding RNA) 등을 도식화한 그림

의 곁가지에 특정 표식을 지니게 된다.[94] 이러한 세대에 걸친 환경 요인의 영향은 오랫동안 논의되어 온 유전과 환경의 영향에 대한 논쟁을 좀 더 복합적으로 이해할 수 있게 한다.

마찬가지 이유로 '완전히 똑같은' 일란성 쌍생아란 있을 수 없다. 하나의 수정란에서 발생하여 동일한 DNA를 갖게 되는 일란성 쌍생아라 하더라도, 자궁 내에서의 산전 환경이나 주산기 환경에 따라 다른 후성유전체학적 표식을 갖게 되는 것이다. 이들 표식은 몇 가지 방법으로 DNA를 압축하는 데 관여하는 인자들에 명확히 나타나는데(그림 5-4), 유전자의 곁가지에 메틸기를 결합시키거나(특히 사이토신 염기 위치에), 염색질의 형태를 변화시키거나(열리거나 닫힌 형태로), 또는 히스톤에 영향을 미치는 것으로 나타난다(아세틸기 또는 메틸기를 결합하게 된다).

다른 여러 국제적 '거대과학' 프로그램과 더불어, 미국 정부로부터 지원을 받는 후성유전체 지도 프로젝트Roadmap Epigenome Project라 불리는 대규모 공동 연구단은 복잡한 후성유전체의 비밀을 풀기 위하여 노력하고 있다. 2009년 10월, 라호야에 있는 솔크 연구소Salk Institute의 조지프 에커Joseph Ecker와 연구진들은 피부와 줄기세포를 이용하여 처음으로 인간 메틸롬methylome을 분석하여 발표하였다.[95] 그들의 연구는 〈타임〉의 그 해에 가장 주목할 만한 10대 과학적 발견에 포함되었다.[96] 주로 유전자 발현을 비활성화 시키거나 '침묵하게' 하는 후성유전체학적 변화들이 초기에는 암환자에서 주목 받았으나, 최근에는 경도인지장애와 알츠하이머병, 정신분열병, 그리고 비만이나 당뇨와 같은 대사질환과의 관계 역시 강조되고 있다.[97] 특히 2형 당뇨에 대한 많은 연구들이 후성유전체학적인 영향에 무게를 두고 있다. 이런 영향들은 중요한 감수성 유전자susceptibility gene인 TCF7L2의 게놈을 전사가 가능하도록 열리게 하는 것이나, 위험유전인자risk allele를 후세에 전달하는 데 있어서 부모로부터 물려받은 서열 변이의 중요성(예를 들어, 감수성이 후세에 유전되는 데 있어서 부계나 모계로부터 받은 SNP만이 중요성을 갖게 되는 것)이나, 당뇨 환자의 근육 조직 검사에서 발견된 주요 유전자의 메틸화 등을 포함한다.[98] 쥐를 대상으로 한 실험들에서는, 만성적으로 고지방 식이를 한 수컷 쥐의 자손인 암쥐는 당뇨가 발생하게 되는데, 이는 몇몇 유전자의 메틸화 변화에 의하여 나타나는 것으로 생각되고 있다.[99] 유전체학에 있어서 괄목할 만한 진전은 놓치지 않고 보도하는 〈이코노미스트〉는 다음과 같은 머리기사로 시작하는 당뇨 관련 기사를 게재한 적이 있다. "유전자를 탓하지 마라", "유전자는 단지 당신으로부터 나쁜 명령을 받고 있는 것인지도 모른다." 이 기사에는 커다란 아이스크림을 먹고 있는 여성의 사진이 "메틸기를 축적하고 있는 모습"이라는 설명과 함께 실렸다.[100]

오믹스 지역을 벗어나기 이전에 관심을 가져야 할 '옴^{ome}'이 하나 더 있는데, 그것은 바로 마이크로바이옴^{microbiome}(미생물군집 혹은 미생물군유전체)이다. 이는 우리 몸 안에 서식하는 모든 박테리아, 진균 그리고 바이러스를 의미한다. 전 세계에 걸쳐 마이크로바이옴을 지도화하기 위한 노력이 진행되고 있는데, 중국의 메타 GUT 프로젝트, 싱가포르의 인간 소화기 마이크로바이옴, 일본의 인간 메타게놈 컨소시엄, 프랑스의 미크로오브^{MicroObes}, 호주 비뇨생식기 마이크로바이옴 컨소시엄, 캐나다 마이크로바이옴 이니셔티브, 그리고 미국의 인간 마이크로바이옴 프로젝트 등이 그것이다.[101]

사람의 장^腸만 해도, 이곳에 상존하는 박테리아는 인간의 게놈보다 100배 이상의 유전자를 지니고 있다. 실제로 사람의 몸이 10조 개의 세포로 이루어진 반면, 장에는 100조 개의 미생물이 살고 있다. 많은 마이크로바이옴이 질병과 연관됨이 알려졌는데—장내 마이크로바이옴과 비만 또는 심장병의 연관성이라든지 기도의 마이크로바이옴과 천식의 연관성 등이 포함된다[102]—, 이 분야는 최근의 거대 단위 시퀀싱 플랫폼의 개발과 더불어 이제 막 시작되고 있을 뿐이다. 최근 〈임상연구 저널^{Journal of Clinical Investigation}〉에 게재된 "당신의 대변에는 어떤 종^種이 살고 있습니까?"라는 논설은, 장내 세균의 대단위 시퀀싱을 통한 항생제 내성이나 고위험 환자를 선별하는 것의 가치에 대해 언급하였다.[103] 심지어 어떤 연구자들은 잠재적인 증생제probiotic(항생제에 반대되는 말로 숙주에 이로운 영향을 끼치는 미생물을 총칭한다–역주) 치료의 일환으로 치료하기가 무척 어려운 균—클로스트리디움 디피실레Clostridium difficile—를 갖고 있는 환자에게 건강한 사람의 분변을 이식하는 방안까지 고려하고 있다.[104] 2011년에는 수백 명의 환자들을 대상으로 한 연구를 통해 분명한 '장형腸形' 즉 장내 세균의 종류를 발견함으로써 사람의 마이크로바이옴 연구에 큰 진전을 이룰 수 있었다. 장내 마이크로바이옴은 특정 박테리아 종의 우세 또는 대량 분포에 따라 박테로이데스Bacteroides, 프리보엘라Prevoella, 루미노코쿠스Ruminococcus 등 크게 세 가지 다른 형태로 존재하고 있었다.[105] 이들 특정한 장형은, 대장암, 비만, 그리고 대사성 질환의 위험성, 여러 종류의 약제에 대한 효능, 무엇을 먹는 것이 이로운지, 감염이 있는 경우 가장 유용한 항생제의 종류 등을 결정하는 데 영향을 미칠 수 있다. 이는 개인화되는 현대 과학에 있어서의 큰 변화라 할 수 있다.

개인화되는 '소비자' 유전체학

이제 주요 논점으로 넘어가고자 한다. 게놈에 관한 정보가 과연 어떻게 질병을 예방하고 건강을 증진시킬 수 있는가? 언제쯤에나 활발하게 사용될 만한 정보가 완성될 것인가?

개인화된 유전체학 영역은 논쟁거리가 되어왔는데, 이는 특히 2007년에 두 회사—디코드 제네틱스DeCode Genetics와 23앤드미23andMe—가 상업화된 전유전체 검사를 대중에게 제공하면서 더욱 활발해졌으며, 곧이어 나비제닉스Navigenics도 이에 동참하게 된다. 이 회사들은 GWAS에 사용되는 동일한 유전형 분석 칩을 제공하며, 50만 개의 SNP를 분석하여 복합 형질과 질병의 위험성에 대한 정보를 제공하였다. 이 키트는 인터넷을 통하여 구입할 수 있었으며, 분석된 정보 또한 인터넷 정보망을 통하여 제공되었다. 비싼 가격—초기에 디코드 제네틱스와 23앤드미는 995달러부터, 나비제닉스는 2,500달러부터—이 책정된 이 서비스에는 새로운 정보가 제공됨에 따른 주기적인 업데이트가 포함되었는데, 거의 매주 GWAS 결과들이 주요 의학 학술지에 발표되던 시기라 이러한 서비스는 필수적이었다. 고가이던 나비제닉스의 상품은 결과를 확인하고 해석하는 과정에서 유전학 상담사와의 전화 상담이 포함되어 있었다.

나비제닉스의 서비스가 상품화되기 이전인 2007년 말, 나는 처음으로 나비제닉스의 상품을 경험해볼 수 있었다. 이 상품은 철통같은 보안 시스템을 갖고 있었다. 분석 결과가 나왔다는 이메일을 받은 후, 다수의 비밀번호를 입력하고 휴대전화로 본인 확인을 거친 후에야 결과를 확인할 수 있는 사이트에 들어갈 수 있었다. 심근경색의 가족력이 없었고 나 자신이 심장전문의였기 때문에, 처음으로 눈에 들어온 것은 이것이었다. "심근경색: 평균적인 위험도 52%, 당신의 위험도 101%." 어떻게 심근경색의 위험도가 100%를 넘을 수 있는지 이해할 수 없어서 대단히 놀랐었다. 그날 저녁 아내에게 전화를 걸어 저녁 시간에 맞추어 집에 갈 수 없을지도 모르겠다고 말했던 기억이 난다. 나중에 나비제닉스에 이를 알렸더니, 나중에 그들이 실수를 했다고 알려왔었다. 다행이었던 것은, 이 상품이 아직 시판에 들어가기 이전이었다는 점이다!

그림 5-5는 나비제닉스로부터 새로 받은 25가지 질병에 대한 감수성 결과이다. 각 항의 상단은 평생 동안의 위험도$^{lifetime\ risk}$를 나타내고 있는데, 좌측의 1% 이하부터 우측의 50% 이상까지 위험도에 따라 배열되어 있다. 어두운 상자들은 나의 위험도가 일반 인구집단의 위험도보다 높은 질병임을 의미한다. 내 경우는 평생 동안 골관절염이 생길 위험도가 56%로, 일반 인구집단의 40%에 비해 높다. 그런데 나는 이미 골관절염을 앓고 있으니 이 예상은 잘 맞아떨어졌다고 할 수 있는데, 사실 골관절염은 누구나 오래 살면 생기는 질병이 아닌가? 심근경색의 경우를 살펴보면, 새로 받은 결과는 이전 결과보다는 훨씬 양호해 보이지만, 여전히 일반적인 남성들보다 30% 혹은 12%p 높은 위험성을 지니고 있다. 또한 나는 널리 알려진 알츠하이머 위험 대립유전자인 apoε4를 지니고 있기 때문에 알츠하이머가 발생할 위험성이 3배나 높은 것으로 나와 있다. 만약 이 대립유전자가 2개였다면, 알츠하이머에 이환될 가능성은 적어도 10배 상승하게 된다. 나는 또한 뇌동맥류(비록 절대적인 위험도는 1% 이하이지만), 복부동맥류(4% 이하), 그리고 심방세동(일반 인구는 26%인데 나는 33%)의 위험성이 높은 것으로 나타났다.

지금 당장은 이 정보가 주는 임상적 의미가 명확하지 않다. 대장암을 예로 들어보자. 비록 외조부 두 분과 고모님께서 대장암으로 사망하셨고, 35세 이후로 5년마다 대장내시경을 받고 있음에도 불구하고, 대장암의 위험도가 평균에 비하여 높지 않다고 보고하고 있다(6%와 비교하여 5%로 나왔다). 이것이 나는 대장암에 걸릴 위험성이 없으며, 더 이상 5년마다 대장내시경을 받을 필요가 없다는 것을 의미하는가? 그랬으면 좋겠지만, 안타깝게도 대답은 '절대 아님'이다. 이 검사

0-1%	> 1-10%	> 10-25%	> 25-50%	> 50-100%
뇌동맥류 You: 0.80% Avg: 0.64%	폐암 You: 8% Avg: 8%	2형 당뇨 You: 24% Avg: 25%	심방세동 You: 33% Avg: 26%	골관절염 You: 56% Avg: 40%
크론병 You: 0.44% Avg: 0.58%	대장암 You: 5% Avg: 6%	알츠하이머병 You: 20% Avg: 9%	비만 You: 27% Avg: 34%	심근경색 You: 54% Avg: 42%
그레이브스병 You: 0.40% Avg: 0.55%	건선 You: 4.3% Avg: 4.0%	전립선암 You: 14% Avg: 17%		
유육종증 You: 0.38% Avg: 0.70%	복부동맥류 You: 3.9% Avg: 3.1%			
망막변성 You: 0.24% Avg: 3.1%	하지불안증후군 You: 2.7% Avg: 4.0%			
녹내장 You: 0.21% Avg: 1.1%	흑색종 You: 2.3% Avg: 3.7%			
다발성 경화증 You: 0.17% Avg: 0.30%	미만형 위암 You: 2.3% Avg: 2.4%			
소아 지방변증 (셀리악병) You: 0.01% Avg: 0.06%	심부정맥혈전증 You: 2.2% Avg: 3.4%			
루프스 You: 0.01% Avg: 0.03%	류마티스 관절염 You: 1.5% Avg: 1.6%			

■ 그림 5-5 ■

나비제닉스 회사가 나의 게놈을 분석한 결과. 각각의 항목들은, 1% 이하로부터 50% 이상까지 인구집단에서의 질병 위험도에 따라 나열되었다. 25개의 질환에 대한 나의 위험도가 일반 인구집단과 비교되어 표시되어 있다.

는 흔한 SNP 변이에 대해서만 이루어지는데, 여태껏 봐온 것처럼 흔한 변이들의 유전력은 아직 대부분 불완전하다. 대규모 인구집단을 대상으로 한 결과를 바탕으로 정확한 개인의 위험도를 예측할 수는 없다. 연관성과 예측은 다른 것이다. 즉, 대장암과 연관된 우편번호를 갖고 있지 않다고 해서 절대 이 질병에 걸리지 않는다는 것은 아니다. 반대로, 의심할 여지없이 나는 알츠하이머병에 걸릴 위험성이 높은데, 그렇다고 알츠하이머 예방을 위해 특별히 할 수 있는 일도 없다. 그렇다면 이 정보를 어떻게 이용해야 할 것인가?

결과부터 말하자면, 내가 이를 활용할 수 있는 방도는 많이 있다. 만약에 흑색종의 위험성이 2배 혹은 그 이상으로 나타났다면, 당연히 자외선 노출에 대하여 더 신경을 쓰게 될 것이다. 당뇨의 위험성이 높다는 것을 안다면 체중을 조절하고 열심히 운동을 할 강한 동기가 생기게 된다. 다리의 혈전(심부 정맥 혈전증)에 대해서는, 장시간 비행할 때에는 더 자주 일어나서 걷고 예방적 차원에서 아스피린을 복용할 수 있다. 심장병과 심방세동의 위험성이 어느 정도 높다는 것을 안 이상, 운동시 가슴 통증이 있다거나 심장 박동이 급격히 증가할 경우, 이러한 증상에 대하여 미리 주의를 받고 경계하고 있게 된다. 심장 근육에 피가 도달하지 못해서 가슴이 아프다는 사실을 부정하는 대신 병원을 찾게 될 것이다. 마찬가지로 빠르고 불규칙하게 심장이 뛸 경우, 이것이 어떤 의미인지를 알고 적절한 치료를 받게 될 것이다.

또 다른 사례로, 스크립스 게노믹 헬스 이니셔티브 Scripps Genomic Health Initiative에 참여했던 사람의 경험담을 직접 들어보자.

나는 셈프라 Sempra의 직원으로 지난 5월 이 연구에 참여했으며, 결과를 지난주에 받아 보았다. 보고서에 제시된 자세한 정보와 철저함에 놀라지 않을 수 없었다. 나의 나비제닉스 결과를 보고 가장 위험도가 높은 질병이 대장암이며 그 위험률이 96~98%라는 사실을 알게 된 것은 '기가 찰 노릇'이었다.

    이 사실이 그토록 대단했던 이유는 얼마 전 대장암을 진단받았기 때문이다. 2주 전 정기 대장내시경 검사를 시행하면서 발견한 것이다(나는 올해로 51세이고, 실은 작년에 검사를 했어야 한다). 만약에 대장내시경 검사를 미루고 이번 달에 받지 않았다면, 분명 이 결과를 확인하고 검사를 받고자 예약을 했을 것이다. 이 연구를 진심으로 신임하게 된 것이다! 검사 결과를 가족들에게 알렸으며, 이 보고서 및 다른 위험요인들에 대해서 나의 주치의와도 상의할 예정이다. 이 중요한 의학 연구에 참여할 수 있도록 허락해주신 것에 대하여 감사드린다.

디코드 제네틱스의 과학 담당 최고책임자인 제프 걸처 Jeff Gulcher는 본인 회사에서 전유전체 검사를 시행받고(DeCode Me라고 불리는 검사이다), 전립선암의 위험도가 2배 높다는 사실을 알게 되었다. 비록 정기적인 PSA 검사를 하도록 고려되는 50세보다 아직 젊은 나이였지만 검사를 받았고, PSA 수치가 유의하게 증가되어 있다는 것을 확인하였다. 결국 그는 전립선 조직검사를 받았으며, 암으로 진단되어 근치적 전립선적출술이라는 수술을 시행 받았는데, 이것이 본인의 생명을 살린 것이라고 믿고 있다.[106] 2008년 말 어느 의학 집담회에서 유전체학에 대한 강의를 한 후, 스탠퍼드 대학의 한 교수로부터 이메일을 받은, 또 다른 일화를 보도록 하자(개인정보 보호를 위하여 이름은 밝히지 않는다).

제목: 유전체학에 관한 개인적인 사연

저는 스탠퍼드 의학 집담회에서 에릭 토폴 선생님의 강연를 들은 후 스크립스 게노믹 헬스 이니셔티브에 지원하기로 했습니다. 저의 분석 결과는 대부분 큰 문제가 없었으나, 두 분야에서 위험도가 증가되어 있었습니다. 첫 번째는 전립선암이었는데, 부친이 전립선암으로 돌아가셨기 때문에 그다지 놀라운 사실은 아니었습니다. 두 번째는 놀랍게도 소아 지방변증(셀리악병celiac disease)이었습니다(HLA DQ2.5와 다른 마커들로 인하여 이러한 결과가 나왔습니다). 돌이켜보면, 소아 지방변증에 의해서 나타났을 수도 있는 경한 증상들이 있기는 했습니다. 기름진 음식을 잘 소화하지 못한다든가, 혈중 콜레스테롤, LDL, 그리고 HDL 수치가 낮게 유지되고, 원인 모를 피부 병변(아마 포진상 피부염dermatitis herpetiformis이었겠지요), 그리고 반복적인 구강내 아프타성 궤양aphthous ulcer이 그것입니다. 그래서 나비제닉스 결과를 보고 소아 지방변증에 대한 피검사를 한 결과 양성이었고, 소화기 내시경 소견 또한 중고도의 소아 지방변증에 합당한 소견이었습니다. 덱사dexa(골밀도 검사 기기의 이름-역주)로 골밀도를 검사한 결과 골밀도가 연령과 성별에 맞춘 대조군 평균보다 1.5표준편차 정도 낮은 것으로 판명되었는데, 이것은 아마도 소아 지방변증에 의한 만성적인 비타민 D 결핍에 의한 것으로 생각됩니다. 소화기내과 전문의로부터 글루텐 제한식이gluten-free diet를 할 것을 권고받았는데, 이는 소아 지방변증에서 발생 가능한 합병증―당뇨, 갑상선 질환, 간 질환, 소장 임파종, 그리고 다른 종양 등―을 낮추는 데 효과적일 것으로 보입니다. 이와 더불어 칼슘과 비타민 D를 복용하기 시작하였으며, 가까운 친지들 또한 소아 지방변증 검사를 받도록 하였습니다. 52세라는 나이에, 심지어 의사라는 직업을 갖고 있는데, 당신들의 DNA 검사에 의해서야 비로소 진단과 치료가 가능해졌다는 사실이 놀라울 따름입니다. 감사합니다.

유전적 위험성에 대한 이 같은 자료를 원하는 사람이면 누구에게나 제공해야 하는가에 대한 의견은 양분되어 있다. 수많은 의학적 발견들 중에서도 이에 대한 반론은 그 강도가 특히 강한 편이었다. 2007년 12월, 첫 상업용 분석 상품에 대해 꽤 빠른 반응을 보인 〈네이처 제네틱스〉는 "위험한 사업"이라는 제목의 글을 게재하여 첫 주자가 되었으며,[107] 2008년 1월에는 〈뉴잉글랜드 의학저널〉이 일련의 논설과 칼럼을 게재하기 시작하였는데 그중 첫 기사는 이 학술지의 편집장인 제프리 드라젠이 공동저자로 작성한, "게놈을 램프 밖으로 나오게 하다: 과연 우리는 소원을 이룰 수 있을까?"라는 제목의 기사였다.[108] 국립보건원의 프랜시스 콜린스Francis Collins(인간 게놈 프로젝트의 책임자)와 오랜 기간 같이 일했던 테리 마놀리오Terry Manolio 박사는 GWAS에 대한 자신의 생각을 다음과 같이 정리했다. "전유전체 검사에 대하여 문의하는 환자들에게 우리는, 현재로서는 이러한 검사들이 위험도를 예측하는 데 아무 가치를 지니지 못하고 있으며 임상적인 영향도 주지 못한다고 권고해야 할 것이다."[109]

반면 〈네이처〉는 좀 더 균형 잡힌 전망을 제시하였다. 개인화된 유전체학과 관련하여 과학자들은 어떻게 대중과 소통할지를 고민해야 한다고 역설한 것이다.[110] 2008년 11월, 〈네이처〉는 한 호號를 전부 개인화된 유전체학이라는 주제에 할애하였는데, "준비되었다면 개봉하

십시오", "당신의 인생이 당신의 손에 달려 있습니다: 개별화된 유전학 시대에 대한 지침서"라는 문구가 쓰여 있는 상자 안에 게놈이 담겨 있는 그림이 표지로 사용되었다. "잘못된 경고"라는 제목의 칼럼은, 개인화된 게놈 검사가 "전문가와 비전문가 사이의 경계를 허물고 있다."고 평가하였다. 이 칼럼의 필자는 "폐쇄적인 유전학으로부터 개개인이 자신의 게놈에 대한 전문가가 되고 능동적으로 관리하게 되는 단계로의 전환을 환영한다."고 말했다.111

콜린스는 일반인들에게 게놈 정보를 제공해야 한다고 주장하는, 의료계 내에서 몇 안 되는 옹호론자 중 한 명이다. 2008년, 에이미 하먼이 주도한 〈뉴욕 타임스〉 기획물 'DNA 시대' 시리즈에서, 당시 인간 게놈 연구소의 책임자였으며 현재는 국립보건원의 책임자인 콜린스는 게놈 검사의 점진적인 활용에 대해 논하면서 다음과 같이 언급했다. "사람들이 게놈 검사를 활용하는 데 두려움을 갖고 있는 것은 분명하다. 하지만 만약 이러한 두려움이 지속된다면, 우리가 이루어지기를 바라는 의료의 미래는 이루어지기도 전에 실패한 것이나 다름없을 것이다."112 그의 저서 《생명의 언어The Language of Life》에서 콜린스는 자신의 게놈 검사 결과를 안 것이 어떻게 본인의 생활을 바꾸었는지를 기술하고 있다. 그는 2형 당뇨의 위험도가 높아서 몸무게를 20파운드 감량하고 개인 트레이너와 정기적으로 운동을 하기 시작했는데, 이러한 변화는 게놈 결과를 알지 못했다면 일어나지 않았을 것이라고 했다.113

과학기술 분야의 전문가들은 마놀리오보다는 콜린스에 가까운 입장을 취하고 있다. 구글의 공동 창업자인 세르게이 브린Sergey Brin의 아내인 앤 워지츠키Anne Wojcicki는 '23앤드미'를 창업했다. 세르게이의 어머니와 이모 할머니는 모두 파킨슨병을 앓았었다. 세르게이는 전유전체 검사를 통하여 그가 LRRK2$^{\text{leucine-rich repeat kinase}}$ 유전자에 변이를 갖고 있으며, 이로 인하여 파킨슨병이 발생할 위험성이 약 70%로 높게 나타난다는 것을 알게 되었다. 마찬가지로 23앤드미 검사를 받은 그의 어머니에게서도 같은 변이가 발견되었다. 세르게이는 블로그를 운영하기 시작하였는데, 첫 번째 포스팅의 제목이 "LRRK2"였다. 그는 다음과 같이 블로그에 기술하였다. "나는 나에게 발생할 가능성이 상당히 큰 증상에 대해, 젊은 나이에 이미 알게 되었다. 이제 나는 이 증상의 발생 가능성을 낮추기 위하여 생활을 변화시킬 수 있는 기회를 갖게 되었다(예를 들면, 운동이 파킨슨병을 예방할 수 있다는 근거들이 있다). 또한 이 질병이 발생하기 훨씬 이전부터 질병 연구를 후원할 수 있는 기회 또한 갖게 되었다. 이는 나의 질병 발생 여부를 떠나서, 다른 사람과 더불어 나의 가족들을 도울 수 있는 기회가 될 것이다……. 이러한 위치에 있을 수 있게 된 것을 감사한다."[114] 그의 관점은, 헌팅턴병을 유발하는 유전자를 지니고 있음을 알게 된 후 "나의 유전자 상태를 안다는 것은 자신을 주도적인 입장에 서게 하며 동기를 부여하게 한다… 자신의 유전정보를 아는 것만큼 동기를 부여하는 일도 없다."고 말한, 전 NBC 기자 찰스 사빈의 관점과 유사하다.[115]

다른 언론인들 또한 마찬가지로 긍정적인 입장을 가지고 있다. 훗날 그녀가 작성한 기사로 퓰리처상을 수상하게 되는 에이미 하먼은 2007년 11월 〈뉴욕 타임스〉 1면에 다음과 같은 제목의 기사를 게재한다. "나의 게놈을 알게 되면서, 나의 인생을 알게 되다." 〈와이어드〉의 편집주간 토마스 괴츠는 "당신의 인생이 분석된다: 새로운 1,000달러 DNA 검사가 당신이 앞으로 어떻게 살고 어떻게 죽을지 알려줄 것이다. 게놈 시대여, 어서 오라."라는 제목의 특집기사를 게재했다.[116] 〈타임〉은 소매용 게놈 검사를 2008년 최고의 발명품으로 선정하기도 했다.[117] 또한 괴츠는 〈와이어드〉에 브린이 받은 개인화된 게놈 검사에 대한 내용을 특집으로 싣기도 하였다. 괴츠는 DNA 결과를 알게 되는 것을 '어둡고 냉정한 비밀' 혹은 '독이 되는 정보'를 알게 되는 것으로 여기는 사람들이 있을 것이라고 주장했다. 그러나 의학적인 진보가 이런 식으로 받아들여지는 것이 처음은 아니다. 그는 "1961년도에만 해도, 90%의 의사들이 환자들에게 암에 걸렸다는 사실을 알리지 않았다."는 것을 상기해야 한다고 했다.[118]

그러나 이런 기사들이 개인화된 게놈 검사의 역사에 있어서 몇 안 되는 긍정적인 평가이며, 전유전체 검사가 지속적으로 비판의 대상이 되어왔음을 잊지 말아야 한다. 그럼에도 불구하고 소비자에게 직접 팔리는 이런 유전자 검사들은 연구기관들이 사용하는 것과 같은 수준의 시퀀싱 칩을 사용하고 있다는 사실이 중요하다. 즉, 유전자 검사를 통해서 어떤 음식을 먹거나 피해야 하는지를 알려주거나, 연인과의 '궁합'을 평가해주거나, 아이가 세계적인 운동선수가 될 가능성이 얼마나 있는지를 예측하는 '약장수 스타일의' 유전자 검사와는 구분되어야 한다는 뜻이다. 그러나 여전히 몇 가지 주의 깊게 고려해야 할 사항들이 남아 있는데, 이는 다음 다섯 가지로 구분할 수 있겠다. (1) 두려움, (2) 해석 가능성, 실용성, 그리고 오류, (3) 개인정보 보호 및 보안, (4) 관리의 부재, (5) 접근성 및 비용.

이러한 문제점에 대처하기 위한 정보가 매우 제한적이기 때문에, 스크립스 게노믹 헬스 이니셔티브는 3,600명의 참가자를 대상으로 하는 대규모 연구를 진행했다(이 연구에 참가한 사람들은 2,500달러가 아니라 200달러라는 파격적인 할인 가격으로 나비제닉스 전유전체 검사를 받았다). 이 연구는 식이, 운동량, 심리적 영향, 그리고 의학적 검진 및 진단에 대한 영향을 평가하였다. 검사 이후 약 6개월간의 관찰기간 후 결과를 보고한 2,000명 이상의 참가자들을 대상으로 검증된 방법의 심리 검사를 시행한 결과, 우울증, 고민, 불안감의 증가와 관련된 어떠한 변화도 보이지 않았다. 불행히도, 생활습관의 변화나 위험도가 높은 질환에 대한 검진율에서도 뚜렷한 변화는 없었다. 반면 검진을 받고자 하는 의향은 크게 증가되어 있는 것으로 나타났다. 대장암의 위험도가 증가한 사람들에게서는 대장내시경을 받고 싶어하는 비율이 의미 있게 증가했으며, 유방암의 위험도가 높은 경우에는 유방촬영검사를 희망했고, 높은 전립선암 위험에 대해서는 PSA 검사를, 그리고 망막변성의 위험도가 증가한 경우에는 시력 검사를 받으려는 의지가 높아졌다.[119]

    대장내시경 검사 결과들도 흥미롭게 나타났다. 이 연구에 참여한 나의 아내는, 대장암에 대한 위험도가 평균치보다 2배로 증가되어 있음을 알게 되었다. 그러나 55세의 아내는, 첫 번째 대장내시경을 시행 받았어야 하는 때로부터 5년이 경과한 시점임에도 불구하고, 연구 참여 이전까지는 검사를 받지 않고자 했었다. 하지만 그녀는 결국 검사를 받았고, 결과가 정상임을 알고서 안도할 수 있었다. 연구에 동참한 다른 참가자 중 최소한 두 명도 아내와 마찬가지로 생애 첫 대장내시경검사를 받은 후 대장 용종 제거 시술을 받았다. 다른 한 참가자에게서는 대장암이 발견되었고, 그는 암을 조기에 발견할 수 있었던 사실에 감사했다. 55세가 넘은 사람의 절반 이상이 의학적 권고와는 달리 대장내시경을 받지 않고 있다는 사실을 주목하자. 무작위 검진의 대안으로 유전자 변이에 따른 위험도 증가를 이용한 검진을 실시하는 것은 언젠가는, 특히 각각의 질환에 대한 유전성이 더욱 정밀하게 밝혀졌을 때, 개인화된 선택적 검진으로서의 의미를 갖게 될 것으로 생각된다.

　이 연구의 전반적인 결과들은 놀라우면서도 동시에 안도감을 갖게 한다. 생활습관을 변화시키는 것—몸무게를 줄이고, 운동을 더 많이 하도록 하며, 몸에 좋은 음식을 먹도록 하는 것—은 의료에 있어서 가장 큰 도전 과제 중 하나인데, 여태껏 이를 성공적으로 이끈 방법은 하나도 없었던 것이 사실이다. 콜린스나 브린의 경우와는 달리, 대중에게 있어서는 전유전체 검사가 건강한 생활습관을 형성하는 데 도움이 되지 못했다.[120] 하지만 '독이 되는 정보'라는 걱정을 할 필요도 없을 것 같다. 해로운 심리적 부작용이 없다는 뚜렷한 근거들이 존재하기 때문이다. 예를 들어 알츠하이머를 앓고 있는 가족들을 대상으로 apoε4 유전자에 대해 시행한 중요한 연구 결과는, "알츠하이머 환자의 성인 자녀들에게 있어서 apoε4 유전자 검사 결과는 의미 있는 단기 심리적 변화를 초래하지 않았다."고 발표되었다.[121] apoε4 유전자와 더불어 다른 20여 개의 질환에 대한 분석을 시행한 우리 연구 또한 유사한 결과를 확인하였다. 이는 모든 사람들이 그들의 DNA 결과를 동등하게 잘 받아들일 수 있다는 의미는 아니나, 적어도 검사를 희망하는 사람들은 결과를 수용할 수 있는 준비가 되어 있음을 강력하게 시사한다고 할 수 있다. 이런 검사들이 "여러 사람들을 극도의 공포감에 휩싸이게 한다."는 캘리포니아 주 보건국의 주장을 일축하는 것은 두말할 필요도 없을 것이다.[122]

　실용성에 대한 문제는 더 많은 근거를 갖고 있다. 2009년 〈네이처〉에 게재된 내 동료의 논문에 의하면, 세 군데의 다른 회사들로부터 분석된 결과가 상이할 수 있음이 명확하다.[123] 시퀀싱 자체는 상당히 정확했으므로, 이 문제의 주된 이유는 다양한 질병들의 위험도를 분석하는 데 사용되는 연구 및 계산 방법이 달랐기 때문이다. 유전형을 이용하는 데 어느 정도의 근거가 필요한지 또는 얼마만큼의 의미를 부여해야 하는지에 대한 기준이 없었던 것이다. 세 개의 회사에서 모두 검사를 시행받은 사람이 하나의 결과에서는 질병의 위험도가 증가한 반면 다른 결과에서는 같은 질병의 위험이 낮을 수 있다는 것이다. 나 또한 세 군데 회사에서 모두 검사를 받았는데, 패스웨이 게노믹스Pathway Genomics로부터 네 번째 검사를 받았을 때 이러한 불일치가 나타났다. 2010년부터는 정부는 물론 과학계에서도 결과의 보고와 관련된 동일한 기준을 요구하는 움직임이 생겨났다.[124]

현 시점에서 전유전체 검사들의 가장 큰 약점은 피할 수 없는 것이다. GWAS가 특정 게놈에서 피크를 보일 때, 대부분의 다른 위험들이 간과되는 것이 그것이다. 그러나 이처럼 놓칠 수 있는 중요한 정보들을 얻을 수 있는 방법으로 전유전체 시퀀싱이 유용하게 활용될 것이라는 희망이 있다.

몇몇 사람들은 전유전체 시퀀싱을 받고 그들의 경험을 말하기도 하였는데, 이들의 체험은 그리 놀라운 것은 아니었다. 크레그 벤터는 2008년, 카페인의 대사를 늦추는 유전자 변이로 인해 심근경색의 위험성이 증가한다는 내용 등 자신의 게놈 시퀀싱에 대한 조각 정보를 담은 《게놈의 기적A Life Decoded: My Genome, My Life》이라는 책을 출간했다.[125]

2009년에는 하버드 대학의 저명한 심리학자 스티븐 핑커Steven Pinker가 〈뉴욕 타임스 매거진〉에 "나의 게놈, 나 자신My Genome, My Self"

이라는 글을 기고하면서, 엑솜 시퀀싱을 통해 유전적으로 대머리가 될 가능성이 높다는 것을 알게 되었으나 더 많은 머리카락이 나오도록 할 수도 없었으며, 가족성 자율신경실조증familial autonomic dysautonomia이라는 심각한 질병과 관련이 있는 드문 변이 한 개를 지니고 있다는 사실은 이미 이전부터 알고 있었던 사실이라고 했다. 특히 핑커의 apoε 유전자에 대한 생각은 주목할 만하다. 그는 제임스 왓슨이 자신의 분석 결과를 2008년 〈사이언스〉에 발표할 당시에는 이 유전자에 대한 부분을 빼고 발표했다는 사실을 알고 있었다. 핑커는 다음과 같이 썼다. "우리는 이미 모두 죽음이라는 피할 수 없는 유전적 소인을 갖고 있다는 사실을 알고 있지만, 대부분은 부정, 단념, 그리고 종교를 적절이 혼합하여 이를 이겨내고 있다. 그럼에도 내가 안고 있는 존재의 불안감 정도는 현재가 적당한 정도라고 생각했기에, 나는 왓슨의 선례를 쫓아 나의 유전자 검사 결과에서 apoε에 대한 부분은 빼줄 것을 요청했다." 핑커는 이와는 별도로, 아이를 갖기를 계획하는 부부나 불임 병력이 있는 경우 또는 반복적인 유산 경험이 있는 사람들을 위한 게놈 검사를 시행하는 카운실Counsyl이라는 회사의 자문역을 맡고 있다. 카운실은 주산기와 연관된 100개의 드문 열성 돌연변이를 350달러에 검사해주고 있다. 가족성 자율신경실조증에 대한 드문 돌연변이를 갖고 있던 핑커는 그의 부위도 검사를 받아보게 했는데, 그 결과 부인 역시 같은 돌연변이를 갖고 있는 것으로 나타났다. 그는 "우리 부부는 아이를 갖기에는 너무 늦은 나이에 만났지만, 몇 년만 더 일찍 만났더라면 우리는 도박을 피할 수 없었을 것이다."라고 했다.[126] 최근에는 차세대 시퀀싱으로 인하여 한 번에 500개 이상의 열성 질환(이미 알려진 1,139개의 열성 멘델유전질환 중에서)을 검사하는 것이 기술적으로 가능해졌으며, 이는 아이를 갖고자 하는 사람들을 검사해주는 카운실의 제한된 플랫폼을 능가하는 잠재력을 지니고 있다.127

벤처 투자가이며 개인 게놈 프로젝트Personal Genome Project의 첫 참가자 10명 중의 하나인 에스더 다이슨Esther Dyson은, 왜 자신이 본인의 게놈 정보와 의료 기록을 인터넷 상에 공개하는지를 설명한 "전면 공개Full Disclosure"라는 제목의 칼럼을 〈월스트리트 저널〉에 게재했다. 그녀는 자신의 동료의 말을 다음과 같이 인용했다. "이제는 혈액형을 모르는 상태에서 수혈을 받지 않는 것과 같이, 앞으로는 연관된 게놈 정보 없이는 의약품을 복용하지 않게 될 것이다."128 듀크 대학의 유전학 연구원이며 유전 상담사였던 미샤 앙그리스트Misha Angrist는, 핑커와 다이슨과 같이 개인 게놈 프로젝트에 참여해 자신의 게놈을 분석받은 경험을 바탕으로 저술한 《벌거벗은 유전자Here is a Human Being》라는 책을 2010년에 출간했다.129 비록 도전에 대한 장황한 서술과 유머로 엮어져 있기는 했지만, 의미 있는 게놈 정보에 관한 내용은 아주 적었다. 글렌 클로즈Glenn Close(〈위험한 정사Fatal Attraction〉 등 수많은 영화에 출연한 유명 여배우–역주)는 2010년 말 샌디에이고에서 있었던 신경과학회Society for Neuroscience 연례 모임에서 자신의 게놈 분석결과의 일부를 발표했다. 그녀는 그녀 자신이 '신경과학 패밀리'의 일원이라면서 정신질환 가족력을 밝혔으며, 연설 도중에 가족 구성원 중의 한 사람이 잠깐 무대에 오르기도 했다.130 비록 그녀가 게놈 시퀀싱을 받은 첫 유명 여성이긴 했지만, 특이할 만한 소견은 발견되지 않았다. 악명 높은 오지 오스본Ozzy Osbourne(헤비메탈 밴드 '블랙 사바스'의 리드싱어–역주)도 게놈 시퀀싱을 시행받았고, 그 결과는 2010년 테드메드 컨퍼런스에서 발표되었다. 놀랍게도 그의 오랜 약물 남용을 설명할 만한 징보는 아무것도 발견되지 않았었다.[131] 이넌 사례들은 이제 막 시작 단계에 있는 WGS의 몇몇 사례들에 불과하지만, 60억 개의 생명 부호들을 의학적으로 가치 있게 만들기 위해서는 앞으로도 많은 노력이 필요함을 잘 보여주고 있다.

여기서 WGS가 보편화되었을 때 어떤 일이 벌어질지를 제시하기 위하여, 전유전체 검사의 논쟁점에 대하여 다시 짚고 넘어가고자 한다. 비록 개인 게놈 프로젝트의 참가자들은 자신들의 결과를 인터넷 상에 공개하도록 하였지만, 여전히 개인정보 보호는 중요한 문제이다. 고용주 또는 의료보험 회사들의 악용에 대한 우려는 2008년에 통과된 '유전정보를 기초로 한 인간차별 금지 법안Genetics Information Nondiscrimination Act, GINA'에 의하여 일부 해결되었다.[132] 이 법안은 이미 법정에서 실제 활용되고 있다. GINA에 의한 첫 소송은 2010년 자신이 BRCA2 돌연변이로 인하여 유방암의 위험이 매우 높다는 것을 확인하고 양측 유방절제술을 시행받은 후 해고를 당한 여성이 자신의 고용주를 고소하면서 이루어졌다. 그러나 그 법률에는 분명한 한계가 있다. 보험회사들은 여전히 보험 계약 전에 유전자 검사결과를 요구할 수 있으며, GINA가 비록 의료보험 회사들이나 고용주의 유전자 정보 남용을 막는 데 목적을 두고 있으나, 생명보험 회사들이나 장기장애보험 회사들의 남용은 예방하지 못하며 군대나 50인 이하 사업장에 대해서도 적용되지 않는다.[133] 이러한 남은 문제점들은 향후 해결되어야 할 것이나, 생명 부호의 개인정보 보호에 대한 법률적인 우려는 여전히 남아 있다.

개인용 게놈 검사회사들의 정보 오용 가능성 또한 개인정보 보호의 문제점 중의 하나다. 예를 들어, 만약 게놈 검사 회사들이 개인정보를 제약회사에 판매한다면 어떻게 되겠는가? 개인용 게놈 검사 회사들이 파산하는 경우 이 정보들은 어떻게 되는 것인가? 이것은 그리 가능성이 낮은 시나리오가 아니다. 신원을 숨겨 익명화된 전유전체 검사 정보들도 여전히 특정 인물을 분간하는 데 사용될 수 있다. 따라서 WGS 정보뿐만 아니라 전유전체 검사 정보를 포함하고 있는 모든 데이터베이스는 개인정보 보호를 위한 장치가 구비되어 있어야 한다. 그럼에도 불구하고, 개인용 게놈 검사 회사들은 그들의 데이터베이스를 이용하여 양질의 연구들을 해오고 있으며 특정 증상을 갖고 있는 다수 사람들의 데이터를 직접 관련짓는 연구들도 수행해왔다. 23앤드미가 파킨슨병에 대한 새로운 유전자 변이를 발견한 것도 이러한 사례 중의 하나다.[134]

정부의 규제는 개인용 게놈 검사 회사들의 짧은 역사에서 늘 가장 중요한 이슈이자 우여곡절의 원인이었다. 2008년에 캘리포니아 주와 뉴욕 주는 게놈 검사 회사들에 '정지 명령'을 내린 바 있다.[135] 주정부 관료들은 이들 회사들이 임상검사개선 수정법안Clinical Laboratory Improvement Amendments, CLIA에 의한 공인을 받지 못한 사실을 지적하였으며, 이런 검사들이 의사의 처방 없이 행해지는 것에 대해서도 문제를 삼았다. 세 회사 모두 이러한 문제들을 피해갈 수 있는 방안을 강구하여 캘리포니아에서는 계속 영업을 할 수 있었으나 뉴욕에서는 결국 이를 시판할 수 없었다.[136]

2010년에 이르러서는 규제에 관한 문제가 연방정부 차원으로 확대되기 시작하였다. 그해 5월, 미국 전 지역의 7,500개 월그린Walgreens(미국 최대의 잡화, 식품, 건강보조제품 판매업체-역주) 약국을 통해 질병 감수성 및 약물유전체학 검사를 위한 패스웨이 게노믹스의 타액 검사 키트가 판매될 예정이라는 발표가 나왔다.137 네 개 회사가 제공하는 검사들은 이미 3년 전부터 인터넷으로 쉽게 구매할 수 있었지만, 약국을 통한 대량 판매 발표가 있고 나니(비록 이틀 만에 월그린이 이 계획을 철회했지만) 비로소 '선을 넘은 것'으로 간주되어, FDA, 연방회계감사원Government Accountability Office, GAO, 그리고 의회 에너지 및 통상위원회Congressional Committee on Energy and Commerce에 의한 일련의 조사와 감사가 이루어졌다. FDA의 알베르토 구티에레즈는 "의사들이 검사 결과를 해석할 수 있을 거라고 생각하지 않는다."면서 "유전자 검사는 의료기기에 해당하기 때문에 당연히 관리 대상이다."라고 말했다.138 GAO는 감사원 직원을 소비자로 위장하여 유전자 검사를 구매하도록 한 '함정 수사'를 펼친 끝에, 검사 결과 일관성의 심각한 결여, 오해의 소지가 있는 결과 보고, 그리고 기만적인 영업 행태 등에 대하여 자세히 보고했다.139

  4개의 개인용 게놈 검사 회사들은 모두 어려운 환경에 처해 있다. 처음 판매를 시작한 이후로 4년 동안 10만 명의 소비자들이 검사 상품을 구매했다.140 검사 가격은 놀랍도록 낮아져서 200~400달러 사이로 구매가 가능해졌으며, 비용 절감을 위하여 검사 범위는 5만 개에서 10만 개의 SNP로 좁혀졌다(과거에는 50만~100만 개였다). 가격은 분명 소비자들에게 있어서 중요한 요소이다. 스크립스 게노믹 헬스 이니셔티브 연구가 진행되는 동안, 샌디에이고에 위치한 셈프라 에너지는 1,000명의 직원을 위한 검사 비용을 지불하기로 제안했었다. 그런데 셈프라 에너지 직원들이 앞을 다투어 컵에 타액을 받아오는 일이 벌어진 것이다! 이러한 현상은 내가 강연을 들으러 온 사람들에게 "게놈 검사가 무료라면 검사를 받겠습니까?"라는 질문을 던졌을 때의 반응과 유사하다. 항상 90% 이상의 사람들은 검사를 받겠다고 손을 든다.

비록 이 회사들이 어려운 상황에 처해 있으며 살아남지 못할지도 모르지만, 이들이 끼친 몇 가지 중요한 영향들은 소비자를 위한 유전체학의 지평을 영원히 변화시켰다. 그중 한 가지는 게놈 검사가 보편화되는 데 '적당한 시간'—중요하고, 다분히 실현 가능하고, 그리고 완전히 정확한 정보를 얻게 되는 가상의 임계점을 지난 직후를 의미한다—이란 존재하지 않는다는 사실을 깨달은 것이다. 이성적인 결론은, 사람들이 이들 검사를 받을 수 있어야 한다는 것이다. 더 나아가, 이러한 검사가 가능해진다는 것은 DNA의 민주화가 실현된다는 것이다.[141] 소비자들은 이제 자신들이 본인의 DNA에 관한 정보를 얻을 권리가 있다는 것을 인식하게 되었다. 월그린 사태에 대하여 한 블로거가 평가했듯이, "이 정보를 의사를 통해서만 얻을 수 있다고 하는 것은, 성직자만이 성경을 읽을 수 있었던 중세 시대와 비슷한 발상이다. 구텐베르크는 비록 많은 사람들이 문맹이었음에도 불구하고 인쇄판 성경을 처음으로 세상에 내놓았다. 이는 비록 성직자 계층의 위상을 떨어뜨렸을지언정, 문명에 놀라운 영향을 끼치게 된 문해文解 능력 및 문학을 보편화하는 시발점이 되었다."[142]

미국의사협회AMA는 이 문제를 다르게 보고 있다. 2011년 FDA에 보낸 공식 서한에서 AMA는 다음과 같이 적고 있다. "우리는 위원회에 요구한다……. 유전학 검사는, 매우 제한적인 경우를 제외하고는, 자격 있는 의료 전문가의 감독하에서만 행해져야 한다."[143] FDA는 AMA의 권고를 따르게 될 가능성이 많음을 암시하였는데, 이는 소비자의 DNA 정보에 대한 직접적인 접근을 제약하게 될 것이다. 그러나 이러한 조치는 결과적으로 유지할 수 없는 것으로 보이며, 의학이 변화되기 위해서는 DNA에 대한 완전한 민주화가 이루어져야 할 것이다. 물론 경우에 따라 의료인의 자문은 필요할 것이나, 결정 권한을 갖고 이 모든 과정을 주도하는 것은 각 개인이 되어야 한다.

딸에게 나타난, 이유를 알 수 없는 유전적 심장혈관 기형의 원인을 찾기 위하여 오랫동안 노력하고 인터넷 커뮤니티 MyDaughtersDNA.org까지 만든 의사이자 기업가인 휴 리인호프는 이렇게 말했다. "유전학은 결코 의사들에 의하여 임상 적용이 시작되지는 않을 것이다. 바로 소비자들에 의해서만 가능하다……. 사용자 인터페이스는, 그것이 소프트웨어든 다른 무엇이든 먼저 소비자들에 의하여 수용될 것이며, 그렇기 때문에 거기에 알맞은 수준을 유지해야 한다. 현재 의사들의 수준도 바로 이 정도일 뿐이다. 심장내과 전문의들은 유전학에 대해서는 쥐뿔도 모른다."[144]

심장내과 전문의로서 나는, 그렇게 직설적인 표현을 사용하지는 않겠지만, 휴의 의견에 동의하고자 한다. 제9장에서 다루겠지만 의사들은 게놈의학에 대한 대비가 안 되어 있다. 2007년, 개인용 게놈 검사가 가능해지고 얼마 안 되었을 때 내가 〈월스트리트 저널〉에 게재한 "게놈 검사로 무엇을 얻을 수 있는가"라는 칼럼에서, 나는 "소비자가 자신의 게놈 검사 결과를 해석하기 위해 의사를 찾을 때, 의사들은 'SNP가 뭡니까?'라고 물을 가능성이 크다."고 예상한 바 있다.[145] 4년이 지난 지금도 이런 상황은 변하지 않아서, 미국 전역에 3억 1,000만 명이 살고 있지만, 의학 유전학자의 수는 1,500명에 불과하며 공인된 유전 상담사도 2,000명이 채 안 된다.[146]

필요하고 적절한 수준의 DNA 민주화는 회사들이 제공하기를 희망하는 수준 이상으로 확장된다. 개인 각각은, 특히 검사가 50만 개에서 100만 개의 SNP를 포함하는 경우에, 자신의 분석 결과 전체를 요구할 권리가 있다. 누구든 자신의 SNP를 에스엔피디아^{SNPedia}(유전인자에 관한 온라인 백과사전을 표방하는 사이트-역주) 웹페이지에서 찾아볼 수 있고, 트레이토매틱$^{Trait-o-matic}$이라 불리는, 조지 처치$^{George\ Church}$(하버드 의대 유전학 교수-역주)의 소프트웨어를 이용함으로써 아직 일반적으로 알려지지 않은 증상들에 관한 중요한 정보를 얻을 수도 있다. 2011년에는 게놈 와우저$^{Genome\ Wowser}$라는 아이패드 앱을 통해서도 개인의 게놈 변이를 도식적으로 확인할 수 있게 되었다. 태블릿 화면을 통하여 자신의 게놈을 탐험할 수 있다는 것은 실로 놀라운 경험이다.

개인용 게놈 검사 회사들이 기여한 또 다른 부분은, 아마도 '스위트스폿$^{sweet\ spot}$(클럽, 라켓, 배트 등에 공이 맞았을 때 가장 잘 날아가는 최적 지점을 뜻하는 스포츠 용어로, 다양한 분야에서 비유적으로 사용된다-역주)'이라 불러도 될 영역으로, 약물유전체학 분야다. 놀랍게도 플라빅스, 와파린, 스타틴 등 많은 의약품들에 대해서는, 4개 회사가 분석한 데이터가 완전히 일치하였다. 패스웨이 게노믹스가 처음으로 약국 판매용으로 약물유전체학 키트를 79달러에 내놓았으며, 이제는 4개 회사 모두가 유사한 분석상품을 내놓았다. 4개 회사의 검사를 모두 받아본 결과, 나는 와파린에 대하여 매우 민감하며 항암제인 이리노테칸을 사용할 경우 골수 억제의 가능성이 크다는 것을 알게 되었다. 또한 카페인을 대사할 수 있는 능력이 낮다는 것도 알게 되었는데, 이는 커피를 하루에 서너 잔 이상 마실 경우 심근경색의 위험성이 높아진다는 의미다.[147] 랩코프^{LabCorp}나 퀘스트 다이아그노스틱스$^{Quest\ Diagnostics}$와 같은 정부 주도 검사실에 의뢰할 경우 단 하나의 약물에 대한 분석 가격이 200달러 이상임을 감안할 때, 이들 기업은 매우 싼 가격에 서비스를 제공하는 것이라고 생각할 수 있다. 청중들에게 "자신의 약물유전체학 정보를 알기 원합니까?"라고 물으면, 모든 사람이 손을 든다. 우리는 언젠가 이러한 정보를 실제로 갖게 될 것이다. 이는 이해하기 쉬울 것이며, 처방 약제의 정확성과 안전성 그리고 효과를 모두 증대시킬 것이다.

끊임없이 가격은 내려가고 소프트웨어의 성능은 필연적으로 향상되며 계속 업데이트될 것이므로, 전유전체 시퀀싱 기법도 비슷하게 보편화될 것이다. 나중에 돌이켜본다면, 인간 게놈 시퀀싱이 처음으로 행해진 후 10년의 시간은 일상적인 의료 행위의 변화를 예비하는 긴 준비 기간이었다고 여겨질 것이다. 암 치료, 유전자—약물 상호작용의 규명, 원인 불명이었던 질병의 이해 등 여러 분야에서 이미 그 파장은 나타나고 있다. 유전체의학의 기초는 이미 준비되었다고 할 수 있다. 혁명은 지금도 진행되고 있다. 비록 처음 예상했던 것보다는 많은 시간이 걸리고 있지만, 우리는 게놈 시퀀싱 시대의 2막을 향하여 돌이킬 수 없는 전진을 하고 있다. 인류를 분자생물학적으로 디지털화하는 것이 일상이 되는 시대가 눈앞에 다가온 것이다.

제6장

해부학
이미징에서 장기 인쇄까지

현대적인 영상 기술이 해부학적 구조 및 기능을 너무나 정교하게 묘사할 수 있게 됨에 따라 많은 의사들은 방사선 검사의 한계와 잠재적 위해에 대해 인식하지 못하고 있다.
• 브루스 힐만, 제프 골드스미스, 2010[1] •

2009년 12월 27일이었다. 그날 저녁, 나는 미국에서는 처음으로 브이스캔Vscan—고해상도 초음파 영상을 제공하는 소형 디지털 영상 장비—을 사용할 수 있게 되었다. 그때까지 심초음파, 즉 심장의 초음파 영상을 확인할 수 있는 유일한 방법은 환자들을 검사실로 보낸 다음 냉장고 크기만한 30만 달러짜리 장비로 검사를 하는 것이었다. 이 기계를 손에 넣게 된 것은 흥분과 해방감을 동시에 느끼게 하는 사건이었다. 자연스럽게 나는 먼저 나 자신의 심장을 촬영해보았다.

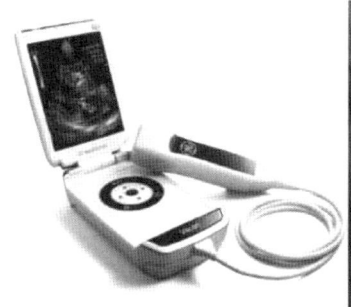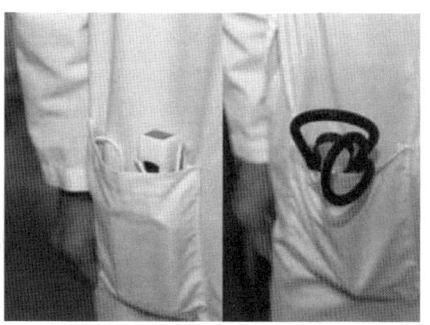

■ **그림 6-1** ■

브이스캔이라고 알려진 휴대용 소형 심초음파 기계와, 가운 주머니에 브이스캔과 청진기를 각각 집어넣은 모습

영상을 얻는 방법은 매우 간단했다. 초음파 에너지의 전달이 용이하도록 젤을 바른 후에, 솔이 달려 있지 않은 전동 칫솔 크기의 트랜스듀서(변환기)를 가슴에 댄다(그림 6-1 참조). 트랜스듀서를 이리저리 움직여, 심장의 구조와 기능에 대한 각각 다른 정보를 제공하는 여러 개의 표준 위치에서 디지털 동영상을 얻을 수 있는 '창문'을 찾는다. 이 동영상들을 종합할 경우, 심장 근육의 기능, 심근 벽의 두께, 심장 내에 존재하는 4개의 판막의 상태, 심방과 심실의 크기, 심장과 접해 있는 대동맥의 형태, 그리고 심막(심장을 싸고 있는 막)의 삼출액 여부에 대한 정보를 알 수 있다.

트랜스듀서를 가슴에 위치시키자, 심장의 주된 펌프인 좌심실과 승모판에 대한 깨끗한 영상을 얻을 수 있었다. 당연하게도 나의 심장 근육의 모습은 정상적으로 보였다. 그러나 곧이어 초음파로 혈액의 이동을 관찰할 수 있는 컬러 혈류 기능을 작동시키자, 나의 승모판에서 피가 심하게 역류하고 있는 것이 관찰되었다. 그것도 아주 심각한 수준이어서, 판막을 교체하기 위한 개흉開胸 수술 대상이 되어야 할 정도였다! 나머지 부분에 대한 심장 초음파 검사를 마저 진행했는데, 대동맥 판막에서 약한 정도의 역류가 있는 것을 제외하고는(적어도 이것은 수술을 해야 할 정도로 심해 보이지는 않았다), 전부 괜찮은 것처럼 보였다. 검사는 통틀어 5분 정도 걸렸는데, 이마저도 승모판이 역류되는 것에 놀라 그 부분을 반복적으로 관찰하는 데 할애된 시간이 대부분이었다.

통 납득이 되지 않았다. 전혀 증상이 없었으며, 거의 매일 열심히 운동을 하고 있던 중이었다. 그러나 아무런 증상 없이 만성적으로 서서히 진행되는 역류도 있을 수 있다는 것을 잘 알고 있었다. 그래서 청진을 해보기 위하여 청진기를 꺼내들었다. 심장의 여러 위치를 청진해 보았는데, 판막에서 소량의 역류음을 들을 수 있었지만 심각하게 들리지는 않았다. 심장내과에서 사용하는 기준으로 1부터 4까지의 단계로 나누어 볼 때 1+정도의 잡음이 들리는 정도였으며, 분명히 브이스캔에서 보았던 3+ 정도는 아니었다. 이상한 일이었으나, 브이스캔은 분명히 혈액의 흐름을 보여주고 있었으며, 내 눈으로 그걸 보고 있었다. 역류의 양은 흉부외과에 협진을 의뢰할 정도로 많았다.

심초음파 검사실로 가서 45분 걸리는 정식 검사를 받기에는 너무 늦은 시각이었다. 다음날 검사를 받을 수 있도록 예약을 하고, 집에 가서 불안한 밤을 보내야만 했다. 나는 이미 게놈 정보를 통해 내가 심근경색의 고위험군임을 임을 알고 있었기 때문에, 이 새로운 소견은 많은 생각을 하게 했다. 수술은 누구에게 부탁을 하여야 할 것인가 고민했고, 이 문제를 해결하기 위해 몇 주 또는 몇 달을 어떻게 병가를 낼 것인지 생각했다. 내가 진료했던 승모판 역류 환자들, 특히 남자 환자들, 그중에서도 가장 심각했던 환자들을 생각했다. 그 환자들 중에는 내가 가르쳤던 심장내과 전문의도 있었다. 나는 내가 수술을 잘 견뎌낼 수 있기만을 바라고 있었다.

유일한 희망은 이것이 잘못된 결과이기를 바라는 것이었다. 장장 24시간 정도를 근심과 불안 속에서 보낸 후 시행받은 정식 심초음파 검사 결과는, 1+ 정도의 승모판 역류가 관찰될 뿐이었다. 심장 수술은 피할 수 있게 된 것이다. 이후, 브이스캔 제조사인 GE(제너럴 일렉트릭)에 이 사실을 알렸으며, 그들은 문제점을 확인한 후에 컬러 혈류 프로그램에 오류가 있었음을 발견하게 되었다. 프로그램을 다시 설치한 후에 다시 검사해보니, 소량의 역류만이 그 소프트웨어에 감지되었다. 나는 비로소 안도할 수 있었으며, 새로운 의학검사를 최초로 시도하는 대상이 되지는 말아야 한다는 것을 배울 수 있었다. 또한 이 사례가 환자가 아니라 스캔 소견을 치료하려 하는 것이 얼마나 위험한 일인지를 잘 보여준다는 사실은 두말할 필요도 없다.

당시 브이스캔은 2010년 1월 라스베이거스에서 열리는 소비자 가전 전시회 Consumer Electronics Show, CES에서의 시연을 앞두고 받은 것이었다. CES는 10만 명 이상이 참여하는 미국 최대의 전시회 중 하나로, 인류에게 알려진 거의 모든 전자 장비를 보여주는 행사다. 나의 역할은 몇 가지 흥미 있는 무선 디지털 의학 장비들을 시연하는 것이었다. 브이스캔은 아직 미국 내에 시판되지 않은 상태였으니(2010년 2월부터 7,900달러에 시판되기 시작했다), 그런 행사장에 발표하기에 아주 좋은 기술이었다. 퀄컴의 CEO인 폴 제이콥스가 나를 소개한 그 세션의 청중은 수천 명에 이르렀다. 나는 기즈모도 박사 Dr. Gizmodo가 된 것 같은 느낌을 받으면서(Gizmodo는 매우 유명한 IT 전문 블로그의 이름이며, gizmo는 '새롭고 쓸모 있는 간단한 장치'를 뜻하는 말이다—역주). 검은색의 낡은 왕진 가방—1970년대 의과대학 시절부터 갖고 있었으나 수십 년간 사용하지 않은—에서 브이스캔을 꺼냈다. 그런데 기계가 작동을 하지 않는 것이 아닌가. 무대 뒤의 요괴들이 장난을 치고 있음이 분명한 노릇이었다. 폴은 청중을 향하여 "GE에서 오신 분 안 계십니까?"라고 외쳐야 했다. 채 1분도 지나지 않아서—비록 그 시간이 15분 정도로 느껴지기는 하였지만—나는 브이스캔을 통해 나의 심장 영상을 청중들에게 보여줄 수 있었다. 심장 판막들이 전후로 움직이고 심장 근육이 수축과 이완을 반복하는 초음파 영상이 대형 스크린에 비쳐졌다. 청중들은 갈채를 보내기 시작했다. 이는 조금은 우습기도 한 일이었으니, 그들은 정상적인 심장 초음파가 어떤 모습이어야 하는지를 알 턱이 없으니 말이다. 어쨌든 나는 나의 판막 역류에 대해서는 물론 말하지 않았다.

휴대용 고해상도 초음파는 수십 년간 의학 영상기법에 있어서 가장 의미 있는 발전 중의 하나이며, 이는 1816년부터 사용되어 온 청진기를 대체하고 있다.[2] 나는 이제 진료실에서 만나는 모든 환자들에게 이 장비를 사용하는데, 정식 심장 초음파 검사를 하기 위해 새로운 약속을 잡아야 할 필요가 없어지는 경우가 대부분이다. 시간뿐만 아니라 많은 비용까지 절감하게 하는 것이다(심장 초음파 검사 비용은 대략 1,500달러다). 미국에서만 연간 2,000만 건의 심장 초음파가 시행되고 있는 것을 감안하면, 효율성을 증대시킬 여지는 충분하다고 생각된다.[3] 전에는 예상하지 못했던 또 다른 이득으로는, 초음파를 통해 얻어진 영상 소견에 대해 환자와 실시간으로 상의할 수 있게 되었다는 점이 있다. 환자가 정식 검사를 시행받을 경우, 초음파 검사를 실시한 사람이 그 결과를 곧바로 환자에게 알리는 것이 아니다. 검사 결과는 주치의에 의하여, 물론 오프라인으로, 따로 검토되며, 대개 다음날 혹은 여러 날이 지난 뒤에야 환자에게 전달된다(환자에게 전달이 되긴 한다면 말이다).

현대의 영상 기술은 크게 두 가지 부류로 나눌 수 있는데, 영상을 얻기 위하여 어떤 종류든 이온화 방사선(엑스레이와 같이 빛의 형태 혹은 전자電子와 같은 입자의 형태로)을 이용하는 부류와 이를 사용하지 않는 종류들이다. 이름에서 알 수 있듯이, 초음파는 음파를 사용하기 때문에 대체적으로 안전한 방법이다.[4] 초음파는 가장 정교한 영상 기술은 아닌데, 그것은 영상을 얻는 작업과 판독하는 과정이 이를 시행하는 사람에 크게 좌우되기 때문이며, 나름 한계를 지니고 있기 때문이다—초음파는 뼈나 가스 또는 많은 양의 지방을 통과해야 도달할 수 있는 부위에 대해서는 영상을 얻을 수 없다. 그럼에도 불구하고 초음파는 광범위한 적용 분야에 있어서 대단히 믿음직한 의학 영상 기술로 받아들여지고 있다.

이온화 방사선을 필요로 하지 않는 다른 유일한 영상 기술로는 자기공명영상magnetic resonance imaging, MRI이 있다. MRI는 몸의 모든 부분에 대해 뛰어난—매우 자세하며 삼차원적인—영상을 얻기 위하여 고주파와 자기장을 혼합하여 사용한다.[5] 환자에게 조영제를 주사함으로써 혈관을 구별할 수도 있다. 불행하게도, 특히 초음파와 비교되는 이 검사의 불편한 점은, 환자들이 크고 시끄러운 기계 속에서 장시간 동안 가만히 누워 있어야 한다는 점이다. 폐소공포증이 있는 사람에게는 안정제를 복용한다 하여도 매우 어려운 일이 될 수 있다(폐소공포증을 최소화하기 위하여 개발된 '개방형' 장비도 있다). 또한 이 검사는 수백만 달러에 이르는 고성능 기계를 구비한 특수 시설을 요하며, 자석들은 액체 헬륨에 의해 섭씨 영하 270도까지 자주 냉각되어야 한다.[6] 따라서 MRI는 휴대용, 실시간, 그리고 무선 디지털 장비로는 결코 사용될 수 없을 것이다.

이온화 방사선

이온화 방사선 기술에는 엑스레이, 유방촬영술, 형광투시법, CT 검사, 그리고 핵의학 검사와 같은 투사投射 방사선 장비들이 포함된다. 이러한 방법들은 초음파나 자기장을 이용한 방법들과는 달리 어느 정도 위험성을 가지고 있는데, 방사선과 체내 원자들의 상호작용으로 인하여 발생하는 프리 라디칼free radical에 의하여 DNA 손상이 생길 수 있다.[7] 나아가 이들은 우발적 소견incidental finding이라는 결과를 나타낼 수 있는데, 이것은 실제로 존재하는 이상이기는 하나 치료나 정밀 검사를 요하지 않는 것들로, 흔히 더 많은 검사와 치료를 유발하게 되는 것이다. 이러한 단점에도 불구하고, 실제로 인체의 어느 부분이나 영상화할 수 있고 고해상도 결과를 얻을 수 있는 능력이 뛰어나기 때문에, 계속적으로 현재와 미래의 의료 환경을 변화시키고 있다. 고도로 정교한 인체 내부 이미지를 제공하기 위하여 서로 다른 여러 종류의 검사 방법들로부터 얻은 영상을 통합하는 소프트웨어도 있다.[8] 이제부터 크게 세 분야에서의 영상 사용에 대하여 주로 설명하고자 하는데, 그것은 심장, 뇌, 그리고 암에 관한 것들이다.

이온화 방사선의 용량은 보통 밀리시버트millisievert, 즉 mSv 단위

■ **표 6-1** ■ 각종 의료영상 장비에 의한 이온화 방사선 피폭량을 공항의 보안검색 장치와 치과용 엑스레이와 비교한 표. (mSv 단위)

검사 종류	성인 기준 피폭량(mSv)	가슴 엑스레이 촬영 대비 피폭량
공항 보안검색 장치	0.002	0.1-0.2
치과용 엑스레이	0.005-0.01	0.25-0.5
가슴 엑스레이	0.02-0.1	1
유방 촬영술	0.4	20
CT 촬영(머리)	2	100
CT 혈관조영술(심장)	16	800
핵의학 검사(폐)	0.2	10
핵의학 검사(심장)	41	2,000
혈관조영술(뇌)	5	250
혈관조영술(심장)	6	400
관상동맥 스텐트 시술	15	750

Adapted from *White Paper: Initiative to Reduce Unnecessary Radiation Exposure from Medical Imaging*, Center for Devices and Radiological Health, U.S. Food and Drug Administration, February 1, 2010, and R. Fazel, "Exposure to Low-Dose Ionizing Radiation from Medical Imaging Procedures," *New England Journal of Medicine* 361 (2009): 849-57.

로 측정된다. 표 6-1은 전형적인 영상 기법들의 피폭량을 나타내고 있으며 각각을 일반적인 가슴 엑스레이 검사를 기준으로 하여 비교하고 있다.[9] 어느 정도—약 3.6 mSv 정도—의 방사선은 자연적으로 존재하는데, 이 수치는 지난 30년간 크게 변하지 않고 있다. 그러나 의학 영상 장비에 의한 방사선은 6배 이상 증가하였다. 의학 영상으로 인한 이온화 방사선의 사용은 어느 누구의 예상보다도 가파르게 증가한 것이다. 1980년에는 방사선 노출의 15%만이 의학 영상에 의한 것이었는데, 2010년에는 그 비중이 50%에 이르렀다. 1980년에는 미국 내에서 행해진 CT 검사가 300만 건 이하였던 반면, 2010년에는 이 수치가 8,000만 건 이상으로 증가하였다. 매년 미국 인구의 10%가 CT 검사를 시행받고 있으며, CT 검사의 빈도는 매년 10% 이상의 비율로 증가하고 있다.10 자기공명영상 검사와 더불어, 미국의 인구당 CT 촬영 장비의 수는 다른 어느 나라와 비교해도 2배 이상으로 많다.11 매년 미국에서는 약 2,000만 건의 핵의학 시술이 행하여지며 비슷한 수치의 혈관조영술과 투시촬영이 시행되고 있다.

연간 20mSv를 초과하는 정도의 방사선 피폭은 많은 양으로 간주되며, 이는 암 발생의 위험도와 연관이 된다. 50mSv보다 많은 양의 피폭은 '매우 높은' 수준으로 여겨진다. 미국에서 발생하는 모든 암의 약 2%는 이온화 방사선의 사용과 관련된 것으로 생각되고 있다.12 암 발생과 방사선 피폭이 선형 연관관계를 갖고 있으며, 의미가 없을 정도의 낮은 피폭 용량은 존재하지 않는다는 증거가, 15개국의 방사선 산업체 노동자 40만7,391명을 대상으로 한 연구에 의하여 확인되었다. 이 코호트에서는 방사선 피폭 용량과 암으로 인한 사망은 물론 전체 사망률과도 의미 있는 연관성이 발견되었는데, 사망률은 평생(연간이 아니다) 누적 피폭량이 5에서 50mSv 정도의 적은 양에서부터 증가하였다. 8만 2,000명의 환자를 10년간 관찰한 캐나다 퀘벡의 최근 연구는 방사선 피폭량이 10mSv 증가할 때마다 5년 내로 암이 발생할 위험이 3% 증가한다고 보고하였다.13 따라서 실제로 '안전한 연간 이온화 방사선 피폭량'이란 것은 존재하지 않으며, 누적 피폭량은 분명 중요한 계측 기준인 동시에 암의 위험인자인 것이다. 이는 특히 응급실에서의 CT 남용으로 인하여 급격한 방사선 피폭량의 증가를 경험하게 되는 아이들에게 중요한 문제다.14 어떤 사람들은 DNA 손상이나 암 발생에 대해 덜 민감한 반면, 다른 어떤 사람들은 훨씬 더 취약한 현상과 관련되는 강력한 유전적 소인이 존재할 가능성을 생각할 수도 있겠지만, 여태껏 이러한

위험과 연관된 유전자 변이는 확인된 바가 없다.[15]

또한 명목상으로 같은 검사에 대하여도 방사선 조사량이 많게는 10배의 차이를 나타내고 있다. 2010년 〈뉴욕 타임스〉 1면에 특집으로 게재된 "과용의 표시: 방사선의 급격한 증가―검사가 위험하다"라는 제목의 기사는, 캘리포니아 주와 앨라배마 주 8개 병원의 400명 이상의 환자들이 CT 검사에 의하여 두부頭部에 과용량의 방사선 피폭 피해를 받았음을 보도하였다.[16] 인터뷰에 응한 다수의 환자들은 탈모, 두통, 기억 상실, 그리고 혼란감 등의 급성 방사선 중독 증세를 호소하였다. 이들에 있어서 가장 큰 위험은 뒤따를 암 발생에 대한 것이다. 과용량을 잘못 조사照射한 것뿐만 아니라, 20~40%의 CT 검사는 의학적으로 필요하지 않았던 것들이었다.[17] 한 차례의 흉부 CT 검사에 필요한 방사선 용량은 가슴 엑스레이 검사를 350번 시행한 것과 동일한 수준인데, 한 번은 조영제를 사용하고 다른 한 번은 조영제 없이 촬영하는 '이중 CT 검사'는 30% 이상의 미국 병원들에서 아무런 정당화 논리도 없이 행해지고 있다.[18]

2009년, 18세에서 64세에 이르는 95만 2,420명의 환자군을 대상으로, 각기 다른 여러 시술들에 의한 방사선 피폭량을 측정하기 위한 대규모 연구가 진행되었다.[19] 가장 많은 양의 방사선은 심장관류영상heart-perfusion imaging에 의한 것이었는데, 15.6mSv의 평균 선량을 나타내며 모든 검사에 의한 방사선 총량의 22%를 차지했다. 이어서 복부, 골반, 그리고 흉부 CT 검사가 그 뒤를 따랐는데, 평균 선량은 6~8mSv였으며, 전체 검사에 의한 방사선 양의 18%, 12%, 8%에 각각 해당하였다.[20] 이 연구는 또한 2%의 환자들이 연간 20mSv가 넘는 양의 방사선을 조사받고 있다는 것을 발견하였다. 이 환자들은, 검사를 받게 된 원인과는 무관하지만 정밀검사를 해볼 수 있는 소견들이 발견됨에 따라 추가로 다수의 영상 검사를 받았으며, 대부분의 경우는 정밀 검사 결과 큰 문제가 없는 것으로 밝혀졌다.

메이요 클리닉Mayo Clinic은 2010년, 영상 검사에 의한 우발적 소견에 대한 연구 결과를 발표하였다. 1,426개의 영상 검사들 중에서, 거의 40%의 경우에 있어서 적어도 한 개의 우발적 소견이 발견되었다. 복부와 골반 CT에 있어서 이 문제가 가장 빈번하였는데, 초음파와 비교하여 거의 20배나 더 많이 발견되었다.[21] 폐 CT 검사와 뇌의 MRI에서는 우발적 소견의 빈도가 12배 정도였다. 대부분의 우발적 소견은 폐와 같은 곳에서 발견된 결절에 의한 것이었으며, 이는 다수의 CT 검사와 호흡기내과 전문의의 협진으로 이어졌다. 이러한 우발적 소견을 임상적으로 3년간 관찰하며 추적했을 때, 그로 인한 확실한 이득을 얻을 수 있었던 환자의 수는 매우 적었다.[22]

CT의 장단점은 미국 국립보건원이 시행한 가장 큰 연구 중의 하나―국가 폐암검진 연구National Lung Screening Trial, NLST―에서 잘 나타나고 있다. 이 연구는 2억 5,000만 달러 이상이 소모되었으며, 2002년부터 2010년까지 33개의 의료기관에서 진행되었고, 45세에서 74세 사이의 과거 흡연자였거나 현재 흡연 중인 5만3,500명을 대상으로 하였다. 이 연구는 전통적인 폐 CT 대신 훨씬 적은 양의 방사선을 필요로 하는 저선량 나선 CThelical low-CT를 사용하였는데, 이는 기존 폐 CT 보다 훨씬 낮은 수준이며 유방촬영술과 비슷한 수준의 방사선을 필요로 하는 것이었다. 연구의 목적은 2010년에만 미국에서 거의 16만 명의 사망 원인이 된 폐암―이는 대장암, 췌장암, 유방암, 그리고 전립선암에 의한 사망자 수를 합한 것보다 많다―에 의한 사망자 수를 줄이는 것이었다. 오랫동안 폐암은 진행 경과에 있어서 너무 늦게 진단된다고 생각되어왔으며, 이러한 늦은 진단이 부분적으로는 사망 원인의 85%를 차지하고 있었다.[23]

무작위 배정을 통하여 절반의 연구 참여자들은 폐 CT 검사를 시행 받았으며 나머지 사람들은 가슴 엑스레이 촬영을 받도록 하였다. 이들 영상 검사들은 향후 2년 동안 2회 반복 되었으며, 환자들은 5년간 추적 관찰되었다. 폐암에 의한 사망률이 20% 감소한 것으로 나타났는데, 일반적으로 폐암의 발생률 자체가 낮기 때문에, 결과적으로 300명에 대한 검진을 통하여 1명의 사망자가 줄게 된 것이었다. 더욱이 25%의 참여자에게서 우발적 소견들이 발견되어 더 많은 검사를 시행하였으나, 거의 모든 경우가 양성으로 판명되었다. 4,600만 명의 미국인이 흡연자임을 고려했을 때, 연구자들은 수천 명의 생명을 구할 수 있을 것이라고 추정하였다. 하지만 대량으로 폐 CT 검사를 시행할 경우에는 매년 수십억 달러의 비용이 필요하다.[24]

심장 영상

관상동맥질환은 가장 흔한 심장질환이다. 따라서 의학적 심장 영상은 심장 근육에 혈액을 공급하는 동맥의 폐쇄를 발견하는 데 초점을 맞추고 있다. 러닝머신을 뛰는 운동부하 검사를 하면서 여러 개의 심전도[EKG] 소견을 얻는 것은 가장 기본이 되는 '바닐라 맛' 검사 방법이라 할 수 있다. 이 검사 방법은 매우 신뢰할 만한 방법은 아니기 때문에, 운동부하 검사와 심전도 외에 심장 초음파나 핵의학 검사와 같은 영상

검사를 함께 시행하게 된다. 이들 검사는 둘 다 간접적인 검사 방법인데, 동맥의 폐쇄가 있는지를 보여주는 대신에 심장 근육의 일부가 제대로 수축을 하고 있지 않은지(심장 초음파) 또는 방사선 물질이 심장의 여러 부위에 고루 도달하는지(핵의학 심근관류 검사 nuclear perfusion study)를 측정하기 때문이다.

미국 인구에 있어서 의학과 관련된 방사선 노출의 약 30%는 심장 영상 검사에 의한 것이다.[25] 그중 가장 중요한 것이 핵의학 심근관류 검사이다. 이미 진단된 관상동맥질환을 갖고 있는 대부분의 환자들은 정기적으로 운동부하 검사와 함께 핵의학 심근관류 검사를 시행 받는다. 이 검사는 매년 천만 건이 넘게 시행되고 있으며, 매년 6%의 빈도로 증가하고 있다. 이 검사 하나에 의한 방사선 양은 모든 의학 영상 검사에 의한 총 방사선 양의 10% 이상을 차지한다.[26] 2010년, 뉴욕에 있는 컬럼비아 메디컬 센터는 10년간 적어도 한 번 핵의학 심장관류 검사를 시행받은 1,097명에 대한 연구 결과를 발표하였다. 이 연구는 환자 한 명이 평균 15건의 이온화 방사선 영상 검사를 받았으며, 30% 이상의 환자가 누적 방사선 양이 100mSv 이상이었다는 사실을 밝혀냈다. 38%의 환자에서는 다수의 핵의학 심근관류 검사가 시행되었으며 평균 누적 방사선 양은 138mSv였다.[27] 심근경색을 앓은 6만 4,071명을 대상으로 한 또 다른 연구에서는, 평균 4건 이상의 이온화 방사선 검사를 시행받은 결과 방사선 양의 평균치가 15mSv에 이르는 것으로 보고되었다.[28]

이는 많은 양의 방사선에 해당하며, 좀 더 안전한 방법을 찾을 필요가 있다고 생각한다. 불행히도 초음파가 '잘 투과되지 않는' 환자들도 있는데, 이런 경우에는 심장 초음파 영상을 해석하기가 쉽지 않다.

다행히 다른 방법들이 존재하는데, 관상동맥조영술과 CT혈관조영술이 그것이다.

관상동맥조영술은 표준 검사방법으로 여겨지고 있는데, 혈관 폐쇄를 확인하기 위한 직접적인 방법이다. 작은 도관catheter을 팔 또는 다리의 동맥으로 주입하여 관상동맥이 분지되는 대동맥의 입구까지 밀어 넣은 다음, 방향을 분간하기 위하여 조영제를 주사하게 된다. 이 검사도 위험성이 없는 것은 아니어서, 드물지만 중요한 합병증인 뇌졸중이 발생할 수 있으며 동맥 손상이나 심장 자체의 손상도 일어날 수 있다. 그런데 더욱 안타까운 것은, 많은 사람들이 이러한 위험을 감내할 필요가 없다는 것이다. 미국 내 663개의 병원 39만8,978명의 환자에 대한 연구 결과, 이 검사를 시행받은 환자의 38%에서만 유의한 혈관 폐쇄를 발견할 수 있었다![29] 그러나 필요한 경우에는, 이 시술을 통해 스텐트를 삽입하여 심장 근육의 혈액 공급을 정상화시킬 수 있다.

혈관 폐쇄를 직접적으로 확인할 수 있는 다른 방법으로 CT혈관조영술이 있다. 이 검사는 2004년에 알려지기 시작하였는데, 당시 이를 선도했던 사람들은 이 검사가 의학 분야에서 혹은 최소한 심장학 분야에서는, 혁명을 가져올 것이라고 장담했었다.[30] 이후 몇 년 동안, 이 검사는 영상의 해상도를 증가시키기 위해서 기존의 16개 채널을 64개로 늘리는 것으로 발전하였으나, 기존의 관상동맥조영술과 비교한 대규모 다기관 연구 결과, 특히 의미 있는 폐쇄가 없는 환자에 있어서는, 정확성이 떨어지는 것으로 나타났다.[31] 두 가지 혈관조영검사 모두, 신장 독성과 알러지 등의 고유한 위험을 내포한 조영제를 사용해야만 하며, 만일 CT 검사에서 폐쇄가 발견된다면, 좁아진 부위를 해결하기 위하여 기존의 관상동맥조영술을 다시 시행할 필요가 있다(환자에게 관상동맥 우회수술보다는 스텐트 삽입이 더 적절하다고 가정했을 때). 심장 CT혈관조영술에 의한 방사선 노출의 양 또한 상당한 정도인데, 최근 미시간 주의 15개 병원들이 공동으로 진행한 연구에서는 영상의 질을 저하시키지 않으면서도 방사선의 양을 21mSv에서 10mSv로 낮출 수 있음이 밝혀졌다.[32] 이는 여전히 기존 혈관조영술에 비해 2배의 방사선 양에 해당하나, 올바른 방향을 향한 발전임은 분명하다.

    심장학 분야에서 우리는, 비록 너무 많은 검사를 하고 방사선을 과도하게 많이 사용하기는 하지만, 의미 있는 관상동맥 폐쇄를 발견하는 데 어려움을 겪고 있지는 않다. 사망과 심근경색을 예방하는 데 있어서 남아 있는 숙제는, 갑자기 심각한 문제를 일으킬 수 있는 아주 작은 폐쇄를 갖고 있는 환자를 발견할 방법이 없다는 것이다. 이는 아마도, 분자생물학적 진단 방법을 통해 모색해야 할 것이다. 심근경색에 전형적으로 동반되는, 병들고 염증이 있는 동맥에서부터 혈액내로 떨어져 나가는 동맥 세포를 측정한다든지, 이러한 취약성을 대변할 수 있는 특정 핵산을 발견하는 등의 방법 말이다. 이 분야에 있어서 활발한 연구가 진행되고 있는 현재 우리가 갖고 있는 좋은 소식은, 이런 시도가 결국 성공한다면 방사선 노출이 전혀 필요 없을 것이라는 사실이다.

뇌 영상

의과학 연구에 있어서 가장 중요한 분야 중의 하나는, 노인에 있어서 치매의 주된 원인이며 지금까지 예방 방법을 찾지 못했던 알츠하이머병을 미연에 방지하거나 효과적으로 치료하는 방법을 찾는 것이다.

2010년, 전 세계적으로 3,500만 명이 알츠하이머병을 앓고 있으며, 미국에만 550만 명의 환자가 있다. 이러한 대유행을 막기 위한 어떤 조치가 취해지지 않는다면, 2050년에 이르러 이 수치는 3배가 될 것이다.[33]

알츠하이머병의 확실한 진단을 위해서는 기억력이 감퇴되고 일상생활을 제대로 수행할 수 없는 등의 임상 증상과 함께 2개의 비정상 단백이 관찰되는 전형적인 뇌 조직 부검 소견이 필요하다. 이들 두 단백은 베타-아밀로이드 플라크 beta-amyloid protein plaque와 측두엽에서 타우 단백 tau protein으로 이루어진 신경섬유의 다발성 병변 neurofibrillary tangle이다. 노인에 있어서 치매 증상은 매우 흔히 나타나고, 적어도 20%의 경우는 알츠하이머병과 무관한 것이기 때문에 이 병을 진단하기란 쉽지가 않다.[34]

2010년, 25년 만에 이 분야를 크게 흥분시키는 일이 있었는데, 이는 부분적으로 이미징 및 바이오마커의 발전에 기인한다.[35] 국립노화연구원 National Institute of Aging(NIH의 산하 기관)과 미국 알츠하이머 협회 Alzheimer Association는 이 질환이 3개의 주요 단계를 거쳐 발병한다는 데 처음으로 의견의 일치를 보았다. 전임상 단계 preclinical stage는, 베타-아밀로이드의 축적은 있으나 증상이나 임상적 징후가 없는 단계로, 10년 또는 20년까지 지속된다. 경도 인지장애 mild cognitive impairment 단계는 1~4년간 지속되는데, 특징적으로 기억력 쇠퇴와 이후 판단력 저하가 나타나게 된다. 마지막으로 진행성 치매 progressive dementia 단계에서는 일상생활에 필요한 작업들을 수행할 수 없게 된다.[36] 전임상 단계와 경도 인지장애 단계에서는, 베타-아밀로이드가 뇌의 새로운 기억을 형성하는 부위에 축적되는데, 이는 시냅스 synapse(2개의 뇌신경 세포 사이의 연접부, 이곳에서 한 신경세포에 있는 신호가 다음 신경세포로 전달된다-역주)의 손상을 초래하게 된다.37 이후, 대략 병이 진단되기 1~5년 전 쯤에, 측두엽의 뇌세포 내에 타우 단백이 축적되게 되고, 광범위한 인산화기가 이 비정상 단백에 결합하게 되면서 신경섬유 다발을 형성하여 손상을 더욱 악화시키게 된다. 결과적으로 상당한 양의 뇌세포가 파괴됨에 따라 해마hippocampus(기억을 담당하는 주된 부위로 베타-아밀로이드의 축적이 두드러진 부위)나 대뇌 피질(높은 수준의 인지기능에 중요한 역할을 한다)과 같은 부위의 위축이 일어나게 된다.38

이러한 알츠하이머병의 진행 경과를 파악할 수 있게 된 이유의 일부는 뇌 영상의 활용 때문으로 특히 두 가지 다른 영상 기법이 활용되었는데, 자기공명영상MRI과 양전자 방출 단층촬영술positron emission tomography, PET가 그것이다. 알츠하이머병에는 구조적structural MRI와 기능적functional MRI(fMRI) 두 가지가 모두 사용된다. 구조적 MRI는 뇌의 위축 정도를 정량화하는 데 사용된다. 기능적 MRI는 특정한 작업에 대하여 뇌의 어떤 부분이 활성화되는지를 확인할 수 있게 해준다. PET 핵의학 검사 또한 방사성 동위원소와 결합된 포도당을 이용하여 뇌 부위의 활성화를 관찰할 수 있게 하는데, 포도당 흡수가 적다는 것은 활성화되지 않거나 죽은 세포임을 의미한다.39

2010년에 등장한 '새롭고 새로운' 영상 기법은 몇 년간의 준비 기간을 거쳐 확립된 개념인, 피츠버그 B 화합물Pittsburgh Compound B, PIB을 이용한 PET 검사로, 이는 불소화합물 동위원소를 활용하는 방법이다(그림 6-2 참조).40 PIB가 실제 베타-아밀로이드 플라크를 추적할 수 있다는 믿을 만한 근거들이 있었는데, 이는 의학계가 비정상 단백을

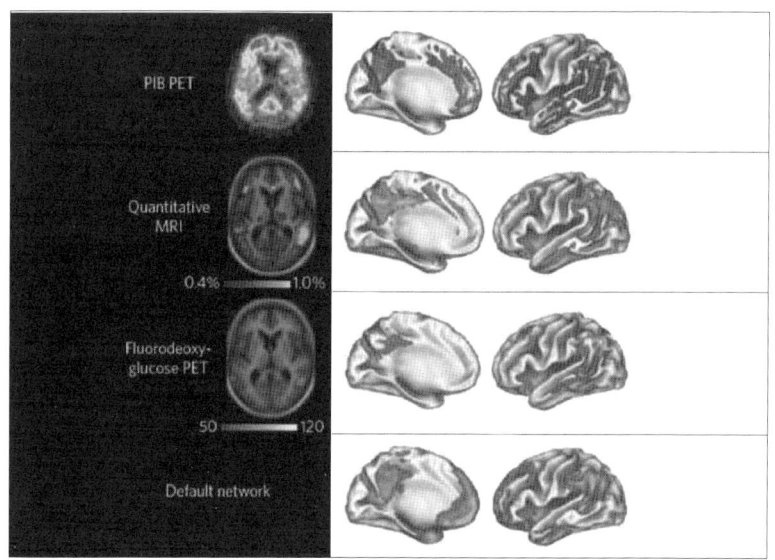

■ 그림 6-2 ■

다른 영상 기법을 이용한 알츠하이머병의 특징적인 소견. 최상단이 피츠버그 B 화합물 (Pittsburgh B Compound, PIB) PET 영상이며, 뇌의 해당 부분을 도식적으로 함께 나타내었다. 마찬가지로, quantitative MRI와 fluorodeoxyglucose PET의 경우에도 뇌의 손상된 부위를 보여주고 있다. "디폴트 네트워크"는 뇌에 있어서 공상(空想, mind wandering, daydreaming)이나 개인의 자아감(sense of self)을 담당하는 부분으로, 특징적으로 알츠하이머병에서 손상되게 된다.

출처: R. Perrin, "Multimodal Techniques for Diagnosis and Prognosis of Alzheimer's Disease," *Nature* 461(2009): 916–22.

축적하고 있는 뇌의 부위를 처음으로 확인할 수 있게 됨을 뜻하는 것이다.[41] 2011년, FDA가 위촉한 전문가 패널은 152명의 환자를 대상으로 한 시험 결과를 바탕으로, 지금은 아미비드[Amyvid]라고 불리는 이 핵의학 검사에 대해 승인 권고 의견을 냈으며, 아직 FDA의 시판 승인은 내려지지 않은 상태이다.

이 질병의 발생 과정을 확인하기 위한 다른 방법은 요추 천자를

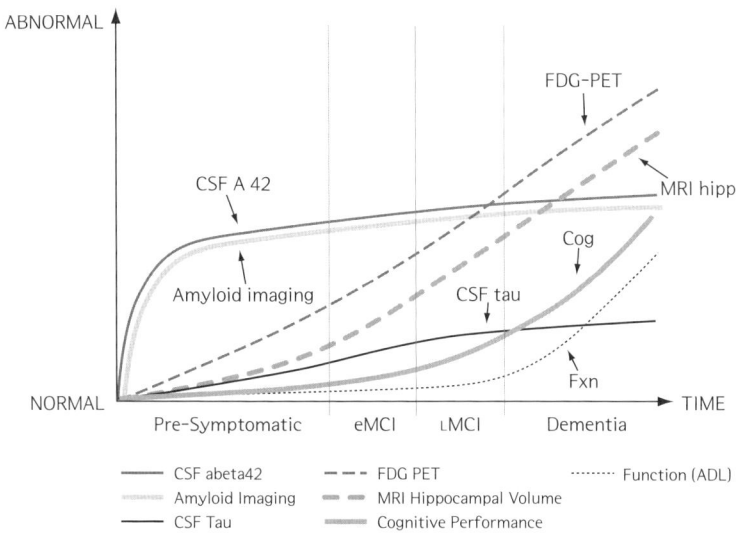

■ 그림 6-3 ■

전임상 단계부터 초기 경도 인지장애, 말기 경도 인지장애 단계에 이르는 동안 알츠하이머병의 여러 바이오마커들의 양상을 나타내는 표로, 영상, 뇌척수액, 일상생활 수행능력(activity of daily life, ADL), 그리고 인지수행(cognitive performance, Cog)의 경향을 보여주고 있다.

출처: *Future Opportunities to Leverage the Alzheimer's Disease Neuroimaging Initiative*(Washington, DC: National Academies Press, 2010).

통하여 얻은 뇌척수액에서 타우와 베타-아밀로이드 단백을 측정하는 것이다.[42] 타우 대 아밀로이드 단백의 비^{ratio}가 높으면 알츠하이머병의 발병 위험을 강력히 시사하는 것으로 나타났다. 미국 의학원이 2010년에 펴낸 보고서 〈알츠하이머병 뇌영상 계획$^{Alzheimer\ Disease\ Neuroimaging\ Initiative,\ ADNI}$ 추진과 관련된 미래의 기회들〉에 실린 표의 일부인 그림 6-3은 이러한 개념들 대부분을 잘 보여준다.[43] 전임상 단계에는 PIB 영상을 통하여 뇌에 축적된 베타-아밀로이드를 확인할 수 있으며, 뇌척수액에서는 특히 응축과 손상을 잘 일으키는 것으로 알려진 Abeta-42라는 아밀로이드 단백의 일종을 발견할 수 있다. 초기 경도 인지장애early mild cognitive impairment, eMCI 단계부터 말기 경도 인지장애late mild cognitive impairment, lMCI 단계에서는, 이들 물질의 검출이 확연하고 점진적으로 증가할 뿐만 아니라 타우 단백 또한 뇌척수액에서 측정이 가능해지고, MRI에서 해마가 비정상적인 음영을 나타내며, PET 검사에서는 포도당을 제대로 대사하지 못하는 뇌 영역을 발견할 수 있게 된다. 경도의 인지장애가 점차 진행되면서 인지장애는 더욱 빠른 속도로 나타나며, 일상생활에서의 기능 상실은 확연해진다.[44]

알츠하이머를 조기에 발견하기 위한 이러한 추적 기법들이 학문적으로 흥미롭고, 효과적인 약물이나 예방 접종 방법 개발에 유용할 수는 있겠지만, 환자들이 요추천자를 받거나 다수의 영상 검사를 시행받기는 어려울 것이다. 혈액 내에 존재하는 바이오마커를 이용하여 발병 가능성이 높은 사람들을 선별해 내고자 하는 많은 연구들이 진행되고 있다. 2007년에 사토리스Satoris라는 기업은 18개의 단백에 대한 검사를 통하여 경도 인지장애에서 알츠하이머병으로 진행하는 가능성을 90% 이상의 정확도로 예측할 수 있다는 흥미로운 연구 결과를 발표하였다.[45] 국립노화연구원은 혈액 내 Apoε라는 단백의 수치가 뇌에 존재하는 아밀로이드 플라크의 양과 비례한다고 보고했으며, UC샌프란시스코를 중심으로 한 연구진들은 혈중 베타-아밀로이드 수치가 인지기능 저하와 연관된다는 사실을 보고했다.[46] 최근에 개발된 또 다른 혈액 검사로 자가항체auto-antibody를 이용하는 것도 있다.[47] 알츠하이머병 뇌영상 계획 컨소시엄과 제약회사들은 이 분야에 많은 역량을 투입하여 연구를 진행하고 있다.[48] 그러나 산제이 핌플리카Sanjay Pimplikar가 〈뉴욕 타임스〉에 게재한 칼럼에서 말한 바와 같이 "뇌영상 검사와 뇌척수액 검사들은 환자에게 큰 도움이 못될 수도 있다."[49]

오늘날까지도 효과적인 치료 방법은 없으며, 무참히 실패를 맛본 다수의 약물들이 사장되었다(이러한 약물이 20가지 이상이다).[50] 시판이 허가된 약제는 일명 콜린작용제라 불리는 약물들(도네페질 donepezil, 리바스티그민 rivastigmine, 갈란타민 galantamine)인데, 이들의 효과는 미미하다. 알츠하이머병의 원인에 대한 이론들의 수만 봐도 이러한 현실을 알 수 있다. 과연 비정상적인 베타-아밀로이드 또는 타우 단백에 의하여 발병이 되는 것인가, 아니면 시냅스 자체의 손상이나 내재적 결함 또는 미토콘드리아의 장애 때문인가? 이런 문제들 중 일부는, '알츠하이머병'이라고 불리는 질환들이 영상 검사나 바이오마커 상으로는 유사해 보일지 모르지만, 개개인에 따라 원인이 되는 독특한 유전자 또는 생물학적 기전이 존재할 수 있다는 점이다. 이것이 바로 '로마로 가는 길은 많다'는 개념이다. 일부에 있어서는 베타-아밀로이드가 작용을 할 것이고, 다른 환자들에서는 타우 단백의 축적이 원인이 될 것이다.

알츠하이머병을 예방하기 위하여 개발되고 있는 약의 종류만 해도 100가지가 넘는데, 이는 이 질환이 제약업계의 상위 관심사 중의 하나임을 반증하는 것이다.[51] 실제로, 암 치료에 대한 것을 제외하면, 다른 어떤 의학 영역보다 많은 새로운 약들이 연구되고 있다. 이 약제 개발 프로그램은, 이론적으로 병인에 관여할 것이라고 예측되는 거의 모든 단계를 대상으로 접근하는 정교한 과정이라 할 수 있어서, 베타-아밀로이드의 생성 억제, 베타-아밀로이드의 응집 억제, 베타-아밀로이드의 제거 가속화, 베타-아밀로이드에 대한 뇌의 저항력 증가, 타우 단백 억제, 시냅스의 기능 향상, 그리고 미토콘드리아 장애 예방 등을 모두 거냥하고 있다.⁵² 많은 약들은 이 질병과 유사한 증상을 나타내는 실험용 쥐 모델에서는 성공을 거두었으나 결국 실패하고 말았는데, 이는 과연 동물 모델이 얼마나 효용성이 있는지 의심하게 한다. 그럼에도 불구하고, 뇌영상과 바이오마커를 이용하여 위험성이 높은 사람을 선별할 수 있는 능력과, 질병의 발달 과정, 즉 의학에서 흔히 말하는 질병의 '자연사natural history' 초기에 조치를 취할 수 있는 능력이 발달하게 되면, 아마 결국에는 효과적인 예방이 가능해질 것이다.

뇌기능 매핑과 정신 조절

기능적 MRIfMRI는 사람의 생각을 읽는 데 특별한 능력을 갖고 있었다. 이 기술의 주요한 기능 중 하나는, 검사를 받는 사람에게 질문을 하거나 사진이나 동영상을 보여주거나 과제를 수행하게 하는 등의 여러 가지 자극을 가하면서 검사를 시행하는 능력이다. 최근 캘리포니아 공과대학Caltech에서는 마릴린 먼로, 조슈 브롤린Josh Brolin(미국의 유명 영화배우-역주), 마이클 잭슨, 그리고 비너스 윌리엄스Venus Williams(미국의 유명 테니스 선수-역주)의 사진을 이용한 서로 다른 자극에 대해 사람들이 어떻게 반응하는지를 실험하였다. 난치성 간질intractable epilepsy을 앓고 있었던 이들 대상 환자들은 간질의 원인이 되는 뇌의 부분을 제거하기 위한 수술을 받을 때에 시술받은 두개강 내 전극intracranial electrode을 갖고 있었다. 이 연구에 의하면, 사람들은 하나의 사진에 집중함으로써 측두엽의 이상 흥분을 조절할 수 있는 놀라운 능력을 갖고 있었다(난치성 간질 환자의 측두엽에서는 비정상적인 흥분이 지속적으로 나타나는데, 환자가 특정한 사진에 집중하는 등의 방법을 통하여 이러한 이상 흥분을 줄일 수 있었다는 뜻이다-역주). 비록 아직 법정에서 증거로 채택되지는 않고 있지만, fMRI는 거짓말을 하는지 여부를 분간하기 위해서도 사용되고 있다.[53]

fMRI는 또한, 정치적 활동 성향, 자기성찰, 용기, 자신감, 다른 사람에 대한 연애감정 혹은 강한 애착의 형성, 아이나 문맹자가 문자를 깨우치는 것의 영향, 플라시보 치료의 긍정적 효과, 그 외 많은 인간 행동과 연관된 뇌기능 지도brain map를 확인하는 데에도 사용되었다.[54] 의학적으로는 자폐증, 정신분열병, 우울증, 그리고 주의력 결핍 장애의 특성을 확인하기 위하여 이용되었다. fMRI를 통한 뇌기능 매핑은 영상 검사 결과를 활용하는 신경외과적 수술 및 중재시술의 근간이 되었다. 특히 일본인들은 fMRI의 대안으로, 헤모글로빈이 다른 조직에 비하여 빛을 더 많이 흡수하는 성질을 이용하여 혈류의 흐름을 확인하는 근적외선 분광법near-infrared spectroscopy, NIRS을 이용해왔다. 일본에서는 이를 양극성 장애와 정신분열병 등 여러 정신질환을 진단하는 데 사용하고 있다.[55]

내가 여태껏 의학에 있어서 관찰한 가장 놀라운 일 중의 하나는 중증 파킨슨병 환자에 있어서의 뇌심부자극술deep brain stimulation, DBS의 효능이다. 1990년대 후반, 나는 클리블랜드 클리닉에서 신경조절neuromodulation 프로그램을 시작한 신경외과 전문의 알리 레자이Ali Rezai 박사에게 환자를 의뢰하였다. 그 환자는 떨림과 불수의 운동(의지와 관계없이 일어나는 근수축에 의한 운동-역주)이 너무 심하여, 보행을 비롯하여 일상생활에 필요한 행동 대부분을 할 수 없는 상태였다. 폭넓은 임상적 평가와 뇌영상 검사를 시행하고, 뇌 조직에 전극을 삽입한 채 수술을 진행하면서 매핑하는 과정을 거쳐, 의료진은 담창구 淡蒼球, globus pallidus라고 알려진 뇌 부위에 페이스메이커 리드pacemaker lead를 삽입했다. 전기자극 발생기generator가 목에 설치되었으며, 이는 리드(도선, 유도 등으로 번역되기도 한다-역주)와 연결되어 전기자극의 발생 여부를 조절했다. 이러한 수술 후, 환자는 부작용이 많고 효과는 별로 없었던 약물을 대폭 줄일 수 있었으며 예전에 하던 활동들을 다시 계속할 수 있게 되었다. 이러한 활동의 폭은 매우 넓어서, 심지어 골프도 포함되었다. 뇌 페이스메이커를 통하여 이와 같은 극적인 효과를 볼 수 있는 환자가 아주 많은 것은 아니며, 이 치료는 여러 잠재적인 부작용 또한 갖고 있는 것이 사실이다. 하지만 환자가 전기자극 발생기를 켜거나 끔으로써 심각한 정도의 장애 상태에서 사실상 아무런 장애 없이 걸을 수 있게 되는 것을 보는 것은 놀라운 일이다. 이러한 사례는 의료기기를 통하여 뇌기능을 통제할 수 있다는, 상대적으로 새롭고 놀라운 능력을 다시 생각해보게 한다.

뇌심부자극술은 현재 다른 적응증에도 사용되고 있는데, 여기에는 중증의 본태성 진전essential tremor, 투렛 증후군Tourette's syndrome, 그리고 심각한 정도의 강박장애가 포함되며, 양극성 장애, 외상후 스트레스 장애, 간질, 우울증, 자폐증, 정신분열병 등 다양한 신경과 또는 정신과 질환에도 활용되고 있다. 이러한 실험적 치료에서는, 수술 이전과 수술 중에 fMRI와 두개강 내 전극을 각각 이용하여 뇌기능 매핑을 시행하고, 이를 통해 어떤 특정한 부위가 페이스메이커 활성화로 인한 치료 효과를 나타낼 것인지를 판단한다.

레자이 박사는 기억에 남는 또 다른 환자의 증례를 말해주었다. 한 환자는 너무나도 심한 우울증을 앓고 있었는데, 감정을 표현할 능력이 전혀 없고 움직임도 거의 없어서 '긴장형' 우울증으로 간주되었다. 그는 여러 종류의 약물치료는 물론 전기충격요법까지 받았음에도 불구하고, 이미 수년간 이러한 상태로 지내왔었다. 그는 약한 진정상태에서 수술을 받게 되었다. 뇌에는 감각 수용체가 존재하지 않기 때문에 이는 뇌수술에 있어서 일반적인 방법이다. 뇌의 표면에 전극을 설치하여 뇌 활성이 매핑되었다. 레자이 박사가 뇌의 한 부위를 자극하자, 환자는 아마도 수년 만에 처음으로 미소를 지었고, 매핑을 지속한 결과 이 부위가 페이스메이커 리드를 설치하기에 적당한 부분임을 알 수 있었다. 수술은 성공적으로 진행되었고, 이후 환자는 이전과는 전혀 다른 외모와 사교적 행동을 보이며, 아내 및 의료진들과 소통할 수 있게 되었다. 그는 금요일에 퇴원을 하였다. 그런데, 주말 동안 레자이 박사는 환자의 아내로부터 제발 페이스메이커를 꺼 달라는 황급한 전화를 받게 되었다. 15년 동안 섹스를 원하지 않았던 환자가 이제는 지속적으로 섹스를 요구했던 것이다. 다행히도 레자이 박사는 전기자극의 정도를 조절할 수 있었으며, 이 예상하지 못했던 문제는 점차 해결될 수 있었다.

아마도 가장 놀라운 정신 조절mind control의 예는 2007년의 사례일 것으로 생각되는데, 레자이 박사와 코넬 대학의 의료진은 사고로 인한 심각한 뇌 손상 이후 6년 이상 의식이 거의 없는 상태를 유지하며 반응이나 소통이 전혀 불가능하였던 38세의 남자 환자에게 뇌기능 매핑과 뇌심부자극술을 시행했다. fMRI 결과 상당한 정도의 언어 네트워크가 유지되고 있는 것이 확인되었고, 따라서 의식을 회복시킬 수 있을 것이라는 희망 하에 뇌심부자극술이 시행된 것이었다. 놀랍게도 수술 48시간 이내에 환자의 의식이 돌아왔으며, 환자는 고개를 돌릴 수 있고 눈을 지속적으로 뜰 수 있게 되었다. 몇 주가 지난 후에는 사물의 이름을 말할 수 있게 되었고, 혼자 식사를 할 수 있었으며, 점진적으로 의사소통도 가능해졌다.[56]

페이스메이커를 이용하여 뇌를 자극하는 방법 외에도, 낱말 맞추기나 스도쿠^{Sudoku}(숫자 퍼즐의 일종—역주) 등의 다양한 방법을 이용한 '두뇌 트레이닝'이나 '두뇌 유연체조$^{brain\ calisthenics}$' 등의 인지적 자극도 주목받아왔는데, 코그니피트^{CogniFit}, 포지트 사이언스$^{Posit\ Science}$, 그리고 해피 뉴런$^{Happy\ Neuron}$과 같은 쌍방향 컴퓨터 소프트웨어, 닌텐도^{Nintendo}의 브레인 에이지$^{Brain\ Age}$나 세가^{Sega}의 브레인 어시스트$^{Brain\ Assist}$ 등의 비디오 게임, 그리고 브레인 짐$^{brain\ gym}$ 등이 여기에 해당한다. 뇌 피트니스 상품의 소유권을 갖고 있는 회사들에 의하여 제창되고 있는 이론적 배경은, 훈련을 통하여 뇌의 유연성^{plasticity}을 확대할 수 있다—즉 더 많은 시냅스를 형성할 수 있다—는 것이다. 그러나 아직은 이러한 이론에 관한 믿을 만한 증거가 제시되지는 않고 있다. 최근 캠브리지에서는 1만 1,000명의 참가자를 대상으로 6주간의 온라인 프로그램을 시행했는데, 여기서도 두뇌 훈련을 통해 일반적인 인지기능이 향상된다는 증거는 발견되지 않았다.[57]

암 영상

앞에서 언급한 나선 CT를 이용한 대규모 폐암 연구나 유방암을 더욱 정밀하게 확인하기 위하여 유방촬영술의 보조수단으로 MRI를 사용하는 등 암을 검진하거나 조기 발견하기 위한 영상기법 이외에, 암 분야

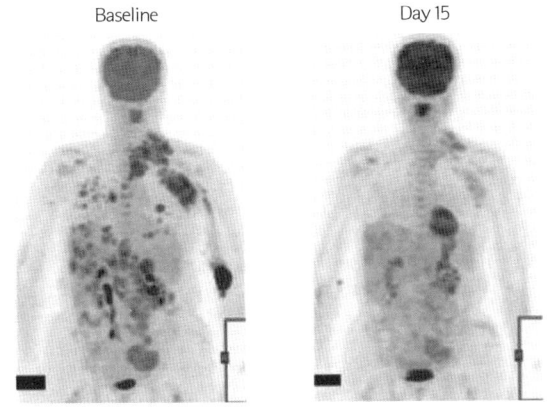

■ 그림 6-4 ■

BRAF V600X 돌연변이를 표적으로 한 약물을 복용하기 전과 후의 악성 흑색종 환자의 PET 검사로, 동위원소의 축적(가슴, 복부, 그리고 좌측 팔에 걸쳐 퍼져 있는 검은 부분) 저하를 통해 전이의 감소 소견을 뚜렷하게 확인할 수 있다.

출처: G. Bollag, "Clinical Efficacy of a RAF Inhibitor Needs Broad Target Blockade in BRAF-Mutant Melanoma," Nature 467(2010): 596-99.

에서 영상이 이용되는 중요한 목적은 종양을 감별하고 전이의 정도를 확인하고('병기판정staging') 치료의 효과를 판단하기 위해서다.[58] 최소 6개월 동안 크기가 감소하는 종양의 영상 소견은 물론 희망적이기는 하나, 이마저도 환자의 전반적인 장기간의 임상적 이득과는 연관성이 없는 것으로 밝혀졌다.

신약을 연구하는 초기 단계에 영상에 의하여 확인되는 뚜렷한 효과는, 이 치료가 상당히 희망적이라는 '개념 증명proof of concept(기존 시장에 없었던 신기술을 도입하기 전에 그 효과 등을 검증하는 절차-역주)' 조건을 충족시킬 수 있는 강력한 기준이 될 수 있다. 보통 진단 1년 이내에 사망에 이르게 되는 악성 흑색종의 경우, 거의 60%의 환자들은 특징적으로 종양의 BRAF 유전자에 (V600E라고 알려진) 점돌연변이를 갖고 있다.[59] 2011년까지 350명 이상의 악성 흑색종 환자들이 BRAF 내의 V600E를 타깃으로 한 경구 약물치료를 받았는데, PET 검사를 통해 확인한 결과 81%가 2주 내에 놀라운 결과를 나타냈다(그림 6-4).[60] 기존 치료제(dacarbazine)와 비교했을 때 1년 생존율에 있어서 63% 상승효과가 있었다. 특이하게도, BRAF 돌연변이가 없는 종양을 갖고 있던 환자들 중 이 고도로 표적화된 약물을 복용한 사람들은 오히려 병세가 악화되었다. 미국에서 암 치료의 효과를 확인하기 위한 영상의 사용은 최근 들어 폭발적으로 증가했다. 듀크 대학의 연구진들은 1999년부터 2006년 사이에 다양한 종류—유방, 전립선, 임파종, 백혈병, 대장 그리고 폐—의 암을 진단받은 10만 명의 환자에 대한 연구 결과를 발표했다. 검사 건수의 연간 증가율을 보면, PET 검사는 36~54%, 뼈 스캔 nuclear bone scan은 6~20%, MRI는 4~13%, 그리고 초음파는 1~7%로 나타났다. 이러한 영상 검사가 연간 암 치료 비용—2,500억 달러를 초과한다—에서 차지하는 비중은 6%에 불과하지만, 영상 검사의 증가가 환자의 호전과 직결되었는지 여부는 불명확하다.[61]

일부 경우에 있어서는 세련된 영상 기법을 사용하는 것이 차이를 나타내는 것으로 확인되기도 했다. 특정 폐암의 종류(비소세포암)에 대한 무작위 대조군 연구에서, PET-CT를 시행한 군이 기존 병기판정 방법을 사용한 군과 비교되었다. 그 결과, PET-CT를 사용한 경우에 정확도가 증가하는 것이 분명하였으며, 이는 불필요한 폐암 수술(개흉이 필요하다)의 시행을 줄일 수 있었다. 초음파와 MRI를 같이 사용하는 방법이 유방암 진단의 정확도를 높이는지 여부가 연구되기도 하였다. 자기공명 탄성계수 영상법 magnetic resonance elastography이라고 알려진 기술은 MRI를 시행함과 동시에 플라스틱 관을 통하여 전달되는 60헤르츠의 저주파 음파를 이용한다. 초음파에 의해서 조직이 움직이는 특성을 MRI로 확인하는 것이, 암세포와 정상세포를 감별하는 데 도움이 될 수 있는 것이다. 유방암 영상화를 위한 더욱 실용적인 대안으로는, 빛 에너지가 조직을 투과하는 성질을 정량화하는 휴대용 근적외선 스캐너가 있다. 라만 분광법Raman spectroscopy을 이용하는 또 다른 휴대용 기기는 분자의 진동 상태를 측정할 수 있는 기술로, 악성 흑색종과 양성 반점을 구별하는 데 유용한 것으로 확인되었다.[62]

장기 인쇄

캘리포니아 주 롱비치에서 열린 2011년 테드TED, Technology, Entertainment, Design 컨퍼런스에서, 웨이크포레스트 대학 재생의학연구소Institute of Regenerative Medicine 소장인 안소니 아탈라 박사는 사람의 신장을 '인쇄printing'하는 것에 대하여 발표하였다.[63] 그는 삼차원적인 CT 검사로부터 얻은 정보가 환자를 위해 사용 가능한, 삼차원적인 신장을 디자인하고 인쇄해내는 데 충분하다고 주장했다. 그는 "신장을 인쇄하는 데 7시간 정도가 소요된다."고 이야기하면서 마치 빵을 굽는 것과 비슷한 이치라는 설명을 했고, 청중들에게 고성능 프린터를 이용하여 만들어진 '신장 구조'를 공개했다. 발표 도중에는 척추 갈림증spina bifida이라는 병을 갖고 태어난 루크 마셀라라는 환자가 등장하여, 10년 전 아탈라 박사가 공학적으로 재생한 방광을 이식받아 현재 정상적인 대학 생활을 영위하고 있음을 이야기했다. 청중들은 그에게 기립 박수를 보냈다. 언론 보도들은 꽤 극적이어서, "외과의사가 무대에서 신장을 출력하다", "신장이 필요하세요? 프린트를 누르세요", "3D 프린팅의 다음 단계, 당신의 신장까지 출력" 등의 제목을 단 기사들이 보도됐다.64 그런데 이 보도들은 10년 전 루크를 위하여 재생된 방광을 '인쇄 방식으로' 재생된 신장과 혼동하였다. 잠시나마, 이제는 장기를 인쇄해낼 수 있게 되었으니 장기 이식의 단계를 넘어서게 된 것처럼 보이기도 했다. 그러자 웨이크포레스트 대학은 보도자료를 발표하여 오해를 바로잡으려 했다. 아탈라 박사가 공개한 신장은, 비록 겉모습은 진짜 신장처럼 보였지만 혈관이나 내부 조직이 없는 단순한 외형에 불과했다고 정정한 것이다(이 점에 대하여 언론을 탓할 수만은 없다. 발표 당시에 이 점을 명확하게 하지 않았던 것이다). 일종의 해프닝이었지만, 이 일은 미래의 흥미로운 가능성들에 대한 생각을 가능하게 한다.

아탈라 박사는 연구진들과 함께 2006년 조직검사에서 얻은 조직으로 방광을 배양하여 이를 이식한, 4살에서부터 19살까지의 척추 갈림증 환자 7명에 대한 경험을 〈란셋〉에 발표했다.65 (루크 마셀라도 그중 한 명이었다.) 조직검사로 얻은 한정된 조직을 갖고 온전한 방광을 배양하여 이를 다시 방광이 기능을 하지 못하는 환자에 이식하는 것은, 실로 의학의 승리였다. 이러한 치료가 보편화될 수 있을지 여부는 아직 미지수다. 최근에는 쥐의 배아줄기세포를 이용하여 망막이 재생되기도 하였다. 생명공학적으로 방광과 망막이 재생 가능한 이유는, 삼차원의 배양 환경 하에서 세포들이 고도로 특성화된 조직으로 자기분화self-organizing하는 것이 가능하기 때문이다. 삼차원 프린팅3D printing과 자기분화를 접목시킨 또 다른 경우로는, 최근 기도에 암을 진단받은 36세 환자에게 성공적으로 실험실에서 재생한 기관氣管, trachea

을 이식한 예가 있다. 환자 자신의 기관에 대한 삼차원 영상을 바탕으로 플라스틱 기관이 만들어졌으며, 이식수술 전에 환자의 골수에서 채취한 줄기세포가 이 틀에서 배양되는 과정을 거쳤었다.66

장기 인쇄organ printing—모든 장기로부터 얻을 수 있는 정교한 삼차원 영상에 의하여 부분적으로 가능해진—는 이와는 또 다른 이야기다. 2011년에 〈이코노미스트〉는 표지에 "스트라디바리우스Stradivarius(17~18세기에 이탈리아의 바이올린 제작자 스트라디바리 일가가 만든 바이올린 등의 현악기-역주)를 인쇄해주세요."라는 제목의 기사를 소개했다. 이 기사는 삼차원 프린팅 방법으로 물품이 제작되는 과정에 대한 특집이었는데, 제조업체들은 이제 이 기술을 이용하여 비행기용 랜딩 기어, 보석, 부츠, 전등 갓, 경주용 자동차 부품, 바이올린의 일부, 주문 생산 휴대전화, 그리고 고체 배터리를 생산하고 있다.67 삼차원 프린터는 잉크젯 프린터와 유사한데, 컴퓨터에 의한 디자인에 따라 겹겹이 층을 쌓아가며 인쇄하는 것이다. 디자인 자체는, 층별로 영상을 얻게 되는 3D CT 검사로부터 유추할 수 있다. 이미 치과용 크라운crown(치아를 덮는 치료용 금속관-역주), 뼈에 이식하는 의료용 티타늄 장치 등이 삼차원 프린터에 의하여 제작되고 있다. 샌디에이고에 있는 회사 오르가노보Organovo는 인공 혈관 제작에 확실한 성과를 보이고 있다. 〈와이어드〉에 실린 "선생님, 간이 준비되었습니다: 바이오프린팅bioprinting의 이면"이라는 특집기사는 이 회사의 한 과학자의 말을 다음과 같이 인용했다. "이제 우리는 혈관을 정말 우수하게 인쇄할 수 있다. 이번 주에만 10개를 인쇄해냈다. 우리는 아직도 어떤 조건이 더욱 튼튼한 고품질의 혈관을 만들 수 있게 하는지를 배우고 있는 중이다."68 어떠한 장기든 온전한 혈관을 갖고 있어야 한다는 사실을 생각하면, 이들이 하고 있는 작업은 분명 중요한 의미가 있을 것이다.

장기 인쇄에 대한 많은 이야기의 조각들이 이제 서로 연결되고 있지만, 테드 컨퍼런스에서의 신장 모형으로 인한 흥분에도 불구하고, 장기의 바이오 프린팅이 현실화되기까지는 최소한 수년이 걸릴 것으로 생각된다. 그럼에도 불구하고, 결국에 이것이 현실화되는 데는 삼차원 의학 영상 기술의 혁신적인 발전이 필수적이다. 그리고 장기를 디지털 정보화하고 언젠가는 그 정보를 바탕으로 새로운 장기를 인쇄할 수 있다는 생각은, 인간의 디지털화가 우리를 어디로 데려갈지에 대한 개념을 잡을 수 있게 해준다.

제7장

전자건강기록과 의료정보기술

> 미국 의료는 지난 수십 년간의 정보기술 혁명에도 불구하고
> 크게 붕괴되지 않고 남아 있는 최후의 주요 산업 중 하나다.
> ▪ 비제이 바이시스와란, 〈이코노미스트〉 [1] ▪

> 정보는 현대 의학의 생명을 위한 피이며, 건강정보는 혈액순환계가 될 수밖에 없다.
> ▪ 데이비드 블루멘탈, 〈뉴잉글랜드 의학저널〉 [2] ▪

1963년 텍사스 주 댈러스에서 존 F. 케네디 대통령이 저격당했을 때나 9·11에 세계무역센터 건물에 비행기가 날아와 충돌하였을 때와 같은 사건들은 머리에 생생하게 남아 일생 동안 기억된다. 이처럼 몇몇 사건들은 당시 살아 있던 거의 모든 사람들의 머릿속에 공유된다. 어떤 사건들은 좀 더 개인적이다. 나에게는 1999년 11월 29일에

벌어졌던 중요한 한 사건이 그랬다. 미국 국립과학아카데미 산하의 미국 의학원은 가장 명망 있는 과학자들과 의사 연구자들을 대표하는 기관이다. 의학원은 "사람은 누구나 실수를 한다$^{\text{To Err Is Human}}$"라는 제목의 보고서를 출간했는데, 이 보고서는 "매년 최소 4만 4,000명, 최대 9만 8,000명의 사람들이 막을 수 있었던 의료 오류$^{\text{medical error}}$(흔히 언급되는 '의료 과오$^{\text{medical malpractice}}$'보다 포괄적인 의미로 사용되는 용어로, 사소한 실수부터 심각한 과실까지 모두를 포함한다—역주)로 인해 사망하고 있다."고 밝히면서, 이는 '잘못된 시스템, 프로세스, 그리고 조건들'로 인해 사람들이 실수를 하거나 실수를 막지 못했기 때문이라고 했다. 보고서는 희생자의 수만이 문제가 아니라, 의료 오류로 인해 최소 170억에서 최대 290억 달러의 손해가 발생하였다고 추정했다.[3] 이 보고서는 언론을 광분 상태로 몰아갔으며, 충격의 파장은 대중들에게까지 전달되었다. 발표된 의료 오류는 일반적으로 생각하던 것보다 훨씬 흔하고 심각한 것이었으며, 내가 생각했던 것보다도 훨씬 더 많았다. 오류로 인한 희생자 수는 교통사고와 유방암으로 인한 사망자 수를 합친 것보다 컸으며, 에이즈로 인한 사망자 수보다는 6배나 많았다. 발표 당시에는 많은 사람들이 에이즈를 가장 중요한 사망 원인의 하나로 여기고 있었기 때문에 이 수치는 더욱 커 보였다. 의료 오류에 관한 이 충격적인 폭로는, 환자의 정보가 얼마나 형편없고 무질서하게 기록되어왔으며 얼마나 접근이 어려운지에 대한 인식으로 이어졌으며, 아마도 이것이 문제의 근원일 것으로 묘사되었다. 이때까지도, 대부분의 의사들은 의무기록을 유난히도 일상적이고 사소한 것으로 여겨왔다.

〈워싱턴포스트〉는 "의료계의 엔론(1996년부터 2001년까지 포춘

지가 선정한 6년 연속 '미국의 가장 혁신적인 회사'였지만 숨겨오던 손실과 불법행위가 폭로되어 2001년 파산한 미국의 에너지 회사-역주)"이라는 제목으로 이에 관한 사설을 실었다. 〈워싱턴포스트〉는 "이처럼 다양한 오류들은 의료계 사제들의 오만을 보여주고 있다."면서 "아무도 책임을 추궁 당하지 않는다면 수많은 사람들이 계속 불필요한 죽음을 당할 것이다."라고 했다.4 〈뉴욕 타임스〉 역시 보고서가 발표되던 그날, 개선책을 제시하는 글을 실었다. 〈뉴욕 타임스〉는 새로운 환자 안전 기구의 설립과 향후 5년간 의료 오류를 최소한 50% 감소시키는 목표 수립이 필요하다고 주장했다.5 그러나 놀랍게도, 의무기록의 전산화 계획에 대한 언급은 빠져 있었다.

하지만 의학원이 2001년 3월에 출간한 다음 보고서 〈질적 격차를 넘어Crossing the Quality Chasm: 21세기의 새로운 의료 시스템〉은 "보건의료기구, 병원, 의사단체들은 환자 상태에 대한 완전한 정보도 없이 각기 떨어져 고립된 채로 움직이고 있다."고 언급하면서 의료정보기술health information technology, HIT에 초점을 맞추었다. 의학원 자문위원회는 병원관련 사망 및 피해의 가장 큰 원인으로 밝혀진 약물 오류를 예로 들면서, 약물의 처방 자체는 물론이고 부적절한 용량, 처방 실수, 알러지 반응 등을 모니터할 수 있는 자동화된 컴퓨터 시스템을 도입해야 한다고 주장하였다. 또한 의료 환경의 진정한 변화가 필요하다고 강조했는데 그 내용은 다음 문장으로 요약될 수 있다. "위원회는 의료의 전달, 소비자 건강, 질 평가 및 개선, 공공의 책무성, 임상 및 보건 서비스에 대한 연구 및 임상 교육을 지원하기 위한 전국 규모의 인프라 구축을 요청하는 바다. 이 같은 투자를 통해 10년 내에 손으로 쓰인 임상 데이터의 대부분을 없애야 한다."6

이제 그 10년이 지났지만, 이 주장에 따른 변화는 찾아보기 어렵다. 의료 오류의 감소나 전자의무기록의 도입에 대한 확실한 증거는 아주 적다. 미국인의 42%는 그들의 가족 중 누군가가 의료 오류의 희생자였다고 답했다.[7] 2010년 말 〈뉴잉글랜드 의학저널〉에는 노스캐롤라이나 주에서 좋은 평가를 받은 10개의 병원이 시행한 오류 감소를 위한 질 향상 노력을 평가한 결과가 실렸다. 그들은 2002년에서 2007년 사이에 있었던 입원 2,341건을 추적하여 그 기간 중 질 개선이 있었는지를 살펴보았다. 연구 결과는 '없음'이었다. 연구 시작과 끝 시점 모두에서, 평균적으로 1,000입원일 patient days 당 60건 이상의 환자 부상이 있었다. 대략 3분의 2는 예방할 수 있었던 부상으로 평가되었다. 전체적으로 보아, 입원 환자의 25% 가량이 어떤 형태로든 피해를 입었다.[8] 2011년 〈헬스 어페어즈 Health Affairs〉는 "여전히 질적 격차를 넘어"라는 제목의 특집을 기획하여, 의료 오류와 관련된 심각한 문제들이 여전히 지속되고 있다는 내용의 논문 여러 편을 실었다. 한 연구팀은 미국에서 의료 오류로 인한 비용이 연간 170억불이 넘게 든다고 추산했으며, 또 다른 연구자들은 실제로 발생하는 의료 오류의 수는 발표된 수치보다 10배는 클 것이라고 주장하였다. 이 분야의 전문가인 피터 프로노보스트 Peter Pronovost 존스 홉킨스 교수는 "지난 10년간 보건의료의 질은 임시변통만을 추구하며 과학을 회피했으므로, 이러한 결과는 당연하다."라고 기고하였다.[9]

다른 보고서들은 더 암울하다. 2002년 바바라 스타필드 박사는 〈미국의사협회지〉에 자신의 견해를 밝혔는데, 그녀는 병원들이 매년 약 22만 5,000명의 환자들을 죽이고 있고, 이중 11만 3,000명은 투약 오류로, 8만 명은 병원 내 감염으로 죽고 있으며, 이들 중 상당수가 불필요한 수술과 시술 때문이라고 주장했다.[10] 시간이 흘러, 2007년 〈영국의학저널〉에 실린 네덜란드의 연구에서는, 매년 약 3만 명의 사람이 병원에서 피할 수 있는 피해를 겪고 있으며, 이들 중 약 1,700명이 사망하는 것으로 보고되었다.[11] 이러한 많은 보고들은 미국 의학원이 이 문제를 과장한 것이 아님을 보여주었다. 게다가 이 보고들은 병원에서 일어난 일들만을 다루고 있다. 외래중심 클리닉이나 개인의원에서도 다수의 심각한 오류가 생기고 있으며, 처방을 전화로 전달하거나 약국에서 약을 제공할 때에도 수많은 오류가 발생하고 있다.

이 거대한 문제에 대한 궁극적 해결책은 전자의무기록electronic medical record, EMR이다. 2009년에 3,000개 이상의 미국 병원을 대상으로 조사한 결과에 따르면, 1.5%만이 완벽한 전자건강기록electronic health record, EHR) 혹은 전자의무기록 및 의료정보기술HIT 시스템을 갖추었으며(EMR과 EHR은 거의 비슷한 의미로 혼용되며, HIT는 훨씬 더 포괄적인 의미로 사용된다-역주), 이들 중 대부분은 대도시에 위치한 수련병원들이었다.[12] 외래중심 클리닉과 개인의원에서 완전한 전자의무기록을 사용하는 경우는 4%에 불과하였다.[13] 다른 나라의 상황은 이렇게 나쁘지 않다. 사실, 미국은 선진국 중 HIT 시스템의 도입이 가장 느린 나라 가운데 하나다. 덴마크의 경우, 모든 시민, 의사, 클리닉, 병원을 실제적으로 연결해줄 수 있도록 완벽하게 통합된 HIT 시스템을 갖추고 있다. 심지어 인도에도 선진화된 EHR의 도입 및 능률화의 페이스메이커 역할을 하고 있는 아폴로 병원 체인이 존재한다.[14] 건강정보기술 능력에 대한 순위에서 미국은 뉴질랜드, 호주, 영국, 이탈리아, 네덜란드, 스웨덴, 독일 다음으로 8위에 위치하고 있다.[15]

바벨탑 무너뜨리기

전자건강기록의 핵심은 병원의 차트나 개인의원의 의무기록으로부터 나온 문장과 파일들을 전산화하는 것이다. 이상적으로는, EHR은 복잡한 검사 결과, 시술, 수술, 진단용 검사들, 퇴원 요약, 그리고 외래 방문시 일어난 내용들 모두를 담는 종합적인 파일이어야 한다. 미국의 보건의료 시스템은 너무나도 분절화되어 있어 이것이 쉽지 않다. 65세 이상의 평균적인 미국인 1명은 한 해 동안 4개의 기관에 흩어져 있는 7명의 의사로부터 진료를 받는다. 일부 혹은 다수의 기관이 EHR을 사용한다고 해도, 매우 한정된 상황에서만 정보수집이 가능하다. 각각의 정보를 수집하여 분석을 시도한다 해도, 수백 개의 회사, 병원, 개업의 집단이 각각 자체적인 건강기록 소프트웨어를 개발하여 상표등록을 하였기 때문에 서로 연결되기가 쉽지 않다. 결과적으로, 우리는 기하급수적인 수준의 분절된 정보들을 갖게 된 셈이다. 이건 카오스 혹은 바벨탑과 같다. 우리가 원하는 것을 신조어로 표현하면 '상호운용성interoperability'이 될 것이다. 하지만 우리가 현재 갖고 있는 호환 불가능한 시스템들을 생각하면 '수술이 불가능한inoperable'이라는 단어가 더 어울린다. 어쨌든 미국은 대형 EHR 회사들 거의 모두가 참여하는 파일럿 프로젝트를 2011년에 시작했는데, 이 프로젝트의 목적은 소프트웨어의 소스 프로그램을 공개하는 모델을 개발하여, 상호운용성에 방해가 되는 장벽들을 없애는 것이다.16

　전자 개인건강기록personal health record, PHR은 EHR의 대안 혹은 상호보완적 전략이 될 수 있다. 이것은 플래시 드라이브를 통하거나 클라우드 기반 정보에 로그인해서, 혹은 둘 다를 이용하여 모든 정보를 환자 중심으로 합쳐 사용하게 만들자는 개념이다.17 PHR의 이점은 환자가 의사에서 의사로, 검사에서 검사로, 한 의료시스템에서 다른 의료시스템으로 옮겨갈 때 모든 정보의 수집 메커니즘이 환자 자체라는 데 있다. 이 개념은 만약 환자가 먼 곳으로 휴가를 떠나 예기치 않은 의료 문제에 닥쳤을 경우를 상상하면, 더욱 매력적으로 들린다. 뒤에 다시 기술하겠지만, 데이터를 모아 PHR로 만드는 것은 실로 어마어마한 도전이다.

의료정보기술의 발전은 단순한 기록보다 훨씬 큰 영향력을 가진다.18 예를 들어, 특정한 약물에 대한 알러지가 있는 경우, 그 약을 처방하려는 의사에게 이를 일깨워 줄 수 있다. 또한 환자에게 예방접종이 필요하다는 사실이나, 방금 처방한 영상검사가 최신 의학문헌들이 별로 권장하지 않는 검사라는 등의 정보를 의사에게 제공함으로써, 의사의 결정을 도울 수도 있다. 병원 내에서 무선 주파수로 태그를 식별하거나 바코드를 이용하여 처방된 약물의 투여를 추적하는 것도 HIT의 일부이다.19 이러한 기술적 뒷받침이 없다면, EHR만으로 투약 오류를 줄이기는 어려울 것이다. HIT의 종합적인 데이터베이스가 있다면, 환자는 시스템에 로그인하여 자신의 검사 결과를 확인할 수 있을 것이다. 또한 HIT는 인구집단 조사에도 쓰일 수도 있겠는데, 곧 닥칠 유행성 질환의 초기 징후를 찾아내거나 새로 판매가 시작된 약물의 부작용을 감시하는 것이 그 예이다. 나라 전체를 통합할 수 있는 HIT 시스템이 개발된다면, 나아가 선진국 전체나 전 세계의 정보를 통합할 수 있는 시스템까지 개발된다면, 그 유용성은 더욱 커질 것이다.

2006년에 발간된 〈내과학 연보 Annals of Internal Medicine〉에는, 로스앤젤리스의 한 연구팀이 257개의 연구를 분석하여 전자환자정보의 활용이 의료로 인해 발생하는 10만 혹은 22만 5,000 혹은 그 이상의 희생을 막는 데 얼마나 효과적이었는지를 알아본 연구가 실렸다. 그 결과, HIT는 각종 가이드라인에 대한 순응도를 개선하고 투약 오류를 줄이는 데 효과가 있었던 것으로 밝혀졌으며, 플루 예방접종과 같은 예방 전략의 모니터링을 개선하는 데에도 효과적이었던 것으로 밝혀졌다. 그러나 연구자들은 "발전된 HIT 시스템을 내부적으로 도입한 '얼리어답터' 기관의 수가 적어서, 달성된 이익을 다룬 문헌은 양적으로 편중되어 있다."고 요약하였다.[20] 실제로 대상이 되었던 연구들 중 4분의 1은 단 4개의 대학병원에서 나온 것이었고, 257개의 연구 중 9개만이 상업적으로 개발된 EHR을 사용하였다. 2009년, 미네소타 대학의 연구자들은 4년 동안의 메디케어 데이터를 가지고 EHR이 환자 안전을 개선하였는지를 연구했다. 그 결과, 그들은 평균적으로 한 병원에서 한 해 2건의 감염이 줄었다는, 매우 낮은 수준의 긍정적 효과를 확인했다. 연구자들은 "건강 관련 IT의 진정한 가치는 아직 불확실하다."는 결론을 내렸다.[21]

    2010년 하반기에 나온 한 연구는 EHR이 오류를 줄인 근거에 대해 다음과 같이 요약하였다. "EHR을 사용하는 사람들의 압도적 다수는 그들이 제공하는 의료의 질이 개선되었다고 보고한다. 하지만 전문가들의 낙관적 전망에도 불구하고, 현재까지 EHR의 사용이 진단 오류를 줄였다는 근거는 없다."[22] 2011년에 외래 환자들을 대상으로 진행된 다른 연구 역시 "질적으로 향상된 의료와 EMR 사이의 일관된 상관관계는 발견되지 않았다."고 결론지었다.[23] 실제로 중요한 문제 중 하나는, 수집된 단편적 사실들을 제대로 활용하는 것이다. 데이터를 실제 활용 가능한 정보로 바꾸는 프로세싱이나 의사, 간호사, 환자들에 대한 피드백 없이, 단순히 모으기만 해서는 의료의 질을 향상시킬 수 없다. 문제가 많은 프로세스를 단순히 자동화한다고 해서 문제가 해결되지는 않는다. 스티브 로어는 최근 〈뉴욕 타임스〉 기사에서 "의사들이 디지털 기록을 번거롭고, 시간만 오래 걸리며, 위험하기까지 한 것이라고 생각하여 도입을 거부한다면, 디지털 기록의 장래가 매우 어둡다는 것은 의심할 여지도 없다."고 단언한 바 있다.24

앞으로 인간의 디지털화가 더욱 진행됨에 따라 더욱 중요하게 대두될 또 다른 중요한 차원의 문제는, 나의 동료이자 스탠퍼드의 심장내과 교수인 폴 요크가 〈이코노미스트〉 기사에서 언급한 것처럼 "의학 분야에서 숨기고 싶은 비밀 중의 하나는, 우리 의사들이 그동안 줄곧 한심할 만큼 불완전한 정보를 바탕으로 판단해왔다는 사실이다."25 이것은 제2장의 핵심 메시지였던 정보의 불완전성을 다시 일깨워준다. 개개인에 대한 종합적인 디지털 의무기록은 이러한 불완전함을 해결하는 데 중요한 발판이 될 것이다.

EHR이 아직 많은 생명을 살리고 있다고 말할 수는 없을지 모르지만, 이미 의학 분야에서 의미 있는 발전을 일으키고 있다. 읽을 수 없는 수준의 필체를 가진 의사를 생각해보자. 어떤 사람들은 악필이야말로 의과대학 졸업의 필수요건이라고 농담을 하기도 한다. 악필을 없애는 것만으로도 디지털화를 받아들일 이유가 될 수도 있겠지만, 만약 실시간으로 필수적인 의료 정보들에 접근하여 그것을 캡처하고, 저장하고, 주고받으며, 분석하는 일까지 가능해진다면—이론적으로 전 세계 어디서든 가능하다—결국 그것을 수용하지 않을 이유가 없을 것이다. 의사들은 환자의 방문 즉시 의무기록을 제공할 수 있고, 권고사항과 처방할 약에 대해 간결하게 설명해줄 수도 있다. 앞서 기술한 대로,

HIT는 의학적으로 결정을 내려야 할 때 지침이나 근거를 제공할 수 있고, 애초에 진단의 정확도를 높이는 데에도 도움을 줄 수 있을 것이다.[26] 또한 비용을 줄이고, 생산성과 의료의 질을 향상시키고, 동시에 의료 과오의 가능성도 줄일 수 있을 것이다. 불필요한 혈액검사, 방사선검사 및 다른 검사들을 반복하는 일도 줄일 수 있을 것이다. 실제로 지금 시행되고 있는 검사들 중에서 최소한 10%는 불필요한 것으로 추산되며, 이로 인하여 낭비되는 돈만 해도 매년 수십억 달러에 이르는 것으로 추산되고 있다.[27]

미국의 싱크탱크 중 하나인 랜드RAND 연구소는 의사와 병원의 90%가 HIT를 도입하게 되면 효율 증가를 통해 궁극적으로 연간 770억 달러의 비용 절약이 가능하다고 추산하였다.[28] 또한 랜드 연구소는 약물 오류 및 다른 피해가 줄어드는 것까지 감안할 경우, 이 액수는 금세 두 배가 될 수 있다고 하였다. 약물 오류에 관한 의학원의 후속 보고에서는 양적인 측면을 언급한 바 있다. 그들은 "약의 사용은 아주 흔한 일이다. 미국의 성인 5명 중 4명 이상이 일주일에 최소 한 번은 약을 먹으며, 3명 중 1명은 최소 5가지 종류의 약을 먹는다."고 하면서, 매년 150만 명의 사람들이 약물 오류로 피해를 입고 있으며 병원 관련 약물 오류만으로 연간 35억 달러가 넘는 금전적 손해가 발생하고 있다고 추산하였다.[29] 약물은 오류 중 하나의 요인에 불과하므로, 보험회계사 협회에서는 전반적인 의료 오류에 따른 총 비용손실을 별도로 추산하기도 했다. 그들은 2008년 미국에서 630만 건의 의료 상해medical injury(과오 여부와 무관하게 의료행위로 인하여 발생하는 상해 모두를 뜻한다−역주)가 발생했다면서, 의료 오류 1건당 발생하는 비용은 평균 1만 3,000달러라고 추산했다.[30] 또한 2008년 한 해 동안 결근이나 단기 장애로 업무 차질을 빚은 날이 1,000만 일에 이르렀으며, 이것이 2008년 미국 전역에서 발생한 195억 달러에 달하는 비용의 부분적인 원인이었다. 랜드 연구소와 보험회계사 협회의 금전적 추산이 다르기는 하지만, 모두 매우 엄청난 크기의 경제적 파급 효과를 보고하고 있다.

물론 모든 일이 순탄하게 진행될 리는 없다. 익스토미티^{Extormity}라는 패러디 웹사이트(www.extormity.com)에는 EHR의 문제점이 나열되어 있다. 이 사이트는 EHR 시스템을 "비싸고^{expensive}, 짜증스럽고^{exasperating}, 진이 빠지는^{exhausting}" 것으로 규정하였다. 그들은 "본사의 느리고 고통스러운 변화 과정은 환자 수와 매출 모두를 감소시킬 것이며, 이 번거로운 변신은 처방받은 약물을 먹고 난 다음에나 겨우 이해될 수 있을 것입니다."라고 말하면서, "익스토미티가 제공하는 서비스와 지원은 시간당 비용으로 계산되며, 혼란스러운 알고리듬으로 인해 최소 225시간에 대한 시간당 비용이 초기 투자비용으로 필요합니다."라고 비꼬고 있다. 또한 '지속적 투자'라는 항목을 클릭하면 다음과 같은 비판의 글이 등장한다.

> 익스토미티 번들을 운영하기 위해서는 서버 집단이 필요하며, 이것은 당연히 불필요한 반복을 위해 필요합니다. 다행히 익스토미티는 부가가치 재판매 기업으로서, 운영 소프트웨어를 프리로드(발매일 이전에 먼저 다운로드할 수 있게 하는 것-역주)합니다. 덕분에 우리는 서버 가격과 환경설정 비용을 인상할 수 있습니다. 또한 서버 소프트웨어에 대한 특허권 사용료는 매년 가파르게 증가합니다. 서버와 소프트웨어에 대한 투자뿐 아니라 서버의 물리적, 통신적, 전기적, 그리고 환경적 필수요건도 갖춰야 합니다. 이러한 추가적인 인프라 구축 계획은 익스토미티 전략 상담실이 도와드리

며, 시행은 익스토미티 솔루션 앤드 서비스 비즈니스 유닛에서 맡아드립니다. 익스토미티 비즈니스 유닛들은 서로 연계되지 아니하며 개별적으로 운용되고 있으므로, 고객님이 중복 서비스를 받고 돈을 지불하실 수 있도록 보장해드립니다. 물론 익스토미티 전자의무기록 소프트웨어 스위트는 다른 시스템과 통합 가능합니다. 익스토미티 소프트웨어 개발 엔지니어는 각각의 시스템이나 장비마다 주문제작을 통해 만든 독특한 인터페이스를 제공합니다. 특정한 판매회사와의 인터페이스가 이미 구축되어 있는 경우라면, 다른 고객을 위해 이미 개발한 것과 얼마나 비슷한지는 고려하지 않고, '쓸데없이 시간을 낭비하는' 체계를 사용하여 고객님의 특수한 요구조건에 대해 맞춤 솔루션을 제공해드립니다.[31]

EHR과 HIT가 재미있을 리 없다고 누가 말했던가?

모델 EHR 헬스 시스템

EHR과 HIT를 옹호할 때에는 언제나 미국의 두 가지 대규모 모델 시스템이 변함없이 언급된다. 하나는 보훈부Department of Veterans Affair의 보훈병원Veterans Health Administration이고 다른 하나는 카이저 퍼머넌트(미국 최대의 의료보험회사이자 병원체인-역주)이다.

보훈부에서 미국을 위해 HIT와 EHR 모델을 내놓았다는 말을 들었을 때, 나는 웃지 않을 수 없었다. UC샌프란시스코 대학병원에서 내과 수련을 받던 1979년에서 1982년 사이, 나는 3년의 수련기간 중 3분의 1에 해당하는 기간 동안 포트마일리 보훈병원에서 순환근무를 하였다. 미국에서 가장 아름다운 병원시설의 하나인 포트마일리 병원은, 들쭉날쭉한 태평양 해안이 내려다보이고 멋진 금문교가 보이는 샌프란시스코의 북서쪽에 위치하고 있다. 일반적으로 환자들은 대중교통을 이용해서 병원에 왔으며, 언제나 입원을 기대하면서 옷가방을 들고 왔다. 병원은 환자들 대부분이 살고 있는 곳보다 훨씬 좋은 곳이었다. 먹을 만한 음식이 있는 호화로운 병실, 룸서비스, 침상까지 배달되는 식사와 훌륭한 텔레비전 수신 상태, 대부분이 준특실이고 일부는 특실인 커다란 병실, 아름다운 전망, 그리고 기분전환의 기회, 이 모든 것이 공짜인 곳이다.

하지만 그곳에도 문제는 있었다. 포트마일리 병원에서 근무하는 동안 나는 수백 명의 환자를 진료했지만, 한 번도 제때에 환자의 차트를 본 기억이 없다. 환자를 진료하기 전뿐 아니라 진료를 하는 동안에도 마찬가지였다. 당시의 프로토콜에 따르면, 환자를 진료하기 최소 1주 전에 차트를 신청해야 했다. 만약 그렇게 할 경우, 차트를 보게 될 가능성은 50%였다. 매일, 오전과 오후에는 두꺼운 차트들이 실린 여러 개의 카트가 나타났다. 그러면 오늘 진료할 환자의 차트 중 하나라도 도착했는지를 살펴보며 보물찾기에 나선다(이 시스템은 환자가 예기치 않게 응급실에 오는 경우에는 아무 소용이 없다). 차트가 발견되지 않으면, 그러잖아도 보통 5~8가지의 주요 만성질환을 가지고 있고 최소한 15가지의 약물을 복용 중인 환자의 진료는 더욱 복잡해진다. 그 시절 내가 보았던 환자들은 평균적으로 당뇨와 비만, 흡연으로 인한 만성폐쇄성폐질환, 관상동맥질환(역시 담배와 부분적으로 연관이 있다)으로 인한 울혈성 심부전, 위염과 궤양, 심방세동, 말초혈관질환으로 인한 간헐성 파행증(보행 이상-역주), 그리고 알코올 남용을 가지고 있었다. 차트도 없고 아무런 사전 준비도 없는 상태에서, 흔히 기억력에 장애가 있는 환자로부터 전해들은 최소한의 정보를 바탕으로, 짧은 시간 동안에 타당한 계획을 세우고 일을 처리하는 상황을 상상해보라. 환자들은 이미 심한 간경변에다 손에는 간성 떨림^{liver flap}이 나타나고 있었으며, (간성뇌병증으로 인한) 인지기능 장애가 동반된 경우도 드물지 않았다. 하지만 차트 없이 이 모든 상태를 유추해내야 했다. 운이 좋아서 차트를 볼 수 있다 하더라도, 날짜와 상관없이 외래 기록과 과거의 입원 기록들이 무질서하게 섞여 있고, 손으로 휘갈겨 쓴 미심쩍은 글씨들을 해독하는 것 또한 만만치 않은 일이었다. 그런데 이제는 미국에서 선도적인 HIT 시스템을 갖춘 병원이 되었다. 아마도 이는 이 나라의 EHR과 HIT에 대한 희망적인 징조일 것이다!

보훈병원은 미국에서 가장 큰 통합의료시스템이고 EHR과 HIT를 가장 먼저 받아들인 곳 중 하나이다. 보훈병원으로부터 나온 보고서 중에는, EHR을 이용하여 폐렴구균백신 수요와 접종을 체계적으로 추적 관찰한 결과, 백신 접종이 2배 늘어나자 폐렴으로 인한 입원이 절반으로 줄어들었음을 밝힌 연구도 있는데, 이는 HIT 시스템의 가치를 잘 보여준다. 이 프로젝트는 폐기종을 진단받은 약 6,000명의 퇴역군인의 사망을 예방하고 4,000만 달러의 비용을 절감하는 효과를 거두어, 국가적인 벤치마크 대상이 되었다. 보훈병원이 거둔 효과로 자주 인용되는 또 다른 결과물은, 약물 오류 비율이 100만 건의 처방 중 7건에 불과하다는 것인데, 미국 전체의 평균 오류 비율은 이보다 7,000배나 높다.[32] 보훈병원에서 일하는 내 동료는 모든 환자의 EHR에 쉽게 접근할 수 있다는 사실을 강조하고 있다. 그러나 여기에도 문제는 있다. 보훈병원 데이터베이스를 검색할 권한이 제한되어 있어, 외부

병원과 의사들에게는 접근 권한이 없는 것이다. 그러나 보훈병원 내부에서는 아주 잘 운영되고 있다.

또 다른 모델은 카이저 퍼머넌트인데, 이는 9개 주와 워싱턴 DC에 걸쳐 900만 명의 가입자, 1만 4,000명의 의사, 431개의 진료소, 36개의 병원을 보유한 매우 큰 의료 시스템이다. 카이저는 2003년 40억 달러를 들여 최대 규모의 민간 EHR 설비를 개발하였다. 모든 병원과 진료소에서 통합된 EHR을 제공함은 물론, 모은 자료를 사용하여 질 관리 계획을 추진하고 있다. 예를 들어, 특정 질병에 대한 예방적 약물 사용이 보장되게 하였으며, 생산성이나 환자 만족도 측정을 통해 의사들 각자의 실적에 대해 피드백을 제공하였다. 카이저의 HIT 시스템은 의사와 간호사들에게 선별검사를 시행하도록 일깨워주고, 필요할 경우 다음 스케줄 예약을 하도록 상기시켜 주며, 수많은 상황과 진단명에 대한 가이드라인 정보를 제공함으로써 올바른 결정을 내리는 데 도움을 주고 있다. 카이저의 환자 데이터베이스는, 바이옥스 복용 환자들에서 심근경색 발생률이 비정상적으로 높게 나타나는 현상을 가장 먼저 발견한 프로그램 중의 하나이기도 했다(바이옥스는 미국 머크사가 개발한 진통소염제로, 심장마비라는 심각한 부작용으로 인해 2004년 판매가 중단되었다. 이에 관련된 이야기는 제10장에서 자세하게 서술된다-역주). 이 시스템의 가장 훌륭한 장점의 하나는 300만 명이 넘는 카이저의 환자들이 자신의 정보에 접근할 수 있다는 것과 보안 이메일을 통해 의사와 충분히 의사소통할 수 있다는 점이다. 이 덕분에 최근의 연구에 따르면 지난 4년간 환자들의 외래 방문이 26%나 감소했다. 현재 하루 평균 10만 명 이상의 환자들이 자신의 정보에 접근하고 있다. 카이저의 모든 환자들은 자신의 실험실 검사 데이터에 접근할 수 있는데, 의사들이 적절한 시기에 환자에게 결과를 알려줄 만큼의 시간적 여유가 부족하기 때문에, 이는 정보를 전달하는 데 효과적인 방법이 되고 있다. 하지만 보훈병원의 경우와 마찬가지로, 이 모든 정보들은 카이저 기관이 아니면 전달될 수 없으며, 카이저에 소속된 의사가 아니면 접근할 수 없다. 즉, 효과적이기는 하지만 폐쇄적이다. 샌디에이고에서는 보훈병원과 카이저가 그들의 데이터베이스를 결합하여 상호 시스템끼리는 정보를 교환할 수 있도록 만드는 방법을 찾는 등 현재 이 문제를 해결하기 위한 노력들이 모색 중이다.[33]

EHR이 직면한 도전

EHR에 장점만 존재하는 것은 아니다. 성공적이고 세련된 이 모델은 많은 한계와 숙제도 안고 있다. 정보처리의 상호운용성이 없다는 것은 큰 문제이다. 우선 의사들과 병원들은 거의 대부분의 경우 연결되어 있지 않고 상호의 시스템이 호환되지도 않기 때문에, EHR과 HIT의 개발 과정에서 협력을 하기가 매우 어렵다. 그러나 가장 심각한 문제는 의사-환자의 개별적 만남에서 일어난다.[34] 환자를 눈으로 보는 대신, 의사는 화면을 보면서 자판을 두드리며 정보를 입력한다. 대부분의 의사들은 자판 사용에 익숙지 않기 때문에, 느리고 실수하기 쉽다. EHR 이전의 시대에는, 의사들은 환자의 증상, 상태, 혹은 치료에 대한 구체적인 생각들을 자유롭게 서술했다. 하지만 그 대신, 이제는 마우스를 이용해야 한다. 대니얼 오프리 박사는 최근 이 점에 관한 글을 썼다. 그는 "시스템은 문서를 해체시켰으며 환자 상태의 여러 측면을 서로 연결되지 않는 필드들에 숨겨놓아 환자의 전반적 상태를 통합적으로 생각하는 것이 훨씬 어려워졌다."는 말로써 EHR이 의사의 생각에 부정적 영향을 끼친다는 사실을 지적했고, 환자에 대한 평가 내용을 알파벳 1,000자의 한계 내에서 입력해야 하는 것에 대해서도 우려를 표시했다.[35]

그리하여 의사의 마음속에 떠올랐던 수많은 생각들은 환자와의 직접적인 대화 부족 및 자유로운 표현 수단의 부재로 인해 사라진다. 환자들 역시 의사와의 직접적 접촉이 적어졌다고 느끼며, 의사가 자판을 두드리고 화면을 바라보는 것이 뭔가 진료에 방해가 된다고 느낀다. 내 말을 듣고 있지 않는 것 같은, 혹은 내 말이 이해받지 못하는 것 같은 느낌도 받는데, 이는 여러 전기적 장치들이 초래하는 산만한 분위기 때문에 촉발된다. 게다가 의사와 만난 시간이 짧을 경우 이 느낌은 더욱 강해지는데, 일반적으로 1시간 이상 기다린 다음 10분 미만으로 의사를 만날 경우 특히 그렇다.

의사와 환자 모두가 만족하지 못하는 이런 상황에 대한 한 가지 대응으로, 의사와 환자는 오로지 진료만 하도록 하는 대신 관련 정보를 EHR에 입력하는 서기^{scribe}를 고용하는 일도 있었다. 다음 사례는 오리건 주 포틀랜드의 한 병원에서 벌어진 일이다. 140명의 의사, 간호사, 의사보조인$^{physician\ assistant}$(의사와 간호사 중간 정도의 역할을 담당하는 인력으로 흔히 PA라고 부른다. 우리나라에는 존재하지 않아서 통일된 용어도 없는데, 최근 이 제도의 도입에 관한 논의가 활발하게 진행되고 있다-역주) 들은 EHR 입력을 위해 근무 교대 후 3시간은 더 일을 해야 했고, 의욕은 최악으로 떨어졌다. 그리하여 세 명의 서기를 고용했으며 상황은 극적으로 호전되었다. 이곳의 대표자는 "이로써 의사들은 더 많은 환자를 보게 되었고, 의사들의 만족도 역시 매우 증가하였으며, 환자들도 의사와 더 많은 시간을 보내게 되어 더욱 만족하게 되었다. 이제 서기가 없다면, 청진기 없이 환자를 보는 기분이 들 것이다."라고 말했다.36 응급실에서 환자를 진료하는 것과 같은 급박한 경우에도 EHR을 입력해야 하므로, 이런 곳에서의 서기의 고용은 좀 더 흔한 일이 되었다.

서기는 주로 의학이나 간호학 전공을 준비하는 젊은 사람들이다. 그들은 시간당 8~10불 정도의 임금을 받는다.37 (이는 미국의 법정 최저임금을 겨우 넘는 수준이다-역주) 이미 서기를 훈련시키고 고용을 조직화하는 큰 회사가 3개나 있다. 캘리포니아에 있는 기업 스크라이브 아메리카는 50개의 프로그램을 가지고 있으며, 텍사스의 피저시스트 PhysAssist는 40개, 캘리포니아의 응급의학 스크라이브 시스템 회사는 30개의 프로그램을 가지고 있다. 비용을 절감하고 효율을 올리기 위해 개발된 EHR은 새로운 직업마저 창출하고 있다.

이 같은 보상기전은 EHR과 좋은 기능을 가진 HIT 시스템을 갖추는 데 엄청난 비용이 든다는 사실을 소개하는 작은 예일 뿐이다. 병원의 경우, 병상당 최소 10만 달러의 예산이 든다. 아테나 헬스라는 HIT 회사의 CEO이자 조지 W 부시 전 대통령의 사촌인 조너선 부시는 "병원들은 서브프라임 모기지 사태(신용등급이 낮은 저소득층을 대상으로 주택마련자금을 빌려주는 비우량 주택담보대출에 대한 연체이자와 압류가 급증하여 이에 투자한 펀드와 금융회사의 연쇄적 손실로 이어지며 전 세계의 금융위기가 촉발된 사건-역주) 수준의 재정적 위기를 겪게 될 것이다."라고 단언했다.38 외래에서 사용하는 EHR에 대한 비용 추산은 매우 달라지며, 부분적으로는 과거의 종이 기록이 얼마나 많으냐에 따라 달라진다. 디지털 기록에는 껐다 켜기만 하면 되는 마법의 스위치는 없으며, 이를 제대로 실행하기 위해서는 오랜 기간에 걸친 환자의 과거 기록을 모두 디지털화하는 작업도 필요하다. 이처럼 높은 비용 부담으로 인해, 많은 병원들은 디지털화가 가져다줄 이득이 매우 적거나 전혀 없다고 여기게 되었다.

　이러한 생각은 2009년 오바마 정부가 HITECH라는 약자의 HIT 관련 법안을 내놓으면서 바뀌게 되었다. '경제적이고 임상적인 보건의료를 위한 건강정보기술 법안Health Information Technology for Economic and Clinical Health Act, HITECH'이라는 이름의 이 법안은 일종의 경기부양법으로, 의사에게는 1인당 10만 달러가 넘는 돈을(4만 4,000달러는 메디케어, 6만 3,750달러는 메디케이드를 통해), 각 병원에는 200만~1,000만 달러의 비용을 지원하면서 EHR의 '의미 있는 사용자'가 되도록 촉진하는 내용을 담고 있다.[39] 이 프로그램은 EHR과 HIT의 도입 확산을 위해 10년 이상에 걸쳐 360억 달러가 넘는 돈을 투자하겠다고 밝히고 있다.[40] HITECH 법안 도입을 초기에 주도했던 데이비드 블루멘탈은 "이 자금은 전국적 규모의 EHR 시스템 수립 달성을 위한 지원이다."라고 말한 바 있다.[41] 비록 우리의 현주소는 개인 클리닉과 병원들이 순조롭게 EHR 도입을 시작하도록 하는 데 있지만, 전국적으로 통합된 시스템의 구축이 장기적 목표라는 사실은 주목할 만하다. 2009년 1월, 취임 전에 행한 연설에서 오바마 대통령은 "5년 내에 미국의 모든 의무기록을 확실히 컴퓨터화하기 위해 필요한 투자를 즉각적으로 이행할 것이다."라고 말한 바 있다. 하지만 이 목표는 달성하기 어려워 보인다. 2011년 현재 병원의 10%, 의사들의 20%만이 이 시스템을 이용하고 있기 때문이다. HITECH 법안에서 정의한 '의미 있는 사용'의 기준은 매우 구체적인데, 그 충족이 쉽지가 않다. 예를 들어 환자의 생체 징후, 흡연 여부, 인구학적 정보(성별, 생년월일, 혈통 등) 관련 데이터의 50% 이상과, 완벽하고 정확한 약물 및 알러지 목록의 80% 이상을 디지털로 갖추어야 한다. 게다가 환자들의 50% 이상은 방문일로부터 3일(휴일 제외) 이내에 자신의 의무기록을 복사해갈 수 있어야 한다고 명시하고 있다.[42] HIT에 대한 기준은 상대적으로 달성하기 쉬운 편이다(예를 들어 최소 한 가지의 데이터 검증을 수행하여 공중보건국에 제출하거나 다른 공급자들과 일부 정보를 공유하는 것이 가능한지 증명하면 된다).

나한테는 의미 있는 사용이 어려워 보이지 않는데, 많은 의료 시스템들은 HITECH 법안의 요구조건이 비현실적이라고 말한다. 특히 유타 주 솔트레이크시티에 본사가 있는 인터마운틴 헬스케어(23개 병원을 보유한 통합의료시스템으로, 특히 최첨단 병원정보시스템을 갖춘 곳으로 유명하다-역주)는 "48개의 의미 있는 사용 요건 중 36개는 달성할 수 없다."고 하였다. 인터마운틴은 보훈병원과 카이저처럼 HIT의 모델 시스템으로 여겨지고 있으며 오바마 대통령으로부터 자주 칭찬을 받아온 곳이기 때문에 이 발언은 특히 중요하다. 보스턴의 하버드 의대 수련병원 여러 개가 소속되어 있는 파트너즈 헬스케어(미국 최대의 병원 네트워크 중 하나로 1년 매출이 8조원을 넘는다-역주)의 회장 토마스 리도 인터마운틴과 입장을 같이했다.[43] 하지만 그들은 해내야만 한다. 이 법은 재정적 지원에 대한 내용 외에, 2015년까지 기준을 충족시키지 못할 경우 정부가 지급하는 진료비를 삭감하는 등의 불이익을 준다는 내용도 담고 있기 때문이다.

EHR과 HIT 시스템을 시행하는 초기에는 흔히 오류가 증가한다. 2010년, FDA는 HIT와 관련하여 250건이 넘는 버그, 결함, 고장과 그 결과 벌어진 다수의 사망 및 피해에 관한 보고를 받았다.[44] 알러지와 혈압에 대한 부정확한 정보가 그 예인데, 많은 사람들은 EHR의 오류가 대체적으로 실제보다 적게 보고되고 있다고 생각한다. 이 생각은 여러 헬스 시스템으로부터 나오는 다수의 단독 보고서를 통해 입증된다. 예를 들어, 펜실베이니아 주 댄빌에 있는 가이징거^{Geisinger} 헬스 시스템에서는 에픽^{Epic}이라는 EHR 시스템의 구매 및 설치를 위해 2005년 3,500만 달러를 지불하였지만, 약무국의 데이터베이스와 에픽 시스템이 호환되지 않는 바람에 매주 여러 건의 심각한 약물 오류가 발생하였다.[45] 워싱턴 DC의 국립아동의료센터에서는 서너^{Cerner} EHR 시스템을 3,000만 달러에 구매한 뒤 고위험 약물의 용량과 관련된 오류가 8배나 증가하였다. 그들은 결함이 해결될 때까지 다시 종이기록 시스템으로 바꾸어야 했다.[46] 피츠버그대학 어린이병원에서는 의사의 지시를 컴퓨터에 입력하는 시스템을 도입한 뒤 5개월 동안 환자 사망이 2배로 늘었다. 이는 주로 처방 약물의 투여가 현저히 지연되기 때문이었는데, 그 원인은 새로운 서너 소프트웨어였다.[47] 2011년 랜드 연구소의 연구팀은 의료 시스템이 전자화되는 과정에 대한 논문을 〈미국관리의료저널〉에 발표하였다. 이 연구자들은 〈월스트리트 저널〉과의 인터뷰에서 "이미 복잡한 보건의료 업무 현장에 EHR 시스템을 들여놓으려다 보니 작업의 흐름과 의사소통이라는 측면에서 무수히 많은 부작용이 발생하고 있다."고 말하였다.[48]

한편 최근의 한 연구에 의하면, EHR을 통합하고 모든 약물에 바코드를 부여할 경우 약물 오류가 현격하게 줄어드는 것으로 밝혀졌다. 하버드 브리검 여성병원에서는 1만 4,000건이 넘는 바코드 약물과 3,000건의 의사 지시 기록을 검토한 결과, 바코드를 사용하지 않고 환자에게 약물을 투여하던 때보다 약물 투여 오류율은 41% 감소하였고 약물 투여 오류로 인한 부작용 발생은 51% 감소하였다. 흥미로운 것은 오류의 발생 단계별 구분인데, 오류 중 39%는 의사의 지시 단계에서, 12%는 의사 지시의 전사 단계(의사의 지시가 약제실로 전달되는 과정을 말한다—역주)에서 발생하였다. 그 외 약사의 조제 단계에서 발생한 오류가 11%를 차지했고, 나머지 38%는 간호사의 약물 투여 단계에서 발생하였다.[49] 이 연구에서 고무적인 점은, EHR이 다른 전자 태깅 및 감시 시스템과 결합되면, 뚜렷한 질적 개선을 가져올 수 있다는 것이다.

클라우드 컴퓨팅은 상대적으로 저렴하고, 환자 정보 및 각종 의료 정보를 저장하고 처리하고 유지하는 데 공간적 한계가 거의 없다는 점에서 HIT에 이상적인 시스템이 될 수 있을 것이다. 하지만 EHR을 받아들이는 과정에 나타난 저항은 데이터 저장에 클라우드를 사용하는 데에서도 똑같이 나타난다. 2011년 〈이코노미스트〉에 실린 "뜬 구름 잡는 책임자들Heads in the Cloud(원래 '뜬 구름 잡는다'는 의미를 가진 숙어를 활용한 비유적 표현으로, '클라우드 컴퓨팅'과 관련된 논의들이 지지부진한 상황을 묘사한 것이다—역주)"이라는 제목의 칼럼은 "의료인들의 반사적인 보수성과 기술 공포증"을 언급하면서, 의료산업이 혁신에 반대하는 것으로 보일 수 있음을 지적했다. 아직 이런 생각을 완전히 부정하기는 어렵다. 한 대형 재활센터 체인은 클라우드 컴퓨팅과 연결되는 모바일 기기를 도입하여 모든 건강정보를 전송하기 시작하였다. 미국의 몇몇 의료 회사들은 민간 클라우드 컴퓨팅을 도입하여 HIT 비용을 절감하고 있다. 20개의 병원, 5만 명의 직원, 4,000명의 의사들이 소속되어 있으며 연간 80억 달러의 매출을 올리는 피츠버그 대학 헬스 시스템은, 새로운 데이터 센터 설립에 8,000만 달러를 지출

하는 대신 컴퓨터 운영의 대부분을 민간 클라우드로 옮겼다.[50]

데이터의 프라이버시 및 보안

재정적인 부담도 문제인데다 전자화가 의료 오류를 해결해줄 것인가에 대한 확신도 부족하지만, 그와 별도로 프라이버시와 보안에 관한 문제도 매우 중요한 걱정거리다. 미국인의 최소 80%는 그들의 건강정보가 도둑맞거나, 부정하게 사용되거나, 마케팅 목적으로 남용되지 않을까 하는 걱정을 갖고 있다. 30만 명의 개인 건강정보가 든 컴퓨터가 도난당하거나 20만 명에 달하는 사람들의 정보가 들어 있는 하드드라이브가 털려 본의 아니게 보안이 무너지는 사건들을 접하면서, 해커들이 개인의 의료정보에 접근할 가능성 역시 크게 다가오게 되었다. 또한 고용주나 보험회사가 그 데이터에 접근한 다음 차별이나 다른 부당한 목적에 사용할 것에 대한 걱정 또한 존재한다.[51]

    비교의 기준이 되는 종이 기록의 경우, 분실로 인해 대규모의 보안 문제가 발생하거나 전자 '피싱' 사기 등에 악용될 가능성은 훨씬 적다.[52] 그러나 개인별 의무기록에 접근하는 것은 상대적으로 쉽다. 누군가 기록을 봤거나 복사해도, 이를 알아낼 방법 역시 없다. EHR의 메타데이터―서로 다른 데이터 요소들을 태그나 설명자 형태로 표기하는 데이터의 데이터―는 언제 어디서 기록에 접근했는지, 혹은 기록을 수정했는지를 추적할 수 있도록 하는 영구적인 전자 족적 기능을 가지고 있다.[53] 또한 EHR 정보의 일부만을 전송하게 할 수도 있다. 예를 들어 당신이 응급실에 실려 갔을 경우, 병원이 당신의 의료정보 전부에 접근할 수 있도록 해야 할까? 만약 당신이 어떤 질병의 과거력을 가지고 있다면, 그 정보에 접근할 수 있어야 할까? 당뇨와 같은 질병 정보는 공개되어도 괜찮고 암에 대한 과거 정보는 차단되어야 하는 걸까? 당신의 치료를 위해 다른 의사의 자문이 필요할 경우, 그 의사는 당신의 EHR에 전부 접근할 수 있어야 할까, 아니면 부분적으로 접근해야 할까? 만약 당신이 다른 의사의 의견을 구하고자 한다면, 당신은 그 의사가 먼젓번 의사의 의견을 알기를 바라는가, 아닌가?

데이터 흐름을 맞춤화하는 것 외에도, 데이터 요소들과 메타데이터에 태그를 붙이는 것은 적절한 프라이버시와 보안 수립에 필수적인 일이다. 환자의 정보가 담긴 데이터 요소들은 저장이나 전송될 때에는 암호화되거나 쉽게 읽을 수 없도록 되어 있어야 하며, 암호화된 키와 데이터는 같은 컴퓨터에는 저장되지 않아야 이상적이다. 메타데이터와 환자 데이터 자체는 분리될 수 없으며, 보통 디지털 서명에 의해 보호받는다. 보안을 강화하기 위해 데이터에 접근할 때에는 비밀번호뿐 아니라 스마트카드, 물리적 크리덴셜(정보 시스템의 특정 응용에서 사용하는 암호학적 개인 정보-역주), 혹은 지문과 같은 생체인식 등을 이용한 두 가지 확인 절차를 적용해야 한다. 환자가 미리 정해놓은 맞춤화 승인방법과 광범위한 감사[audit] 과정은 안전한 HIT 시스템의 일부를 구성하는 더욱 확실한 보안 장치이다.[54]

HIT가 의료 오류를 줄이고 과실의 가능성을 감소시키는 것 같기는 하지만, 역설적으로 메타데이터는 의료 과오에 대한 소송을 촉진할 수도 있다.[55] 의사의 지시나 약물 투여가 일어난 시각부터 각종 의료 행위가 일어난 시각에 이르기까지 모든 내용을 전자적으로 확인할 수 있으므로, 이런 데이터가 의사의 책임 여부를 확인하는 데 사용될 수 있는 것이다. 만약 EHR이 치료행위가 제공된 시점 이후 부적절한 시각에 수정되었다면 이러한 기록이 남을 것이며, 이는 의사에게 불리하게 사용될 수 있다. 이미 법정에서 사용된 몇몇 사례가 있기 때문에, 메타데이터가 의사와 병원의 과실을 입증하여 재판 결과를 바꿀 능력을 가지고 있음은 증명되었다고 할 수 있다.[56] 의료 과실 및 EHR과 관련하여 예상할 수 있는 또 다른 측면은, 향후 디지털 기록이나 HIT를 활용하지 않는 병원이나 의사는 '표준적인 주의 의무'를 다하지 않은 것으로 간주될 수 있다는 점이다.

환자에 대한 개방 각서

EHR 시스템은 환자가 자신의 의무기록 전부에 쉽게 접근하도록 허용하고 있지만, 이런 접근에 대한 법적 권리는 흔히 HIPAA라고 불리는 '의료보험 이전 및 책임에 관한 법률Health Insurance Portability and Accountability Act'이 통과된 1996년부터 보장되어왔다.[57] 하지만 실제로는 여전히 극소수의 환자들만이 자신의 의무기록을 보고 있다. 의무기록을 복사할 때 돈을 내게 하거나, 의사가 있을 때에만 기록을 볼 수 있게 하거나, 열람을 지나치게 지연시키는 등의 방법으로 인해 기록에 대한 접근은 방해를 받고 있다. 오랜 시간 동안 환자가 의료정보에 접근하기 어려웠던 것은 의사들의 인습적인 가부장적 사고방식 때문이다. 최근에는 환자들이 의무기록의 복사를 요청하면, 의사들은 제일 먼저 소송을 떠올린다. HIPAA에 따르면, 기록에 대한 전적인 접근 권한이 인정되지 않은 유일한 경우는 정신질환이 있을 때뿐이며, 그나마 정신과 의사가 의무기록에 대한 접근이 환자의 상태를 해롭게 할 수 있다고 판단하였을 경우뿐이다.

환자가 모든 기록에 대해 접근 권한을 가지는 것이 현격한 이익으로 작용할 것이라는 사실은 두말할 필요도 없다. 환자가 자신의 상태에 대해 더 많이 알게 되어 치료에 더 많이 참여하게 될 뿐 아니라, 이러한 참여는 순응도, 자기 관리, 환자-의사 의사소통의 개선에도 도움이 될 것이다. 또한 보는 눈이 하나 더 있기 때문에(이 경우에는 가장 중요한 사람, 즉 환자 본인이다), 의료 오류의 방지에도 도움이 된다. 카이저 퍼머넌트 소속 의사인 모리스 콜렌—지금은 90대가 되었다—은 1960년대에 HIT 분야에서 선구자적 역할을 한, 이 분야의 아버지라고 할 수 있는 인물이다. 그는 "환자는 자신의 의학적 문제와 함께 살아왔기 때문에 종종 병에 대해 의사보다 더 잘 안다."고 말한 바 있다.[58]

그러나 여기에도 몇 가지 문제가 있을 수 있다. 하나는 의학 용어의 해석에 관한 문제이다. 기록에는 'SOB'라는 약어가 많이 등장하는데, 이는 '숨이 찬 증상 shortness of breath'을 뜻하는 용어이다. 하지만 환자들은 '환자가 SOB를 보였다'라는 문장을 전혀 다른 뜻으로 받아들일 수 있다('sob'라는 단어의 원래 의미인 '흐느끼다'라는 뜻으로 해석될 수 있다는 뜻이다-역주). 다른 예로는 'NERD'라는 약어가 있는데, 이는 '질병 재발의 근거 없음 no evidence of recurrent disease'을 의미한다('nerd'는 '멍청하고 따분한 사람'이라는 뜻의 단어다-역주). 환자들은 그들에 관한 서술에서, 일반적으로도 사용되는 '비만'이라는 용어나 '신체화(정신적인 문제로 신체 증상이 나타난 경우에 사용하는 용어-역주)' 혹은 '건강염려증'과 같은 용어가 사용된 것을 보고 화를 낼 수 있다. 이 기록들을 보게 됨으로써 환자들이 더 큰 혼란과 불안을 겪을 수도 있고, 기록의 내용을 설명하고 오해를 풀기 위해 의사가 더 많은 시간을 들여야 할 수도 있다. 환자가 모든 의무기록에 접근할 수 있을 때 발생하는 영향을 조사한 전향적 연구가 현재 진행되고 있다. 로버트 우드 존슨 재단의 재정적 지원으로 진행된, '열린 기록Open Notes'이라고 불리는 이 프로젝트에는 잘 만들어진 EHR과 HIT 시스템을 이용하는 4개의 의료 시스템과 이에 소속된 2만 5,000명의 환자들이 참여하고 있다. 이 연구에서 100개가 넘는 일차 진료의사들은 환자들이 안전하게 고안된 전자 환자 포털을 통해 자신의 기록을 볼 수 있도록 하였다.[59]

EHR의 또 다른 문제점으로는 유용성, 비용, 보안, 프라이버시, 의료법적 책임 등이 있다. 하지만 이러한 문제점들은 궁극적으로 여러 가지 중요한 목적으로 사용될 국가 건강 네트워크를 만든다는 더욱 큰 그림, 혹은 거시적인 효과와 동전의 양면을 이룬다고 할 수 있다. 새로운 약품이나 기기가 시판되기 시작했을 때, 환자의 식별정보를 뺀 데이터를 이용하는 국가적 시스템을 이용하면 예기치 않은, 혹은 흔하지 않은 부작용을 찾아내거나 계측하는 데 도움을 얻을 수 있을 것이다. 이미 스웨덴에서는 국가 등록 시스템을 이용하여 약물로 코팅된 스텐트로 인한 혈액 응고 부작용을 찾아낸 바 있으며, 혈액 응고를 막아주는 신약의 간독성을 밝히기도 했다.[60] 두 사례 모두 발생률은 1%도 되지 않았지만, 표본의 크기가 대규모였던 덕분에 이를 찾아낼 수 있었다.

전국적 규모의 HIT는 플루나 다른 병원체의 다가오는 대유행, 혹은 항생제 내성 박테리아의 변종 출현을 가능한 빨리 찾아내는 데 이상적일 수 있다.[61] 이러한 공중보건 전자 모니터링은 대규모의 인구집단을 임상 연구의 플랫폼으로 변형시킨다. 무작위 선별, 자발적 보고, 그리고 CDC나 FDA 등 정부 기관이 지금 사용하고 있는 불완전한 방법들 대신, 인구집단 중 상당히 큰 일부를 대상으로 서로 다른 여러 종류의 치료 효과를 종합적으로 평가하고 연구할 수 있는 길이 열리는 것이다.

고립된 PHR을 탈출시키기

UC샌프란시스코 대학병원에서 일하는 의사인 마이클 해리슨은 수정헌법 28조(현재 미국의 수정헌법은 27조까지 존재한다-역주)를 신설하자고 제안하였는데, 그 내용은 다음과 같다. "생명, 자유, 행복추구권과 마찬가지로 건강추구권은 모든 살아 있는 인간으로부터 빼앗을 수 없는 권리이다. 우리 각자는 우리 몸에 대한 정보 및 건강에 영향을 미칠 수 있는 상태에 대한 지식에 접근할 권리를 가지며, 건강 추구를 위해 이 정보를 사용할 책임을 가진다."[62] 마클 재단이라는 기구에서도 비슷한 방침을 밝힌 바 있는데, 이 재단은 HIT 발전의 '일차 수혜자'는 환자가 되어야 한다고 주장하였다.[63] PHR은 이 재단의 주요 목표 중 하나로, 개인이 전 생애에 걸쳐 모든 의료기관으로부터 발생한 자신의 정보를 언제 어디서든 안전하게 접근하고 통제할 방법을 제공하는 것을 의미한다.

환자 중심의 건강기록은 자신의 건강정보를 통제하는 권한을 환자들에게 제공할 뿐만 아니라, 환자 치료를 개선하는 데에도 강력한 도구로 작용할 수 있다. 한 연구에 따르면, 플루 백신의 접종, 유방촬영술, 대장내시경 등과 같은 예방적 목적의 헬스 서비스의 이용이 훨씬 개선되었다.[64] 또한 다른 면에서도 강력한 효과를 보였다. 우선, 환자 중심의 기록 시스템은 서로 다른 의료기관들이 각기 수많은 종류의

EHR 시스템들을 사용하기 때문에 생겨나는 문제점을 해결할 수도 있다. '블루버튼Blue Button'이라고 알려진 미국 정부의 새로운 프로그램은 메디케어와 보훈병원의 데이터베이스로부터 개인이 자신의 개인 기록을 다운로드받을 수 있게 해준다(비록 블루버튼으로부터 나온 PHR의 품질과 유용성은 아직 확실치 않지만).[65]

그럼에도 불구하고 PHR이 가져올 수 있는 잠재적 이득에 대한 뚜렷한 근거나 열렬한 기대와는 매우 대조적으로, PHR에 대한 수용성은 매우 낮은 편이다. 마클 재단과 미국의사협회가 실시한 설문조사 결과, 의사의 44%만이 환자의 PHR을 자신이 행하는 의료행위에 활용하겠다고 답했다. 이 수치는 겨우 2.7%의 사람들만이 PHR을 만들었다는 현실을 고려해보면 놀라운 수준일 수도 있겠다. 지금까지 이 나라에서는 크게 세 종류의 PHR 시스템만이 개발되었는데, 마이크로소프트의 헬스볼트HealthVault, 구글 헬스Google Health, 그리고 웹엠디WebMD(미국에서 가장 인기 있는 건강의료 포털-역주)의 헬스 매니저Health Manager가 그것이다. 이들 모두는 공짜 애플리케이션인데도 별다른 호응을 얻지 못하고 있다. 2011년 중반, 구글 헬스는 사업이 보류되었다. 구글 헬스는 기록의 일부 혹은 전부를 출력이나 이메일을 통해 공유하도록 하는 데는 유용했지만, 사람들의 건강을 평가하는 도구를 가지고 있지는 않았다. 헬스볼트는 자가평가 도구를 가지고 있으며, 다른 사람을 초청하여 내 기록의 일부 혹은 전체를 보게 만들 수 있었지만, PHR의 일부를 출력하는 데에는 문제점을 가지고 있다. 웹엠디가 만든 프로그램은 건강을 평가할 수 있고 출력에도 문제가 없지만, 다른 두 회사의 포맷 어느 것으로도 파일을 전송할 수 없다.[66]

현재까지 PHR이 가지고 있는 진정한 문제점은 특정한 기능의 유무가 아니다. 그것들은 즉시 고쳐질 수 있다. 중요한 문제는 데이터 필드 모두를 채우는 것이며, 이것은 고된 작업 그 이상이다. 다수의 자료 및 의료 공급자로부터 나온 한 사람의 의료기록 모두를 요청하고, 성공적으로 받아낸 다음 수십 시간을 노력을 들여 채워야 하는 것이다. 우리가 소비자 유전체학에 대한 연구 프로그램의 일부를 헬스볼트에 제안하였을 때, 3,000명이 넘는 연구 대상 중 PHR에서 데이터를 모은 것은 오직 30건뿐이었다. 이 문제는 병원과 개인 의원의 EHR로부터 데이터를 받아들이는 과정을 자동화해야 해결될 수 있다. HITECH 법안에서 '의미 있는 사용'에 대한 정의 중에는 데이터를 환자에게 전송하는 것에 대한 내용이 포함되어 있었기 때문에, 그동안 이런 목적을 위한 토대가 갖추어지고 재정적 인센티브도 마련되었다. 2011년 유나이티드 헬스^{United Health}가 시행한 대규모 조사에 따르면, 사람들의 77%는 PHR을 통해 약물, 검사 결과 등 그들의 의학적 데이터를 찾아보기 원하며, 비용이나 프라이버시에 대해서는 걱정하지 않고 있다. 따라서 사용자가 쓰기 편하고 호환성을 갖춘, 번거롭지 않은 시스템을 갖추는 것이야말로 제일로 중요하겠다.[67] 수많은 단체와 기관들이 이 목표를 달성하기 위해 노력하는 중이며, 전망은 밝다.

미래의 EHR과 PHR

이제 네 가지 주된 디지털 영역—유전체학, 무선 바이오센서, 이미징, 그리고 HIT—을 돌아보며 진행했던 우리의 여행을 마무리할까 한다. 이는 개인의 디지털 기록이 몇 년 뒤에 어떤 모습일지 미리 그려보는

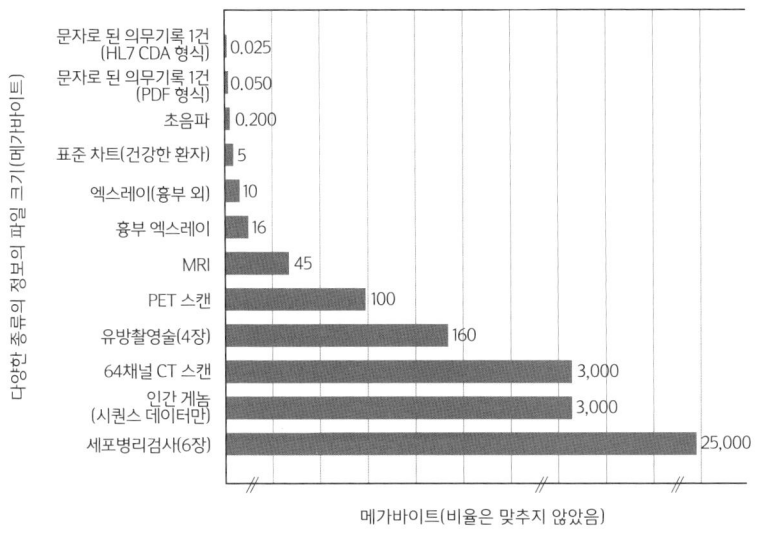

■ 그림 7-1 ■
미래에 EHR 혹은 PHR의 일부가 될, 다양한 데이터 조각들의 파일 크기

여정이었다. 간단히 말하자면, 그 모든 것들이 다 한데 모여야 한다. 이를 위해서는 클라우드 기반의 저장 공간이 반드시 필요하다. 데이터 세트는 실로 거대하여, 태어나기 전부터 시작하여 죽을 때까지 한 개인에 대해서 테라바이트 단위의 정보가 생성될 것이다. 이미징 데이터에 관해서는, 모두 의사가 판독 결과에만 의지하는 것이 아니라 실제 영상을 직접 볼 수 있도록 되어야 한다. 연방통신위원회[FCC, Federal Communication Commission]가 흔히 사용되는 파일들의 크기를 측정한 적이 있다(그림 7-1). 여기에는 DNA 시퀀스와 주요 디지털 이미지의 모든 종류가 포함된다.[68] 또한 방사능에 노출된 모든 경우에 대한 데이터도 담고 있어야 하는데, 이는 위험도가 일생 동안의 누적 방사선량에 좌우되기 때문이다. 또한 전국적인 혹은 이왕이면 국제적인 공중보건

제7장 전자건강기록과 의료정보기술 299

모니터링 기능을 함께 갖출 경우, 방사능 노출과 같은 환경적 영향이 암 위험도를 증가시키는지, 또는 특정한 유전체의 변형이 특정 개인에게 낮은 수준의 방사능 노출에도 안 좋은 결과를 초래하도록 만드는지에 관해서도 밝힐 수 있을 것이다.

게놈 데이터를 기록에 포함시키는 것에 대해서는 걱정하는 목소리가 있다. 이는 유전정보를 기초로 한 인간차별 금지 법안(GINA, 제5장 참조)이 생명보험이나 장기장애보험의 정보 악용을 막지 못하기 때문이다.[69] 하지만 데이터 요소에 태그를 붙이는 방법을 통해, 모두 함께 보관하더라도 DNA 시퀀스 및 기타 유전정보를 이용한 데이터에 대한 접근은 구획을 나누어 통제하는 방법을 찾게 될 것이다.[70] 이는 개인뿐만 아니라 그 친척들까지 보호하기 위함이다. EHR과 PHR이 개인을 위해 아무리 세심하고 종합적으로 개발된다 하더라도, 이것이 의료 오류의 방지나 HIT 시스템의 무과실성을 보장하지는 않는다는 사실은 반드시 짚고 넘어가야 한다. 그러나 아기, 어린이, 혹은 어른으로부터 나온 건강정보를 디지털화하여 중요하고 관련 있는 정보를 모두 가질 수 있게 되고, 개인이나 부모가 그 정보에 대한 접근성을 갖게 된다면, 개인 차원과 전체 인구집단 차원 모두에서 의료의 질이 향상될 것은 분명하다.

어떤 사람들은 전자의무기록이라는 주제가 따분하다고 생각할 수도 있겠지만, EHR에 대한 궁극적 수용은 너무나도 확실하며, 그것의 완전한 호환성은 미래 의료의 핵심이 될 것이다. 완전한 디지털 융합을 통해서만 디지털 의료의 모든 도구들이 동시에 작동하며 즉시 유용해질 수 있다. 전유전체 시퀀싱, 생리적 신호의 원격 모니터링, 각종 의학 영상들로부터 엄청난 양의 개인별 데이터가 쏟아져 나오게 될 것이고, 그에 따라 전자 정보의 저장 및 프로세싱은 지금까지보다 훨씬 더 중요해질 것이다.

제8장

인간 데이터 수집의 융합

2007년, 아이폰은 파격적으로 혁신적인 기술로 디지털 세상을 단번에 사로잡았다. 빠른 인터넷 접속과 새롭고 획기적인 PC 운영체계를 장점으로 하는 매력적인 모바일 통신기기는 엄청난 성공을 거두었다. 더 대단한 혁신은 바로 기기 자체의 타고난 기능에 개방형 개발 플랫폼을 결합시켜, 수백 수천 가지의 애플리케이션이 오로지 그 기기만을 위하여 고안될 수 있도록 한 것이었다. 별개의 기술을 합체 혹은 융합시킨 것, 이것이야말로 아이폰을 그토록 어마어마한 혁신적 제품으로 만든 것이다.

지금까지 나는 의료 혁신에 대해 기술해왔지만, 그 방식은 운영체계와 적용을 따로따로 소개하는 카탈로그와 비슷한 것이었다. 이제 나는 이것들을 서로 연결시킴으로써 벌어질 수 있는 더욱 놀라운 변화에 대해 이야기하려 한다. 앞에서 이미 다룬 네 가지 양식—무선 생체

신호 모니터링, 유전체학, 해부학적 이미징, 전자 데이터 저장소—중에서만 생각하더라도, 기술 융합의 힘을 보여줄 수 있는 수백 가지 다른 종류의 배열과 융합이 존재한다. 여기서 이 모두를 다루지는 않겠지만, 몇 가지만 살펴보더라도 디지털 의료 융합의 엄청난 힘을 이해할 수 있을 것이다.

무선 선세와 유전체학의 결합

✚ 심근경색

심장에 대한 통설 중 가장 큰 오류는 콜레스테롤 플라크가 서서히 동맥을 막고 이로 인해 심장 근육으로 가는 혈액 공급이 서서히 막히게 되어, 마지막 단계에 심근경색이 발생한다고 믿은 것이었다. 이것은 실로 대단한 실수였다! 1980년대, 심근경색 초기 몇 시간 안에 혈관조영술을 시행한 결과와, 심근경색 환자의 부검 결과를 종합해보면, 환자들의 대부분에서 플라크는 별로 크지 않거나 중간 정도였지만 갑자기 찢어지거나 침식되어 있었음이 밝혀졌는데, 이것이 심근경색의 가장 근접한 원인이었다. 동맥의 20%만 좁아졌다고 하더라도, 한순간에 '갑자기' 혈관 벽에 금이 가고 그곳에 혈전이 형성되어 벼락처럼 심근경색이 일어나게 되는 것이다. '경색'이란 심장 근육의 손상을 의미하며, 손상이 광범위하면 죽음에 이르게 된다.

최근에는 t-PA 단백질(제2장 참조)과 같은 물질로 혈전을 용해하는 방법을 사용하거나 신속한 풍선 혈관성형술balloon angioplasty 및 스텐트 삽입 등을 통해 막힌 혈관을 다시 뚫을 수 있다. 그러나 이러한 방법들은 본질적으로 사후약방문이어서, 실제로 이미 발생한 심장 근육의 손상을 예방하기는 어렵다. 심근경색이 발생한 환자가 병원에 도착하기까지는 평균적으로 2시간 정도 걸리며, 치료가 이루어지기까지는 또다시 1시간가량 걸린다. 즉 환자의 막힌 혈관이 성공적으로 다시 뚫린다 하더라도, 심근경색으로 손상된 심장에 피가 다시 공급되기까지는 3시간이나 걸리는 것이다. 더군다나 심근경색이 일어난 환자들 가운데 매년 수십만 명의 사람들은 병원에 아예 오지도 못한다.

따라서 심근경색의 치료를 얼마나 많이 했느냐가 아니라 그 예방을 얼마나 잘했느냐 하는 것이 심장내과의 주요 실적이 되어야 한다. 그러나 LDL 콜레스테롤을 낮추고, 흡연을 피하고, 과체중, 운동 부족, 고혈압, 조절되지 않는 당뇨와 같은 여러 위험인자들을 조절하는 인구 집단 대상 의학 외에는 효과적인 것으로 정립된 전략이 아직 없다. 수십 년간 스트레스 테스트를 해왔지만, 심근경색으로 갑자기 죽은 환자들 역시, 심근경색 수일 전 혹은 수주 전에 이 테스트를 '통과'한 사람들이었다(제3장의 팀 러서트 사례를 기억해보라). 우리는 취약한 사람을 가려낼 방법을 가지고 있지 않았다.

이제 사람을 디지털화하고 궁극적으로 취약한 사람을 가려낼 날이 다가오고 있다. 게놈 시퀀싱을 통해 질병의 위험도를 높이는 유전자 변형을 찾는 것은 분명히 한 가지 방법이 될 것이다. 이미 우리는 콜레스테롤과는 관계가 없지만 심근경색의 중요한 위험 인자로 밝혀진 몇몇 중요한 유전자와 게놈 영역을 알고 있다. 또 다른 방법으로는 혈액 속 특정 세포나 그들의 구성 성분을 찾아내는 것이다. 심근경색이 발생할 때 혈관을 둘러싸고 있는 수많은 세포들이 벗겨져 혈액순환 속으로 들어가므로, 특정한 세포들과 반응하는 항체나 자석을 활용하는 특

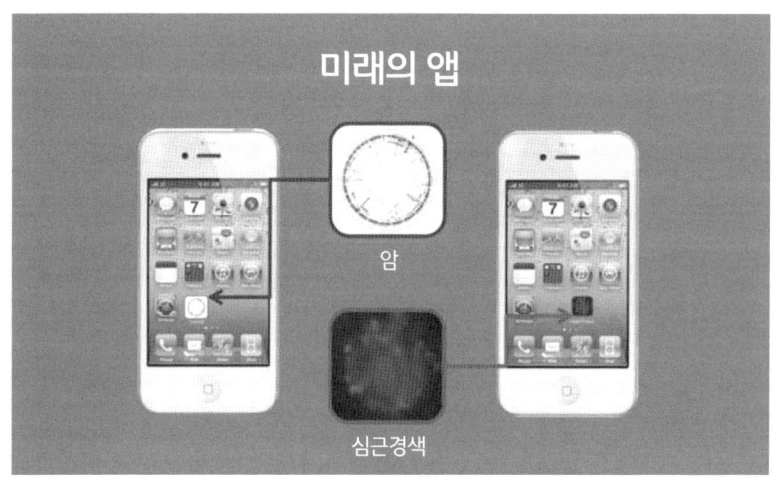

■ 그림 8-1 ■
혈액 속 특정 분자를 탐지하는 나노센서를 몸에 삽입하고
이를 스마트폰으로 확인하는 새로운 앱

별한 분석방법을 이용하면 발견할 수 있을 것이다.[1] 이 방법은 10여 년 전에 밝혀졌다. 또한 우리는 '불안정성 협심증'이라는 심근경색 전구증상이 이러한 세포들과 관련됨을 알고 있다. 혈액 속 이들 세포의 핵산 성분의 존재 여부를 모니터하여 누가 진짜 심근경색에 취약한 사람인지를 알 수 있을 것이고, 단지 취약성 여부를 이분법적으로 나누기만 하는 것이 아니라 특정한 시점의 위험성에 대해서도 알아낼 수 있을 것이다.

이상적인 모니터링 방법은 모래알보다 작은 나노센서를 심는 것인데, 이 센서는 혈액 100만 분의 1리터만 가지고도 대상 물질을 찾아낼 수 있으며, 이 정보를 환자의 스마트 폰으로 전달할 수도 있다(그림 8-1 참조).[2] 나노센서는 게놈 유전자 시퀀싱이나 다른 바이오마커들을 통해 이미 심근경색의 위험도가 높은 것으로 알려진 사람들에게 먼저 사용될 것이다. 말이 헛간에서 뛰쳐나오기도 전에 나노센서는 대상자에게 주의 경보를 울릴 수 있을 것이고, 아마도 항응고 치료와 항염증 치료를 모두 시작하게 될 것이다. 더 나아가 미래의 언젠가는, 순환하는 세포나 핵산의 농도가 상승하는 것을 감지한 나노센서가 직접 약물을 분비하는 기능을 가질 수도 있을 것이다. 피드백을 통해 자동적으로 상황을 감지하고 용량을 결정하여 치료하는 모델이 믿기지 않겠지만, 이런 모델은 기술적으로는 이미 가능한 이야기다. 심근경색이라는 추락을 예방해주는 나노 자동항법장치는 당신이 생각하는 것보다 이른 시일 내에 등장할 것이다.

실제로 이러한 기술을 바탕으로, 심장 손상을 탐지할 수 있는 소형의 인체 삽입형 마이크로센서를 개발했다는 최근의 보고가 있다.[3] 이 센서에 관한 기사는 "심근경색인가, 아니면 햄버거가 상한 것인가? 몸속의 센서는 알고 있다."라는 제목으로 〈패스트 컴퍼니〉에 실렸다.[4] 센서가 심근경색의 위험을 미리 알아차리지는 못했고 비록 설치류를 대상으로 한 실험이 성공했을 뿐이지만, 이는 앞으로 나아갈 방향을 보여준다고 할 수 있다. 심근경색 환자들이 자신의 증상을 심한 소화불량으로 오해하는 것은 드문 일이 아닌데, 증상이 발생했을 때 센서가 적절하고도 즉각적인 안내를 해줄 수 있을 것이다. 게다가 독소루비신 같은 항암치료제는 일부 환자들의 심장 근육을 손상시킨다. 같은 보고에서, 이러한 손상은 센서에 의해 신속하게 또한 정량적으로 감지되었다.[5]

센서가 신체 내부의 심각한 문제를 탐지해내는 개념은, 당신의 자동차를 통해서 이미 당신이 익숙하게 경험하고 있는 것이다. 계기판에

'엔진 점검'이라는 경고등이 들어오면, 당신은 무엇을 해야 하는지 알고 있다. 당연히, 심근경색(혹은 앞으로 다룰 다른 질병)이 다가오고 있다는 알람이 스마트폰에서 울린다면 한층 더 무서울 것이다. 만약 경보가 잘못 울린다면 그것도 큰 문제이므로, 사람 몸에 나노센서 칩을 삽입하기 전에 정확도가 충분히 확보되어야 할 것이다. '거의 없는' 상태와 '전혀 없는' 상태를 확실히 구별할 수 있다는 것이 검증되어야 한다. 아직은 존재하지 않지만, 이런 앱이 세상에 등장하는 순간이 다가오고 있는 것만은 분명하다.

✚ 암

우리는 암을 찾아내는 것이나 암과 맞서 싸우는 것 모두를 제대로 못한다. 유방촬영술이나 전립선 특이항체^{PSA} 검사와 같은 집단 선별검사 모델(제2장에서 다루었다)은 그 자체로도 어마어마한 비용이 소요되지만, 엄청난 위양성 결과 때문에 불필요한 조직검사까지 하게 만든다. PET나 CT와 같이 민감도가 높은 검사를 여러 번 반복하는 것은 두 가지 측면에서 문제를 일으킨다. 위양성 결과와 우연히 발견되는 이상 소견이 증가하는 것이 한 가지요, 그 자체가 암을 유발할 수 있는 이온화 방사선 노출을 증가시키는 것이 다른 한 가지다. 시퀀싱 분야의 사업가인 루크 노섹은 "우리의 컴퓨터와 비디오 게임은 10년마다 10배는 좋아지지만, 암 치료를 10배 더 잘하지는 못하고 있다. 또한 우리는 선진국의 주요 사망 원인과 관련하여, '노화'라는 변명 외에는 별로 알고 있는 것이 없다. 우리는 이를 바꿔야 한다."라고 말했다.[6] 그런 의미에서 유전체학 연구는 진정한 기회다. 나는 종양 및 생식선 세포들의 게놈 시퀀싱 정보를 암 치료에 이용하는 것에 대하여 이미 설명했지만, 그것은 암 예방과는 다른 이야기였다. 전장유전체연관분석^{GWAS}이라는 이름의 '유전자 엿보기'를 통하여 암 발생 위험과 관련이 있는 게놈 특성을 찾아내는 것은, 암을 '의술'이 아니라 '과학'을 통해 예측하는 데 있어서, 암에 걸렸던 대규모의 집단을 대상으로 전유전체 시퀀싱을 실시하는 것보다 더욱 강력한 효과를 발휘할 것이다.

또 다른 기술로, 암 덩어리로부터 떨어져 나와 순환하는 암세포$^{circulating\ tumor\ cells,\ CTCs}$를 혈액 속에서 찾아내는 방법이 있다.[7] 이러한 세포의 숫자를 세는 기술은 이미 개발되어 있지만 분석에 널리 사용되고 있지는 않으며, 이미 암을 진단받은 사람들을 모니터하는 데만 사용되고 있다. 심근경색에 적용되었던 것과 같은 원리가 이 경우에도 적용될 수 있는데, 위험도가 높은 사람들에게 나노센서를 심으면 이것이 순환하는 암세포나 핵산을 탐지해낼 수 있을 것이다. 암세포보다는 핵산을 탐지하는 것이 더 편리할뿐더러 암 성장 초기의 작은 징후에 대해서도 더 민감하다. 나노센서는 개인이 갖고 있는 스마트폰으로 정보를 보낼 것이고, 미리 세팅을 해놓을 경우 환자의 혈액 속 특정 물질의 농도가 높아졌다는 사실이 일차 진료의사에게도 통보될 수 있을 것이다. 이런 경우에는 고해상도의 영상검사를 시행해서 거기에 '눈에 보이는' 암이 존재하는지 확인하는 적절한 절차를 밟으면 된다. 이것을 '바이오마커 유도 이미징'이라고 하며, 생물학적 지표를 이용한 치료법과 비슷한 개념이라고 보면 된다.

현재까지 미국에서 단 한 종류의 기술만이 인증받았는데, 셀서치^{CellSearch}란 이름의 이 테스트는 시험관에 담긴 혈액에서 암세포를 세는 기술이다. 그러나 매사추세츠 종합병원에서 개발 중인 칩의 경우, 항체와 자기 구슬$^{magnetic\ beads}$을 이용해 혈액 속에 있는 10억 개 이상의 세포 중에서 단 하나의 암세포까지 찾아낼 수 있다. 최근에 진행되는 새로운 연구로는, 이러한 세포들을 이용하여 암의 자세한 특성을 파악하는 것이 있는데, 이는 일종의 액상 '조직검사'라고 할 수 있을 것이다.[8] 이 세포들을 분리하여 유전자를 발현시킬 기회를 마련하면, 어떤 유전자가 활성화되는지를 보고, DNA나 RNA 전사체의 유전자 배열순서를 알아낼 수 있을 것이다. 이런 기술들은 궁극적으로 어느 시점에서든 한 사람의 암 상태를 이해하는 데 세밀하고 통찰력 있는 정보를 알려줄 것이며, 적절한 맞춤 치료에 대한 길잡이도 제공할 수 있을 것이다.

2010년 존스홉킨스 대학의 연구진들은 PARE(재배열된 절편의 개인화된 분석personalized analysis of rearranged ends)라는 이름의 매우 영리한 개념을 소개했는데, 이는 혈액 내에서 순환하고 있는 DNA를 이용하여 암을 추적하는 방법이다.[9] 앞서 제5장에서 소개했듯이, 암은 체세포 게놈의 염색체내, 염색체간 재배열이 특징인 게놈 질환이다. 재배열은 암 게놈 시퀀싱을 통해 이미 확인된 다수의 특정 DNA 융합을 유도한다. 이미 성공을 거둔 암 치료제인 글리벡이라는 약물은, 만성 골수성 백혈병 환자들에게 있는 활동 중인 융합 유전자를 표적으로 하는 약으로, 같은 원리에 입각하고 있다. 하지만 이 사례에서 융합 유전자는 암의 동인動因이며, 쉽게 샘플을 얻을 수 있는 혈액암이었다.[10] PARE의 관심대상은 고형암의 DNA 융합을 찾는 것인데, 융합이 암의 동인이기 때문이거나 치료의 길잡이가 되기 때문이 아니라, 단순히 바이오마커를 찾고자 하는 것이다. PARE의 첫 번째 보고서에서, 대장암 환자 4명과 유방암 환자 2명의 종양을 시퀀싱한 결과, 각각 평균 9개의 DNA 융합을 발견하였다.[11] 이 융합들은 환자와 암의 종류에 따라

고유하였으며, 따라서 혈액 내에서 순환 중인 암 DNA를 분석하여 암을 추적하는 것이 가능하였다.

이 결과는 혈액 속 DNA 융합을 이용해서 원발암 혹은 전이암의 외과적 절제 결과와 항암치료의 반응을 모니터할 수 있다는 대단한 가능성을 보여주었다. 아직 이 기술은 광범한 시퀀싱, 전산 해석, DNA 융합의 확인에 의존하고 있지만, 결국에는 훨씬 간편하게 이용할 수 있게 될 것이고 현재의 이미징 방법들보다 훨씬 높은 민감도를 가지게 될 것이다. 이 방법이 성공적으로 사용되려면 빠르고, 비싸지 않으며, 신뢰성이 확립되어야 할 것이다. 우리가 DNA 융합이 안정적인지 아니면 다른 추가적 돌연변이가 기존의 융합을 없애버리고 새로운 것을 만들어내는지를 밝혀낼 필요는 없다. 전립선암과 관련되는 공통의 융합 유전자를 소변을 이용하여 찾아낼 수 있게 된다면, 전립선암의 위험도를 예측하는 동시에 불필요한 전립선 조직검사를 줄일 수 있는 매우 유용한 기술이 될 것이다(제2장에서 논의하였다).[12]

나노센서를 이용하여 음주측정기 같은 암 탐지기를 만들 수도 있다.[13] 이스라엘 하이파에 있는 테크니콘 이스라엘 연구소Technicon Israel Institute에서는 금 나노입자를 이용하여 폐, 유방, 전립선 등 다양한 암들이 있을 경우 입김 속 화학적 특성으로 이를 탐지하는 센서를 개발했다. 모든 사람의 입김에는 벤젠, 알켄, 알코올 등 특정한 유기 화학 성분이 들어 있다. 개발을 주도한 엔지니어인 호삼 하이크는 유기 화학 성분의 비정상적 배열이 일어나면 이것이 숨을 쉴 때 나오는 성분에 반영이 될 것이라면서, 이러한 변화는 아마도 암세포로 변하기 전에 나타나는 현상으로 여겨진다고 주장했다.[14] 이 연구는 매우 매력적으로 보이지만, 아직까지는 상당한 타당도 검증이 필요한 수준이다.

마지막으로, 대변 성분을 이용해 대장암을 조기에 발견하는 기술은 미래가 보장된 편이다. 1,100명의 환자들을 대상으로 한 연구에서, 대변 속 세포의 DNA에 존재하는 4가지 종류의 변형된 유전자를 검사한 결과, 기존의 대장내시경을 통해 암이 발견된 환자의 85%에서 변형 유전자가 발견되었다. 못 찾아낸 15%가 문제점으로 보일지 모르지만, 자궁경부 세포진검사Pap smear가 자궁경부암 환자의 50%만 찾아낼 수 있다는 사실을 고려해야 한다. 대장암 탐지의 또 다른 대안은 셉틴 나인Septin 9이라고 알려진 혈액 속 후성유전체 표지자epigenomic marker인데, 이것 역시 매우 높은 민감도와 특이도를 보이고 있어 미래가 촉망된다.15

✚ 이식 거부반응

어떤 종류의 이식수술이든 이식 수혜자의 몸이 이식된 장기를 받아들이지 않는 거부반응의 위험은 도사리고 있다. 거부반응을 모니터할 수 있는 기존의 방법은 불행하게도 매우 침습적이다. 예를 들어 심장이식 후 심장조직에 대한 조직검사를 여러 번에 걸쳐 시행하는 식이다. 이러한 시술들이 안전하다고는 하지만 정신적으로는 매우 큰 스트레스를 준다. 가령 심장이식을 받은 환자라면 바이옵톰bioptome이라 불리는, 조직을 뜯을 때 쓰는 작은 가위가 장착된 특수한 카테터를 목 정맥을 통해 삽입하여 심장까지 밀어넣는다. 최근에 검증을 받은 좀 나은 방법은, 혈액 속에 어떤 유전자가 표현되고 있는지를 모니터하는 것이다. 거부반응 때에는 특정한 형태의 유전자가 표현되기 때문이다. 그러나 더 매력적이고 민감한 방법은 수혜자의 혈액 속에서 장기를 기증한 사람의 DNA를 찾아내는 것이다. 이 농도가 높아지는 것은 조직의 거부반응을 의미한다.16 수혜자의 혈류에서 장기 기증자의 DNA가 비정상적으로 나타난다는 사실을 찾아내는 방법으로는, 몸속 나노센서를 활용하는 것이 잘 어울릴 것이다.

✚ 1형 당뇨

1형 당뇨는 사람이 걸리는 여든 가지 종류의 자가면역질환 중 하나다. 하지만 가장 중요한 질환 중 하나이며, 어린이에게는 특히 그러하다. 호발 연령은 8세경이지만, 최근 들어 더 이른 나이에 발병하는 사례가 늘고 있으며 5세 이전에 발병하는 경우도 때때로 보고된다. 수많은 전장유전체연관분석GWAS에 의해 이 질환의 자가면역적 기저가 확인되었는데, 거의 30개에 달하는 유전자 대부분이 면역계와 관련이 있었다. 그림 8-2에서 보듯이, 당뇨가 발생하기 수년 전부터 췌장의 베타

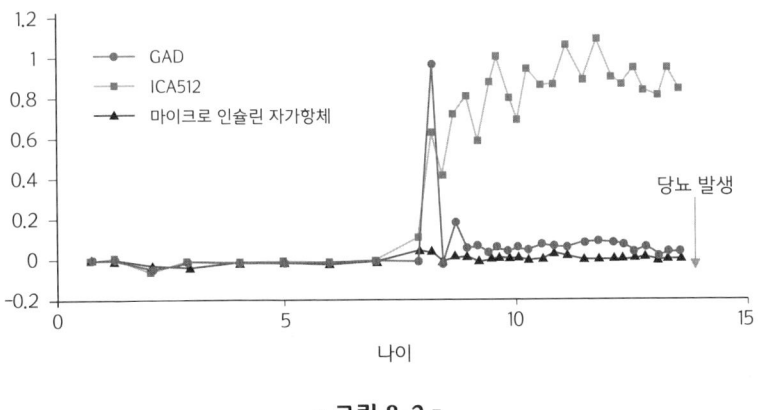

■ 그림 8-2 ■

소아의 당뇨 발생 수년 전에 췌장 베타세포에 대한 서로 다른 종류의 자가항체를 혈액 속에서 찾아내는 기술이 개발됨.

출처: J. Bluestone, "Genetics, Pathogenesis and Clinical Interventions in Type 1 Diabetes," *Nature* 464(2010): 1293–300.

세포는 천천히 점진적으로 파괴된다. 이 아이는 7세경에 이미 췌장 베타세포에 대한 항체를 가졌지만, 14세가 되어서야 발병하였다.[17]

1형 당뇨의 유전자 배열 순서를 알아내려는 한 연구는, 질병에 대해 예외적인 수준의 위험도를 가지거나, 오히려 보호 효과가 있는 유전자 돌연변이들을 찾아냈다. 이러한 연구는 우리가 특정한 사람에게서 질병이 발생하는 근본 원인을 찾아내는 데 도움을 준다. 이러한 유전자 돌연변이의 예로는 IFIH1[interferon induced with helicase C domain 1], SIAE[sialic acid acetylesterase], IDIN[interferon regulatory factor 7 driven inflammatory network] 등이 있다.[18] 아직 밝혀야 할 것이 많기는 하지만, 이들 유전자 돌연변이를 이용하여 아기들에게 선별검사를 한다면, 어느 아기가 당뇨 발생의 심각한 위험도를 가지고 있는지를 아는 것뿐만 아니라 어떤 유전자와 어떤 특정 면역 체계의 이상이 발생할지를 예측하는 것도 가능할 것이다. 문제의 종류에 따라 맞춤 치료를 제공한다면, 특정한 백신이나 면역 치료 등을 활용하여 질병을 예방할 수 있는 절호의 기회도 만들 수 있을 것이다. 과거에 췌장세포 자가항체를 이용한 예방 연구들이 한결같이 실패로 돌아가기는 했지만, 이는 아이들의 혈액 속에 이미 높은 농도의 자가항체가 존재하게 된 이후에, 즉 세포의 파괴가 이미 진행되고 있는 상황에서 연구를 진행하였기 때문이었다. 더욱이, 당뇨를 일으키는 특정 면역 경로를 알아내는 것에 대한 연구는 과거에는 없던 것이다. 현재 테플루지맙[tepluzimab]과 같은, CD3라는 면역세의 단백질을 억제하는 물질을 이용한 연구가 진행 중인데, 면역계를 조절하여 소중한 췌장 세포를 보존하는 것이 이 연구의 목적이다.[19]

이제까지 이 분야의 연구는 많은 발전이 있었다. 앞으로도 많은 비용이 들 것이다. 어떠한 플루 백신도 모든 종류의 인플루엔자를 없애버릴 수는 없는 것처럼, 당뇨 치료에 있어서도 '로마로 가는 길'은 다양할 것이다. 다양한 형태의 1형 당뇨병 예방을 위해서는 다양한 방법이 필요할 것이다. 놀랄 만한 업적이 나오기를 기대하며, 인간의 디지털화 시대에는 언젠가 1형 당뇨의 상당 부분을 완전히 예방할 수 있게 되기를 기대해본다. 최소한, 몸속 나노센서가 자가항체의 농도를 감지하거나 췌장 세포가 감소하고 있다는 분자적 신호를 감지해내는 것과 같은 개념이 단일 전략으로 사용될 수 있을 것이며, 그것을 통해 어느 시점에 면역계 조절치료가 필요한지를 정확히 알아내는 데도 사용될 수 있을 것이다.

✚ 천식

천식은 어린이에게 처방약이 투여되는 이유 중 가장 흔한 것이며, 어린이 사망의 주요 원인 중 하나이기도 하다.[20] 어린이의 기도는 어른의 기도보다 훨씬 좁기 때문에, 사소한 염증도 심각한 결과를 초래할 수 있다. 오늘날 천식과 관련되어 흔히 발견되는 유전자 돌연변이는 이미 알게 되었고, 낮은 빈도로 혹은 매우 드물게 나타나는 유전자 돌연변이를 찾아내는 연구가 진행 중이다. 또한 천식발작이 유발되는 데는 다양한 형태의 환경에 노출exposure되는 것이 중요한데, 이러한 '엑스포좀exposome(다양한 환경적 노출 전체를 뜻한다-역주)'이 사람에 따라 흔히 특정한 패턴을 보인다는 것도 알게 되었다.[21]

진정한 의미의 천식발작 예방은 다면적 유전체학 연구 및 무선 센서를 활용하는 방안에 달려 있다. DNA 시퀀스를 파악하여 어떤 사람이 취약한지를 알아내고, 개인별로 천식의 특정한 원인에 해당하는 약물을 사용하면, 기도의 염증발생을 좀 더 잘 예방할 수 있게 될 것이다. 하지만 이것만으로 완벽하지는 않다. 주요한 환경인자들인 공기의 질, 꽃가루의 숫자, 먼지, 곰팡이 등을 측정하는 바이오센서가 유용한 부가적 수단이 될 수 있을 것이며, 이와 더불어 혈중 산소농도, 호흡수, 맥박수, 노력성 호기량 forced expiratory volume 등의 생리적 수치를 함께 활용할 수도 있겠다. '애스마폴리스' 프로그램과 같은 소셜 네트워크(제4장 참조), 디지털화된 게놈과 무선 센서 등을 모두 결합하여 사용한다면, 질병의 발현 자체를 막을 수도 있을 것이며, 최소한 입원, 장애, 사망에까지 이르게 되는 심각한 수준의 천식발작은 예방할 수 있을 것이다.

무선 유전체학

게놈 시퀀싱에 사용되는 기계나 초고성능의 데이터 처리율을 보이는 염기 시퀀싱 기계는 현재 비싼 편이어서, 50만 달러가 넘는다. 또한 여기에 들어가는 시약이나 인건비 역시 결코 싸지 않다. 비록 '데스크톱' 분석기계가 2011년에 등장하였지만, 손에 쥔 모바일 기계를 통해 시퀀스를 분석하는 날이 온다면, 인플루엔자나 박테리아 같은 병원체를 신속하게 시퀀싱하여 진료에 응용하는, 더 큰 발전을 가져올 수 있을 것이다.[22] 그림 8-3은 마이크로칩 트랜지스터를 통해 유전자형이나 염기서열을 분석하는 기계의 원형을 보여주고 있다. 분석을 위한 시료의 준비 과정이나 비싼 시약은 전혀 필요치 않을 것이다. 뺨의 안쪽에서 면봉으로 얻어낸 표본이나 침을 기계의 위쪽에 넣으면, 유전자형이나 염기서열을 신속하게 파악할 수 있을 것이다. 무선으로 어

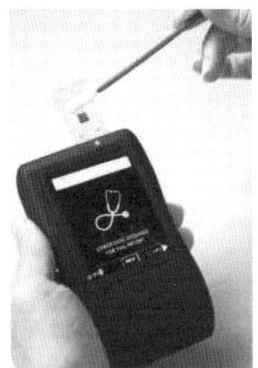

■ 그림 8-3 ■
손에 쥐고 사용하는 유전자형 및 염기
시퀀싱 기계의 원형

떤 곳으로든 전송할 수도 있으며, 비용도 적게 들 것이다. 전유전체 시퀀싱까지는 어렵겠지만, 이는 기술 융합이 가진 잠재력과 스마트폰 그 자체와 DNA 시퀀싱이 융합될 수 있는 가능성을 잘 보여준다. 이미 아이패드에서 사용 가능한 '게놈 브라우저Genome Browser'라는 앱을 통해서도 시퀀스 데이터가 전시 및 해석될 수 있다.

유전체학과 신약개발

✚ 유리접시 속 질병

단지 4개의 유전자만을 조작하여 평범한 피부세포 혹은 혈액세포를 만능줄기세포로 분화시키는 기술 역시 또 다른 융합의 사례로 중요하다. 한번 만들어지면, 이들 세포는 어떤 조직으로든 성장할 수 있으며, 심장, 간, 뇌, 무엇으로든 가능하다(그림 8-4). 이 기술은 이미 여러 희귀병 연구에 사용되고 있는데, 척수근위축증, 렛트 증후군, 가족

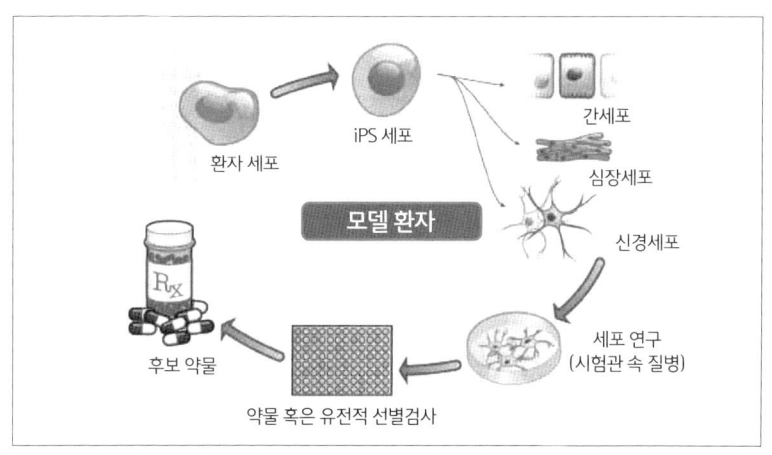

■ 그림 8-4 ■

유리접시 속 질병이 특정한 장기나 선택된 조직의 상태의 개요를 이해하고 약물에 대한 반응을 평가하는 데 어떻게 사용되는지를 그린 모식도

출처: G. Vogel, "Diseases in a Dish Take Off", *Science* 330(2010): 1172-73.

성 자율신경실조증(제5장에서 언급된 스티븐 핑커 가족의 질병) 등이 그 예이다. 또한 현재는 좀 더 흔한 질환인 정신분열병, 알츠하이머병, ALS, 파킨슨병 등의 연구에도 활용되고 있다.[23] 스크립스에 있는 우리 연구실에서는 심근경색의 위험이 있는 사람들을 대상으로 이 기술을 사용하는 연구를 진행하고 있는데, 동맥혈관 내피세포를 만들어내고 그 세포들을 유전체학적으로 편집하는 과정을 통해 분자 수준에서 일어나는 프로세스를 정확히 이해하고자 하는 목적을 갖고 있다.

이 기술을 통해, 심각한 질병에 걸릴 위험도가 높은 사람에게 질병 예방을 위해 어떤 약물이 효과적일지 평가할 수도 있다. 사람의 동맥이나 뇌 조직에 대해서는 조직검사가 불가능하기 때문에, 이러한 조직을 배양할 수 있다는 것은 엄청난 진보를 의미하는 것이다. 바이오기술 회사인 아이페리안^{iPerian}는 이 방법을 사용하여 신약을 개발하고자 설립되었다. CEO인 마이클 베누티는 "환자 자신을 과정에 참여시키지는 않지만, 우리는 신약개발 역사를 통틀어 그 어느 경우보다도 이른 단계에 환자에게 약물을 접하게 하고 있습니다."라고 말하였다.[24]

유리접시 안에서 개개인의 세포를 조사하고 관심이 되는 장기나 조직으로 분화시키는 것이 가능해지자, 개인별로 적절한 치료와 예방법이 무엇인지 평가하는 것도 생각해볼 수 있게 되었다. 최근 들어 솔크^{Salk} 연구소의 과학자들은 실험실에서 만들어낸 신경세포를 이용하여 일련의 정신분열병 환자들에게서 발견되는 신경세포의 이상을 교정하는 데 어떤 약이 효과적인지 정확하게 평가할 수 있게 되었다.[25] 최근 한 연구에서는, 조기에 발병하는 드문 형태의 가족성 파킨슨병 환자들의 피부세포를 떼어내어 신경세포로 분화시킨 다음, 그들의 게놈 돌연변이를 수정하는 방법을 통해 질병에 걸려 있는 세포의 기능을 정상으로 회복시키는 데 성공했다.[26] 또 다른 연구에서는, 유전적 결함으로 인해 치명적인 심부정맥을 가진 환자로부터 유도한 줄기세포를 심장근육세포로 분화시켜 비정상적인 전류 전도를 비슷하게 만들어냈으며, 이것을 이용하여 어떤 약이 그 결함을 치료하는 데 효과적인지를 실험하고 있는데, 이런 형태로 약물의 효과를 예측하는 연구는 과거에는 생각도 할 수 없었던 방법이다.[27] 이상의 예들은 분자 수준에서 디지털화된 사람 세포의 전형을 보여주고 있다. 미래에는 더 많은 유용한 치료법들이 등장할 것이며, 적절한 치료 혹은 완치의 방법까지 찾을 수 있을 것이다.

나아가 제5장에서 이미 살펴보았듯이, 현재 유전체와 관련된 많은 이야기들은 조직과 세포 수준에서 이루어지고 있다. 게놈 중에서 가장 중요한 조절 부분은 매우 조직 특이적이며, 증폭제, 촉진제, 억제제, 절연제뿐만 아니라 히스톤과 크로마틴의 변환부터 DNA 곁사슬side chain의 메틸화까지 모든 종류의 후성유전체학 기구에 관여한다. 혈액으로부터 얻은 세포의 게놈 연구를 통해, 다양한 세포와 조직 수준에서 일어나는 핵심적인 운영 원리를 모두 이해한다는 것은 불가능하다. 세포로부터 얻은 통찰력은 한 사람의 신체로부터 얻어진 조직 전체를 대변할 수는 없으며, 고도로 통합된 사람의 생물학적 네트워크 시스템 중 한 구획만을 설명할 수 있을 뿐이다. 그럼에도 불구하고, 덕분에 게놈의 다양성 연구에 의례적으로 사용되어온 방법인 이식 유전자를 가진 생쥐의 사육은 더 이상은 필요 없을지 모른다. 또한 그동안 생쥐에게서 발견한 연구 결과를 사람에게 적용할 수 있는지에 대해서 수많은 의문이 있어왔다는 점을 고려할 때도, 이는 실로 중요한 기술의 진보라 아니할 수 없다.

비슷한 맥락에서, 최근에는 폐에서 기계적으로 작동하는 '칩 위의 장기organ-on-a-chip'가 개발되었는데, 이는 약물 선별의 플랫폼을 제공하는 마이크로디바이스를 기반으로 하고 있다.[28] 세포, 조직, 기관의 기능을 복원시킬 수 있게 된다는 것은 분자적 결함을 더 잘 설명할 수 있게 되고 적절한 해결책을 결정하게 하는 등 살아 있는 인간을 디지털화하는 데 새로운 지평을 제공할 것이다.

✚ 전자 피부

2011년, 일리노이 대학교의 엔지니어들은 피부에 직접 이식하여 문신처럼 보이는 칩에 대한 획기적인 논문을 발표했다. 신축성이 매우 좋은 이 칩은 사람의 심장 리듬과 심박수, 근육의 움직임 등의 정보를 파

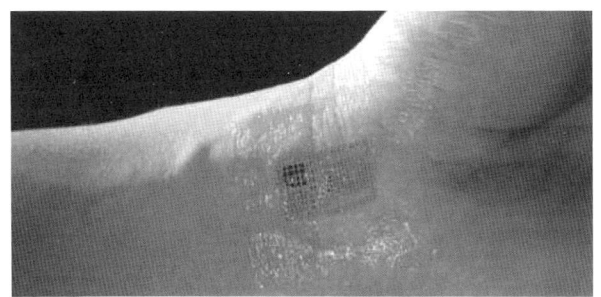

■ **그림 8-5** ■ 칩 문신

일화할 수 있음은 물론, 칩을 붙이는 신체의 위치에 따라 뇌파를 모니터할 수도 있다(붙이는 위치는 각각 가슴의 근육 근처와 이마이다).[29] (그림 8-5)

✚ 태아의 전유전체 시퀀싱 및 무선 센서

최근에는 아직 태어나지도 않은 아기의 DNA를 엄마의 혈액 시료로부터 분리해내어 시퀀싱을 할 수 있게 되었다.[30] 엄마의 혈액 속에 태아의 DNA 조각이 존재한다는 사실은 1997년부터 알려졌지만, 태아의 게놈 전체를 표현할 수 있는지를 확인하고, 그러한 시퀀싱을 기술적으로 가능하게 만드는 데 약 15년이 더 걸렸다(그림 8-6 참조).

이러한 발전은 왜 중요할까? 오늘날 주요 유전자 이상을 진단하기 위해 태아에게 시행하는 검사들은 주로 양수검사나 융모막 융모생검과 같이 침습적인 방법을 통해 이루어지고 있다. 양수검사의 경우, 초음파 영상의 도움을 받아 태아를 둘러싸고 있는 주머니 속 양수를 바늘을 사용하여 추출한다. 이 검사는 흔히 이루어지는 것으로, 미국에서만도 한 해 25만 건의 검사가 행해지고 있으며 35세가 넘은 임산부

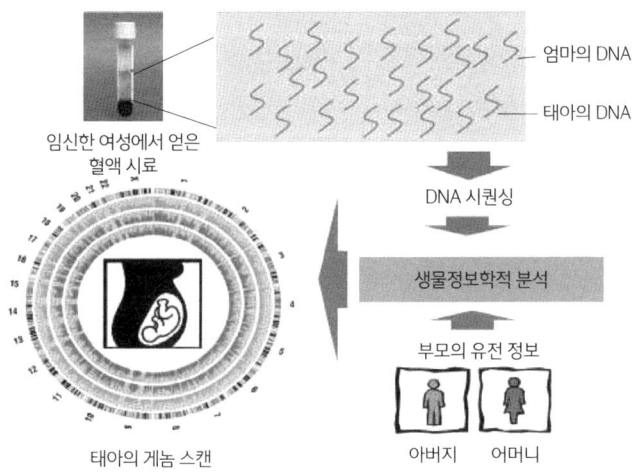

■ 그림 8-6 ■

산모의 혈액을 얻어 이로부터 태아의 DNA 조각을 추출한 뒤 부모의 DNA 정보를 기반으로 태아의 DNA를 시퀀싱하는 과정을 도식화함.

의 거의 절반가량이 이 검사를 받는다. 이때 0.2~0.3% 정도의 유산 확률이 있으며, 그밖에 태아의 손상, 감염, 혹은 양수 누출 등의 위험도 조금 있다.[31] 하지만 부모의 DNA 시퀀스를 분석의 기반으로 이용하여 태아의 게놈을 시퀀싱하는 새로운 기술은 태아의 전유전체 게놈을 자세히 시퀀싱하는 것을 가능하게 한다.[32] 결국 이 기술은 양수검사를 대체할 수 있을 것이며, 훨씬 놀라운 기능을 발휘하여 신생아 혈당 조절 장애나 영아 돌연사 증후군 같은 위험도 예측할 수 있을 것이다. 만약 DNA 검사 결과 이런 가능성이 나타난다면, 적절한 바이오센서로 아기를 모니터할 수도 있을 것이고 맞춤 치료를 제공할 수도 있을 것이다.

대사 이상(페닐케톤뇨증, 단풍당뇨증 등의 많은 질병)의 경우는, 신생아의 발꿈치를 찔러 얻는 한 방울의 피를 통해 태어나자마자 검사를 할 수 있지만, 결과를 얻기까지는 수일에서 수주가 걸리는 게 보통이다.[33] 그러나 태아의 DNA 시퀀싱을 통해 이러한 질병을 태어나기 전에 진단한다면, 적절한 식이요법 혹은 치료를 태어나자마자 시작할 수 있을 것이다. 아기가 아직 엄마 배 속에 있을 때부터 식이조절이나 치료를 시작할 수 있다면, 그것은 훨씬 더 탁월한 성과를 얻을 수 있을 것이다.

✚ 유전체학과 소셜 네트워킹

감염 질환이 급증할 경우 그 원인을 찾기 위해 전통적으로 사용하는 방법으로는 특정 유전자형을 알아내는 것과 감염된 사람들 간의 접촉을 추적하는 것이 있다. 브리티시 컬럼비아 지역의 연구자들은 2011년 보고서를 통해, 이 지역에 41명의 결핵 환자가 발생하였는데 두 가지 디지털 기술을 이용하여 조사한 결과, 기존의 전통적 방법과는 완전히 다른 결과를 얻었다고 밝혔다.[34] 그들은 직렬반복서열수변이$^{variable\ number\ tandem\ repeat}$, VNTR라고 알려진, 결핵 균주의 특정한 표지자의 유전자형을 검사하는 기존 방법 대신, 전유전체 시퀀싱을 시행하였다. 그 결과, 감염을 일으킨 결핵균이 2개의 변종을 가지고 있음을 발견했다. VNTR 방법으로는 한 가지 변종만을 발견했었다. 또한 전통적인 감염자간 접촉 추적을 대신하여 종합적인 소셜 네트워킹 분석을 시행했다. 그것을 시퀀싱 데이터와 함께 분석한 결과, 그들은 '슈퍼 전파자$^{super\ spreaders}$', 즉 감염 급증의 책임이 있는 사람들을 찾아냈다. 유전체학과 소셜 네트워크 분석의 결합은 급증한 감염질환을 연구하는 네 새로운 기준으로 자리잡게 될 것이다.

디지털 의료 융합에 대한 이상의 예들은, 이들 기술이 부분으로 존재할 때보다 합으로 존재할 때 그 가치가 더 커짐을 명백하게 보여주고 있다. 적절한 때가 되면, 이들 네 가지 디지털 의료 기술이 모든 사람들에게 사용되는 것이 드문 일이 아니게 될 것이다. 그로 인해 발생하는 결과 또한 전례가 없는 일이 될 것이다. 2011년 모바일 진단기기에 대해 수여하는 트리코더엑스상$^{Tricorder\ X-Prize}$의 상금 1,000만 달러가 발표되었다. 이 상은 디지털 기기의 융합을 통해 의료를 변화시킬 기회가 만들어질 것을 기대하면서 제정되었다. 드라마 〈스타트렉〉에서 사용되는 손 안에 들어가는 크기의 기기로부터 이름을 따온 이 상은, '사람이 아무런 자료를 입력하지 않아도 의사 집단의 정확성과 같은 수준으로 일련의 질병들을 진단할 수 있는 휴대용 기기의 개발자'에게 수여될 예정이다.[35]

사람에 관한 정보를 얻어내는 도구들이 만들어졌으므로, 이제 그러한 도구들을 결합하여 얻어진 힘이 미래의 의학에 얼마나 영향을 줄 수 있을지를 평가할 차례. 의사와 의료계, 생명과학 기업과 규제기관, 그리고 소비자 등 각자의 위치에 따라 그 함의는 상당히 다르겠지만, 그것이 매우 중요한 문제라는 것에는 차이가 없다. 이처럼 다양한 도구들, 여러 참여자, 그리고 디지털 세상을 이루는 모든 인프라의 융합 및 조화는, 오늘날 우리가 알고 있는 보건의료를 근본적으로 파괴하는 도구로 작용할 것이다.

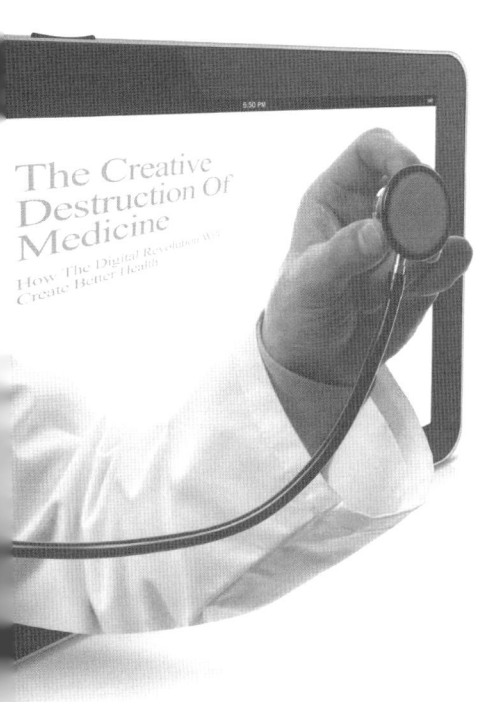

제3부 | 호모 디지투스

제9장
의사들은 변화할 준비가 되었나?

> 의학 교육은 기본적으로 보수적이어서
> 구세대의 실패한 방법이 그대로 신세대에게 주입되어왔다.
> 너무도 오랫동안 우리는 사회적으로 용인된 안전한 전통에만 안주해왔다.
> ▪ 리처드 호턴, 〈란셋〉 [1] ▪

> 우리는 지구상에서 가장 부유한 나라에 살고 있지만,
> 보건의료의 제공에 있어서만은 3,000년 묵은 도구들을 사용하고 있다.
> ▪ 제이 파킨슨, 〈패스트컴퍼니〉 [2] ▪

동맥 벽의 진행성 퇴행성 변화를 의미하는 동맥경화증은 흔히 일반인들에게는 '동맥이 딱딱하게 굳어지는 병'이라고 설명된다. 하지만 의료계를 표현하는 데는 이런 용어를 사용할 필요조차 없었다. 그런 말을 굳이 쓰지 않아도 모두가 '딱딱함'을 떠올리는 분야가 바로

의료계였기 때문이다. 지구상에 존재하는 모든 직업 중에서 의사보다 더 변화를 싫어하는 사람들은 아마도 없을 것이다. 만약 '유연함의 부족'을 특징으로 하는 집단의 목록을 만든다면, 아마도 의사들이 그 첫 번째 자리를 차지할 것이다.

의사 및 의료계의 고유한 특질이 '딱딱함'이라는 사실은, 그들이 디지털 세상에 적응하는 데 상당한 곤란을 겪을 것이라는 예측을 가능하게 한다. 인터넷 출현 이전에는 의사들의 지위가 고귀한 성직자와도 같아서, 모든 지식과 전문성을 갖고 있는 의사들은 하찮은 환자들에게 도전이나 질문을 받을 일이 없었다. '의사들이 가장 잘 안다'는 생각은 의사들은 물론이고 환자들에게도 널리 퍼져 있었다.

변화는 1990년대에 접어들면서 시작됐고, 이후 잡지들이 병원 랭킹을 매기기 시작하면서 그 폭이 더욱 커졌다. 자동차나 텔레비전을 구매할 때에 전문가들의 평점을 반드시 고려하는 소비자들은, 왜 병원에 갈 때는 의사들의 기술이나 신뢰도에 대한 정보를 미리 알 수 없는 것인가 하는 근본적인 질문을 던지기 시작했다. 오래된 불투명의 전통이 사라지기 시작한 것이 그때였고, 의료 과오가 얼마나 자주 심각한 문제를 일으키고 있는지에 대해 사람들이 알기 시작한 것도 바로 그때였다. 소비자들이 점점 더 인터넷 사용에 익숙해지고 온라인 건강정보들의 신뢰도가 높아지면서, 환자들이 외래를 방문할 때 인터넷에서 뽑아낸 질문 목록을 들고 오는 일이 흔해졌고, 가족이나 다른 대리인이 병원에 나타나 의료진의 경력, 치료 경과 등을 미리 신중하게 살펴보는 일도 흔해졌다. 블로그, 온라인 환자 커뮤니티, 페이스북이나 트위터 등의 소셜 네트워크 사이트 등은 이런 경향을 더욱 촉진했다. 갑자기 권한이 강화된 환자들—모든 환자를 위하여Every Patient's Advocate라는 웹사이트 개설자인 트리샤 토레이의 정의에 따르면 "보건의료가 더 이상 가부장적으로 혹은 시혜적으로 제공되어서는 안 된다는 사실을 깨달은 사람들"3—은 이제 특이한 사람이 아니었다. '권한을 가진 환자'라는 말 자체가 모순어법이던 시절은 지나간 것이다. 닉 빌턴이 《나는 미래에 산다》에서 기술한 것처럼, 브랜드나 기관 이름을 신뢰하던 풍조는 지나가고 이제는 신뢰의 대상이 개인으로 바뀌는 현상이 일어난 것으로, 어찌 보면 당연한 일이라 할 수 있다.4 의료적 조언 자체도 크라우드소싱 방식으로 변하기 시작했다. 보완대체요법들이 더욱 인기를 끌었고, 별안간 잡지들은 의사를 만나지 않고도 건강 문제를 해결할 수 있는 DIY 충고들을 게재하기 시작했다.5

동시에, 아마도 우연히 일어난 일이겠지만, 외래 진료 횟수가 미국 전역에서 감소하기 시작했다.6 또한 의료 접근성 및 건강보험 보급률 증가와 특히 관련된, 수십 년 만에 가장 중요한 의료정책의 변화가 생김에 따라, 과거에는 보험에 가입되지 않았던 3,000만 명 이상의 사람들이 건강보험 혜택을 받을 수 있게 되었다. 의사 부족 현상이 더욱 심화될 것이라는 경고음도 들리기 시작했다.

변화는 다른 측면에서도 의사들에게 닥치기 시작했지만, 사회의 거의 전 분야에 걸쳐 일어나는 변화들에 의사들은 적극적으로 대처하지 못했다. 정부나 보험회사들의 진료비 상환은 빠른 속도로 감소하기만 했고, 이는 더 많은 환자를 더 빠르게 진료하면서도 더 긴 시간 동안 일하도록 의사들을 강제했다. 의사들은 놀라운 속도로 발전하는 과학적 발견을 따라잡는 일이 점점 더 어려워졌고, 그 대신 '상대가치점수(메디케어 진료비 지불의 기준)', 터무니없을 정도로 복잡한 각종 서식들, 병든 관료주의의 승인과 거부, 지역 병원의 월급 의사로 편입되거나 도산하지 않기 위한 각종 수완 등의 사항들에 매몰되어 있다. 의사들의 주된 목표는 환자를 잘 돌보고, 직장 밖에서는 자신의 인생을 살고, 가족들을 부양할 만큼의 수입을 올리는 것이 되었다. 이런 상황은 최근 〈뉴욕 타임스〉 1면에 실린, 의사들의 3세대에 관한 기사에 잘 묘사되어 있다. 구세대 의사들이 다양한 종류의 싸움들—내가 앞에서 서술한 여러 요인들에도 불구하고 독립적인 진료 행태를 유지하기 위한—에 휘말리고 있는 것과 달리, 많은 젊은 의사들은 싸울 생각조차 하지 않고 간단히 병원에 취직하는 쪽을 택하고 있다. 이런 젊은 의사들의 아버지들은 이런 경향에 대해 다음과 같이 말한다. "한편으로는, 우리 다음 세대의 의사들이 더 적은 시간 동안 일하려 하고, 우리가 했던 여러 업무들은 하지 않으려 하는 데 대해 불편한 심정을 갖고 있다. 하지만 다른 한편으로는, 솔직히 그들이 조금 부럽다."[7]

내가 가장 좋아하는 저자 중의 한 사람이 아툴 가완디다. 그는 보건의료의 질 향상에 특히 관심이 많은 외과의사다. 그의 책 《체크! 체크리스트 The Checklist Manifesto》에서 그는, 체크리스트를 확인하는 파일럿의 중요한 의식이 어떻게 외과의사들의 업무에도 귀감이 될 수 있는지를 언급하면서 의학과 비행기 조종을 비교했다.[8] 내 생각에 비행기 조종이 의학에게 줄 수 있는 교훈이 한 가지 더 있다. 오늘날과 같은 제트기 시대에, 너무 많은 의사들이 복엽기(날개가 2조로 되어 있던 초창기의 비행기-역주)를 몰고 하늘을 날려 한다는 점이다. 계기판은 모두 아날로그이며 그나마 제대로 작동하지도 않는 비행기가 자칫 추락할 것처럼 보이는 것은 전혀 놀라운 일이 아니다.

그러나 모든 것이 사라지는 것은 아니다. 디지털 의학의 세계에서 단순히 생존하기 위해서가 아니라 그것을 적극적으로 돌파하기 위해서 의사들은 진화할 필요가 있다. 분명히 위기가 닥치고 있지만, 지금까지 내가 서술한 흥미진진한 환경 속에서 의사들이 가진 소중한 자산을 활용하여 새로운 기회를 창출할 수 있는 기회는 얼마든지 있다. 그럼에도 불구하고, 앞으로 더 살펴보겠지만 많은 장애물들이 놓여 있는 것은 사실이다.

교육

1910년에 출간된 유명한 플렉스너 보고서 《미국과 캐나다의 의학교육》은 346쪽으로 된 책자였는데, 에이브러햄 플렉스너가 당시 북미에 존재하던 155개 의과대학을 면밀히 실사한 결과를 요약한 내용이 담겨 있다. 이 보고서의 주된 결론 중의 하나는, 여러 의과대학들이 공공의 안녕은 고려하지 않고 "교육이나 수련을 제대로 받지 않은 의사를 너무 많이 배출하고 있다"는 것이었다.[9] 플렉스너의 고발 결과로 의과대학의 커리큘럼이 완전히 개선되고 다양한 표준들이 급격히 정비되었고, 그에 따라 의사들의 진료 능력과 환자들이 받는 치료의 수준 역시 극적으로 업그레이드되었다.

1세기가 지난 지금, 비록 같은 학교들은 아니지만 미국과 캐나다에 있는 150개 의과대학들 사이에도 비슷한 고질병이 여전히 존재하고 있다. 몰리 쿡과 공저자들은 《의학교육: 의과대학과 전공의 교육의 개혁 필요성 Educating Physicians: A Call for Reform of Medical School and Residency》에서, 지식과 기술의 엄청난 발전과 세분화 경향이 '혼란 그 자체인 보건의료 제공 시스템'과 만나면서 상당히 심각한 문제점을 유발하고 있다고 서술했다.10 내가 지금까지 언급한 모든 기술들이 상황을 더 심각하게 만드는 것처럼 들릴지 모르겠지만, 아마도 아이러니컬하게도 인간을 디지털화할 수 있는 능력은 의료 시스템을 조직화하고 업그레이드하는 잠재적 수단으로 작용할 것이다.11 그러나 아직까지는 어느 의과대학의 커리큘럼에도 이런 내용은 반영되지 않고 있다. 어떻게 할 것인가?

클리블랜드에서 새로운 의과대학을 세우던 2002년을 돌이켜보면, 나는 의학교육을 변화시키는 것이 얼마나 어려운 일인지 체험을 통해 알게 되었다. 각 의과대학의 커리큘럼은 고정되어 있으며, 미국의사협회와 미국의과대학협회가 공동으로 후원하는 기구인 의학교육연합회에 의해 공식 심의를 받고 있다. 각 의과대학의 교수평의회 혹은 이와 비슷한 기구가 그것을 승인해야 하며, 대부분의 의과대학은 종합대학의 일부이므로 의대의 커리큘럼은 대학 본부 등 상급 기구의 승인도 획득해야 한다. 기존의 의과대학에서 새롭고 혁신적인 커리큘럼을 만든다는 것은, 그것을 실제로 시행하는 것은 고사하고 단순히 검토하는 일조차 매우 복잡하고 힘겨운 일인 것이다. 아마도 이런 점들은 〈란셋〉 편집자인 리처드 호턴이 의학교육의 발전과 관련하여 다음과 같은 글을 쓰게 된 부분적 이유가 되었을 것이다. "의심스러운 전형 방법, 경직된 커리큘럼, 구닥다리 교수법, 유효하지 않은 평가 방법, 공중의 수요에 맞는 전문가 양성이라는 목표의식 부재, 질병 예방 관련 교육의 결핍, 사회적 책임을 주된 교육목표에 포함시킬 줄 아는 리더십의 부재 등 수많은 요소들이 결합된 결과, 지나치게 많은 보수를 받는 우리 의학계의 리더들은 전혀 의학교육의 '비전'을 제시하지 못하고 있다."12

호턴의 의견을 좀 더 깊이 검토해보자. 그렇다, 전형 방법에도 문제가 있다. 유기화학을 비롯한 의학예비과정의 성적 비중이 크지만, 이런 것들과 졸업 후 의사의 능력 사이에는 별 관계가 없다는 사실이 이미 밝혀져 있다.13 게놈의학, 무선 센서, 디지털 이미징, 의료정보기술 등 매우 중요한 최신의 지식들은 어느 의과대학의 교육과정에서도 찾아보기 힘들다. 최근의 조사에 의하면, 게놈의학이나 약물유전체학을 피상적인 소개 이상으로 교육하는 곳은 150개 의과대학 중에서 단 두 곳에 불과했다. 반면 간단하지만 매우 드문 멘델 유전을 다루는 전통적인 유전학은 62%의 의과대학이 20~40시간 동안 교육하고 있었다.14 구시대적인 교수법에 대한 비판도 역시 타당한 것이다. 교육과학 분야에서도 상당한 발전이 있어왔고, 상호적이고 참여적이며 강의 비중은 줄인 교수법이 지식의 습득과 이해에 더 바람직하다는 사실을 우리 모두는 이미 잘 알고 있다. 진정한 배움은 학생이 강의실을 떠나 토론을 하고 그 내용을 내재화함으로써 이루어진다. 대형 강의실에서 수많은 학생들에게 교수가 일방적으로 강의하는 구식 모델은 시대에 한참 뒤떨어진 것인데, 대부분의 의과대학 학생들만 여전히 그런 형태의 교육을 받고 있는 것이다. 다른 측면에서 보면, 그와 같은 구시대적 강의에 출석해야만 하는 학생들만 불쌍할 뿐, 이미 대부분의 학생들은 각자 알아서 공부를 하고 있다. 일방적 교육의 시대는 가고 협력적 학습의 시대가 왔다. 의학 술기를 연습해볼 수 있는 시뮬레이션 장비들이 의과대학에 도입되었을 때, 학생들은 실제로 체험해볼 수 있었기 때문에 매우 적극적으로 참여했다. 스탠퍼드나 캘리포니아 주립대학의 의과대학들은 신입생들에게 아이패드를 지급한 최초의 대학들 중 하나인데, 그 아이패드에는 모든 강의, 슬라이드, 학습자료 등이 교과서와 함께 담겨 있었다. 이것은 공부를 훨씬 더 쉽고 재미있게 만들어

준다. 또한 미래에 디지털 의사가 되는 기반을 제공한다는 것은 두말할 필요도 없다.

다른 학습 모델들도 가능해진다. 칸 아카데미$^{Khan\ Academy}$를 예로 들어보자. 헤지펀드매니저 출신의 젊은 기업가인 살 칸$^{Sal\ Khan}$은 수학, 미적분학, 생물학 등 수학 및 과학 관련 여러 주제들에 관한 10~15분 분량의 동영상을 대규모로 취합하여 유튜브를 통해 웹에 올렸다. 2010년 가을까지 칸은 1,800개의 동영상 자료를 제작했는데, 그것들은 매일 최소 7만 번 시청되고 있으며 등록된 학생 수는 20만 명을 넘겼다. 2011년에는 매월 200만 명 이상의 학생들이 2,300여 개의 동영상 자료를 시청하고 있다. 그 동영상에는 어떠한 화려함도 없다. 하지만 내용이 알차고, 어려운 주제들도 쉽게 이해할 수 있게 만들어져 있다. 칸 아카데미는 의학을 가르치고 있지 않지만, 같은 개념이 의학 분야에도 쉽게 적용될 수 있을 것이다. 이를 반영하듯, 2011년에 포스팅된 자료 중의 하나는 당뇨병에 관한 것이었다.[15]

다른 사례로는 카네기 멜론 대학의 '열린 학습 계획$^{Open\ Learning\ Initiative}$'과 MIT의 '오픈코스웨어$^{OpenCourseWare,\ OCW}$'가 있는데, 이들은 월 평균 100만 명에 달하는 다수의 청중들이 이용할 수 있도록 새로운 미디어를 활용한다.[16] OCW는 2007년에 이미 33개 분야에 걸친 1,800여 개 과정의 온라인 출판을 완료했으며, "지난 10년간 세계의 지식 기반 조성에서 가장 중요하고 가장 비용효과적인 프로젝트일 것"이라는 평가를 받았다.[17] '진지한 게임$^{Serious\ Games}$'이라는 기구는 게임을 이용하여 학습 효과를 높이는 방안을 모색하고 있다. 명확하고 매력적이며 매우 수용적인 방법으로 가치 있는 컨텐츠를 전달하는 동영상 웹사이트가 반드시 '충격과 공포'를 동반해야 하는 것은 아니다.[18] 복잡한 내용을 상대적으로 쉽게, 그리고 최소한 어느 정도는 재미있게 설명할 수 있는 재능 있는 교육자가 일단 등장하기만 하면, 여러 경로를 통해 웹에서 소문이 퍼지게 된다. 그리고 그런 자료들은, 꼭 2억 5,000만 명쯤이 봐야만—'찰리가 내 손가락을 깨물었어요 Charlie Bit My Finger'와 같은 동영상이 그랬던 것처럼(영국에 사는 하워드 데이비스 카가 유튜브에 올린 이 동영상은 어린 두 아들의 장난을 촬영한 것으로 수억 명이 이를 조회하면서 유명해졌으며, 가족들은 광고와 티셔츠 판매 등으로 큰 수익을 얻었다—역주)—성공한 것으로 분류되는 건 아니다.

사회적 사명에 관한 호턴의 언급 역시 정당화된다. 미국의 의과대학 대부분은 국립보건원 등으로부터 막대한 연구비를 지원받고 있으며, 소속 교수들에게도 훌륭한 연구 프로그램의 수행을 가장 크게 강조하고 있다. 조지워싱턴대학교 의과대학의 피츠휴 멀란은 6만 명의 의과대학 졸업생들에 관한 데이터 분석 결과를 2010년 〈내과학 연보〉에 발표했다. 그의 결론은 암울했다. "우리가 현재의 시스템 하에서 더 많은 의사들을 배출해낼 경우, 우리는 의료 관련 수요에 제대로 대처하지 못할 것이며, 그 결과 많은 사람들이 제대로 된 서비스를 받지 못하여 고통받거나 죽어갈 것이다."[19] 의과대학이 예방에 초점을 맞추지 못하고 있다는 호턴의 지적 역시 옳았던 것이다. 물론 이런 문제는 현대의학 전반에 걸친 문제다. 하지만 디지털 의학이라는 도구는 이런 빈틈을 메울 새롭고도 특별한 기회를 제공한다.

2010년 6월, 스탠퍼드 의과대학은 '게놈의학 및 맞춤의학'이라는 과목을 처음 개설했다. 8주 동안 진행되는 이 선택과목의 개설 승인은, 생명윤리학자, 기초 및 임상과목 교수, 유전 카운슬러, 변호사, 학생, '교육관료(이들이 뭐하는 사람들인지 정확히는 모르지만)' 등 27명의 사람들로 구성된 태스크포스가 꼬박 1년에 걸쳐 토론을 벌인 후에야 힘겹게 이루어졌다.[20] 그 개념이 스탠퍼드 의과대학의 학생에 의해 제안되었음에도 불구하고 매우 논쟁적인 주제로 간주된 가장 중요한 이유는, 그 과목으로 인해 스탠퍼드가 '학비 보조금을 받는 대신 상업적으로 이용 가능한 유전자 스캔 검사를 받을 수 있는 기회'를 학생들에게 제공한 최초의 미국 대학이 되었기 때문이다. 물론 이러한 스캔은 2007년 말부터 대중들이 이용할 수 있었지만, 그럼에도 불구하고 논란이 벌어졌던 것이다. 이 과정을 이수한 54명의 학생 중에서 33명이 유전자 분석을 받겠다는 선택을 했고, 그들은 모두 자세한 유전 상담 기회를 얻었다.[21] 학생들의 헌신이라는 별도의 비용도 지출되었다. 이 과정의 말미에 한 학생은 다음과 같은 결론을 내렸다. "그 검사를 받고, 그것이 일으킬 수 있는 문제에 대한 불안을 이해하고, 결과의 의미와 한계를 이해하는 일련의 경험은 의사에게 매우 유용한 것이라 생각한다. 이제 우리는 환자가 어떤 스트레스를 받는지 이해할 수 있을 것 같다. 내 생각에 이건 의사들이 환자에게 공감할 수 있는 독특한 방법이다. 직접 체험해볼 수 있기 때문이다." 딱 어울리는 말이다. 또한 이 프로그램을 지지했던 교수 스튜어트 김은 이렇게 말했다. "우리는 아직 완벽하지 않은 것도 공부한다. 우리는 우리가 배울 수 있는 것을 배운다. 우리는 인간 유전자가 어떻게 작동하는지에 관한 이론을 배운다. 새로운 유전학적 발견이 이루어졌을 때 그것을 즉시 잘 사용할 수 있는 준비를 하기 위해서다."[22] 김 교수의 말은, 이 과정에 단호하게 반대했던 수많은 스탠퍼드 교수들과의 뜨거운 논쟁에도 불구하고, 이 과정의 경험이 의미 있었던 이유에 관한 훌륭한 대답 중의 하나다. 이 과정은 최소한 짧은 선택과목으로 지속된다. 이렇게 되기까지의 과정이 왜 이렇게 어려웠어야 하는지 이해하기는 어렵다. 또한 이 분야에서는 왜 조금만 앞서가도 '개척자'라는 라벨이 쉽사리 붙여지는지 이해하는 것은 더욱 어렵다.

그동안 미국의사협회와 미국 최대의 의약품 보험회사인 메드코 Medco(미국의 의료보험은 일반적으로 의약품에 대해서는 급여 혜택이 없어서, 약제비에 관한 별도의 보험 프로그램이 존재한다-역주)가 공동으로 1만 명 이상의 의사들을 대상으로 조사한 바에 의하면, 98%의 의사들은 환자의 게놈 정보가 약물치료에 대한 반응에 영향을 준다는 사실을 인지하고 있었지만, 실제 임상 현장에서 환자들에게 적절한 정보를 주고 치료와 관련하여 유전 정보를 무리 없이 활용할 수 있다고 믿는 비율은 겨우 10%에 불과했다.[23] 역설적으로, 3,000명 이상의 소비자를 대상으로 실시한 대규모 설문조사에서는 "당신의 유전 정보를 누구에게 맡기시겠습니까?"라는 질문에 대해 응답자의 90%가 의사들이라고 답했다.[24] 내 생각에 그들은 "의사들 대부분, 게놈의학 발전 못 따라가"라는 제목의 2010년 〈USA 투데이〉 기사를 읽지 못한 것 같다.[25] 미국의 경우 유전자 카운슬러는 2,000명밖에 없고, 의학 유전학자는 1,000명에도 훨씬 못 미친다. 게다가 이들 두 종류의 전문가들은 모두 흔한 다유전자성 특성이나 약물유전체학보다는 희귀한 단일 유전자 관련 질병에 관한 훈련을 주로 받아온 사람들이다. 게놈의학 분야에서 일하면서 대중의 신뢰 획득에 기여할 수 있는 의학적 지식을 갖춘 사람의 수는 턱없이 부족하다. 모든 의사들이 게놈 검사를 받거나 최소한 약물유전체학 선별검사라도 받게 하여, 이 분야에 대한 관심과 지식을 고양하게 하면 왜 안 되는가? 2011년 아스펜 아이디어 페스티벌에서, 백악관 수석 자문관을 지낸 펜실베이니아 대학 교수 에

제키엘 임마누엘은 게놈 관련 지식의 부족 문제를 해결하기 위해 의학 예비과정의 필수과목 기준을 대대적으로 개편해야 한다고 주장했다. 그의 주장은 유기화학이나 물리학 대신 분자생물학과 같은 과목을 가르쳐야 한다는 것이다.

교육의 부족 현상은 디지털 의학의 다른 모든 분야에도 똑같이 적용된다. 2009년 미국의과대학협회 자료에 의하면, 초음파, MRI, CT, 핵의학, PET 이미징 등이 의학의 거의 전 분야에서 범용되고 있음에도 불구하고, 영상의학과 임상실습 과정이 존재하는 의과대학은 20%가 채 안 됐다.[26] 마찬가지로, 전자의무기록, 의료정보기술, 무선 바이오센서, 원격의료 등에 대한 교육도 사실상 공백 상태에 놓여 있다.

내가 의과대학에 입학했던 1970년대 후반, 모든 의대생들이 제약회사나 의료기기 회사들로부터 청진기를 선물로 받는 일은 하나의 관행이었다. 의학의 대표적 아이콘이라 할 수 있는 청진기를 주머니에 꽂는 일은, 학생들로 하여금 진정한 의사가 되기 위한 과정을 밟고 있다는 사실을 실감하게 했다. 그런 관행은 의과대학들이 그러한 선물의 수령을 용인하지 않게 되면서 사라져갔다. 하지만 요즘, 브이스캔과 같은 소형 디지털 초음파 기기의 개발과 함께, 최소한 한 회사—제너럴 일렉트릭GE—는 모든 의대생들의 주머니에 소형 스캐너를 넣어주는 새로운 관행을 만들기 시작하고 있다. UC어바인 의과대학에서는 4년간의 커리큘럼에 걸쳐 진단용 초음파의 활용에 관한 교육을 확대하는 차원에서, 소노사이트Sonosite의 휴대형 초음파 기기를 54대나 구입했다.[27]

의학교육에서는 이런 변화들이 이미 벌어지고 있지만, 대학병원을 제외한 대부분의 의료 현장에서는 당분간 이와 같은 변화의 여파가 실질적으로 감지되지는 않을 것이다. 의과대학이 의학교육의 기초를 형성하기는 하지만, 현재 미국에서 활동 중인 70만 명의 의사들 가운데 대부분은 이런 영향권 바깥에 놓여 있다. 이들에게 영향을 주기 위해서는 의학교육의 다른 범주가 바뀌어야 한다. 하나는 GME$^{graduate\ medical\ education}$라고 불리는 졸업후 의학교육으로, 이는 인턴, 레지던트, 펠로 수련 프로그램을 모두 포괄한다. 다른 하나는 CME$^{continuous\ medical\ education}$라고 불리는 지속성 의학교육으로, 전체 의사의 95% 이상을 차지하는 기성 의사들을 위한 교육 프로그램이다.

대부분의 주에서는 진료 행위를 계속하기 위해 필요한 의사면허 갱신의 조건으로 일정 수준의 CME 점수를 요구하고 있는데, 대개 이 점수는 자신이 원하는 내용의 연수교육 과정에 출석함으로써 획득된다. 하지만 미국 내에서 행해지는 CME 프로그램의 90% 이상은 생명과학 관련 기업의 후원을 받아 이루어지며, 때문에 많은 전문 학회들은 이해관계 상충으로 인해 이러한 후원을 거부하고 있다.[28] 필요한 교육은 이루어지지 못하고 재정적 후원도 받지 못하는 상황이 빚어지는 것이다. 그렇다면 우리는 교육의 체증 상태를 어떻게 극복할 수 있을까? 돈 탭스콧과 앤서니 윌리엄스는 그들의 책 《거시 위키경제학》에서 "메타 대학의 출현, 즉 초월적이며 쉽게 접근할 수 있으며 권한 위임적이며 다이내믹하며 공동의 노력으로 구축된 개방형 자료와 플랫폼의 뼈대"라는, MIT의 찰스 베스트 총장의 정보 개방 운동의 비전에 대한 언급을 인용했다.[29] 칸 아카데미나 MIT의 오픈코스웨어와 같은 성공적인 원격 교육의 경험이라는 바탕에, 온라인 의료 커뮤니티 및 유튜브와 같은 디지털 세상의 영향이 더해지면서, 이러한 오픈 소스 모델은 상대적으로 매우 적은 비용으로도 만들어질 수 있게 되었다. 의사들이 소셜 미디어 네트워킹을 적극적으로 활용하기만 하면, 정보는 쉽사리 퍼질 것이고 궁극적으로는 진정으로 교육적인 소문들 역시 만들어지고 확산될 수 있을 것이다.

책무성

지난 1994년, 나는 동료와 함께 〈내과학 연보〉에 의료 행위의 점수화에 관한 논문 하나를 발표했다. 1989년에 의료 관련 데이터의 수집이 의무화된 이후, 의료 관련 데이터의 일반 공개가 막 정착되기 시작하던 시점이었다. 아마도 보건의료 분야에서 가장 규제가 심한 곳인 뉴욕 주 공중보건국은, 심장수술을 시행하는 33개 병원들을 평가한 자료를 신문 지상에는 물론이고 슈퍼마켓에서 배포되는 브로셔를 통해서도 공개하였다. 그 자료에는 병원별(나중에는 의사별) 수술 건수는 물론이고 관상동맥 우회수술 30일 후의 사망률까지 나와 있었다. 해당 자료는 환자의 나이, 환자의 수술 전 심장 근육의 상태, 전신 상태 등 결과에 영향을 주는 것으로 알려진 여러 위험요인 및 변수들을 모두 보정한 것이었다. 사람들은 어느 병원, 어느 의사를 찾아갈 것인지를 현명하게 결정하기 위해 이런 자료를 일찍이 원했었기 때문에, 당연히 이 자료를 활용하기 시작했다. 수술 건수가 적거나 결과가 좋지 못한 병원들의 이름도 그대로 공개되었다. 캘리포니아나 펜실베이니아와 같은 다른 주들도 비슷한 프로그램을 도입했다. 캘리포니아는 심근경색 치료 결과와 관련된 자료를 내놓았고, 펜실베이니아는 심장수술 관련 자료에 치료비까지 포함시켰다. 이 자료가 공개됐을 때, 명망 있는 펜실베이니아 대학병원이 타격을 입었다. 심장수술을 하는 40개 가까운 의료기관들 중에서 펜실베이니아 대학병원이 비용은 가장 많이 들고 결과는 가장 나빴기 때문이었다. 얼마 후 심장수술 분야의 책임자들이 교체됐다.[30]

당시에는 이러한 점수화가 거의 모든 전문 분야와 시술로 곧 확대될 것으로 예상되었다. 그러나 15년 이상의 세월이 흐른 지금, 그다지 확산되었다고 보기는 어렵다. 2010년 9월, 자동차를 비롯한 각종 제품에 대한 랭킹을 매기는 잡지로 잘 알려진 〈컨슈머리포트〉는 심장 우회 수술을 담당하는 의료진들을 최초로 평가하여 발표했다.[31] 그들은 42개 주에 있는 221개 팀을 평가했는데, 이는 이 수술을 시행하는 전체 병원 중에서 20%만을 대상으로 한 것이었다(개별 의사에 관한 데이터는 없었다). 전체 1,100여 곳 중에서 나머지 대부분의 병원은 해당 데이터가 공개되는 것을 허락하지 않았기 때문이다! 그럼에도 불구하고, 당시 〈뉴잉글랜드 의학저널〉은 이를 '보건의료의 책무성accountability과 관련하여, 분수령이 되는 사건'이라 논평했다.[32] 그러나 이 일을 조금 다르게 바라볼 경우, 투명성과 책무성에 대한 기준이 너무 낮게 설정됐다고 주장할 수도 있다. 의료 전문가들이 소비자들에 대한 책무를 다하지 못했다고 표현할 수도 있다. 일종의 '포템킨 빌리지(바람직하지 못한 사실이나 상태를 숨기기 위해 겉포장에만 공을 들인 경우를 일컫는 관용어-역주)'라고 해야 할까?

보험회사들 역시 의료의 질과 비용을 기준으로 의사들의 랭킹을 매기기 위해 시도하고 있다. 미국의사협회는 이런 시도에 강력하게 반발하면서, 비용을 기준으로 평가하여 두 그룹으로 나눌 경우 약 22%의 의사들이 잘못 분류되는 결과가 나온다는, 매사추세츠에서 행해진

랜드 연구소의 연구를 근거로 제시했다.[33] 정보의 취득과 관련한 모든 저항과 어려움에 대한 하나의 반응으로 나타난 것이 '캐스트라이트 헬스Castlight Health'라는 이름의 회사다. 2010년에 샌프란시스코에서 문을 연 이 회사는 '의료행위의 진짜 비용'을 밝혀내겠다는 약속을 하고 있다.[34] 이 회사는 여러 투자회사들과 클리블랜드 클리닉 등으로부터 8,000만 달러의 자금을 유치했다. 이 회사는 많은 근로자가 있는 기업에 의료 서비스에 대한 비용 관련 데이터를 판매하는데(근로자 1인당 월 정액제 방식), 첫 고객은 20만 명을 고용하고 있는 슈퍼마켓 체인 '세이프웨이'였다.[35] 그러나 비용에 관한 그 데이터가 정확하다 하더라도, 의료의 질이나 결과에 관한 데이터는 적어도 아직까지는 얻어지지 않고 있다. 비슷한 맥락에서 가격 투명성 역시 큰 관심을 끌고 있다.

아무도 질 관리를 하지 않고 있다고 말하는 것은 아니다. 지난 10년간 3,000개 이상의 미국 병원들은 각기 다른 20가지 항목에서 평가를 받아왔다(이들 항목에는 심근경색에서 베타 차단제의 이용, 외과수술 부위의 감염을 줄이기 위한 예방적 항생제 사용의 적절성 등이 포함된다).[36] 그러나 이런 항목들은 실제 소비자들에게 유용한 정보라 하기 어렵다. 질 측정 지표들은 대체로 특정한 진단의 경우에 어떤 시술이나 투약이 행해지는지 여부에 관한 체크리스트 형태로 표현될 뿐인데, 이처럼 상대적으로 빈약한 자료밖에 얻어지지 않는다는 사실은 곧 이런 데이터를 얻기가 얼마나 어려운 것인지를 반영하며, 이로 인해 내가 제3장에서 나열한 것과 같은 수많은 의료 관련 웹사이트들이 운영될 수 있는 바탕이 마련되는 셈이기도 하다.[37]

책무성의 다음 단계라 할 수 있는 ACO accountable care organization [38]는 2010년의 적절치료법안 Affordable Care Act에 의해 만들어지고 인가되

었다. 2012년에 시작될 ACO는 일차 진료의사 및 다양한 분야 전문의들로 구성된 그룹으로, 입원실이 있는 병원이 포함되는 경우도 있으며, 양질의 의료 서비스를 적절한 비용에 제공하기 위해 노력하는 통합 네트워크를 구성하게 된다. ACO는 그들이 제공하는 서비스의 질에 관한 데이터를 광범위하게 수집 분석해야 하며, 그를 위해서 중요한 전자적 정보 인프라에 의존할 수밖에 없다. 이런 점 때문에 잘 조직화되기 어렵고 적절한 의료정보기술 지원도 받지 못하는 개원의 그룹이 ACO를 성공적으로 조직할 수 있을지 불확실하며, 따라서 상대적으로 많은 자원을 가진 병원들이 ACO라는 새로운 형태 역시 지배하게 될 가능성도 있다.[39] ACO는 주어진 목표를 달성할 경우, 메디케어나 민간보험회사로부터 재정적인 보너스를 받게 된다. 불행하게도 환자들은 지금까지 ACO의 형성과 관련된 논의 과정에서 완전히 배제되어 있었지만,[40] 그렇게 하는 것이 오히려 도움이 된다고 생각할 근거가 있다. 메디케어 수혜자들을 무작위 배정하여 한쪽 그룹에는 비용에 관한 개인별 정보를 제공하고 다른 한쪽 그룹에는 단순히 관련 웹사이트만 안내하여 비교하는 연구를 해보니, 개인별 정보가 주어진 그룹에서 의료보험을 바꾸는 비율이 훨씬 높게 나타난 것이다. 따라서 ACO가 낮은 비용으로 더 좋은 서비스를 제공한다는 의도를 갖고 있기는 하지만, 여기서 말하는 '책무성'이라는 것은 정부나 보험회사들에게 초점이 맞춰진 것이지, 환자들에게 비용이나 결과에 관한 공급자별 데이터를 제공한다는 의미까지 포함하는 것은 아니라고 할 수 있다.[41]

분명히, 디지털 의학은 소비자들에게 유용하고 정확한 정보를 투명하게 제공한다는 측면에서는 훨씬 더 개선되어야 한다. 시술의 양에 관해서든 그 결과에 관해서든, 데이터를 숨길 이유는 없다. 의사들은 오랫동안 '최적 수준의 책무성'을 달성하지 못했던 과거가 있으며, 이는 부족하거나 무능한 동료들을 다루는 일에서도 마찬가지였다.[42] 전자의무기록이 보편화되고 보건의료가 전반적으로 디지털화되는 미래에는, 책무성이라는 과제를 선도할 수 있는 분명한 기회가 의사들에게 주어질 것이다.

의사들의 인구학적 분포

미국 인구의 고령화로 인해 앞으로 10년 후에는 65세 이상 미국인의 수가 36%나 증가할 것으로 예상되는 가운데, 환자와 의사 숫자의 불균형 현상은 이미 서서히 나타나고 있다. 현재 의사들 중 약 3분의 1은 은퇴할 예정이다. 그에 더해, 보건의료 개혁 조치에 따라 3,200만 명의 미국인이 새로이 의료보험에 가입될 예정이다. 미국의과대학협회의 보고에 의하면 2010년 현재 70만 9,700명의 의사가 활동 중이며, 이는 수요에 비해 1만 3,700명이 모자라는 것이다. 2015년이 되면 부족한 의사의 수는 6만 2,900명에 이르고, 2025년에는 14만 명 이상이 부족하여 전체 인구 집단에게 적절한 의료서비스를 제공하는 데 필요한 것보다 19%나 부족해질 전망이다.[43] 뉴욕이나 캘리포니아와 같은 인구 밀집 지역이 가장 크게 영향을 받겠지만, 서비스를 제대로 받지 못하는 취약 인구는 전 미국에 걸쳐 분포할 것이다. 미시시피, 아칸소, 오클라호마, 메인 등의 주에서는 소아과의사 혹은 가정의학과의사 1명당 어린이의 숫자가 3,000명을 넘는 등, 어린이 진료를 담당할 의사의 부족 현상이 이미 표면적으로 나타나고 있다.[44] 놀랍게도, 향후 5년간 특히 의사가 부족할 것으로 예측되는 분야는 내과보다는 외과 등 다른 전문 분야다.

의사가 부족해질 경우, 수요공급의 원칙에 따른다면 의사들의 급여가 상승할 것이라는 예측이 가능하다. 하지만 현실은 전혀 그렇지 않다. 의과대학의 등록금은 급등하는 반면, 의사들에게 지급되는 진료비는 곤두박질치고 있으니 말이다. 2010년에는 예기치 못했던 다른 요인도 불쑥 등장했는데, 그것은 사람들이 의사를 방문하는 횟수가 감소한 것이다.[45] 의료비의 증가와 더불어, 의료보험을 갖고 있는 미국인들조차 더 많은 본인부담금을 내게 되었다. 대기업들은 간호사를 '케어 매니저'로 고용하여, 의사 방문을 줄이거나 예방하는 목적에 활용하고 있다. 지난 2년간, 더 많은 환자들이 의사를 찾아가는 대신 웹을 통해 필요한 정보를 얻었다. 여러 분야의 전문의들이 모여서 운영하는 공동개원 그룹들의 경우 지난 몇 년 사이에 11%나 환자가 감소했는데, 관련 통계가 작성된 지난 30여 년 동안 환자가 감소한 것은 처음 있는 일이었다. 톰슨 로이터의 보고도 이와 비슷해서, 외래 진료 건수는 7.6%, 입원의 경우는 2% 이상 감소한 것으로 나타났다.[46]

환자들의 외래 방문 감소 현상이 의사 부족 문제를 해결하는 하나의 방편으로 생각될지 모르겠다. 하지만 이러한 감소는 일시적 현상일 가능성이 높아서, 의사 부족 문제를 해결하기 위한 다양한 방법들이 모색되고 있다. 약학대학 학장인 피트 밴더빈은 〈월스트리트 저널〉에 기고한 "어떻게 3,000만 명의 환자를 더 돌볼 것인가?"라는 제목의 칼럼에서, 30만 명에 이르는 미국의 약사들이 잠재적 해결책이 될 수 있다고 제안했다. 노스캐롤라이나 주 애쉬빌을 비롯한 몇몇 도시에서 의사와 약사들이 협력하며 일했던 긍정적인 경험을 인용하면서, 그는 다음과 같이 주장했다. "우리에게 필요한 것은, 다른 전문가 및 공급자들로 구성된 팀이 일차 진료의사를 보완하는, 새로운 형태의 보건의료 공급 모델이다."[47]

병원에 취직하여 월급을 받으며 일하는 길을 택하는 의사들이 늘어나는 것 역시 중요한 변화다.[48] 〈뉴잉글랜드 의학저널〉이 보건의료 공급체계와 적정진료에 관한 전문가들을 초청하여 개최한 간담회에서, 로렌스 카살리노는 다음과 같이 말했다. "보건의료 분야에서 지난 9년여 동안 일어난 모든 일들 중에서 가장 중요하지만 대중들에게는 거의 알려지지 않은 문제는, 병원에 고용되는 의사들이 매우 급격하게 늘어나고 있는 현상이라 생각한다. 일차 진료의사들만 그런 것이 아니라 전문의들도 마찬가지이며, 막 배출된 전문의나 고령의 의사들만 그런 것이 아니라 모든 연령층의 의사들이 다 마찬가지이다. 이런 현상은 의사들이 행하는 의료서비스의 인구학적 분포를 매우 빠르게 변화시키고 있다."[49] 이런 경향은 의사들이 혼자 의료기관을 운영하면서 모든 책임을 다 감당하는 형태를 점점 덜 선호하고 있음을 반영하는 것이다. 의사들은 의료 분야의 격변으로 인한 압력에 굴복하고 있고, 병원이나 대규모 통합의료 시스템이 자신들에게 일종의 안식처를 제공해주기를 희망하고 있다.

이메일과 의사들

의사들이 직면하고 있는 불안정성에 대한 해결 방안으로 가장 흔히 제시되는 것 중의 하나는, 디지털 의학이 제시하는 것과 같은, 효율성 및 생산성의 제고이다. 앞에서 언급한 〈뉴잉글랜드 의학저널〉 간담회에서 카살리노는 "솔직한 내 생각으로는, 현재 얼굴을 마주보며 이루어지고 있는 일차 진료의사의 진료 가운데 50~60% 정도는 굳이 얼굴을 직접 보면서 행해질 필요는 없다."고 말했다.[50] 이런 관점을 지지하는 데이터들이 분명히 있다. 하와이에서 진행된 카이저 퍼머넌트의 연구에 의하면, 보안 이메일을 통해 외래 방문을 26%나 줄일 수 있었다. 남부 캘리포니아에서 3만 5,423명의 당뇨병 및 고혈압 환자를 대상으로 카이저 퍼머넌트가 실시한 후속 연구 결과가 2010년에 〈헬스 어페어즈〉에 실렸는데, 의사와 환자간의 이메일 교환이 환자들의 건강 관련 지표를 상당히 개선시킨다는 것이 결론이었다.[51]

그러나 이런 연구들에도 불구하고, 의사들의 이메일 활용은 매우 적다. 2008년의 조사에서는 환자들과 일상적으로 이메일을 주고받는 의사의 비율이 7% 미만이었다. 반대로 일반 소비자 2,000여 명을 대상으로 실시된 2010년의 설문에서도, 의사들과 이메일로 의사소통을 한다고 응답한 비율은 9%에 불과했다.[52]

이처럼 의사들의 이메일 활용도가 낮은 것은 보상이 없다는 점과도 부분적으로 관련되어 있다. 행위별수가제를 기반으로 일하는 의사들에 비해 정해진 봉급을 받는 의사들이 이메일을 더 자주 사용한다는 것은 뚜렷한 사실이다.[53] 그러나 이메일 활용도가 낮은 데는 재정적인 것보다 더 중요한 이유가 있다. 연방 정부의 프라이버시 규정을 지키려면, 의사와 환자가 주고받는 이메일은 보안 수준이 높은 웹사이트를 통해서 이루어져야만 한다. 마이크로소프트 아웃룩이나 지메일을 사용해서는 안 된다는 뜻이다. 신원을 알 수 있는 의료 관련 정보를 부적절하게 공개하는 것은 HIPAA라는 연방법 위반이며, 25만 달러 이하의 벌금 및/또는 징역형에 처해질 수 있다.[54] 미국의사협회와 미국의료정보학회가 공동으로 개발한 이메일 관련 규정은, 이메일은 단지 '더 개인적인 다른 만남'을 보조하는 수단일 뿐, 의사-환자 관계의 기반을 이루는 수단으로 활용되어서는 안 된다고 되어 있다.[55] 많은 의사들과 의료기관들은 이메일을 의료과오에 관한 법적 책임과 관련시켜 생각한다. 이는 의사들이 적절한 시점에 이메일에 답장을 보내지 않기 때문이기도 하고, 환자를 직접 만나지 않고 조언하는 행위가 과실negligence로 여겨질 수 있기 때문이기도 하며, 단순히 급히 보낸 이메일이 오해를 부르거나 오류를 담고 있을 수 있기 때문이기도 하다.[56] 하지만 다른 측면에서 보면, 의사와 환자의 이메일 교환은 외래 진료의 감소나 건강 증진은 물론이고 의사-환자 관계의 강화에도 기여하는 것으로 알려지고 있다.[57] 그럼에도 불구하고 이메일과 같은 단순하면서도 유비쿼터스적인 현대적 의사소통 수단들이 의료 분야에서는 아직 그 활용이 억제되고 있다는 사실은 분명하다.

이와 대조적으로, 작닥ZocDoc이라는 이름의 진료 예약 애플리케이션은 250달러의 이용료가 매월 부과됨에도 불구하고 의사들에게 큰 인기를 끌고 있다. 2011년 현재 미국 내 9개 도시에서 매월 70만 명의 환자들이 작닥을 이용하여 자신이 소속한 보험회사와 계약이 되어 있는 인근의 의사를 찾아 온라인 예약을 하고 있다. 환자들은 이 서비스를 무료로 이용하며 의사나 의료기관에 대한 리뷰도 남길 수 있다. 의사들은 편리하게 예약 접수를 받을 수 있어서 이 애플리케이션을 애용하는데, 특히 약속 시간 직전에 취소된 예약을 대신할 새로운 예약을 받을 수도 있다는 점이 매력적이다. 의사들 사이에서 이러한 모바일 앱의 성공사례는, 특히 수익 창출에 도움이 된다는 점에서, 전자기

기 사용을 되도록 회피해왔던 지금까지의 관습과는 상당히 다른 양상이라 할 수 있다.[58]

의사들과 소셜 네트워크

대니얼 샌즈는 시스코Cisco의 의료정보 책임자이자 보스턴에 있는 디커너스 메디컬센터에서 일하는 의사이다. 그는 환자와의 디지털 커뮤니케이션에 대해 이렇게 말했다. "대부분의 의사들은 헬스 2.0 기술을 전혀 수용하지 않고 있다. 그들은 여전히 헬스 1.0 시대에 머물러 있으면서, '내가 꼭 환자들과 이메일을 주고받아야 해?'라고 묻고 있다." 그는 또, 환자들과의 이메일 교환에 이득이 있을 것이라고 예상하는 의사들조차, 온라인 커뮤니티에 대해서는 아무것도 알지 못하는 것처럼 보인다고 말한다.[59] 나의 개인적인 경험에 비추어도, 샌즈 박사의 분석은 타당한 것 같다. 내가 의사들 앞에서 강연을 할 때 얼마나 많은 사람들이 페이스북을 사용하는지 물어보면, 대체로 일반인들의 경우보다 훨씬 그 비율이 낮다. 물론 나는 환자들과의 의사소통에 페이스북을 이용하는지 여부를 물은 게 아니었다. 내가 트위터에 대해 물을 때면, 의사들은 흔히 나를 다른 행성에서 온 외계인인 듯 바라보았다.

하지만 달라질 것이다. 메이요 클리닉은 소셜 미디어 센터를 새로 개설한다고 발표하면서, 그들이 6만 명의 팔로워와 2만 명의 페이스북 친구를 보유하고 있다고 밝혔다. 메이요의 CEO는 "우리가 소셜 미디어 센터를 통해 추구하려는 바는, 이러한 혁명적인 수단들을 통해 지식을 전파하고 의료공급자들 사이의 협력을 증진하며 모든 곳에서의 보건의료 질 향상에 기여함으로써 의료 분야를 신도하는 것이다."라고 선언했다.60 〈월스트리트 저널〉이 진짜 목표가 무엇이냐고 묻자, 소셜 미디어 센터장인 리 에이시는 "환자를 돕는 거죠. 때로는 환자들에게 직접 정보를 제공하는 방식으로, 때로는 의료 전문가들에게 더욱 신속하게 정보를 제공하는 방식으로 말이죠."라고 답했다.61

이메일에 관해서와 마찬가지로, 미국의사협회는 프라이버시와 프로페셔널리즘에 초점을 맞춘, 소셜 미디어 사용과 관련된 정책을 다음과 같이 발표했다. "의사들은 온라인에서의 행동과 온라인에 게재한 컨텐츠가 환자들 및 동료들 사이에서 그들의 명성에 부정적 영향을 끼칠 수 있으며, 그들의 경력에는 물론 의료 전문가 집단 전체에 대한 대중의 신뢰를 훼손할 수 있다는 사실을 인식해야 한다."62

의사들이 페이스북에서 환자들과 연결될 수 있는 방법은 다양하다. 의사인 캐서린 크레셴은 〈USA 투데이〉 기고문에서 "하지만 바라건대, 친구가 되어 달라고 말하지 마세요. '페이스북'에서 말입니다."라고 썼다. 그녀는 의사들의 스타일 중 한 가지를 이렇게 묘사했다. "한 줄의 욕설에도 몸을 부들부들 떠는 사람들이 있어요. 그들에게 페이스북은 너무 개인적이고, 잠재적 위험이 너무 크고, 시간을 잡아먹는 하찮은 일이죠." 그녀는 환자들과 페이스북 친구가 되고 싶지는 않다면서 "우리는 우리의 직업을 잘 수행하기 위해서 어느 정도의 경계가 필요해요."라고 주장했다.63 역시 의사인 대니얼 라마스는 중환자실에서 죽어가는 젊은 남자와 페이스북 친구가 된 사연을 〈뉴욕 타임스〉에 기고했다. 라마스가 나중에 그 남자와 다시 연락을 취했을 때 그는 이미 죽어 있었고, 의사는 좀 더 일찍 그의 메시지에 답하지 않은 것을 후회했다. '헬로 헬스(아래에 자세히 소개)'에 소속된 내과의사 션

코진의 다음과 같은 언급은 "트위터 시대의 의료"라는 제목의 〈뉴욕타임스〉 칼럼에서 인용되었다. "우리는 같은 플랫폼(보안이 유지되는 웹사이트)을 사용하는 다양한 전문의들과 함께 협력하며 환자를 돌보는 일에 소셜 미디어를 활용할 수 있다. 나는 환자의 상태를 모니터할 수 있고, 환자들도 이러한 도구들을 활용하여 자신의 질병을 더 잘 이해하고 적극적으로 개입함으로써 스스로의 권한을 신장시킬 수 있다." [64] 그러나 페이스북에 관해 이렇게 말하는 의사도 있다. "30년 전의 고등학교 동창이 나에게 남긴 멘트를 내 환자도 읽을 수 있다는 게 과연 적절한 일이야?"[65]

로드아일랜드의 어느 의사가 외상 환자에 관한 정보를 블로그에 포스팅하는 바람에 병원에서 해고되고 주 의사면허국으로부터 징계를 받은 사건이 주요 언론의 관심을 끈 적이 있다. 물론 그 블로그에 환자의 이름이 명기되지는 않았지만, 지역사회 주민이면 그녀가 누구인지 쉽게 알아차릴 수 있는 정보들이 포함된 것이 문제였다. 이 사건을 비롯한 몇 가지 사례들에 관하여, 모스타기미와 크로티는 〈내과학 연보〉를 통해 '이중 온라인 시민권'이 필요하다는 제안을 했는데, 이는 의사들은 전문가로서의 (공적인) 프로필과 개인으로서의 (사적인) 프로필을 따로 만드는 것이 좋다는 의미였다. 의사들이 운영하는 블로그 중에서 환자의 신원이 노출될 수 있는 잠재적 위험이 있는 컨텐츠를 포함한 것이 17%에 달한다는 사실은, 이러한 분리의 필요성을 강조하고 있다. 그들은 소셜 네트워크를 뉴 밀레니엄의 엘리베이터에 비유했는데, 이는 당신의 이야기를 누가 듣고 듣지 않을지에 대해 당신이 전혀 통제할 수 없는 상황을 묘사한 것이다.[66]

의사들을 위해 특별히 고안된 소셜 네트워크도 있었다. 대니얼 페일스트런트라는 외과의사에 의해 2006년에 개발된 서모Sermo는 대화를 나누고 정보를 교환하는 의사들의 휴게실 개념으로 만들어졌는데, 이후 다양한 분야의 전문의들로부터 매우 신속하게 '즉석 자문'을 구할 수 있는 수단으로 발전했다. 페일스트런트가 말한 것처럼, "의사들은 이 사이트에 로그인하여 궁금한 임상적 상황을 입력해놓으면, 몇 시간 안에 수십 명의 의사들이 제시해놓은 해답들을 읽어볼 수 있었다."[67] 이 사이트는 현재 11만 5,000명의 의사들이 가입했는데, 이는 전체 미국 의사들의 15% 이상이다. 물론 이론과 현실은 좀 달라서, 이 사이트는 임상 진료의 비즈니스 측면이나 기업 후원으로 실시되는 설문조사에 참여하고 사례를 받는 방법 등에 관한 정보가 너무 강조되는 경향이 있기는 하다.

    소셜 미디어 네트워크가 환자와의 직접적인 관계에서 그리 적절한 도구로 보이지는 않는다. 특히 보안이 유지되지 않는 일반적인 플랫폼을 이용하는 경우에는 더 그렇다. 하지만 얼마나 많은 환자들이 이러한 네트워크에 포함되어 있는지를 의사들이 인식하는 것은 매우 중요한 일이다.[68] 환자들이 건강 정보를 얻는 데 있어서 그 네트워크가 얼마나 큰 역할을 하는지, 독감의 대량발생이나 특정 의약품의 부작용 등 신속하고 광범위하게 정보가 퍼져야 할 필요가 있을 때에 소셜 네트워크가 얼마나 유용한 교육적 효과를 보이는지 등에 대해서는 우리가 이미 경험을 통해 잘 알고 있다.

원격 진료

비록 전기를 통한 여러 의사소통 수단들 대부분이 의사-환자 관계에는 그리 적당하지 않다고 하더라도, 몇 가지는 매우 전도유망해 보인다. 그중 하나가 환자와 의사를 화상으로 연결하는 것이다. 직접 눈을 마주칠 수 있기 때문에, 의사는 환자의 표정을 볼 수 있고 환자의 전반적 건강 상태를 더 잘 감지할 수 있으며, 환자가 주의를 기울이고 있는지 혹은 제대로 이해하고 있는지 등을 좀 더 정확히 파악할 수 있기 때문에 의사와 환자의 상호작용을 촉진하는 데도 도움이 된다. 2010년에 애플이 내놓은 페이스타임은 비록 의사와 환자가 모두 아이폰 4.0 이상의 기종을 갖고 있을 때만 가능하지만, 이러한 화상 연결을 가능하게 하는 한 가지 방법이다. 의심의 여지없이 스마트폰의 성능은 점점 좋아질 것이므로, 이런 기능은 여러 플랫폼에서 광범위하게 구현될 것이고, 이런 형태의 커뮤니케이션은 외래 방문을 줄여주는 매우 흔한 방법이 될 것이다.

스카이프와 같은 다른 서비스들은 컴퓨터끼리의 화상 컨퍼런스를 가능하게 한다. 앞에서 언급한 카이저 퍼머넌트의 보안 이메일 활용에 관한 평가와 달리,[69] 동영상을 통한 의사소통이 외래나 응급실 방문을 줄이는 효과가 있는지 여부에 관한 연구는 아직 행해진 적이 없다. 하지만 답변까지 어느 정도의 시간이 필요할 뿐만 아니라 문자나 사진만 교환할 수 있었던 이메일의 영향이 상당히 컸던 것에 비추어보면, 동영상 의사소통의 효과도 상당히 클 것이라는 예상이 가능하다. 전체 외래 방문 중 최소 50%가 꼭 필요한 것이 아닐 수 있으므로, 화상진료는 의사와 환자 모두의 효율과 생산성을 높이는 데 중요한 것으로 판명될 가능성이 있다. 이메일에서와 마찬가지로, 한 가지 중요한 장애물은 의사에게 진료비를 지급하는 것과 관련된 문제다. 카이저 퍼머넌트와 같은 폐쇄된 시스템에서는 잘 작동할지 모르지만, 행위별수가제를 기본으로 하는 전형적인 시스템에서는 실패할 공산이 크다(카이저 퍼머넌트는 보험회사인 동시에 병원 체인이라서, 전체적인 의료비 지출을 줄일 수 있다면 이메일 상담이나 화상진료에 대해 별도의 비용을 지불하지 않아도 된다. 반면 보험회사와 의료기관이 별개인 일반적인 경우에는, 비용 정산을 어떻게 할 것인지가 예민한 문제가 된다-역주). 시그나Cigna, 유나이티드헬스UnitedHealth 등의 일부 보험회사들이 e-진료나 v-진료(video 진료)에 대해 비용을 지불하기 시작했다는 사실은 새로운 진료 형태의 유효성을 보여준다. 브이스캔과 같이 환자가 무선 바이오센서 및 기기를 갖고 있는 경우에는, v-진료가 특히 유용하게 활용될 수 있을 것이다.

지금까지는 의사들이 이메일이나 소셜 네트워크를 진료에 활용하는 것은 아주 보편적인 현상이 아니지만, 또 다른 형태의 원격진료도 존재한다. 로봇 수술이 바로 그것이다. '다빈치'라는 이름의 로봇 시스템(캘리포니아 산타바바라에 위치한 인튜이티브 서지컬의 제품이다)은 심장수술, 전립선 절제, 산부인과 수술 등 여러 분야에서 절개를 최소화하는 방편으로 흔히 활용되는 것인데, 미국 전역에서 상당히 많이 도입되고 있다. 외과의사는 환자와 직접 접촉하는 대신 수술 부위를 확대경으로 들여다보면서 조이스틱을 조종하고, 그에 따라 로봇 팔이 미세하게 움직이면서 수술이 이루어지는 방식이다. 이러한 로봇 시스템을 능숙하게 다루기 위해서 외과의사는 상당한 훈련을 거쳐야 한다. 엄청나게 비싼 이 기술—하드웨어 가격만 150만~200만 달러에 이른다—이 환자에게 어떤 이득을 가져오는지에 관한 뚜렷한 근거가 별로 없음에도 불구하고, 외과의사들은 엄청난 속도로 이 시스템을 받아들이고 있다. 여러 가지 디지털 의학 중에서 유독 로봇 수술이 인기를 끄는 이유를 설명하는 이론들로는, 의사들과 병원들이 환자 유치를 위해 극심한 경쟁을 하고 있다는 점(로봇 수술이 가능하다는 것을 대중 광고에 활용할 수 있으니까)과 비디오 게임처럼 느껴진다는 점(다빈치 시스템은 흔히 카이넥트라는 게임 시스템에 비교되곤 한다) 등이 있다.

새로운 모델들

2009년, 〈패스트컴퍼니〉에 실린 "미래의 의사"라는 기사에는 검은 가죽 재질의 커다란 왕진 가방이 USB와 전기 콘센트에 연결된 여러 겹의 전선에 매달려 있는 일러스트가 함께 실렸다. 기사의 첫 문장은 이러했다. "비용, 접근성, 질—미국 의료의 앞날은 어두워 보이지만, 회생의 묘약은 혁신이다. 지금, 미래의 의학이 태어나고 있다."[70]

제이 파킨슨이라는 33세의 의사는 의과대학을 다니느라 진 24만 달러의 빚이 있는데, 2007년에 브루클린에서 가상진료를 시작했다.[71] 그는 8분 단위로 환자 예약을 받고 긴장 속에서 아주 많은 환자를 진료해야 하는 전형적인 시스템에 환멸을 느꼈었다. 그는 문자메시지, 이메일, 화상전화 등의 디지털 도구들과 한물간 것으로 여겨졌던 왕진을 결합해보고자 했다. 그는 번거로운 행정적 절차를 피하기 위해 보험회사에 진료비를 청구하지 않고, 페이팔PayPal(입출금이 자유로운 가상계좌로 온라인 결제에 흔히 쓰인다-역주)을 통해 환자로부터 직접 진료비를 받는다. 3개월 만에 그는 300명의 환자를 확보했다. 그가 다른 의사들을 추가로 모집하면서 이 방식은 '헬로 헬스Hello Health'라는 이름으로 알려지기 시작했고, '단순한 의료의 자유'라는 슬로건도 함께 알려졌다. 새로운 형태의 의료에 대해 매스컴은 큰 관심을 보였고, 마이카헬스Myca Health라는 캐나다의 소프트웨어 회사는 이들 그룹과 제휴하여 모든 전자 장비들을 제공하게 되었다. 처방료는 35달러, 진료비는 온라인 진료와 대면 진료 모두 시간당 100~200달러이고, 간단한 이메일은 무료다.[72] 진료 예약은 온라인을 통해 이루어지고(처음 시작할 때는 파킨슨의 구글 캘린더에서 이루어졌었다), 대부분의 추적 진료는 직접적인 대면 없이 진행된다. 수납 담당 직원도 필요하지 않다. 진료 내용을 담은 동영상 파일은 차곡차곡 저장되고 각종 검사결과도 링크되어, 환자들이 접근하여 자신의 자료를 살펴볼 수 있다. 환자들은 매 방문마다 피드백 및 코멘트를 부탁하는 요청을 받고, 이는 헬로 헬스의 환자 네트워크를 통해 여러 정보들과 더불어 공유된다. 처방이 내려질 때는, 환자가 있는 곳 인근에서 가장 저렴한 약국이 어디에 있는지에 관한 정보가 문자메시지로 함께 전달된다. 모든 일들이 전자적으로 행해진다. 파킨슨병은 이미 잘 알려져 있다. 앞으로 우리는 '파킨슨 보건의료'에 대해서도 역시 많은 이야기를 나누게 될 듯하다.

또 다른 새로운 모델로는 '원 메디컬 그룹One Medical Group'이 있는데, 샌프란시스코에 다섯 개, 맨해튼에 한 개의 사무실을 두고 있는 이들 조직은 '일반적인 진료실과는 전혀 다른 공간'을 표방하고 있다.[73] 이곳에서는 화상진료나 문자메시지 서비스는 없지만, 이메일과 온라인 예약은 장려하고, 추적 진료는 이메일이나 전화로 이루어지며, 200달러의 연회비를 받는다.[74] 연회비 납부에 따른 혜택으로는, 예약 시간이 철저히 지켜진다는 점과 당일 예약도 언제나 가능하다는 점이 있다. 그럼에도 불구하고 의사 1명이 하루에 진료하는 환자는 최대 16명으로, 미국 전체 평균인 25명보다 40% 적다. 전체로 보면 수천 명의 환자들이 진료를 받고 있으며, 매년 50% 이상의 성장률을 보이고 있다. 이와 대조적으로, 현재 미국에서 외래 진료를 받는 환자들은 평균 23분씩을 기다리고 있으며, 3,200명을 대상으로 한 설문조사에서는 절반 이상의 환자들이 대기 시간이 길어질 경우 진료비 할인을 받아야 마땅하다고 생각하는 것으로 나타났다.[75] 새로운 모델들이 빠르게 성장하고 있는 것은 전혀 놀라운 일이 아니다.

헬로 헬스와 원 메디컬 그룹이 특정 지역에서만 서비스를 제공하는 반면, MDVIP 컨시어지 프로그램은 미국 전역에서 성장하고 있는데, 참여하는 의사의 수는 2005년 146명에서 2010년에는 756명으로 늘어났다. 다른 의사들처럼 3,000명 혹은 그 이상의 환자들을 돌보는 대신, MDVIP 소속 의사들은 오직 300명의 환자만을 돌본다. 이러한 컨시어지 프로그램의 연회비는 1,800달러이며, 이중 3분의 1은 행정적 뒷받침을 위해 MDVIP 기구에서 가져간다. 이는 작은 돈이 아니라서 2단계 의료 시스템의 형성에 관한 우려가 있기는 하지만, 참여자들은 휴대전화, 이메일, 문자메시지 커뮤니케이션 등 그들에게 제공되는 여러 서비스들에 대해 만족하고 있다. 전체 갱신율은 약 92%데, 이는 대단히 높은 것이라 아니할 수 없다.[76]

미래의 디지털 의사들?

이러한 새로운 모델들은, 무선으로 인터넷과 스테로이드가 연결되고 생리적 데이터는 물론 디지털 영상 이미지까지 실시간으로 추적할 수 있게 되는 시대에 의학이 어디로 향해 갈 것인지를 조금이나마 보여준다고 할 수 있다. 과거에는 의사와 환자 중 누구도 얻지 못했던 데이터들이 지금은 연속적으로 생성되고 있다. EHR이나 PHR에 담겨 있는 개인의 생물학적 정보와 DNA 시퀀싱 데이터들은 모든 약물유전체학적 상호작용에 관한 데이터와 결합되고 이 정보는 다시 환자의 약을 조제하는 약사에게도 전달되기 때문에, 처방이라는 행위는 결국 그 정밀함에 있어 완전히 새로운 지평을 열게 된다. 사람이 직접 진료실을 방문해야 하는 필요는 시간이 흐르면서 급격하게 줄어들 것이고, 응급실 방문의 경우도 어느 정도 비슷할 것이다. 의학적 디저라티가 되는 의사들은 결정적인 이득을 얻게 될 것이다. 그들이 수행한 의료 행위의 결과에 관한 정확한 데이터, 의료의 질, 비용 등이 웹에 게시될 것이고, 자주 업데이트될 것이다. 사라졌던 왕진 문화가 다시 나타나는 놀라운 일이 벌어지겠지만, 주로는 웹을 통해 이루어질 것이다. 의학의 다른 여러 측면들과 마찬가지로, 이런 가상의 상호작용 역시 대인관계 기술이 좋은 사람일수록 더 잘 수행할 수 있을 것이다. 최근 일부 의과대학에서 이런 종류의 기술을 평가하는 시스템을 만들기 시작했다는 것은 흥미로운 사실이다.[77]

이 장을 통해 나는 앞으로 직면하게 될 중요한 걸림돌들을 중점적으로 서술했는데, 디지털 세상이 도래하고 가부장적 의료의 시대는 저물었다는 사실을 인지하여, 적절히 적응하며 스스로를 변형시킬 수 있는 의사들이 과연 얼마나 많이 존재할지는 여전히 불분명하다. 내 생각에, 디지털 원주민인 젊은 의사들은 쉽게 동화될 수 있겠지만, 이미 진료 현장에서 일하면서 의료가 어떻게 제공되어야 하는지에 대한 고정 관념을 갖고 있는 대다수 기성세대 의사들에게는 쉽지 않은 일일 것이다. 물론 언젠가는 디지털 원주민인 의사들이 충분히 많아지겠지만, 그렇게 되기까지는 수십 년이 걸릴 것이다. 그동안에는, 이러한 변화를 선도하고 의학의 창조적 파괴에 기여할 수 있는 사람은 소비자들이다. 소비자들이 나서야 한다.

제10장

생명과학 산업의 재부팅

> 그 비즈니스 모델은 잘 작동되었다.
> 인간 게놈 프로젝트에 돌파구가 마련된 2001년에 이르기까지
> 대부분의 사람들은 이런 흐름이 계속될 것으로 생각했었다.
> 그러나 아니었다. 우리는 이제 우리의 사업을 새롭게 탈바꿈시켜야 한다.[1]
> • 앤드루 위티, 글락소스미스클라인 CEO •

생명과학 산업은 제약, 바이오기술, 의료기기, 진단검사 등을 포함하는데, 제약산업은 그중 가장 큰 비중을 차지한다. 제약산업은 전례 없는 위기에 직면해 있다. 세 가지 악재를 동시에 만났기 때문이다. 연구개발비용은 1995년의 150억 달러에서 2010년에는 850억 달러로 증가했고, FDA의 승인을 획득하는 신약(새로운 분자식으로 표현되는)의 개수는 1996년의 56개에서 지난 수년 동안에는 대략 20개로 줄

었으며(2010년에도 21개였다), 오리지널 약의 특허 만료로 인한 영향을 뜻하는 '특허나락 patent cliff'으로 인한 매출 감소는 2011년 한 해에만 520억 달러이며 2016년까지는 2,670억 달러에 이를 전망이다.[2] 특허 만료 문제를 다룬 2011년 〈뉴욕 타임스〉 기사가 정리한 바로는, "올해에만 제약산업은 10개 이상의 블록버스터 의약품에 대한 통제력을 상실하게 되는데, 그 의약품들의 연간 매출을 모두 합칠 경우 거의 500억 달러에 달한다."[3] 일라이 릴리의 CEO인 존 렉라이터는 최근 〈월스트리트 저널〉에 기고한 칼럼에서 "현재 미국의 생명과학 분야가 혁신의 위기에 봉착해 있음을 보여주는 근거는 너무나 많다."고 썼다.[4] 터프츠 대학의 약물 개발 연구 책임자는 "패닉이죠. 제약산업은 정말로 패닉 상황에 놓여 있습니다."라고 말했다.[5]

제약산업은 한때 엄청난 수익성을 자랑하는 최고의 블루칩으로 간주되었지만, 블록버스터 모델은 점차 무너지고 있다. 신약개발을 위해 투입되던 연구비의 규모는 단위가 아예 달랐다. 1995년부터 2010년까지 15년 동안 새로 승인되는 신약개발을 위해 제약산업 분야가 지출한 금액은 2억 5,000만 달러에서 40억 달러로 무려 16배나 증가했다. 더딘 혁신은 특허 만료라는 심각한 문제에 봉착했는데, 세계 최대의 제약회사인 화이자의 사례가 이를 가장 잘 드러낸다. 화이자의 약 리피토는 2011년에 특허가 만료되기 전까지는 매년 130억 달러의 매출을 일으켰었다.[6]

적어도 단기적으로는, 제약업계는 혁신을 추구하기보다는 항공사들처럼 합병을 통해 문제를 해결하려 했다. 화이자는 와이어스, 워너램버트, 썰을 사들였고, 머크는 쉐링 프라우를, 로슈는 제넨텍을 인수했으며, 합병된 회사들도 많다. 글락소와 스미스클라인, 브리스톨 마이어스와 스큅, 아스트라와 제네카, 사노피와 아벤티스(아벤티스는 과거에 휙스트와 롱프랑이 합병된 회사였다), 시바-가이기와 산도스가 합쳐진 노바티스 등등. 나아가 거대 제약기업들은 고수익을 기대할 수 있는 생물학적 주사제를 생산하는 바이오기술 기업들을 사들여왔다. 다케다는 88억 달러에 밀레니엄을 인수했고, 아스트라제네카는 156억 달러에 메디뮨을, 사노피 아벤티스는 201억 달러에 겐자임을, 로슈는 468억 달러에 제넨텍을 각각 사들였다.7 이러한 '땅따먹기'는 주로 단일클론항체나 바이오합성단백질 주사약 등 생물학적 의약품들이 높은 가격에 많이 팔리게 될 것이라는 기대로 인해 벌어진 것인데, 이러한 의약품들의 목록은 표 10-1과 10-2에 정리해놓았다.8

이들 기업들은, 한때는 두려운 경쟁 상대였던 복제약 생산업체들까지 사들이고 있다. 화이자는 킹 제약을 인수했고, 노바티스는 헥살과 언을, 다이이치는 랜박시를, 사노피는 메들리와 젠티바를 각각 인수했다. 직접적인 인수에 더해, 다른 몇몇 거대 제약회사들은 인도에 기반을 둔 복제약 생산회사들과 제휴하여 조인트 벤처를 만드는 길을 택하기도 했는데, 글락소가 닥터 레디와, 아스트라제네카가 토렌트와 제휴한 것이 대표적 사례다.9

아마도 이 모든 합종연횡이 비즈니스 측면에서 혁신을 추구한 결과이겠지만, 성공 여부는 불분명하다. 대단한 신약을 개발하고 공중보건에 닥친 위협을 돌파하는 진정한 혁신은 어디로 갔는가?

제품 측면에서의 혁신, 즉 FDA 승인을 획득한 새로운 분자 구조의 신약개발이 부족하다는 지적에 대해 거대 제약회사들이 흔히 하는 설명은 규제 절차가 너무 까다롭기 때문이라는 것이다. 생명과학 산업의 성공이 FDA나 유럽의약품청[EMA]과 불가분의 관계에 놓여 있다는

■ **표 10-1** ■ 몇 가지 생물학적 의약품들의 1년치 가격

Drug Name	Indication	Annual Cost ($)
Etanercept (Enbrel, Amgen and Wyeth)	Rheumatoid arthritis	26,247
Trastuzumab (Herceptin, Genentech)	Breast cancer	37,180
Interferon beta-1a (Rebif, EMD Serono and Pfizer)	Multiple sclerosis	39,505
Adalimumab (Humira, Abbott)	Rheumatoid arthritis and Crohn's disease	50,933
Imatinib (Gleevec, Novartis)	Leukemia and gastro-intestinal stromal tumor	56,424
Epoetin alfa (Epogen, Amgen)	Anemia of chronic renal disease	84,467
Imiglucerase (Cerezyme, Genzyme)	Gaucher's disease	200,000

출처: A. B. Engelberg, "Balancing Innovation, Access, and Profits: Market Exclusivity for Biologics," *New England Journal of Medicine* 361 (2009):1917–19.

■ **표 10-2** ■ 2009년 기준 가장 많이 팔린 생물학적 의약품 목록

Product	Sales value ($ billions)	Company
Enbrel (etanercept)	6.58	Amgen, Wyeth, Takeda Pharmaceuticals
Remicade (infliximab)	5.93	Centocor (Johnson & Johnson), Schering-Plough, Mitsubishi Tanabe Pharma
Avastin (bevacizumab)	5.77	Genentech, Roche, Chugai
Rituxan/MabThere (rituximab)	5.65	Genentech, Biogen-IDEC, Roche
Humira (adalimumab)	5.48	Abbott, Eisai
Epogen/Procrit/Eprex/ESPO (epoetin alfa)	5.03	Amgen, Ortho, Janssen-Cilag, Kyowa Hakko Kirin
Herceptin (trastuzumab)	4.89	Genentech, Chugai, Roche
Lantus (insulin glargine)	4.18	Sanofi-aventis
Neulasta (pegfilgrastim)	3.35	Amgen
Aranesp/Nespo (darbepoetin alfa)	2.65	Amgen, Kyowa Hakko Kirin

출처: G. Walsh, "Biopharmaceutical Benchmarks 2010," *Nature* 28 (2010): 917–21.

데는 이론의 여지가 없다. 대규모 무작위 임상시험을 통해 사망이나 심근경색의 예방 등 확실한 임상적 결과의 개선을 입증하는 동시에 안전성까지 확인함으로써 규제기관이 요구하는 조건을 모두 충족시키는 데는 상당히 큰 비용이 소요된다. 기업들이 디지털 미래를 향해 발걸음을 옮긴다 하더라도, 높은 수준의 규제는 지속적으로 존재할 것이다.

신약을 세상에 더 많이 내놓지 못하는 두 번째 이유는, 정말로 효험이 있는 치료법을 개발하는 일이 매우 어렵기 때문이다. 말콤 글래드웰은 항암제 개발을 시도하다가 실패한 작은 바이오기술 회사에 관한 흥미진진한 이야기를 〈뉴요커〉에 기고하면서, 왜 제약회사들이 항암제 개발을 위해 그토록 힘을 들이고 있는지를 보여줬다. 바이오기술 과학자는 글래드웰에게 이렇게 말했다. "신약개발은 여전히 어렵고 돈이 많이 듭니다. 인체가 블랙박스와 같기 때문이죠. 우리는 완전한 어둠 속에서 총을 쏩니다. 물론 훌륭한 과학이 필요합니다. 하지만 일단 약물을 인체에 주입하고 나면, 기도하는 것 외에는 할 수 있는 일이 없지요."[10] 로슈의 CEO인 세버린 슈완도 비슷한 말을 했다. 모든 질병 중에서 절반 정도는 치료할 수 없는 것으로 간주되고, 나머지 절반에 대해 약을 써보지만 그중 절반 정도에서만 효과를 나타낸다—그나마 상당한 부작용을 동반하면서—는 것이 그의 견해였다. 그는 이렇게 말했다. "이런 자동차를 생각해보면 됩니다. 두 번 시도하면 한 번만 출발할 수 있고, 가끔은 브레이크가 작동하지 않는 자동차 말입니다."[11]

최근 수년간 제약업계에 퍼진 비관론은, 시판 중인 의약품에서 심각한 부작용이 발견되는 사례들과 승인 혹은 연구되지 않은 적응증에 대한 처방을 유도하는 공격적 마케팅 사례들과 같은 스캔들이 연이어 불거지면서 더욱 심화되었다. 제약업계에 대한 평판을 변화시킨 사례로 가장 유명한 것은 아마도 바이옥스 사건일 것이다. 나에게 특히 익숙한 이 사건은 생명과학 산업의 잠재적 약점을 잘 보여주는 사례이다. 나는 임상의사이자 연구자로서 1985년부터 수많은 주요 제약회사 및 의료기기 회사들과 협력해왔고, 때문에 생명과학 산업 분야 사람들의 윤리적 행위에 관해 매우 친숙하다. 오랜 기간 심장질환 분야에서 매우 중요한 임상시험을 선도할 수 있었기 때문에, 나는 화이자, 릴리, 머크, BMS, 제넨텍, 로슈, 스미스클라인, 아스트라제네카, 노바티스, 메드트로닉, 사노피 아벤티스, 존슨 앤드 존슨, 쉐링 프라우 등등 이 분야에서 가장 큰 여러 회사들과 함께 일할 기회를 가졌었다. 사실 바이옥스에 관한 걱정스러운 데이터를 내가 나의 동료와 함께 처음 접했을 때—해당 데이터가 FDA에는 제출되었지만 비상벨이 울리지는 않았을 때였다—나는 5,000명 이상의 심장병 환자들을 대상으로 실시되는 아그라스타트Aggrastat라는 이름의 신약에 관한 임상시험을 바이옥스 제조사인 머크와 함께 진행하는 책임자였다(그 임상시험 결과는 2001년에 〈뉴잉글랜드 의학저널〉에 발표되었다[12]).

2001년, 우리는 바이옥스와 세레브렉스(이 두 가지 약품은 모두 소위 '콕스-2 억제제'로 분류되는 비슷한 소염제다)가 심근경색 및 뇌졸중의 발생과 관련이 있다는 내용의 첫 번째 논문을 발표했다.[13] 그 논문이 발표된 당일 〈월스트리트 저널〉에 실린 관련 기사에는 "우리는 지금 중요한 공중보건 문제에 직면한 겁니다."라는 나의 멘트도 소개되었다.[14] 하지만 그 경고는 그로부터 3년이 지나도록 아무런 변화도 초래하지 않았고, 머크 측은 2004년 9월 30일이 되어서야 심근경색 및 뇌졸중 발생 위험을 이유로 바이옥스 판매를 중단한다고 돌연 발표했었다.[15] 그 당시 바이옥스는 2,000만 명 이상의 환자들이 복용 중이었고 전년도 매출은 25억 달러 이상이었으니, 처방약의 판매 중단 사례로는 역사상 최대 규모의 사건이었다.[16]

판매 중단이 발표된 날, 나는 머크의 CEO 레이먼드 길마틴이 머크는 모든 일을 제대로 처리해왔으며 바이옥스가 심근경색을 유발한다는 근거가 발견된 것은 이번이 처음이라고 선언하는 영상을 지켜봤다. 머크는 또 주요 신문에 전면광고를 게재하여, 회사가 "과학적 연구, 투명성, 완벽성을 지속적으로 추구"해왔으며 "바이옥스에 관한 임상 데이터도 즉시 공개하였다."고 주장했다.[17] 3년 이상 문제의 데이터를 추적한 이후, 나는 진실이 제대로 언급되지 않았다는 사실을 알게 됐다. 그래서 나는 칼럼을 작성하여 〈뉴욕 타임스〉에 보냈다. 나는 "박살난 바이옥스"라는 제목을 붙였고 "가장 흔하고도 치명적인 두 가지 질병이 하나의 약 때문에 초래되어서는 안 된다."는 말로 결론을 내렸었다. 그 원고는 즉시 게재 결정이 났지만, 편집자는 신문사가 제목을 새로 붙일 것이라는 말을 덧붙였다. 2004년 10월 2일 토요일 아침, 나는 출근길에 신문을 펼쳤다가 내 글의 제목이 "잘 가라, 나쁜 약"으로 바뀌었음을 알게 되었다.[18] 그것은 어쩌면 '잘 풀릴 때 그만두라'는 교훈을 내게 주고 있었는지도 모르겠다. 어쨌든 불행하게도 그 이야기는 그 자체로 생명력이 있었다.

머크는 물론 1999년에 바이옥스를 승인한 FDA도 공중보건과 관련한 임무를 위반했다는 것이 나의 주장이었으므로, 〈뉴잉글랜드 의학저널〉은 내 칼럼이 신문에 실린 직후 이와 관련된 논평을 준비해 달라고 요청했다. 나의 논평은 며칠 후 온라인에 게재됐다.[19] 몇 주 후 〈60분〉의 에드 브래들리가 나를 찾아와 인터뷰를 진행했는데, 그 인터뷰를 통해 나는 그가 바이옥스에 의한 뇌졸중으로 고통을 받았었다는 사실을 알게 됐다. 그는 인터뷰 촬영 이전까지 그 사실을 한 번도 밝힌 적이 없었다. 시간이 흐르면서 머크 사의 내부 이메일에서 더 많은 증거들이 드러나기 시작했다. 예를 들어 1997년에 앨리스 라이신 박사가 보낸 메일에는 "심혈관질환 발생의 증가 가능성이 존재한다는 점이 큰 문제"라는 부분이 있었는데, 이는 바이옥스가 혈전 생성을 유발할 수 있다는 사실을 머크 측이 수년 동안 잘 알고 있었다는 사실을 분명히 보여준다. 다수의 원고를 대리하여 머크 측을 상대로 소송을 제기한 변호사 중 한 사람인 마크 레이니어는 이와 같은 은폐의 원인을 잘 드러냈다. 뉴저지 주 아틀랜틱시티의 법정에서 그는 '위기의 경영자들'이라는 이름의 짧은 드라마를 재연해 보였다. 물론 〈위기의 주부들〉이라는 텔레비전 드라마를 빗댄 것으로, 바이옥스에 관해서 머크의 경영진이 왜 그렇게 무리수를 둘 수밖에 없었는지를 묘사했다. 사실 나는 머크 경영진의 행동이 예외적으로 극단적이었다고 생각하는데, 그것은 머크가 예로부터 견지해온 경영 철학과 질적으로 배치되는 행동이었기 때문이다. 나는 머크의 전 CEO이자 임상의학자인 로이 바젤로스를 오래전부터 알았고, 지금도 그를 매우 존경한다. 그는 나중에 이렇게 말했다. "그들은 정말 엄청난 추락을 겪었고, 밖에서 그 모습을 바라보는 것은 매우 안타까운 일이었습니다. 그렇게 일처리를 제대로 못하는데, 지금까지 그 회사가 어떻게 지속되어왔는지 궁금해 할지도 모르겠네요. 내가 거기에 있었을 때에는 그런 일이 일어날 수 없었을 겁니다."[20]

그다음 달, 그러니까 2004년 11월에 열린 의회 청문회에서, FDA에서 나온 데이비드 그레이엄 박사는 이렇게 말했다. "우리는 어쩌면 미국 역사상 혹은 인류 역사상 최악의 의약품 안전 이슈에 직면해 있는 것인지도 모릅니다."[21] 이 말은 세계적으로 큰 반향을 불러일으켰는데, 그것은 그가 내부고발자로 분류되어 의회 특별위원회의 보호를 받고 있는 FDA 관료라는 점에서 그 파급력은 더 컸다. 그 청문회 이후 많은 일들이 이어졌다. 국립보건원은 콕스2 억제제와 연관된 모든 임상시험을 취소했으며, FDA는 흔히 사용되는 모든 비스테로이드 항염증제의 라벨에 '복약주의' 경고를 부착하도록 했다(아드빌, 모트린, 알레브 등이 모두 해당된다).[22]

그 카프카적 혼란의 시기에, 미디어는 엄청난 기사를 쏟아냈다. 〈포춘〉은 "머크, 270억 달러짜리 심근경색"이라는 기사를 게재했고, 〈월스트리트 저널〉은 "진통제 패닉"이라는 제목의 칼럼에서 이 사건에 대한 반응이 지나치게 부풀려졌다면서 다음과 같이 언급하기도 했다. "마르시아 앤젤, 에릭 토폴, 데이비드 그레이엄과 같은 부류의 몇몇 러다이트들이, 그들의 무조건적 반反기업 정서를 공중보건의 문제로 확대 재생산하고 있는 것이다(러다이트는 19세기 산업혁명 때 기계 파괴 운동을 벌였던 사람들을 지칭하는 용어로 '신기술 반대자'의 뜻으로 사용된다-역주)." 〈란셋〉의 편집자인 리처드 호턴은 다음과 같은 권두 칼럼을 게재했다. "바이옥스와 관련된 머크와 FDA의 행동은 무자비하고 근시안적이며 무책임한 이기심에서 비롯된 것이다." 나중에 FDA는 적절한 관리 감독이 이루어지지 않았음을 인정하였는데, 고위직 중 한 명인 재닛 우드콕 박사는 다음과 같이 말하기도 했다. "현재의 시스템이 어느 정도 무너졌다는 것은 분명하다. 충분히 많은 정보를 가진 공급자나 충분히 많은 정보를 가진 환자조차 보호하지 못한다."[23]

이러한 폭풍 속에서 나는 많은 교훈을 얻었다. 일련의 사건들 속에서 나는, 바이옥스 퇴출과 관련하여 내가 금전적인 이득을 챙겼다는 부당한 비난을 과도하게 받았다. 내 가족과 나를 살해하겠다는 협박 전화들이 집까지 걸려왔는데, 그들은 바이옥스나 머크에 대한 공개적 비판을 즉시 중단할 것을 요구했다. 또한 내가 이와 관련해서 어떠한 법적 증언도 하지 않겠다고 선언했음에도 불구하고, 머크 측 변호인들은 끊임없이 나의 증언을 요청했다. 결국 나는 전혀 원하지 않았지만, 바이옥스에 관한 첫 번째 집단소송 사건의 재판을 위해 꼬박 하루 동안 비디오카메라 앞에서 증언을 해야만 했다. 내가 그 증언을 녹화한 것은 2005년 12월 초순이었는데, 그로부터 며칠 후 나는 재단으로부터 의과대학 교무처장 직책을 박탈한다는 통보를 받았다. 나는 14년간 그곳에서 일해왔고, 의과대학 설립 과정에 깊이 관여했으며 5년간 최고연구관리자 역할도 맡았었다.[24]

바이옥스로 인한 심근경색으로 고통받았을 수천 명의 사람들에게 괴로운 기억을 되살리고 싶은 마음은 없다. 내가 겪은 심정적 고통을 다시 떠올리고 싶지도 않다. 바이옥스가 퇴출된 이후 7년 이상의 세월이 흘렀지만, 지금도 그 사건은 잘못된 신약개발 프로세스의 대표적 사례로 꼽히고 있다. 일부 데이터의 출판 및 공개 제한, 주요 임상시험 데이터의 조작, 주요 의학저널에 우호적 논문을 대신 써준 대필저자, 연구자 및 오피니언 리더들에 대한 과도하고 부당한 압력, 지나치게 공격적인 세일즈 및 마케팅 기법의 차용 등이 모두 나타났기 때문이다.[25] 바이옥스 사례에서 나타난 이런 행동들의 결과로 생명과학 산업 분야 전체에 대한 대중의 신뢰가 추락했고, 규제기구인 FDA는 매우 위험 회피적으로 변하여 효능보다는 완벽한 안전성(이는 사실 불가능하다)을 더욱 중요시하게 되었고,[26] FDA, 학계, 기업 내부에서 내부고발자들이 좀 더 빈번하게 출현하게 되었다.[27]

앞으로 신약의 개발에 관여하는 사람들은 바이옥스의 대실패에서 큰 교훈을 얻을 수 있을 것이다. 그 일은 거대 제약회사가 '최초'를 위한 경쟁에서 실패한 바로 그 순간에 일어났다(머크가 바이옥스를 출시하기 몇 달 전에 화이자가 세레브렉스를 출시했었다). 또한 그때는 많은 블록버스터들(조코와 같은)의 특허 만료가 임박해 있으며 새롭게 내놓을 혁신적 신제품은 별로 없는 상황이기도 했다. 아이러니컬하게도, 바이옥스는 항염증 효과 면에서는 가장 뛰어난 약물이었다. 따라서 만약 약물유전체학적 연구의 결과로 어떤 환자에서 혈전 생성의 위험이 증가하는지 이해할 수 있었다면, 혹은 심혈관계 부작용에 대해 회사 측이 미리 적극적으로 경고하고 나섰더라면, 바이옥스는 살아남을 수도 있었을 것이다. 하지만 낮은 수준의 혁신을 갖고 필사적으로 달려들었기 때문에, 그토록 엄청난 대가를 치른 것이다.

새로운 도구, 새로운 모델

그로부터 10년 후, 신약개발 모델은 과거와는 달리 세련되고 유망해졌다. 특정한 분자에 작용하는 단일클론항체(상품명이 아니라 성분명이 '맙^{mab}'으로 끝나는 물질들)의 경우에는 특히 그러하다. 허셉틴(표 10-1 참조)은 이 분야의 대표적인 약으로, HER2라는 단백질을 과도하게 생산하는 여성 유방암 환자에게 처방되어 생존율을 개선하는 효과가 있다. 항체도 아니고 주사제도 아니지만, 글리벡은 생물학적 표적 항암제 중에서 두 번째라 할 수 있다. 오리건 보건과학대학과 노바티스가 공동으로 개발한 글리벡은 저분자의약품(이름이 '입^{ib}'으로 끝난다)으로 만성골수성백혈병 환자에서 발견되는 융합유전자 물질을 표적으로 한다.[28] 그 외에도 류마티스 관절염, 건선성 관절염, 크론병 등의 자가면역질환에서 다량 발견되는 물질인 종양괴사인자^{TNF}를 표적으로 하는 에타너셉트, 인플릭시맙, 아들라이무맙 등의 항체 의약품들이 존재한다.

우리는 제6장에서 이미 악성 흑색종 치료에 사용되는 BRAF 의약품에 관해 논했다. 이 약품은 악성 흑색종에서 흔히 나타나는 돌연변이를 표적으로 하기 때문에, 해당 돌연변이가 있는 환자의 80% 이상에서 효과적이다.[29] 2010년과 2011년 미국임상종양학회^{ASCO} 학술대회에서는 이와 비슷한 다양한 성공 사례들이 발표됐으며 그와 동시에 〈뉴잉글랜드 의학저널〉에도 게재됐다.[30] 그중 하나는 폐암의 일종인 비소세포성 폐암이나 역행성 대세포 림프종^{ALCL} 환자들에서 나타나는 ALK 유전자를 표적으로 하는 화이자의 크리조토닙이다.[31] 다른 약품으로는 BMS가 개발한 이필리무맙이 있는데, 이는 면역체계의 백혈구 중에서 세포독성 T세포 연관항원$^{CTLA-4}$이라는 특정한 단백질을 표적으로 하여, 악성 흑색종 환자의 생존 기간을 연장시키는 것으로 확인되었다.[32] 크리조토닙 치료를 받은 어느 폐암 환자의 다음과 같은 언급은 〈뉴욕 타임스〉 기사에 인용되기도 했다. "과거에 항암치료를 받아본 적이 있는 사람이라면, 누구나 이 약을 기적의 약으로 생각할 겁니다. 기분도 바뀌지 않고, 외모도 달라지지 않거든요."[33]

정확한 표적을 공격하는 약품을 개발하려는 노력이 일련의 성공을 거두면서, 암이나 자가면역질환과 같은 심각한 질환을 가진 환자들의 삶이 점점 더 긍정적인 방향으로 달라질 것이라는 사실은 명백하다. 몇 년 동안은 허셉틴과 글리벡뿐이었지만, 지금은 그 목록이 점차 길어지고 있으며 앞으로 더 많은 신약이 개발될 것이라는 낙관도 커지고 있다. 표적 치료제의 개발은 대체로 두 가지 중 한 가지 방법을 통해 이루어진다.

한 가지 방법은 특정한 질병을 일으키는 근본 원인이나 그와 관련된 특정한 비정상 단백질을 밝혀내고, 그것을 기반으로 하여 해당 원인을 차단하는 저분자량 물질이나 항체를 만들어내는 것이다. 이는 소위 '이성적 신약개발 모델'이라 할 수 있는데, 이는 해당 질병을 가진 환자들로부터 얻어진 정보를 활용하여 문제가 되는 물질의 3차원 결정체 구조를 얻어낼 수 있을 때에 활용할 수 있는 방법이다.[34]

다른 한 가지 방법은 '분자 스크리닝 도서관'을 이용하는 것인데, 이는 대부분의 거대 제약회사들과 몇몇 연구기관들이 투자해온 방식이다. 자동화된 초고처리량 스크리닝 HTS, high-throughput screening 시스템은 10시간 내에 1억 종류 이상의 화학반응의 결과(예를 들어, 특정 분자가 어떻게 단백질에 결합하는지)를 스크리닝할 수 있는데, 이는 의약품 후보 물질을 스크리닝하던 전통적인 방법에 비해 그 비용이 100만 분의 1밖에 안 든다.[35] 어떤 측면에서 보면 이와 같은 대량 스크리닝 방식은 '과거형' 신약개발 모델이라 할 수 있어서, 일단 의미가 있을 것 같은 분자가 가려지고 난 연후에 그 물질이 유용하게 활용될 수 있는 질병을 찾아보는 방식이다.[36]

이성적 신약개발 모델과 분자 스크리닝 도서관 모델 외에도 제5장에서 이미 살펴본 것과 같이, 여러 유전자들이 한꺼번에 관여하는 백여 개의 질병들의 게놈 차원의 관련성을 연구한 결과, 수백 개의 새로운 유전자들이 새롭게 밝혀지고 있다. 전 세계에 있는 수십만 명의 환자들이 관여하는 이 모든 작업들은 편견도 없고 가설도 없이 진행되지만 지금까지는 알지도 못했고 의심하지도 않았던, 특정한 질병과 관련이 있는 유전자나 반응 경로를 발견하는 결과를 낳게 된다. 흔히 '스닙 SNP(단일염기다형성 변이)'이라 불리는 기저 유전자 변형에 관한 발견이 쏟아지는 현상을 두고 일부 과학자들 및 저널리스트들은 효과가 불확실하고 통계적 복잡성만 높일 뿐 임상적으로는 큰 의미가 없다면서 평가 절하해왔다. 유전자 탐색은 물론 첫 단계일 뿐이다. 하지만 게놈 우편번호 시퀀싱이 완전히 행해진 이후, 면밀한 조사를 통해 의미 있는 신호의 포착에 성공하는 다수의 사례들이 나타나고 있다. 예를 들면 자가면역질환, 당뇨병, 심장병 등의 발생과 높은 상관관계를 보이는 유전자 변형이 발견되고 있으며, 이는 곧 새로운 계열의 의약품 개발의 기초가 된다. 나아가 암 시퀀싱의 진전으로 인해 가장 중요한 돌연변이를 가려내게 되고, 이는 동시에 앞에서 살펴본 것과 같은 신약개발 성공을 가속화하게 된다. 따라서 신약개발의 여러 측면이 혁신적으로 보이게 되고, 특정 질병을 가진 환자의 DNA, 단백질, 대사 물질 등을 체계적으로 분석함으로써 이성적인 신약개발 과정도 촉진할 수 있다.

그러나 커다란 문제는, 신약의 '발견'과 '개발'은 다르다는 데 있다. 효과가 있을 것으로 추정되는 물질이 실제 환자에게 도움이 된다는 사실을 입증하여 약품으로 만드는 과정이 필요하다는 말이다. 여기서도 디지털 의학의 모든 자산들을 활용하는 새로운 접근 방법이 필요하다. 나는 다음과 같은 세 가지 주요 요소들이 관련될 것으로 생각한다. 그것은 첫째 위키 의학, 혹은 협력적인 두뇌 트러스트 및 네트워크의 구축, 둘째 임상 개발의 성공보장 모델, 셋째 혁신적인 디지털 마케팅 및 사후 추적 시스템 등으로, 이제 하나씩 자세히 살펴볼 것이다.

위키 의학

위키 의학이란 단순히 누구나 기여할 수 있는 하나의 웹사이트를 의미하는 것이 아니다. 오히려 과거에는 특별했던 그것, 즉 생명과학 기업, 학계, 정부의 규제기관, 그리고 대중들 사이의 협력과 상호작용과 네트워크를 아주 일상적인 것으로 탈바꿈시킨다는 의미다. 이 과정에서 한 가지 도움이 되는 요소는 인터넷 사용으로, 이는 투명성과 통합성이라는 기본 목표의 달성을 지원한다. 과거에는 부정적인 결과가 도출된 임상시험 결과는 흔히 묻혀버려서, (바이옥스의 경우와 같이) FDA 승인 이후 5년이 지나도록 결과가 공표되지 않는 임상시험도 많았다. 뒤늦게 발표된 임상시험 결과가 승인 당시에 제출되어 FDA가 검토했던 자료의 내용과 부합하지 않는 경우도 드물지 않았다. 2008년 UC샌프란시스코의 연구팀은 이와 관련된 자료들을 분석한 연구에서 "과학적 문헌을 통해 보건의료 전문가들이 쉽게 얻을 수 있는 정보들이 불완전하고 잠재적으로 편향되어 있다."는 결론을 내렸다.[37]

    Clinicaltrials.gov라는 웹사이트는 FDA 현대화 법[FDA Modernization Act]에 의하여 1997년에 만들어졌지만, 2005년까지도 대부분의 임상시험들은 이 사이트에 자료를 등록하지 않았다.[38] 이 사이트에 등록된 임상시험의 숫자는 2004년에는 2,000개에 못 미쳤지만 2005년에는 거의 1만 3,000개로 급증했는데, 이는 생명의학 분야의 상위 학술지들이 적절한 절차에 따라 등록되지 않은 임상시험에 의해 작성된 논문은 게재를 거절하기 시작했기 때문이다. 그때까지 기업들이 임상시험 내용의 등록을 꺼렸던 것은 그것을 일종의 '영업 비밀'로 간주했기 때문이다. 그렇지만 2008년에는 6만 개 이상의 임상시험이 등록됐다.[39] 생명과학 기업들에게만 책임이 지워진 게 아니라 모든 연구기관들도 그들이 진행하는 많은 임상시험을 모두 등록해야만 한다. 비록 쉽게 찾을 수 있는 것이 아니라 할지라도, 이와 관련된 정보는 그것을 원하는 모든 사람이 접근할 수 있다. 환자와 가족들조차 개별 임상시험의 내용은 무엇인지, 어떤 임상시험이 진행되고 있으며 어떤 것이 종료됐는지, 기초적인 결과는 어떻게 나왔는지, 어느 인물이나 기관이 그 임상시험을 책임지고 진행하고 있는지 등을 모두 알 수 있다. 이것은 분명 발전이며, 위키 의학이 작동할 수 있음을 분명히 보여주는 신호이다.

투명성 제고와 관련한 인터넷 사용의 또 다른 사례는, 생명과학 기업들이 의사들 혹은 연구수행병원 측에 지불한 재정적 지원 내용을 공개하도록 하는 내용을 담고 있는 소위 '햇살법'이다(2007년에 처음 의회에 제출된 Physician Payment Sunshine Act).[40] 비록 일부 기업과 일부 주가 자발적으로 이를 수용하고 있지만, 아직은 미국 내에서조차 생명과학 기업들에게 이런 내용을 공개할 의무가 부과되지는 않은 상태다. 미국 의료개혁 법안의 일부로서, 또한 미국 의학원의 권고에 대한 대답으로서, 2013년 9월부터는 제약회사나 의료기기 회사로부터 의사에게 제공되는 모든 종류의 선물, 식사, 재정적 보상 등은 반드시 보고되어야 한다.[41] 이러한 정보들은 일반 대중에게도 온라인으로 제공될 예정이며, 사람들은 이러한 정보를 바탕으로 특정 의사의 의견이나 권유가 기업들과의 관계에 의해 영향을 받은 것인지 여부를 가늠해볼 수 있을 것이다.

개방적이며 협력적인 네트워크 구축이 진전되고 있음을 보여주는 신호는 그 외에도 많이 있다.[42] 과거에는 2개의 다른 생명과학 기업이 어떤 일에서든 서로 협력한다는 것이 거의 불가능에 가까운 일이었다.

지적 재산, 경쟁, 영업 비밀, 업계의 배타적인 특성 등 여러 요인들이 협력을 하나의 금기로 만들었던 것이다. 그러나 사정은 완전히 달라졌다. 제약회사들은 연구기관이나 소규모 신생 기업과 파트너 관계를 맺고 있다. 2011년, UC샌프란시스코와 화이자는 신약개발 촉진을 위해 5년간 8,500만 달러 규모의 전략적 제휴를 결정했다. 또한 얼마 후 이 대학은 사노피와의 협력도 발표했다. 길리어드 사이언스는 예일 대학과 협력하여 분자 수준의 암 연구 프로그램에 4년간 4,000만 달러를 투자하기로 했다.[43] 내가 속한 스크립스 연구소도 2010년에 사노피 아벤티스와 파트너십을 맺었는데, 이것 역시 과거에는 생각도 할 수 없는 일이었다. 당뇨병의 약물유전체학과 같은 특정한 몇몇 프로젝트에서 우리는 지적 재산을 공유하는데, 이는 여러 측면에서 매우 이상적인 협력이라는 인상을 준다. 상호 보완적인 양측의 전문가들은 파트너십이 없었더라면 결코 얻지 못했을 기술과 자원들을 서로 경험할 수 있으며, 임상 의학의 발전을 위한 소중한 발견이라는 공통의 목표에 대한 토론을 통해 서로 지적 자극을 받기도 한다. 스크립스 연구소 외에도 사노피는 솔크 연구소Salk Institute, 캘리포니아 공과대학, MIT 등과도 수평적인 파트너십을 맺고 있다. 다른 회사도 아니고 프랑스에서 온 기업이 미국 내에서 이와 같은 행보를 걷고 있다는 사실을 생각하면 정말 큰 변화라 아니할 수 없다. 이러한 움직임에 대해 누군가는 그만큼 상황이 절박하다는 것을 보여주는 신호라고 생각할 것이고, 다른 누군가는 진정한 진보의 증거라 생각할 것이다. 나는 후자라고 생각한다. 이와 비슷한 일들은 이미 많이 있어왔으며, 그중 일부는 아주 큰 규모였다.

    2011년 UC샌프란시스코 고위직들은 〈네이처 메디슨〉에 기고한 글에서 산학 연계가 더 강화되어야 한다면서 "아주 드문 예외를 제외하면, 학계에서 이루어진 발견이 대중의 이익으로 이어지는 것은 그 발견이 기업들에 의해 실용화되었을 때에만 가능했다."고 주장했다. 2011년 〈네이처〉에 실린 리뷰는 거대 제약회사와 연구기관들의 연계가 증가하는 현상을 두고 "신약개발의 첫 단계를 아웃소싱하는 방법의 일환"이라고 표현하면서, "모든 제약회사들이 새로운 모델을 찾고 있다."는 어느 연구자의 언급을 인용하기도 했다.[44]

회사들 사이의 파트너십이나 공동 사업도 비슷하게 새로운 흐름이다. 최대의 제약기업들인 화이자와 GSK는 AIDS 예방과 치료에 집중하는 '바이브 헬스케어'라는 별도의 회사를 공동으로 설립하여 두 회사가 보유한 HIV 관련 제품을 모두 제공하고 있다.[45] 2007년 노바티스가 과거 3년간 수백만 달러를 투자하여 진행한 2형 당뇨병의 게놈 연구의 모든 데이터를 인터넷에 공개하여 다른 생명과학 기업이나 학계의 연구자들이 자유롭게 이용할 수 있도록 했을 때, 생명의학 연구 분야에 종사하는 모든 사람들은 깜짝 놀랐다. 노바티스 연구 분야의 책임자인 마크 피쉬먼 박사는 이렇게 말했다. "이 연구에서 밝혀낸 당뇨 관련 유전자에 관한 도발적인 데이터들을 새로운 의약품의 개발로 연결시키기 위해서는 전 지구적 차원의 노력이 필요하기 때문이다."[46]

알츠하이머병 분야에서도, 일군의 제약회사들은 실패한 11건의 임상시험 관련 데이터를 모두 공유하는 데 합의했다. 2010년, 존슨 앤드 존슨, 글락소, 애보트, 사노피는 환자 4,000명의 임상시험 결과를 모두 인터넷에 공개하여 학자들 및 다른 생명과학 기업들이 접근할 수 있도록 했고, 앞으로의 시험결과도 역시 공개하기로 했다. 제6장에서 논의했듯이, 알츠하이머병에 관한 임상시험이 그동안 수없이 많이 행해졌지만 지금까지는 극히 실망스러운 결과뿐이었다. 하지만 업계 전체로 보면 100개 이상의 신약이 현재 개발 중이고, 과거와는 달리 모든 데이터들을 한데 모아 검토하는 한편 실패로 끝난 임상시험의 부검 결과에서 얻은 자료까지 공유하는 협력이 이루어지고 있다. BMS는 흑색종 치료제인 예보이Yervoy 개발 과정에서 UC버클리의 과학자들과 바이오기술 회사인 메다렉스와 긴밀히 협력했으며, 지금도 '혁신의 더 큰 우주'에 의지하고 있다.[47] 최근 화이자와 같은 거대 제약회사들은 그들이 과거에 임상시험에서 실패했거나 개발 단계에서 완전한 성공을 거두지 못했던 의약품들에 관한 자료를 학계에 공개하여 '재활용'이 가능하도록 했다. 이들은 바이오의학 연구 분야에서 처음으로 대규모 협력을 유도하는 새로운 형태의 공유 모델 중의 극히 일부일 뿐이다.

하지만 이런 진보의 징후에도 불구하고 몇 가지 커다란 장애물도 존재한다. 연구기관들 사이의 협력은 '거대과학big science(많은 과학자·기술자·연구기관을 동원해서 하는 대규모의 종합적·선도적 연구개발을 의미한다–역주)'에 대한 필요 때문에 크게 향상되어왔고, 여러 분야의 수많은 전문가들이 야심적인 프로젝트 수행 과정에서 공동으로 참여하고 있다. 제5장에서 살펴본 인간 게놈 프로젝트의, 국제 염기변이군 지도 분석(햅맵), 엔코드ENCODE 프로젝트를 비롯한 모든 국제 게놈, 프로테옴(단백질 유전 정보), 메타볼롬(대사체), 마이크로바이옴 프로그램 등이 모두 그런 사례다. 2011년에 〈월스트리트 저널〉에 실린 "솔로 과학자의 황혼"이라는 기사는 이런 경향을 잘 보여준다. 과학 연구자들 사이의 대규모 협력의 전망이 지금만큼 밝았던 적은 없다. 지금은 70만 명의 과학자들을 대표하는 리서치게이트ResearchGATE(과학 연구자들의 커뮤니티 사이트–역주)와 같은 플랫폼이 존재하고, 네이처 혁신 파빌리온Nature Innovation Pavillion(〈네이처〉와 '이노센티브'라는 혁신전문 기업이 함께 만든, 과학 연구자들을 위한 사이트—역주)은 데이터 공유와 크라우드소싱을 촉진하고 있다. 팀을 이루어 진행되는 과학은 새로운 차원으로 변했고, 데이터가 뒷받침될 경우에는 더욱 인상적인 모습을 띤다. 1,000회 이상 인용되어 소위 '홈런 논문'이라 불리는 다빈도 인용 논문은, 개인에 의해 작성된 것이 아니라 팀에 의해 작성된 것일 확률이 6배나 높다. 이러한 경향은 거의 2,000만 개에 이르는 공식 출판 논문과 200만 개 이상의 특허에서도 마찬가지로 분명하다.[48]

부분들보다 총합이 비교할 수 없을 정도로 큰 것은 사실이지만, 부분들 역시 여전히 관심거리다. 많은 젊은 연구자들이 엄청나게 열심히 노력하고 있지만 그런 노력을 알아주는 사람은 없다. 그들의 학자로서의 경력은 주요 저자로 얼마나 많은 논문을 써서 학술지에 게재하는가와 동료 심사를 거쳐 획득한 연구비가 얼마나 되는가에 의해 좌우된다. 그런데 팀 과학의 경향은 그들이 개인적으로 성공을 거둘 기회를 현저하게 감소시킨다. 그리고 중요한 발견을 향해 달려가는 연구기관들 사이의 경쟁이 치열하기 때문에, 중요한 관계가 형성될 수 있는 가능성은 흔히 줄어들곤 한다. 재부팅 과정을 거쳐 만들어진 거대과학의 시대에 협력을 촉진하기 위해서는, 연구기관들이 연구에 참여하는 개인들의 중요성을 제대로 인식하고 시너지 효과를 충분히 증진시키기 위해 모두의 노력을 공유하고 축적할 수 있도록 격려하는 것이 중요할 것이다.[49]

다른 주요한 문제점은, 생명과학 기업과 대학에 소속된 연구자들의 관계가 너무 가깝다는 사실 때문에 가끔은 경멸의 의미를 담아 사용되는 '산학복합체'와 관련되어 있다. 이 문제에 관해서는 사람들의 의견이 특히 엇갈리는데, 한쪽에서는 현재의 시스템이 부패했으므로 그들 사이의 관계에 강력한 제한을 가해야 한다고 주장하는 반면, 다른 한쪽에서는 양측의 긴밀하고도 심층적인 협력이야말로 의학의 진보를 위해 꼭 필요한 것이라 주장한다. 이런 논쟁은 오랫동안 격하게 진행되어 온 것이지만, 안타깝게도 최근 몇 년 동안 이 분야에서 벌어진 일들을 생각하면 전자의 견해가 더 맞는 것 같다.

이 주제에 관해 이야기를 하다 보니 내가 미시간 대학의 젊은 교수였던 1987년에 일어난 한 사건이 생각난다. 당시 나는 하버드 대학 브리검 여성병원의 초청으로 강연을 하게 됐는데, 그것은 내가 첫 직장을 가지고 나서 몇 년 지나지 않았을 때라서 매우 명예로운 일이었다. 그 기간에 나는 당시 내과학 교실 주임교수였던 유진 브라운왈드를 직접 만나는 특별한 기회를 갖게 되었다. 목재 패널로 장식된 커다란 그의 사무실에서였다. 브라운왈드는 현대 심장학의 아버지이자 전 세계에서 가장 존경받는 임상의학 연구자 중 한 명이었다. 심장학 분야를 하나의 작은 세계라고 한다면, 그건 교황과 마주 앉아 있는 것과 비슷한 상황이었다. 우리가 이야기를 나누던 중, 하버드의 정교수 한 명이 작별 인사를 하기 위해 그 방에 들어왔다. 그는 아서 사사하라 교수로, 애보트의 리서치 분야를 이끌기 위해 하버드를 떠나 시카고로 갈 예정이었다. 브라운왈드는 자리에서 일어나 그와 악수를 나누면서, 대단한 협력 관계가 될 것이라는 말을 반복했다. 그때 브라운왈드는 다음과 같은 농담을 던졌고, 우리 모두는 웃었다. "기억하게, 아서. 우리는 결코 팔려가서는 안 돼. 임대될 수는 있겠지만."

수십 년이 지난 지금도, 이런 우려는 사라지지 않았다. 햇살법으로 인해 많은 데이터들이 인터넷과 미디어에 공개되면, 의사들과 생명과학 기업들 사이의 재정적 유대관계가 약화될 것이라는 사실에는 의심의 여지가 없다. 실제로 이런 정보의 공개로 인해 몇몇 임상의학 연구자들의 명성에 금이 가는 사례들이 이미 생겨나고 있다.[50] 그럼에도 불구하고 임상의학 연구 분야의 전문가들 중에서 생명과학 기업들과 어떠한 형태의 연결고리도 갖고 있지 않은 사람을 찾기는 매우 어려운 것이 현실이다. 물론 이런 연결의 형태는 연구자에 따라 다양할 수 있다. 어떤 경우에 그것은 연구비 혹은 교육 관련 기금의 형태이며, 자문이나 고문 역할을 통해서 이루어지기도 한다. 로열티 지급의 형태를 띠기도 하고, 기업의 이사회나 학술 자문위원회에 참여하는 방식도 있으며, 강연을 하거나 회사가 꾸린 강연 단체의 멤버가 되는 형식도 있다. 마지막 경우가 가장 문제가 될 소지가 큰데, 오랫동안 의사들이 제약회사나 의료기기 회사가 제작한 슬라이드를 사용하면서 기업들이 생산한 정보들을 널리 퍼뜨리는 역할을 해왔기 때문이다. 이것은 금지돼야 하는 관행이다. 이와 대조적으로, 연구 혹은 교육 관련 기금은 의과대학이나 수련병원이 특정 회사의 제품과 관련이 없는 연구 프로젝트나 교육 프로그램을 진행하는 데 있어서 반드시 필요한 것이다. 의과대학을 보유한 50개 종합대학과 생명과학 분야의 교수 3,000여 명을 대상으로 한 최근의 연구 보고서에 의하면, 교수 1명이 기업으로부터 받는 연간 연구비는 평균 3만 3,417달러였으며, 이는 현재 기업들이 상당히 많은 연구비를 제공하고 있음을 의미한다.[51] 하지만 기업이나 개별 의사들로 하여금 이러한 데이터를 스스로 공개하도록 하는 것은 가치 있는 협력까지 가로막지는 않는다는 전제 하에서 필요한 일이라 할 수 있다. 의학 분야에서 가장 위대한 발견들의 대부분은 학계와 생명과학 산업 분야의 건설적인 협력의 결과에서 비롯되었다.

정부가 가진 규제 권한 역시 중요한 이슈 중의 하나다. FDA 역시 자금 조달과 관련해서 생명과학 기업들에게 크게 의지하고 있다. 제약회사나 기기회사들이 허가를 신청할 때 자료 검토 비용으로 지불하는 '수수료'를 통해서다. 제약회사들이 임상시험 데이터를 첨부하여 신약 허가 신청을 할 때의 건당 수수료는 1993년에는 10만 달러였으나 2010년에는 154만 2,000달러로 증가했다.[52] 이러한 수수료는 현재 12억 5,000만 달러에 달하여, 2010년 FDA의 의약품 관련 전체 예산의 46%를 충당하고 있는데, 이 비율은 21세기 초반 수년 동안에는 30%였던 것에 비해 크게 늘어난 것이다.[53] 수수료의 증가 추세에도 불구하고 FDA가 자료를 검토하는 데 걸리는 시간은 꾸준히 증가해왔는데, 이런 지체는 기업 입장에서 볼 때 신제품을 상업적으로 활용할 기회를 잃어버린다는 측면에서 대단히 실망스러운 일이다. 2011년 〈월스트리트 저널〉에 실린 "미국의 혁신적인 기관: FDA"라는 제목의 칼럼에서 미국 식품의약품국장은 2011년 1월부터 7월 동안에만 21개의 신약이 FDA에 의해 허가되었다면서, 의약품 허가에 걸리는 기간이 유럽의약품청에 비해 짧다고 자랑했다.[54] 그러나 생명과학 기업들, 의료계, 여타 FDA와 관련된 대중들은 FDA가 효율적이고 '혁신적인 기관'이라는 주장에 대체로 동의하지 않는다. 위키 의학에서 반드시 필요한 요소로서, FDA는 혁신을 지원하고 검토 시간을 단축하고 커뮤니케이션과 진정한 산학협력을 촉진해야 할 필요성을 절실히 느껴야 한다. 또한, 특히 바이옥스 사건에서 그러했듯이 FDA가 기업들과 지나치게 친밀한 관계를 맺고 있다는, 의회 및 미디어에 의해 제기되었던 비판을 극복해야만 한다. 디지털 의학의 시대에 제대로 된 임상 연구를 시행할 수 있는 새로운 방법을 지원하는 역할이 FDA에 맡겨져 있는 것이다.

성공 보장 모델

미국에서 처방약에 지출되는 비용은 매년 3,000억 달러에 달하며, 지금도 꾸준히 증가하고 있다.[55] 전체 인구집단을 놓고 생각할 때, 48%가 최소한 하나의 의약품을 매일 복용하며, 매일 2개 이상의 의약품을 복용하는 비율도 31%나 된다. 60세 이상의 인구만 생각할 때는, 매일 2개 이상의 처방약을 복용하는 비율은 76%까지 증가하며, 다섯 종류 이상의 의약품을 매일 복용하는 사람들도 37% 이상이다.[56] 이들 처방 가운데 많은 경우가 그것을 복용하는 사람들에게 도움이 되지만, 그렇지 않은 경우도 아주 많다. 사람들이 매일 복용하는 약에 대한 반응은, 최소한 부분적으로는 우리 유전자의 영향을 받는다. 효과 측면에서나 부작용 측면에서나, 약에 대한 반응이 그토록 다양하게 나타나는 것은 바로 그 이유 때문이다. 제2장에서 인구집단 의학에 대해 살펴본 것처럼, 지금까지 상업화된 대부분의 의약품은 소위 블록버스터 모델, 즉 비록 그 효과가 좀 적을지라도 최대한 많은 사람들에게 치료 목적으로 사용할 수 있는 모델로 개발되어왔다. 사소한 효과를 증명하기 위해 흔히 1만 명 이상의 사람들을 참여시키는 대규모 무작위 임상시험이 행해져야 했다. 이 많은 사람들 중 누구에게서 치료 효과가 특히 잘 나타날 것인지, 혹은 심각한 부작용이 나타날 것인지, 그런 일이 벌어지는 이유는 무엇인지 등에 대해서는 아무런 노력이 행해지지 않았다고 해도 과언이 아니다.

바이옥스 사례에서는 200명 중에서 1명(0.5%)이 심근경색이나 뇌졸중 위험에 놓였는데, 게놈 스캐닝과 시퀀싱을 통해 해당 위험과 관련이 있는 특정 유전자의 변형을 파악할 수 있었다면, 애초에 그런 사람들은 바이옥스를 복용하지 않게끔 조치를 취할 수 있었을 것이다. 물론 이를 통해 심근경색이나 뇌졸중의 위험을 완전히 없앨 수는 없고 환자들은 여전히 약 복용에 따른 이득과 위험에 관해서 충분한 설명을 필요로 하겠지만, 그러한 선별검사가 부작용 발생의 가능성을 현저히 줄일 수 있다는 것은 충분히 예상할 수 있다.

부작용 예방과 목표 효능의 확보에 관한 또 다른 완벽한 사례는 C형 간염 치료에 쓰이는 생물학적 제제인 페그-인터페론이다. 이 약은 48주간 투여되는 데 약 5만 달러가 든다. 이 약을 투여받은 모든 환자는 심한 감기가 걸린 것 같은 기분을 느낀다. 하지만 이 약이 효과를 보는 것은 단지 절반의 환자들뿐이며, 특정 환자가 효과를 볼 수 있을지 여부는 IL28B 유전자 변형 여부만 확인하면 신속하게 알 수 있다.[57] 마찬가지로 암 치료를 위해 얼비툭스나 벡티빅스 투약이 고려되는 환자의 경우, 문제의 암세포가 Kras 유전자 돌연변이를 갖고 있는지 여부를 먼저 확인할 필요가 있다. 만약 Kras 유전자에서 특정한 돌연변이가 발견된다면, 이들 약제는 효과를 나타내지 않는다. 이들 약제의 투여에는 매달 1만 달러가 소요되며, 치료 과정을 완전히 마치는 데는 거의 8만 달러가 든다.[58]

이와 대조적으로 심근경색 치료에 사용하는 t-PA의 경우, 그 비용이 1987년에 2,200달러였고(제2장 참조) 2011년 현재에도 2,200달러인데, 실제로 사람들의 생명을 구할 수 있다. 심근경색을 이겨내고 생존한 사람들은 평균적으로 11년을 더 산다. t-PA가 처음으로 시장에 나왔을 때, 1회 투여량의 가격이 2,200달러라는 사실이 모든 주요 신문의 1면을 장식하면서 국가적인 논란을 불러일으켰지만, 현재 암 치료에 사용되는 약제들의 가격을 생각하면 그야말로 쥐꼬리만한 비용일 뿐이다. 〈뉴욕 타임스〉의 기자가 고가 항암제에 관해 작성한 특집기사에서 언급되었다시피 "암이야말로 사람들이 얼마가 됐든 기꺼이 치료비를 지불하는, 독특하게 무서운 질병이다."[59]

대체로 생물학적 제제들은 전통적인 의약품들에 비해 훨씬 긴 특허보호 기간을 보장받는다. 예를 들어 허셉틴은 1998년에 출시됐는데 2019년까지 특허가 인정되며, 아바스틴 역시 15년의 특허기간이 인정되어 2019년까지 보호를 받는다.[60] 특허가 오래 보장되고 연간 매출이 수십억 달러에 달하면서 '바이오시밀러'라 불리는 복제약 생산도 어렵기 때문에, 생물학적 제제는 많은 제약회사들이 군침을 흘리는, 그야말로 '큰돈 되는' 아이템이라 할 수 있다.

여기서 생물학적 제제들의 가격에 관한 문제가 유발된다. 그들은 연간 3,000억 달러에 이르는 처방약 시장에서 차지하는 비중을 조금씩 높여가는 중이다. 2008년에는 460억 달러였던 매출 총액이 2012년에는 750억 달러에 이를 전망이다.[61] 많은 의약품들은 암의 종류에 따라 사용되는데, 주요 임상시험에서 얻어진 데이터들에 의하면 연장되는 생존 기간은 대체로 수개월(일반적으로 1~5개월)에 불과하며, 심지어 몇 주에 불과한 경우도 있다. 아주 드문 사례를 제외하면 완치 판정이 내려지는 경우도 없다. 생물학적 제제 중에서 매출 1위와 2위를 차지하고 있는 것은 엔브렐과 레미케이드(표 10-2 참조)인데, 일반적으로 류마티스 관절염 치료에 사용되는 이들 약제의 효과는 절반의 환자에서만 나타날 뿐이다.[62]

생물학적 제제의 가격이 세간의 이목을 끄는 동안, 특별한 수복을 받지는 못했으나 상당히 중요한 의미를 갖고 있는 중요한 사례가 등장했다. 다발성 골수종 치료에 사용되며 1년치 약값이 3만 5,000달러에 달하는 벨케이드의 경우, 처음에는 효과에 비해 가격이 높다는 이유로 영국의 국립임상보건연구원[NICE]으로부터 거절당했었다. 제조사인 존슨 앤드 존슨은 이 약으로부터 이득을 보지 못한 환자에 대해서는 비용을 청구하지 않는 데 동의했다.[63] 이로써 해당 약품은 영국 내에서 승인을 얻었고, 생물학적 제제의 역사상 최초로 '보장 프로그램'이 적용된 사례가 됐다. 만약 당신이 어떤 치료를 위해 3만 5,000달러에서 10만 달러를 지불해야 한다면, 당신도 효과를 보장받고 싶지 않겠는가?

약품이나 치료재료의 사용 분야의 미래에서 흥미로운 것은, 인간을 디지털화하는 능력에 의해 이처럼 성공을 보장하는 방향으로 변화할 것이라는 사실이다. 그저 그런 이득을 보여주기 위해 아주 많은 사람이 동원되어야 하는 방식을 넘어, 우리는 이제 어떤 치료를 통해 특히 큰 효과를 거둘 수 있는 특성을 가진 특정한 개인에게 초점을 맞출 수 있게 되는 것이다. 이런 접근은 종양학을 비롯한 몇몇 분야에서는 이미 충분히 검증되었다. V600E 돌연변이를 가진 악성 흑색종 환자에서 BRAF 돌연변이 유도 약제를 사용한다거나, 고셔병과 같이 아주 드문 희귀병 치료에 세레자임(표 10-1 참조)을 사용한다거나 하는 사례가 그것이다. 요즘에는 이런 방법이 흔한 질병에 적용되는 경우도 점점 늘어나고 있다.

이는 지금까지의 신약개발 패러다임과는 근본적으로 다른 접근 방법이다. 결정적인 근거를 찾는 데 소요되는 시간의 측면에서뿐만 아니라 비용 측면에서도 그러하다. 인구집단 의학에서 행해지던 대규모 임상시험의 비용은, 흔히 최소한 12억 달러가 소요된다고 언급되는 엄청난 신약개발 비용 중에서 상당히 큰 부분을 차지했다.64 소위 3상 임상시험이라 불리는 가장 핵심적인 과정에는 대체로 5,000명 이상의 환자들이 등록되었으며, 심장질환의 경우에는 그 숫자가 2배로 많은 것이 보통이었다. FDA 승인을 위해 실시된 이와 같은 임상시험의 비용은 3억 달러에서 6억 달러였는데, 평균 4억 달러에 달하는 이 액수는 계산해보면 임상시험 대상이 되는 환자 1인당 수만 달러가 투입된 셈이다.65 바트 데니스라는 연구자는 이런 현상을 두고 이렇게 말했다. "잘못 디자인되어 실시하기도 어려운 임상시험을 위해 우리는 너무 많은 시간과 돈을 쓰고 있다. 시간은 아주 오래 걸린다. 하지만 그들이 만들어내는 정보는 사소한 것이어서, 중요한 치료에 활용하기에는 불충분하다. 그들이 던지는 질문이 과학적으로 적절하지도 않다. 임상시험은 완전히 망가졌다."66 임상시험에 소요되는 비용이 엄청나게 증가하자, 많은 생명과학 기업들은 해외, 특히 중국, 인도, 동유럽 등으로 임상시험 장소를 옮기게 되었다.67 그리고 전체 신약개발 비용에 추가되는 일부 임상시험들은 판매 승인과는 아무런 관련이 없고, 시장에 출시된 이후 판매 촉진을 주목적으로 행해진다. 바이옥스의 경우만 해도, 600명 이상의 의사들이 참여한 가운데 5,500명 이상의 관절염 환자를 대상으로 '씨뿌리기seeding' 임상시험이 실시되었는데, 그것은 "FDA 승인이 임박한 시점에서 단지 의사들에게 바이옥스를 처방하는 습관을 심어주기 위해 의도된 것으로, 임상시험에 참여하는 환자들은 물론 의사들조차 그 시험의 목적이 무엇인지 명확히 알지 못한 채 진행됐다."68 이러한 씨뿌리기 임상시험은 윤리적인 면에서도 문제가 있다. 시험에 참여하는 환자들은 그 임상시험의 결과가 다른 이들에게 이득이 될 것이라 믿고 참여한 것이기 때문이다. 생명윤리학자인 칼 엘리엇은 이와 관련하여 "기업이 사람들을 속여서 쓸모없는 연구에 자발적으로 참여시킨다면, 사람들의 선의를 냉소적으로 악용한 것이며 다른 곳에서 벌어지는 합법적인 연구의 명분을 훼손한 것이다."라고 서술했다.[69]

임상시험을 재부팅시키는 주된 방법은, 과거에는 불가능했던 방식으로 개인들의 특성을 구별할 수 있는 능력을 끌어올리는 것이다. 가장 흔한 질병 중의 하나이며 미국에서만 7,000만 명 이상의 환자가 있는 고혈압을 먼저 생각해보자. 현재 고혈압 약은 최소 6종으로 분류되며, 다양한 복합제를 포함할 경우 100종류 이상의 각기 다른 제품이 존재한다. 치료를 받는 사람들 가운데 약 절반만이 적절하게 관리되는 치료를 받고 있다는 사실은 우리가 이미 알고 있다. 이런 상황이 빚어지는 부분적인 이유는 고혈압의 근본 원인이 사람에 따라 다르기 때문이다. 고혈압과 연관이 있는 유전자 변형 중에서 흔한 것들은 이미 알려져 있는데, 그중 하나가 고혈압 환자의 20%에서 발견되는 아듀신 유전자다. 아듀신 유전자 변형을 가진 고혈압 환자들을 위한 맞춤형 치료를 모색하는 최근의 연구에서는 놀라운 결과가 나타났다. 이런 환자들은 이뇨제나 ARB(안지오텐신 수용체 차단제) 등의 전통적인 치료에는 반응을 보이지 않았었지만, 이 연구에서는 혈압이 평균 14mmHg나 감소한 것이다. 유전자 변형을 갖고 있는 환자들에게서 나타나는 약물의 효과는 지속형 무선 센서를 통해 장기간에 걸쳐(일주일 혹은 한 달) 쉽게 모니터될 수 있으므로, 약물이 치료 효과를 발휘하고 있는지는 물론 그 효과가 어느 정도인지까지 정밀한 정량적 분석이 가능하다.[70]

3억 명 이상의 환자가 있는 2형 당뇨병의 치료 역시 이런 접근법을 통해 비슷한 이득을 얻을 수 있다. 활발한 게놈 연구를 통해 우리는 이미 환자들이 두 가지 그룹으로 대별된다는 사실을 알고 있다. 인슐린의 생성이나 분비에 문제가 있는 환자들이 한 그룹이고, 인체 내에서 인슐린이 작용하는 과정에 문제가 있는, 소위 인슐린 저항성을 가진 환자들이 다른 한 그룹이다.[71] 이 두 가지 문제를 동시에 갖고 있는 환자들도 일부 있다. 하지만 당뇨병 치료제는 11가지 부류가 있는데, 그중에서 어느 부류의 약을 선택할 것인지, 또한 선택된 부류에 속한 여러 약품들 중에서는 또 어느 것을 선택할 것인지에 관한 특별한 근거는 없다. 당뇨병 치료제가 11가지 부류나 존재하다 보니 의약품 선택의 여지는 역대 최고 수준으로 넓다. 대부분의 환자들이 최소 두세 가지 당뇨병 약을 복용하니까, 산술적으로는 거의 400만 가지 이상의 조합이 가능한 셈이다. 미국만 해도 당뇨병 치료제 시장 규모는 무려 290억 달러에 달한다.[72] 가장 흔히 사용되는 메트포민의 경우 25%의 환자에서 효과가 나타나지 않는다는 것이 이미 알려져 있다. 사람들에게서 발견되는 흔한 유전자 변형에 관한 지도는 적절한 약을 선택하는 데 더욱 정밀한 가이드라인을 제공할 수 있다. 예를 들면 TCF7L2라는 흔한 유전자 변형이 있을 경우 설포닐유레아가 좋은 선택이 된다.

　당뇨병 환자들에 대한 게놈 분석과 분자생물학적 분석을 실시하는 것은 그 환자에서 포도당 대사에 문제가 생긴 원인을 정확히 설명할 수 있는 통찰력을 제공할 것이다. 이를 통해, 인슐린을 생성하지 못하는 환자와 인슐린 저항성을 가진 환자에서 인슐린 치료 방법을 다르게 하는 것과 같이 똑똑하고 효과적인 치료를 할 수 있게 됨은 물론이고, 혈압 변화에 미치는 영향 등과 같은 여타의 효과들도 지속적으로 모니터할 수 있게 된다. 예를 들어 밤에만 나타나는 것과 같은 특이한 형태의 당뇨병을 찾아내는 데는 무선 센서가 사용될 수 있을 것이며, 무선 센서의 이러한 이용은 모니터링 차원을 넘어 진단 기준의 일환으로도 활용될 것이다.

 제2장에서 살펴보았듯이, 혈당이나 혈압 수치는 대리 목표점으로 간주된다. 정말 중요한 결과는 심근경색이나 뇌졸중과 같은 임상 결과이기 때문이다. 최근 수년간 FDA는 대리 목표점에 관한 데이터를 인정하던 관행에서 조금씩 벗어나고 있다. 대리 목표점 관련 데이터가 실제로 벌어지는 '심각한' 임상 결과를 제대로 반영하지 못한 사례들이 다수 존재했기 때문이다. 하지만 좀 더 세련된 형태로, 지속 측정 방식의 대리 목표점이 다시 활용될 여지는 충분하다. 혈당에 관해서는, 현재 가장 중요하게 여겨지는 검사실 목표점은 당화헤모글로빈^{HbA1C} 수치다. 그러나 이것은 단지 지난 수주 혹은 수개월 동안의 혈당 증가를 개괄할 수 있게 할 뿐이며, 따라서 저혈당이라거나 비정상적 혈당 수치의 일별 변화는 반영하지 못한다. 무선 센서를 활용하여 지속적으로 추적할 경우, 실제 임상 결과들과 훨씬 더 잘 맞아떨어지는, 훨씬 뛰어난 대리 목표점이 등장할 수도 있다. 나아가 고혈압이나 당뇨병 외의 다른 질병에서도, 지금은 우리가 측정할 수 없는 더 많은 데이터들이 각 개인별로 측정될 경우 더욱 현명한 치료가 가능해질 것이다.

 세 번째 예로 생각할 수 있는 것은 암이다. 의심의 여지없이, 암은 미래에 원형적 형태가 될 것이다. 악성 흑색종에서 BRAF V600E 운전자 돌연변이를 검사하여 BRAF 돌연변이 유도 약제를 사용하는 것 외에도, 어떤 폐암에서는 ALK-유전자 돌연변이 선별검사를 통해 이 운전자 돌연변이를 목표로 하는 크리조티닙 투여 여부를 결정할 수 있을 것이다.[73] 흥미로운 것은, 약은 화이자가 개발했지만 ALK-유전자 돌연변이 선별검사를 개발한 것은 애보트라는 사실인데, 이는 위키 의학의 좋은 사례이자 좋은 협력의 사례라 할 수 있다.[74]

또 다른 좋은 사례는 다케다와 진판델의 협력으로, 다케다는 알츠하이머병 치료제 개발 과정에서 진판델의 TOMM40 유전자 검사법을 활용했다.[75] 사실 아직은 아무런 치료법이 없는 알츠하이머병의 고삐를 움켜쥘 수 있다면, 그것은 디지털화된 의학을 위한 최고의 성공이 될 것이다. 뇌 이미징과 관련하여 언급한 것처럼, 아밀로이드가 뇌에 축적되는 것을 이미징으로 발견해내는 것은, 경도의 인지기능 저하와 같은 알츠하이머병의 초기 증상이 나타나는 시점보다 10~20년 앞선 시점에도 가능하다. 뇌 이미징이나 다른 바이오 마커를 활용하여 새로운 약제를 사용하는 데 적합한 환자를 골라낼 수 있을 것이다. 예를 들면 apoε4 대립유전자 1쌍 혹은 2쌍을 가진 환자를 골라내고, 피츠버그 화합물 B[PIB]라는 형광물질을 이용한 PET 스캔을 통해 뇌의 특징적 부위에 축적된 베타 아밀로이드 플라크를 찾아내고, 그와 동시에 기억력 감퇴의 초기 증상을 감지할 수 있는 인지능력 평가를 시행하는 식이다. 게놈의학, 디지털 이미징, 인지능력을 자주 혹은 지속적으로 측정하는 무선 센서(스마트폰에서 구동되는 프로그램의 형태) 등이 집합적으로 사용될 경우, 약물 투여를 통해 알츠하이머병을 예방하거나 발병을 현저히 늦출 수 있다고 정확히 예측할 수 있는 환자를 가려내는 일이 가능해질 것이다.

이러한 사례들은 모두 '세라노스틱스[theranostics](치료법을 뜻하는 therapeutics와 진단법을 뜻하는 diagnostics를 섞어서 만들어진 신조어로, 주로 개인별 맞춤 치료를 지칭하는 말로 사용된다-역주)', 즉 진단과 치료의 통합적 사용이라는 범주에 속하는 것들이다. 고혈압이나 당뇨병에서의 유전자 변형이나 암에서의 운전자 돌연변이는 모두 진단에 도움을 주는 바이오 마커인데, 치료와 결합될 때는 올바른 환자에 대한 올바른 치료의 수단으로 활용될 수 있다. 디지털 방식 접근의 세 번째 범주는 무선 센서의 사용을 통해 원하는 효과를 정확히 파악하거나 조절하는 분야다. 우리는 아직 이와 관련한 용어나 사례를 갖고 있지 않지만, 바이오 마커, 치료법, 무선 센서라는 세 가지 요소가 결합될 경우, 미래 의학의 새로운 지평을 여는 강력한 수단이 될 수 있을 것이다.

이러한 디지털 도구들이 임상시험에 활용될 경우, 인구집단 의학에 기반을 둔 대규모 임상시험은 더 이상 필요 없게 된다. 그 대신 기껏해야 수백 명 정도를 대상으로 임상시험을 디자인하면 된다. 첫 단계는 적절한 환자 집단을 정확히 가려내는 일이다. 예를 들어 2형 당뇨병 환자들 중에서 TCF7L2와 같은 핵심 유전자에서 변형이 있는 유전자형을 가진 환자들을 가려내는 식이다. 이 유전자 변형은 인슐린을 생산하는 췌장 베타세포의 기능 이상과 관련이 있는 것으로 알려져 있다. TCF7L2는 2형 당뇨병 환자에게서 가장 흔히 발견되는 유전자 변형으로, 약 20% 이상의 환자들이 이러한 변형을 갖고 있다.[76] 이러한 유전자 변형을 갖고 있는 환자들만을 대상으로 신약이 투여될 것이고, 그 효과는 포도당 센서를 통해 지속적으로 측정될 것이다. 만약 100명의 환자를 대상으로 시험한 결과, 밤과 낮, 그리고 식사 후를 비롯하여 언제나 혈당 수치가 정상으로 유지되며 별다른 부작용도 나타나지 않았다면, 그 약은 승자가 되기에 부족함이 없을 것이다. 그리고 물론, 그 신약은 혹시 있을지 모를 독성 효과 여부를 가리기 위하여 여러 다른 종류의 동물 모델에서 시험(전임상시험)이 진행 중이다. 이제 문제는 그것이 FDA 승인을 얻을 수 있는가 하는 것이다.

새로운 성공보장 모델에 입각하여 말하면, '조건부 긍정'이 대답이다. 이 약은 '조건부 승인' 이후 시판될 수도 있을 것이다. 그러나 이 책의 앞부분에서 언급한 사례들에서 보듯이, 중요한 부작용이 나타나는지 여부를 알기 위해서는 아주 많은 환자들이 이 약에 노출되어야만 한다. 실제 현실에 적용해보기 전에 이를 정확히 알 수 있는 방법은 없다. 때문에 바이옥스 이외의 처방약 퇴출 사례로는 최근의 경우만 해도 세리바스타틴(상품명 베이콜), 펜-펜, 레줄린, 루미라콕시브, 시메라가트란, 리모나반트 등이 있다(마지막 세 의약품은 유럽의약품청의 승인은 얻었지만 미국식품의약국의 승인은 얻지 못했던 것이다). 새로운 디자인의 임상시험에서는 앞에서 언급한 바이오 마커를 이용하는 것 이외에도, 면밀한 선별검사와 세심하고 복잡한 참여 기준을 만드는 것이 필요하다. 심각한 부작용이 나타날 확률이 1% 미만일 때는, 1,000명 이상의 경과를 보아야 할 때도 있다. 마찬가지로 실제로 여러 의약품들에서 그러하듯이, 부작용 발생 확률이 500명 중 1명보다 적다면, 수만 명이 그 약을 사용한 후에야 알게 될 수도 있다. 현재 FDA는 가능한 한 많은 환자들의 데이터를 확인함으로써 안전성을 보장하려 하며, 때문에 1만 명 이상이 참여한 임상시험을 장려한다. 이런 임상시험에서는, 대체로 무작위 배정된 절반의 환자들에게는 위약이 투여되기 때문에, 특정한 약의 부작용 유발 여부 및 부작용 발생 빈도를 비교하기 위한 기준이 존재한다. 그럼에도 불구하고, 이런 방식으로 FDA의 모든 기준을 통과한 많은 의약품들에 심각한, 때로는 치명적인 부작용이 있다는 사실이 시판 이후에 드러나곤 했다.

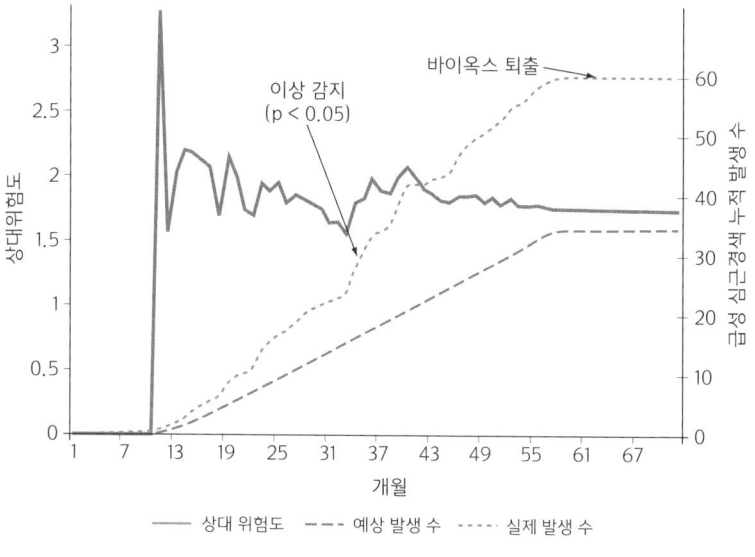

■ **그림 10-1** ■

카이저 퍼머넌트 의료정보 시스템이 바이옥스의 심근경색 유발 위험을 감지한 시점과 제조사에 의한 퇴출 결정이 내려진 시점을 비교한 그래프.

출처: Institute of Medicine, *Challenges for the FDA: The Future of Drug Safety, Workshop Summary* (Washington, DC: National Academies Press, 2007).

    지금과 같은 디지털 세상에서는 이런 일이 일어나지 말아야 한다. 무선 센서를 활용하여 신약의 효과를 개인별로 추적하고 평가하는 능력도 좋지만, 인구집단 전체에서 나타나는 부작용을 찾아낼 수 있는 예민한 방법이 있어야 한다. 바이옥스 사례를 다시 생각해보자. 바이옥스는 1999년에 승인되었고, 곧바로 시장에 쫙 깔렸다. 그림 10-1에 나타난 것처럼, 심근경색 발생 위험이 기준보다 2배 높은 것이 드러남에 따라 퇴출될 때까지, 60개월 이상의 시간이 걸렸다. 그러나 700만 명의 자료가 담긴 데이터베이스는 그 위험을 거의 절반 수준인 34개월 만에 보여줬다. 만약 우리가 1억 명의 자료가 담긴 데이터베이스를 보유행더라면(이는 전체 미국 인구의 3분의 1에 해당한다), 바이옥스가 심근경색을 유발할 수 있다는 사실은 2개월 만에 발견됐을 것이다. 만약 모든 미국인을 추적할 수 있었다면, 그건 1주 혹은 2주밖에 안 걸렸을 것이다.[77]

그러므로 우리는 '조건부 승인 후 감시' 형태의 대규모 조사를 시판 후에 진행할 필요가 있고, 이러한 조사를 거친 후에 완전히 승인해주는 방식이 필요하다. 이와 같은 부작용 감지에 있어 까다로운 점은, 바이옥스 사례에서 심근경색이 그러했던 것처럼, 예기치 못했던 약 부작용이 그 약을 복용하지 않는 보통 사람들에게서도 매우 흔히 발생하는 것이라서 약품의 작용이 가려지기 쉬울 때다. 만약 그 부작용이 간 독성이나 간 부전이라면 매우 알아차리기 쉬운데, 그런 일은 간염이 없는 상태에서는 매우 드물게 나타나기 때문이다. 하지만 서로 다른 의약품을 복용하는 사람들의 데이터 크기가 아주 커질 경우, 바이옥스 사례에서와 같이 심근경색과 같은 흔한 부작용이 특정 의약품 때문에 일어나는 경우까지 식별해낼 수 있다. 우리는 이미 H1N1 신종 플루 사례나 식품에 의한 살모넬라 발생 사례에서 대중에 의한 디지털 질병 감시를 경험한 전례를 갖고 있다.[78] 구글의 '플루 경향Flu Trends'이라는 어설픈 도구를 사용함으로써, 혹은 땅콩버터 오염 사건(2009년 미국에서는 살모넬라에 오염된 땅콩버터의 대량 유통으로 인해 수백 명이 감염되고 사망자까지 발생하는 사건이 발생하여, 대규모 리콜 조치가 행해지는 등 큰 소동이 벌어졌다-역주)의 경우에는 '식중독', '땅콩버터', '설사', '리콜' 등의 단어를 인터넷에서 검색한 기록을 살펴봄으로써, 공공기관의 공식 발표보다 4~5주 앞서서 질병의 발생 여부를 더욱 신속하게 파악할 수 있고 발병 지역도 구분할 수 있었다.[79] 나는 좀 전에 '어설픈'이라는 표현을 썼는데, 그건 구글이나 빙과 같은 검색 엔진들이 그 자체로는 물론 강력한 것이라 하더라도 질병 감시의 목적으로 고안된 것이 아닐뿐더러 사용된 방법 역시 간접적인 것이기 때문이다. 그럼에도 불구하고 그들은 기대 이상의 능력을 보여줬다. 명확한 목적을 갖고 포괄적이면서 정밀한 방법으로 역작용 관련 데이터를 인터넷을 활용하여 수집하는 것은 성공보장 신약개발 모델에서 매우 중요한 부분이 될 것이다.

신약개발에서 디지털 기술을 이용하는 것과 관련하여 선택 가능한 또 다른 기술로는, 무선 표시자^{tag}가 부착된 알약을 만들어 약의 복용 여부는 물론 복용 장소나 시간까지 체크할 수 있게 하는 방법이 있다. 이는 물론 조건부 승인 상태의 약물 반응을 추적하는 데도 매우 유용한 방법으로 활용되어, 실제로 의학계에서 처방되기 이전에 이 약이 부작용을 일으키는지, 일으킨다면 환자에게 어느 정도의 불편을 유발하는지 등을 처음으로 현장에서 살펴볼 수 있게 된다.

분명히 이런 조건부 승인은 많은 제한을 요할 것이다. 이런 약은 대규모 마케팅이 금지될 것이고, 소비자를 대상으로 하는 직접 광고도 금지될 것이다. 조건부 승인 상태의 신약을 복용하는 환자들은 해당 의약품이 아직 연구 중에 있으며 심각한 부작용이 생길 위험이 있다는 사실에 대한 설명을 미리 듣게 될 것이다. 짐작컨대, 과거 기존의 치료에서 효과를 보지 못했거나 견디기 어려운 부작용을 경험하는 등 치료 실패를 경험한 환자들이 주로 조건부 승인 상태의 약을 복용하게 될 것이다. 수천 명가량의 환자들로 구성된 충분한 표본 집단이 충분히 긴 시간 동안 해당 약물에 노출되고 실제로 나타난 부작용 관련 사항들이 모두 파악되고 나면, 그 이후에는 최종적이고 완전한 승인 조치가 내려질 것이다.

이 프로그램은 인터넷, 고해상도 이미징, 무선 센서, 바이오 마커, 표시자 부착 알약 등 디지털 의학의 다양한 측면들을 이용하게 된다. 하지만 한 가지 더욱 중요한 특징이 있는데, 그것은 바로 DNA를 활용하는 약물유전체학이다. 모든 신약은 약물유전체학적 연구를 통해, 어떤 유전적 변형을 가진 사람들이 특별한 이익을 얻거나 예기치 못한 심각한 부작용을 겪을 것인지를 가려내는 과정을 필요로 한다. 어떤 사람이 임상시험의 대상이 되기 위해서는 개인별 선별 기준에 부합해야 하고 그 기준과 시험 대상이 되는 약품 사이에 과학적인 근거가 있어야 하는 것이 성공보장 모델의 전제라고 할 수 있는데, 이 경우에는 의약품을 투여하고 부작용을 모니터하는 데 있어서 훨씬 더 많은 정보들이 필요하다. 특정한 특성을 가진 사람들이 이득을 볼 수도 있다. 예를 들어 류마티스 관절염과 같은 자가면역질환의 한 형태에 사용할 신약을 시험하는 과정에서, 그 신약이 1형 당뇨병 예방 효과를 갖는다는 사실이 드러날 수도 있는 것이다. 두 가지 질병이 같은 유전자 가닥의 변형과 연관이 있기 때문이다. 또한 중요한 것은, 만약 조건부 승인 상태의 의약품에서 심각한 부작용이 나타날 경우, 환자의 DNA 분석을 통하여 그 부작용의 발생이 유전자의 어느 부분과 연관되어 있는지에 관한 유전학적 연구를 행할 수 있다는 사실이다.

궁극적으로, 이러한 구역들을 더 자세히 시퀀싱하거나 대체되어 연결되거나 비정상적으로 변형되거나 축적된 단백질과 같은 후속 생물학적 표시자들을 탐구함으로써, 우리는 이러한 바이오 마커들을 스크리닝할 수 있게 되고 신약의 안전성도 크게 높일 수 있다. 바이옥스 사례처럼 시장에서 철수되어야 했던 모든 처방약들과, 대규모 3상 임상시험 끝에 결국 승인 획득에 실패한 처방약들(고혈압 치료제인 오마파트릴라트나 심장병 치료제인 토세트라핍 등의 사례가 있다)은, 만약 약물유전체학적 프로그램에 의한 연구 결과가 성공적일 경우에는 오늘날 상업적으로 사용될 수 있었을 가능성도 충분하다. 이들 약품들은 하나같이 대부분의 환자들에서는 효과가 아주 좋았지만 극소수의 환자들에게 심각한 부작용이 발생했는데, 이런 부작용들은 DNA 분석을 통해 미리 발견될 수도 있었던 것들이다. 만약 이러한 일들이 가능했었다면, 위험 대비 편익은 크게 상승할 수 있었을 것이다.

성공보장 모델은 관점에 따라 다양한 수준에서 상당한 영향을 끼칠 수 있다. 소규모 임상시험으로도 효능을 증명할 수 있기 때문에 생명과학 기업들은 상당한 비용을 절감할 수 있을 것이다. 모든 국민들에게 보건의료를 보장해야 하는 국가 차원에서 보면, 영국에서 벨케이드의 경우에 채택한 것과 같은 '치료 결과에 따른 지불 모델'이 매력적인 대안이 될 수 있을 것이다(벨케이드는 혈액암 치료에 사용되는 고가의 항암제로, '약효가 나타날 때만 돈을 받는' 방식이 의약품에 적용된 최초의 사례다–역주). 환자들의 경우, 그들이 복용하는 의약품이 효능을 발휘할 것이라는 점을 믿을 수 있을 것이고, 실제로 증상의 호전을 경험할 것이다. 하지만 이러한 모델을 향한 진전이 있으려면 약물유전체학에 대한 전적인 수용과 포용이 있어야 한다. 이번 장에서 강조한 생물학적 제제의 경우도, 기본적인 생물학적 프로세스에 관한 지식을 이용하면서 커다란 성공을 거두고 있는 전형적인 사례임에도 불구하고, 아직까지 약물유전체학적 접근은 전혀 하지 못하고 있는 것이 사실이다. 유방암 치료에 사용되는 허셉틴은 이와 같은 불행한 경향에서 벗어나 있는 특이한 사례이다.

반면 류마티스 관절염 치료제들은 약물유전체학적 측면을 무시하고 있는 유쾌하지 못한 다른 사례라 할 수 있다. 현재 엔브렐, 레미케이드, 휴미라 등 종양괴사인자^{TNF}를 활용한 의약품들에 소요되는 비용은 환자 1인당 연간 3만~5만 달러, 전체로는 연간 140억 달러에 이른다. 하지만 이들 약품을 복용하는 류마티스 관절염 환자 중에서 절반만이 효과를 보고 있을 뿐이다. 즉, 우리가 질환 하나의 치료에 있어서만 연간 70억 달러를 허비하고 있다는 뜻이다.[80] 비非반응자라는 이유로 불필요한 고통을 겪어야만 하는 환자들은 일단 논외로 하고 국가적 혹은 국제적 차원에서 생각할 때, 어떤 사람들이 이 약으로 인해 혜택을 볼 수 있는지를 가려내는 작업이 반드시 필요하지 않을까?

이 새로운 모델은 제약 및 생물학적 제제 분야에만 적용되는 것이 아니라 의료기기나 백신 분야에도 똑같이 적용된다. 매년 체내형 제세동기 25만 개가 환자의 몸속에 심어지고 그에 소요되는 기기 비용은 60억 달러에 달하지만, 환자의 몸속에서 평생 한 번이라도 활성화되는 장치는 겨우 10분의 1에 불과하다. 이 기기의 삽입 여부에 관한 정보를 주는 바이오 마커를 사용하면 엄청난 비용을 절감할 수 있을 것이며, 나아가 지금은 이 기기의 삽입이 전혀 고려되지 않고 있는 환자들 중에서 그것이 필요한 환자들—미국에서만 연간 30만~40만 건의 돌연사가 발생한다—을 찾는 데도 그 정보는 유용하게 활용될 것이다. 마찬가지로 특정한 질병을 가진 환자들에게 도움을 줄 목적으로 고안된 백신도 등장할 수 있을 것이다. 덴드리온이라는 바이오기술 회사가 개발하여 2010년에 상업화 승인을 얻은 프로벤지^{Provenge}라는 전립선암 치료백신이 좋은 사례다. 이 백신은 전립선암 환자의 면역 기능을 활성화하는데, 9만 3,000달러의 비용이 소요되며 환자의 생존기간을 평균 4개월 연장시킨다.[81] 성공적인 의학이 되려면, 우리는 어느 환자가 실제로 혜택을 볼 환자인지 알아야 한다. 이것이 미래에는 모든 치료의 일부가 되어야 한다. 엄청난 성과를 이룰 수 있는 일인데도 아직 행해지지 않고 있을 뿐이다.

조건부 승인 제도가 도입되려면, 현재는 그런 제도가 없는 FDA가 승인 절차를 재조정해야 한다. FDA는 유럽의약품청에 비해 훨씬 더 위험 회피적인 경향이 있다. 지난 수년 동안 FDA와 유럽의약품청이 모두 승인한 신약이 82개인데, 유럽에서만 승인된 것은 11개가 더 있다.[82] 개개인을 미세한 분자 알갱이 수준에서 구분하는 능력에서부터 전체 인구집단 수준에서 거시적으로 의약품의 효과를 추적하는 능력에 이르기까지, 강력한 디지털 플랫폼의 활용이 새로운 형태의 규제 절차의 기초가 되어야 한다. 미국에서는 디지털 의학의 잠재력을 제대로 활용하기 위해 맨 먼저 해결되어야 할 것이, FDA와 연방통신위원회FCC라는 2개의 정부 규제기관 사이의 긴밀한 협력이다. FCC의 개입이 필요한 이유는 무선 센서, 인터넷, 휴대전화 등 다양한 개인영역 네트워킹body area network 기술이 관련되기 때문이다(개인영역 네트워크BAN는 웨어러블wearable 또는 몸에 심는implant 형태의 센서나 기기를 무선으로 연결하는 기술로, 무선 센서나 기기에서 수집한 정보를 휴대전화나 간이형 기지국base station을 통하여 병원이나 기타의 필요한 곳에 실시간으로 전송함으로써 u-헬스 등의 서비스를 받는 데 응용할 수 있으며, WBANwireless body area network 혹은 BSNbody sensor network이라고도 불린다-역주). 2개의 기관 모두 마치 FBI나 CIA와 같은 국가안보 관련 기관이라도 되는 듯이 과도한 규제 역할을 담당해왔던 과거를 생각할 때, 두 기관의 협력이라는 조건의 제시는 '실패 보장'

모델이라고 할 수 있을 것이다. 하지만 흥미롭고 혁신적인 솔루션들을 지원하는 데 있어서 연방기관들 사이의 조화는 필수적이다. 기술이 더욱 발전하게 되면, 우리는 증상이 발현되기 이전부터 의약품이나 의료기기를 가장 필요로 하는 개인들과 이상적으로 연결시키는 방법을 통해 성공을 모색하게 될 것이다. 우리가 지향해야 할 지점은 분명하다. 대단한 디지털 도구들은 계속 쏟아져 나오고 있으며, 새로운 형태의 미래 의학을 만들어가는 과정에서 아직 제대로 활용하지 않은 기술들이 아주 많이 있다.

디지털 마케팅, 추적조사, 세일즈

미국에서 활동하는 70만 명의 의사들을 상대로 일하는 제약 영업사원의 수는 최근까지 10만 명 이상이었다. 이 수치는 의료기기 업체 등 제약 이외의 생명과학 기업들에 소속된 영업사원은 고려하지 않은 것이다. 의사 5~7인당 1명꼴로 존재하는 그 많은 영업사원들이 그렇게 자주 의사들을 찾아다니면서 유인물을 나눠주거나 아이패드로 슬라이드를 보여주는(요즘은 이게 유행이다) 관행이 꼭 필요한 것일까? 미국 국민 전체를 대상으로 하는 의약품 텔레비전 광고에 매년 거의 50억 달러가 쓰이고 있는 현실은 또 어떤가?[83] 어떤 의약품이나 기기의 효용이나 다양한 부작용 목록을 사람들에게 전달하는 방법으로 30초 혹은 60초 동안의 광고가 최선인 것일까? 요즘과 같은 개인 맞춤형 광고와 소셜 미디어 네트워크의 시대에, 기업들이 자신이 원하는 바를 전달할 수 있는 더 효율적인 방법이 있지 않을까?

2008년에 제약회사들은 소비자 대상 마케팅 예산의 겨우 4%만을 인터넷에 썼지만, 의심의 여지없이 상황은 달라질 것이다. 몇 가지 잘못된 시작도 있었다. 2009년 FDA는 구글과 몇몇 다른 검색 엔진에 광고를 하면서 부작용 목록을 포함하지 않은 14개 제약회사들에게 경고의 서한을 보냈다.[84] FDA는 또 노바티스가 자사 홈페이지에서 백혈병 치료제인 타시그나를 홍보하면서 그 약제의 위험성에 대한 언급 없이 페이스북의 '공유' 아이콘을 첨부한 것에 대해서도 경고했다. 어느 페이스북 이용자는 "이 약은 우리 엄마의 생명을 구했어요. 아무런 부작용도 없었답니다."라고 썼다. FDA는 이 일에 대해 다음과 같이 경고했다. "타시그나의 효과를 표현하고 있지만 그 약의 사용과 관련된 위험에 관해서는 어떤 정보도 담고 있지 않으므로, 그 문장은 오해의 소지가 있다. ······이는 FDA가 페이스북 위젯widget(미니 응용프로그램−역주)과 관련하여 이행 명령을 내리는 첫 번째 사례이다."[85]

마찬가지로 제약회사의 후원에 의한 트위터 이용과 관련된 규정 위반 행위도 있었다. 하지만 이는 생명과학 기업들이 홍보를 목적으로 초창기에 시도했던 아주 초보적 형태의 사례다. 하지만 앞으로 더욱 분명하게 드러날 사항은, 개인 맞춤형 의학의 핵심은 다양한 디지털 요소들에 의해 특정한 그룹의 환자들만을 위한 의약품을 개발하는 것뿐만 아니라 가장 세밀한 타깃 마케팅 방법을 통해 그 소수의 환자들에게 개인별 마케팅을 펼치는 것까지 포함한다. 생명과학 기업들이 특정한 바로 그 순간에 특정한 바로 그 환자에게 맞춤형 메시지를 전달할 수 있는 기회가 펼쳐지는 것이다. 예를 들어, '나와 같은 환자들'이나 '큐어투게더CureTogether'와 같은 온라인 커뮤니티를 통해서 특정한 질병을 갖고 있거나 특정한 의약품을 복용하고 있는 사람들에게 접근하는 것은 아주 쉽다. 기업들은 이미 자체적인 소셜 네트워크 사이트를 만들어 후원하기 시작했는데, 당뇨병 환자들을 위한 사이트를 운영하는 사노피 등 여러 사례가 있다. 텔레비전 광고와 달리 인터넷, 특히 페이스북과 같은 특정한 온라인 커뮤니티에서 진행하는 홍보는 즉각적인 피드백이 가능하고 그것을 정량화하는 것도 용이하다.

또한 우리는 사람들이 어느 장소에 머물고 있는지도 알 수 있기 때문에, 환자, 병원, 의사, 대학병원, 약국 등에 특화된 모바일 플랫폼 기반 광고를 진행하기도 쉽다. 약국으로 가는 도중에 혹은 약국 목록을 검색하는 과정에서, 처방약을 할인 가격에 구입할 수 있게 해주는 그루폰Groupon이나 포스퀘어foursquare(위치 기반 모바일 SNS 서비스-역주) 이벤트를 접하는 것도 가능할 것이다.

소셜 네트워킹의 파워는 생명과학 기업들에게도 상당히 큰 영향을 줄 것이다. 이전에 기업들이 주로 의지했던 마케팅 방법들로는, 핵심 오피니언 리더들의 입을 통해 홍보하기, 처방추적 데이터베이스를 통해 처방량이 많은 의사들을 가려낸 다음 집중 공략하기, 유명 인사를 끌어들여 대중 홍보에 활용하기 등이 있었다. 하지만 이제 생명과학 기업들과 소셜 네트워크 사이의 접점들이 점차 생겨나면서, 새로운 비전이 제시되기 시작했다. 예를 들어, 최근의 연구에 의하면 리피토 처방이 40%나 감소한 데에는 소셜 네트워크가 결정적인 역할을 하였다. 하지만 가장 주목할 만한 것은 머크의 당뇨병 치료제 자누비아의 사례다.[86] 소셜 네트워크가 의약품 처방에 미치는 영향력에 관한 최초의 교훈 중의 하나라고 할 수 있는 이 사례는, 노스캐롤라이나 주에 있는 랄리-더램 리서치 트라이앵글 지역의 의사 610명의 처방에 관한 것이다. 이 지역은 듀크 대학 메디컬센터와 노스캐롤라이나 대학 메디

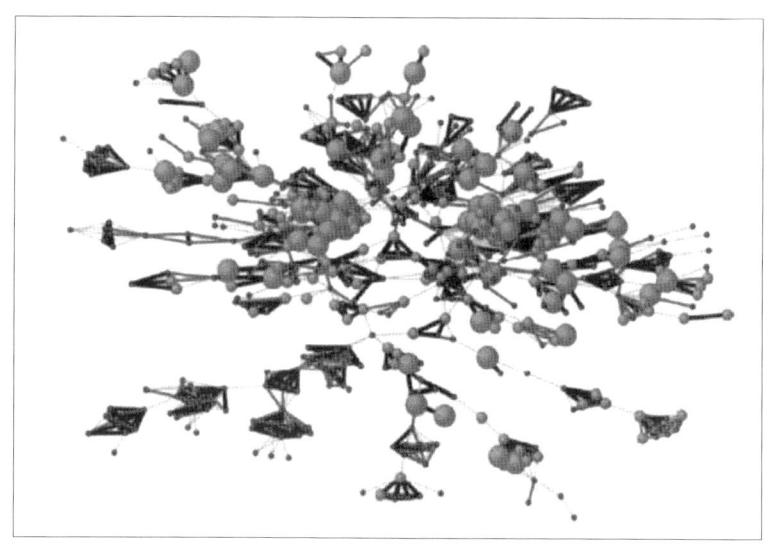

■ 그림 10-2 ■

큰 점은 자누비아를 처방하는 의사이며, 점의 크기는 처방량을 반영한다. 작은 점은 자누비아를 처방하지 않는 의사다.

출처 : "Case Study 1: Adoption of Januvia," MedNetworks Inc., n.d., www.mednetworks.com/case-studies.html.

콜센터가 나란히 위치해 있는 곳이다. 의사들의 자누비아 처방은 그들이 네트워크를 맺고 있는 사람 중에서 자누비아를 처방하는 사람이 한 명이라도 있는지 여부에 의해 크게 영향을 받았으며, 그 영향은 자누비아를 처방하는 사람의 수가 3명일 경우에는 더욱 커졌다(그림 10-2 참조). 이와 같은 효과는 의사들의 다른 소셜 네트워크에서도 발견되었다. 이런 경향은 메드네트웍스MedNetworks라는 이름의 새로운 회사의 탄생으로 이어졌는데, 이 회사는 새로운 의약품이나 의료기기의 홍보에 소셜 네트워크를 활용하는 방법과 관련된 비즈니스 및 연구를 위해 생겨났다.[87]

시간이 흐르면서 생명과학 기업들이 디지털 마케팅 및 세일즈를 더 많이 활용함에 따라 업무 효율을 높여갈 것이라는 점은 분명하다. 휴대전화나 태블릿에서 사용할 수 있는 '이포크라테스epocrates'라는 앱은 미국에 있는 전체 의사의 거의 절반이 쓰고 있는데, 의사들은 외래 진료나 회진 중에 의약품의 정확한 용량이나 부작용을 체크하는 데 이를 활용하고 있다. 이 앱은 약의 색깔과 모양에 관한 정보만으로 환자가 무슨 약을 먹고 있는지 알 수 있게끔 하는 기능도 있다. 그러나 지금 의사들은 이 앱을 사용할 때 나타나는 '닥 얼러트DocAlert' 광고가 거슬린다고 불평하고 있다. 이포크라테스의 주장에 의하면, 제약회사들이 이 광고에 1달러를 지출할 때마다 그 제약회사는 3달러의 매출 증가를 얻게 된다. 그 회사의 경영진 중 한 명은 다음과 같이 말했다. "제약회사들은 처방 권한을 가진 사람들에게 영향을 주기 위해서 매년 140억 달러를 쓰고 있습니다. 처방 권한을 가진 사람은 60만 명에 불과하며, 140억 달러는 이들 60만 명을 상대로 지출되는 겁니다. 만약 이들 의사들에게 닿을 수 있는 통로를 확보하고 있다면, 그건 금광의 발견에 비견될 겁니다." 화이자의 의학 담당 최고책임자는 이 특별한 광고 수단의 이점에 대해 다음과 같이 설명했다. "이포크라테스를 통해 행해지는 일들이 매력적인 까닭은, 우리가 원하는 것을 문자 그대로 그들의 손바닥 위에 놓을 수 있기 때문이죠."[88]

이런 과정에서 영업사원에 대한 수요는 급격하게 감소할 것이며, 그러한 변화는 곧 마케팅에서의 우선순위가 의사들에게서 환자들로 옮겨가고 있음을 보여주는 것이기도 하다. 이는 생명과학 기업들의 미래를 구성하는 하나의 요소에 불과할 뿐이다. 기업들이 소셜 미디어 전문가들, 미디어 기획자들, 크리에이티브 담당자, 사용자 경험 전문가 등으로 구성된 팀을 꾸려서 그들이 원하는 메시지를 세상에 퍼뜨리기 위해 노력하는 날이 곧 도래할 것이다.[89] 이렇게 되면 미래의 마케팅은 오늘날의 마케팅 프로그램과는 사뭇 다른 외형을 띠게 될 것이다. 더욱이, 디지털 소셜 네트워크 분석을 통해 부작용이나 효능에 관한 정보의 획득이 촉진될 수 있을 것이며, 의사들이 어떻게 의약품을 채택하는지를 연구하기 위해 소셜 네트워크를 활용하는 새로운 시도는, 실제 소비자들 사이에서 그 의약품이 어떻게 소비되며 작동하고 있는지에 관한 커다란 간극을 메우는 데 유용한 매력적인 수단을 제공할 수도 있을 것이다. 만약 소비자들이 어디를 가든 스마트폰의 위치 정보 서비스를 켜놓고 있다면, 신약이 출시될 때 그 약이 대중들 사이에서 어떤 효과를 나타내는지 추적할 수 있는 아주 간단한 방법도 고안해내지 못할 이유는 없을 것이다.

새로운 모델이 주도한다

내가 볼 때 생명과학 기업의 재부팅 경향을 잘 보여주는 2개의 신약개발 프로그램이 2011년에 있었다.[90] 프랜시스 콜린스가 낭포성 섬유증과 관련이 있는 CFTR$^{\text{cystic fibrosis transmembrane conductance regulator}}$ 유전자 돌연변이를 발견한 것은 1989년의 일이다. 이 돌연변이가 있는 사람의 수는 전 세계에 약 8만 명 정도로 추산되는데, 염소^{chloride} 이온이 정상적으로 세포막을 통과하지 못하는 특징이 있다. 돌연변이 발견 이후 22년 동안 효과적인 유전자 기반 치료의 희망은 달성되지 않았다. 하지만 2011년, 버텍스^{Vertex}라는 제약회사가 낭포성 섬유증 환자

161명을 대상으로 실시한 무작위 임상시험 결과를 발표하면서 변화가 생겼다. 이는 모든 낭포성 섬유증 환자를 대상으로 실시된 임상시험이 아니었다. CTFR 유전자 내에서 일어나는 1,800가지 이상의 돌연변이가 낭포성 섬유증과 관련이 있으며, 다양한 돌연변이의 형태는 염소의 경로에서도 다양한 분자 수준의 결함으로 나타난다. 그런데 이 시험에서는 낭포성 섬유증 환자의 3~4%에 해당하는, G551D라는 이름의 특정한 돌연변이를 갖고 있는 환자들만이 선택되었다. 결과는 놀라웠다. 폐 기능과 호흡 상태가 상당한 수준으로 호전되었으며, 염소 수송의 생리학을 보여주는 예민한 지표인 땀의 염소 농도도 정상화된 것이다. 염소 수송이 정상적으로 일어나는 통로를 확보하는 것은 낭포성 섬유증에 관한 과거의 어떤 임상시험에서도 볼 수 없었던 일이다. 이후 승인 과정은 이례적으로 신속하게 진행되어, 임상시험 결과 발표에서 시장에 출시되기까지 걸린 시간은 수개월에 불과했다.

두 번째 사례는 내가 이미 간단히 언급한 것으로, 분자생물학적 결함에 따라 개인별 맞춤 타깃의 설정을 강화하는 것뿐만 아니라 신약개발의 윤리에 관한 핵심 개념을 불러일으키는 것이기도 하다. 매년 미국에서만 6만 8,000명이 진단을 받는 악성 흑색종은 생존기간 중간값이 8개월에 불과하기 때문에, 대부분의 사람들에게 이 진단은 1년 이내 사망할 것이라는 선고를 받는 것과도 같다. 그런데 혁명적인 새로운 접근법이 나타났다. 바이오기술 회사인 플렉시콘[Plexxicon]이 개발한 PLX4032라고 알려진 BRAF 억제약은 악성 흑색종 환자의 50~60%에서 발견되는 운전자 BRAF 유전자에게 직접 작용하는 알약 형태인데, 이 약이 그야말로 성공적인 효과를 보였다. 38명의 환자들을 대상으로 실시한 1상 임상시험에서, 81%의 환자들에서 현저하고도 신속한 종양 위축 현상이 나타난 것이다. 또한 이 약의 효과는 오직 BRAF 돌연변이를 가진 환자들에게만 국한되어서, 이 돌연변이가 없는 환자들은 이 약의 투여 이후 오히려 상태가 더 나빠졌다. 비교 약제인 다카바진의 경우, 겨우 15%의 반응율과 함께 상당한 수준의 독성까지 나타냈다. 믿어지는가? 이를 두고 많은 의사들은 '나사로 효과Lazarus effect'라고 불렀는데, 나는 이 말이 의약품과 관련하여 사용되는 것은 단 한 번도 들어본 적이 없었다(나사로는 예수에 의해 사후 4일 만에 부활한 예수의 제자 이름으로 '실패를 극복하고 있는 사람'이라는 뜻으로 사용되며, 나사로 효과는 '새로운 아이디어가 초기의 반대나 불확실성을 이겨내고 엄청난 성공을 거두는 경우'를 지칭하는 의미로도 쓰인다. 여기서는 신약 덕분에 죽을 사람이 살아났다는 뜻으로 사용됐다-역주). 종양학 분야의 대가로 보스턴의 매사추세츠 종합병원에서 일하는 키스 플래허티는 이렇게 말했다. "우리가 이미 경험한 것에 관해서는, 나는 충분히 알 만큼 안다고 생각합니다. 우리 모두가 싫어하고 앞으로 다시는 누구에게도 처방하지 않을 약품과 비교하는 임상시험을 한다고 한들, 거기에서 얻어지는 정보는 내가 이 약을 쓰는 데 대해 어떤 추가적인 정보도 주지 못할 겁니다."[91] 하지만 추가적인 임상시험이 행해졌다. 3상 시험에서는 676명의 환자들이 무작위로 배정되어, 절반은 PLX4032를 처방받는 그룹에 속했고 나머지 절반은 다카바진을 처방 받는 그룹에 속했다. 이 시험은 왜 진행되었던 것일까? FDA가 신약으로 인한 생존율 증가에 관한 데이터를 원했기 때문이다. 더 거칠게 말하자면, FDA는 신약이 생존율을 얼마나 향상시키는지를 정량화하기 위하여 '사망자 통계'가 필요했던 것이다.

    퓰리처상을 수상한 저널리스트 에이미 하먼은 2010년과 2011년에

이 약에 관한 시리즈 기사를 작성하여, 고도로 정밀한 타깃이 설정되어 있는 유전자 기반 의약품에 관해서는 새로운 기준이 적용되어야 하는 것이 아닌가 하는 의문을 제기했다.[92] 아마도 이 기사에 등장한 사례들 가운데 가장 큰 주목을 받은 것은 두 명의 사촌에 관한 이야기였을 것이다. 사촌지간인 24세의 토마스 맥래플린과 22세의 브랜든 라이언은 모두 악성 흑색종 진단을 받았다. 무작위 배정에 의해 토마스는 BRAF 억제제 그룹에, 브랜든은 대조군에 각각 소속됐다. 당신이 짐작하는 바와 같이, 토마스는 살았고 브랜든은 죽었다.

메모리얼 슬로언-케터링 암센터의 찰스 소이어스 박사는 다음과 같은 관점을 제시했다. "항암치료라는 것은, 독성은 강한 반면 반응율은 상당히 낮은 치료를 환자에게 제공하는 것입니다. 따라서 '정말로 환자에게 도움이 되는 것인가?'라는 질문에 답하는 것이 중요합니다. 하지만 드라마틱한 반응율을 보이면서 최소한의 부작용만 존재하는 약품들이라면, 그리고 우리가 그런 일이 벌어지는 생물학적 기전을 이해하고 있다면, 우리가 그렇게 엄격한 기준을 계속 견지할 필요가 있는지 의문입니다. 이 사례는, '이봐, 우리 시스템을 바꿔야 한다고'라고 이야기할 필요성을 제기하는 대표적인 사례라 하겠습니다."[93]

그렇다. 우리의 시스템을 바꿔야 한다. 재부팅해야 한다. 오래된 규칙들을 창조적으로 파괴해야 한다. 단순히 낭포성 섬유증이나 악성 흑색종의 치료를 가능하게 하는 우아한 과학적 성취에 관한 이야기가 아니라, 플라시보를 사용하는 임상시험을 계속 실시하는 것이 과연 윤리적인 일인가 하는 문제를 제기하는 것이다. 현재 사용되는 암 치료의 과학적 근거를 다시 한 번 상기해보라. 대부분의 위약 대조 시험에서는 겨우 1~3개월의 생존 연장이라는 최소한의 이익밖에 보여주지 못했다. 초기 임상시험 이후 매우 신속한 승인 조치가 취해지고, 추후 누적된 데이터와 과거의 치료 성적을 대조군으로 설정하여 비교하는 방식이 필요하다는 점을 지지하는 강력한 사례도 분명히 만들 수 있을 것이다.[94] 예를 들어 악성 흑색종의 경우, 다카바진을 활용한 현재의 표준 항암치료의 효과는 15%의 반응율과 평균 2개월의 생존 기간 연장으로 나타난다는 사실을 이미 알고 있다. 매우 정밀하게 타깃이 설정된 새로운 치료법과 방대한 양의 역사적 데이터를 서로 결합시킬 경우, 더 이상의 게임은 불필요할 것이다. 새로운 규칙을 만들어야 한다. 신약개발 과정 전체를 선진적 방향으로 진전시켜야 하며, 독성이 있고 효과적이지 않은 치료에 환자를 불필요하게 노출시키는 일은 없어져야 한다. 구닥다리 방식은 우리에게 새로운 지식을 전혀 알려주지 못한 채, 애처로운 도덕적 문제점만을 고스란히 노출시킬 뿐이다.

나는 이번 장에서 생명과학 산업 분야에서 어떤 새로운 모델들이 떠오르고 있는지에 관해 개괄하려 노력했다. 매치닷컴(온라인 미팅 사이트-역주)의 개념은 새로운 수준으로 바뀌고 있다. 특정한 유전자의 돌연변이와 같은 개인별로 서로 다른 특성들은 해당 특성과 딱 들어맞는 특정한 치료법과 연결되고 있다. 이러한 연결은 과립^{granule} 차원에서 일어날 것이므로, 만약 우리가 낭포성 섬유증 CFTR 유전자의 사례처럼 유전자 수준의 타깃 설정에 그친다면 그 또한 적절하지 못한 일이다. 버텍스의 약품에서 G551D 돌연변이나 BRAF 억제세에서 V600E 돌연변이와 같이, 개인별로 정확한 점돌연변이 내용을 파악해야 한다. 그렇게 하면 우리는 효능을 극대화하고 승인 과정을 최대한 신속하게 만들 수 있을 것이다. 재부팅 과정을 거친 생명과학 산업은, 인구집단 대상 전략 대신 개인의 디지털 정보 해독을 통해 개인에게 가장 알맞은 치료법을 추구하는 개인화 과학을 촉진하게 될 것이다. 우리는 의학 전반에 걸친 여러 분야에서 이런 일을 가능하게 하는 새로운 도구들을 이미 확보하였으며, 과거에는 기대할 수 없었던 정밀한 수준의 처방을 처음으로 도모하기 시작했다.

제11장

호모 디지투스, 그리고 개인

> 우리의 물리적 신체를 전자 미디어로 인해 확장된 우리의 신경계 속에 놓음으로써, 단순한 확장—우리의 신체, 그리고 도시까지도—에 불과했던 과거의 모든 기술들이 정보 체계로 전환될 수 있는 동력을 확보하게 된다.
> - 마셜 매크루언, 《미디어의 이해》, 1964[1]

> 과거의 다른 기술 혁명들이 그러했던 것과 같이—인쇄술의 발달로 인한 문학과 과학 문화의 발전이든 전신 기술의 뒤를 이은 사회 경제적 글로벌리제이션이든—지금 중요한 것은 우리가 갖게 된 새로운 능력 자체가 아니라 그 능력을 어떻게 기술적 사회적 기회로 활용할 것인가 하는 문제다.
> - 클레이 서키, 《많아지면 달라진다 Cognitive Surplus》, 2010[2]

디지털 세상이 결국 닫혀 있던 의학의 세계 속으로 침투하게 될 슈퍼 융합의 개념을 발전시키기 위해서, 우리는 지금까지 긴 여정 중

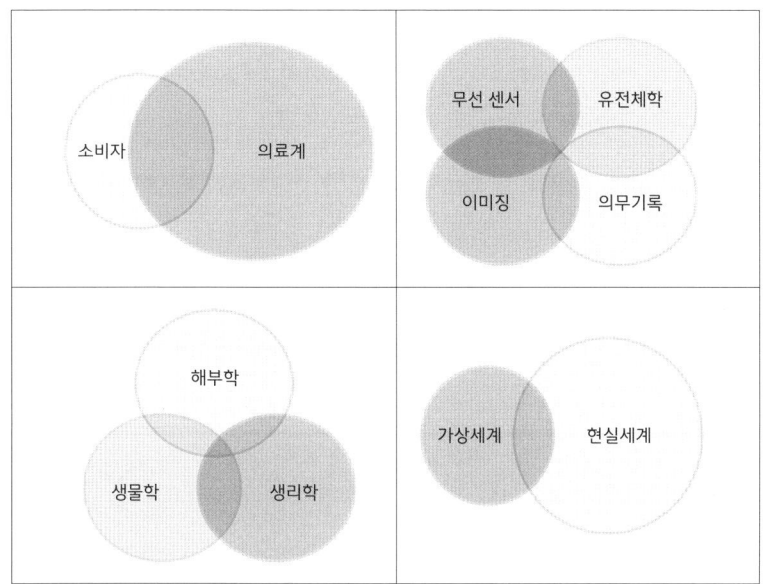

■ 그림 11-1 ■

인간을 디지털화하는 일련의 융합들. 각 다이어그램은 과거에는 분리되어 있었던 영역이 융합되는 경향을 보여주는 것이다.

에서 상대적으로 융합의 정도가 약한 부분들을 살펴보았다.

여태껏 의료계는 특별한 권리를 보장받은 집단이었으며, 거의 독점적인 공급자이자 모든 보건의료 관련 정보의 원천이자 저장소였다. 그러나 인터넷과 온라인의 성장과 더불어 건강과 관련된 수평적이고 대등한 네트워크의 발달은 의료 전문가와 대중 사이의 지식의 격차를 빠른 속도로 없애고 있다. 점점 더 많은 사람들이 자신들의 DNA 데이터를 스스로 보유하게 되고 점점 더 많은 사람들이 휴대전화를 통해 주요한 생리적 수치들을 알 수 있게 되는 것처럼, 대중과 전문가 사이의 격차는 점점 더 줄어들기만 할 것이다. 일련의 도구들은 개별적으로 인간을 디지털화하는 새로운 방법을 제공할 뿐만 아니라, 우리가 지금까지 살펴본 것처럼, 여러 도구들이 함께 활용됨으로써 더욱 강력하면서도 유연한 도구 역할을 할 것이다(그림 11-1 참조). 총괄적으로, 우리 개개인은 스스로의 해부학적 생리학적 생물학적 데이터를 과거에는 결코 가능하지 않았던 방법으로 획득할 수 있다. 이런 모든 가능성들을 고려하면, 우리는 비록 실체는 아닐지라도 개인의 핵심적 특성들을 대부분 똑같이 보유하고 있는 가상의 인간을 창조해낼 수도 있는 것이다.

이제 우리는 일련의 융합들, 아마도 인류 역사상 가장 큰 규모의 융합이 갖고 있는 함축적 의미에 관해 토론할 준비가 되었다. 빠르게 성숙되어 가는 비非의료 영역의 디지털 및 모바일 기기, 클라우드 컴퓨팅, 소셜 네트워크 등의 발달과 유전체학, 바이오센서, 고급 이미징 등 디지털 의료 분야의 발달까지 모두 하나로 합쳐질 거대한 융합에 관해서 말이다.

개인화 과학

이 책이 의도하는 바는 '테크놀로지 관광'이 아니었다. 의학의 창조적 파괴가 어떤 모습으로 일어날 것이며 일어날 수 있는지에 관해, 또한 어떻게 하면 '개인화 과학'이라 부를 수 있을 정도의 정밀한 수준으로 개인에 관한 정보를 얻어낼 수 있는지에 관해 서술하는 것이 이 책의 집필 의도였다. 단지 DNA 시퀀싱과 게놈 프로파일링만으로도 우리는 개개인 특유의 정체성을 마치 바코드처럼 알 수 있었다. 심지어 일란성 쌍둥이조차 게놈 형질의 발현에 있어서는 중요한 차이가 있다. 이러한 분자생물학의 대단한 모습들에 겹쳐지는 또 다른 차원의 요소들도 있다. 모든 기관계를 들여다볼 수 있는 창이나 환경에 대해 반응하는 인체의 통합적 기능 등이 그것이다. 다음과 같은 여러 가지 새로운 '-오믹스' 분야에서 파악될 수 있는 것들도 많이 있다. 단백질 전체를 뜻하는 단백질체proteome, RNA로 전사되는 유전물질을 뜻하는 전사체transcriptome, 호르몬처럼 우리 몸에서 합성되는 물질 전체를 뜻하는 대사체metabolome, 모든 당을 뜻하는 당체glycome, 지질 전체를 뜻하는 지질체lipome, 단백질들의 상호 연결과 관련이 있는 상호작용체interactome, 환경을 뜻하는 엑스포좀 등등. 여러 디지털 의학 도구들의 활발한 융합의 결과로, 우리는 이제 '개인체individualome'라는 것도 보유하게 되었다. 우리는 이제 바야흐로 우리가 속한 우주 속에서 개별 인간을 진정으로 특별하게 구별되는 존재로 규정할 수 있는 시점에 당도해 있는 것이다.

우리는 또한 개인화 과학 덕분에 의학 분야의 기초에 자리한 몇 가지 무지에서 벗어날 수 있게 될 것이다. 의학 용어 중 '특발성idiopathic'이라는 말은 진단명이나 원인을 알지 못하는 경우에 아주 흔히 사용되는 것이다. 이 말은 그리스어에서 '개인적인', '개별적인', 또는 '구별되는'이라는 뜻을 가진 'idios'와 어떤 상황으로 인해 고통을 받는다는 뜻을 가진 'pathic'이 합쳐진 것이다. 아이러니컬하게도 '개인체'의 발전과 함께 우리는 'idios'라는 말의 원래 의미를 되찾게 될 전망이다. 우리는 각 개인의 고유한 특성에 대해 더 많이 알아가는 중이며, 각 개인의 상태에 관한 진단명 혹은 근본 원인을 훨씬 더 잘 찾아낼 수 있게 될 전망이다. 뿐만 아니라 '본태성essential' 고혈압이란 말은 왜 700만 명의 미국인이 고혈압을 갖게 됐는지에 대해 우리가 알지 못한다는 뜻을 담고 있으며, '잠원성cryptogenic'이라는 용어 또한 뭔가 미스테리 같은 의학적 상황이 존재하지만 우리가 그것을 잘 이해하지 못할 때 사용하는 것이다. 당뇨병이나 염증성 장질환처럼 명확한 진단명이 붙어 있는 질병의 경우에도, 분자 수준에서는 사람에 따라 상당한 차이를 나타낸다. 개인화된 의학의 시대가 되면, 궁극적으로는 '잠원성', '본태성' 등의 용어는 완전히 사라질 것이며, 모든 인간이 진정으로 개별적인 존재, 즉 'idios'이므로 그를 대하거나 치료할 때에는 개인적 특성을 충분히 존중해야 한다는 인식이 확립될 것이다. 인간을 디지털화함으로써 질병의 근본 원인을 밝혀내고 생명을 구하거나 삶의 질을 극적으로 향상시킬 수 있는 방법을 찾아내기까지 그리 긴 시간이 걸리지는 않을 것이다. 이는 물론 개인화 과학의 중요한 결과물이지만, 유일한 결과물은 아니다.

 의학적 상태나 질병을 분류하는 체계 역시 완전히 새로 쓰여야 할 참이다. 두 가지 아형으로 당뇨병을 구분하거나 특정 장기 단위로 암을 분류하는 식으로 사람들을 몇 가지 범주로 뭉뚱그려 구분하는 환원주의적 모델 대신, 개인화 과학은 야간에만 포도당 조절이 잘 안 되는 것과 같은 생리학적 표현형 요소들에 따르는 유전자 혹은 생화학 경로의 관점을 주된 생물학적 기초로 활용하는 새로운 형태의 분류체계를 촉진하게 될 것이다. 따라서 우리는 인슐린 단백질 수송 과정의 결함(아연과의 결합 문제로 인한)을 특징으로 하는 5b형 당뇨병과 멜라토닌 수용체의 기능 이상과 청색 광선에 대한 민감성을 특징으로 하는 8형 당뇨병을 구별하여 취급하는 상황을 맞이하게 될 것이다. 혹은 피부, 갑상선, 혹은 다른 여러 장기들을 침범하는 'BRAF V600E 종양'이라는 진단명을 갖게 될 수도 있다. 마찬가지로 인터류킨-17 수용체 면역질환은 다발성 경화증, 크론병, 천식, 또는 루푸스 등의 증상이 나타나는 것으로 알려질 것이다.

　인간을 디지털화하는 데 사용되는 거의 모든 도구들은 모바일 센서 네트워크, 월드와이드웹, 유전자 조절 네트워크, 신경 네트워크, 소셜 네트워크 등등 다양한 네트워크와 밀접하게 연관되어 있다. 이들 네트워크를 구성하는 접속점^{node}들은 네트워크의 종류에 따라 각기 달라서 소셜 네트워크에서는 사람일 것이며 세포에서는 DNA의 좌표^{loci}이겠지만, 운전자$^{driver\ node}$(정보전달의 키를 쥐고 있어서 변화를 주도할 수 있는 접속점-역주)와 허브^{hub}라는 핵심 개념은 똑같이 적용된다. 또 다른 공통점은 네트워크 이해를 위한 데이터가 생산되는 방식이다. 그것이 인간 게놈 시퀀싱이든 무선 바이오센서에 의해 얻어진 데이터의 처리든, 공통의 플랫폼을 사용하는 대규모병렬처리를 수반한다. 데이터가 방대하고 업그레이드 필요성까지 있기 때문에 멀티코어 프로세싱에 의존하는 한편 클라우드 컴퓨팅의 사용도 늘어나고 있다. 여기서 매우 흥미로운 것은, 현재 우리가 개인을 이해하는 능력이 네트워크 과학—더 많은 데이터가 획득되고 처리될수록 특정한 개인을 더 정교하게 정의할 수 있는—에 의지하고 있다는 패러독스이다.

1에서 비롯된 n, 수십억에서 비롯된 n

임상 연구에서 해당 프로젝트에 참가한 환자들의 수는 일반적으로 'n'으로 표시한다. '1의 n'이란, 인간 샘플의 최소 단위인 한 사람의 개인이 여러 개의 데이터를 만드는 상황을 뜻한다. 일반적으로 말해, 임상시험에서 어떤 치료를 의미 있는 수준으로 평가하는 데 있어 한 사람을 연구 대상으로 상정하는 것이 적절하다고 생각하기는 어렵다. 비록 교육이나 행동 관련 개입의 경우에는 이런 접근 방법이 사용되기도 하지만 말이다. 의료 분야에서 '1의 n' 시험은 통증 관리를 위해 사용되는 서로 다른 약제들을 평가하는 경우에 이용될 수 있는데, 한 사람에게 용량이나 성분이 각기 다른 진통제를 투여하여 어떤 조합이 가장 효과적인지를 살펴보는 방식의 시험은 실시되어왔다. 더 최근에는 '1의 n' 방식이 파킨슨병 치료제 시험에도 이용되어왔다. 일부 연구자들은 수면, 기분, 체중 등의 변화 패턴을 이해하기 위한 연구에서 '1의 n' 자기 실험을 기본 도구로 사용하고 있기도 하다.[3] 어느 정도는 우리 모두가 이런 방식을 활용한다. 특히 지침 제공에 도움이 되는 방대한 양의 데이터가 존재할 때 그러하다.

일련의 '1의 n' 시험들이 합쳐질 때는 특히 많은 정보가 얻어질 수 있지만, 이런 방식의 연구 디자인은 아직 일상적으로 사용되는 것은 아니다. 하지만 상황이 달라지고 있다. 인간을 디지털화할 수 있는 능력으로 인해 한 명의 개인으로부터 얻어질 수 있는 데이터의 분량이 엄청나게 많아졌기 때문이다. 데이터는 연구자의 개입 전후에 모두 얻어질 수 있다. 이런 데이터 세트는 P로 표시되는데, 여기서는 상당히 많은 변수들이 조사된다. '소수의 n, 다수의 P'로 표현될 수 있을 의학 연구의 변화 경향은, 연구와 발견의 미래에 엄청난 가능성을 제공한다.[4] 일련의 '1의 n' 시험이 합쳐진 형태이든 아니면 만성질환을 치료하는 혁신적인 방법을 시험하는 훨씬 작은 규모의 임상시험이든, 새로운 '다수의 P, 소수의 n' 방식 연구가 많이 행해질 것이다. 이런 기회는 특정한 개인으로부터 방대한 분량의 분자생물학적, 생리학적, 해부학적 데이터를 확보할 수 있게 하며, 각각의 개인들에게 긍정적인 변화를 유발한다는, 의학적 개입의 궁극적 목표 달성에 다가갈 수 있게 한다. 이는 각 개인에게 이득이 돌아갈 확률이 상대적으로 낮을 수밖에 없었던 과거의 인구집단 대상 의학과는 차원이 다른 것이다.

하지만 우리가 여러 개인들로부터 이런 데이터를 모두 취합하게 되었을 때는 어떤 일이 벌어질까? '수십억 개의 n'은 최소한 이론적으로는 수년 내에 가능할 것이다. 의료정보기술 시스템을 통해 국가 전체는 물론 다른 여러 나라들에서 생산되는 엄청난 양의 데이터 세트가 합쳐질 것이기 때문이다. 우리의 주된 관심사가 '개인'에게 있다는 점을 고려하면, 이런 어마어마한 수고는 방향이 틀린 것처럼 보일지도 모른다. 하지만 많은 사람들로부터 얻어진 많은 양의 임상 자료들로부터 아주 유용한 정보를 추출하는 능력 또한 기하급수적으로 증가하고 있다.

예를 들어, 수백만 가지에 달하는 인간 게놈의 변형들이 기능적으로 중요한 것인지 여부를 제대로 파악할 수 있는 유일한 방법은 특정한 염기 변화, 유전자 복제수 변이(copy number variation, CNV), 유전자의 삽입이나 결실 등이 어떤 효과를 나타내는지 알아내는 것인데, 이는 특정한 조건이 똑같은 사람들의 데이터를 최대한 많이(수천 혹은 수만 명) 수집하여 분석함으로써 가능할 것이다. 우리는 또한 혈통에 따른 인간 게놈의 차이가 상당히 크다는 것도 잘 알고 있다. 실제로 주요한 세 가지 혈통, 즉 아프리카인, 아시아인, 유럽인은 특정 변이 패턴을 보인다. 혈통을 알 수 있는 수백만 명의 데이터가 저장된 '범세계적' 의료정보기술 시스템을 통해 우리는 매우 중요한 혈통 사이의 관계를 이해할 수 있는 더없이 귀중한 자산을 얻을 수 있을 것이다.

모니터링을 통해 얻어진 생리학적 정보를 해석할 때나 디지털 이미징을 통해 획득된 희귀한 해부학적 혹은 분자 수준의 변이를 해석할 때에도 똑같은 개념이 적용된다. 과거에는 원격 지속 모니터링을 통해 생리학적 데이터를 수집해본 경험이 별로 없었으므로 완전히 새로운 패턴이 관찰될 것이며, 대단히 많은 사람들의 데이터를 같은 방식으로 측정함에 따라 '정상'이 무엇인가 하는 개념도 새롭게 정리될 것이다.

'1의 n / 수십억의 n' 아이디어는 위키 의학 프로그램에서도 매우 중요하다. 개인들로부터 얻어진 덩어리이면서 '화소 처리된' 데이터의 대량 축적은 양의 되먹임 고리를 형성하게 되고, 이로 인해 대량의 데이터는 더 정제되고 더 가치 있는 것으로 변형되어 결국 개인의 건강 증진에 이용될 수 있는 실질적인 정보 및 지식으로 변환된다. 많은 개인들의 건강이 증진되는 것은 인구집단 전체 건강 수준의 업그레이드를 선도한다. 이것이 바로 개인화 과학에서 다루는 작은 점들이 거시적 차원의 건강 증진으로 연결되는 방식이다. 과거에는 상상도 하지 못했던 상향식 접근법인 것이다.

여러 가지 전망들

✤ 더욱 정밀한 예방 조치들

우리 보건의료는 문제가 생긴 후에 대응하는 접근 방식이다. 그 결과 만성질환으로 온 세상이 가득 찼고, 울혈성 심부전, 고혈압, 당뇨병 등 대부분의 만성질환들은 제대로 관리되지 못하고 있다. 알츠하이머병과 같이 전혀 관리되지 않는 질병도 있다. 65세 이상 미국인의 절반 이상은 5개 이상의 만성질환을 갖고 있으며, 전체 보건의료 예산의 75%가 이 커다란 부담으로 인해 지출되고 있다.[5] 이 만성질환들은 대체로 말기 현상이라 볼 수 있다. 일단 발현하고 나면 심근, 인슐린을 생성하는 췌장의 베타세포, 폐, 신장, 뇌 등 생명 유지에 필수적인 장기나 조직에 돌이킬 수 없는 손상을 남기기 때문이다.

　새로운 기술의 흐름은 만성질환의 현재 상황을 개선하는 것을 넘어서서, 진정한 의미의 만성질환 예방이라는 목표에 처음으로 도달하기 시작하였다. 의학의 역사에서 우리가 질병의 발생을 예방할 수 있었던 경험은 거의 없었다. 근본적인 원인은 우리가 질병의 근원을 제대로 밝혀내지 못했기 때문이다. 하지만 대부분의 자궁경부암이 인간 유두종바이러스human papilloma virus, HPV로 인해 발생한다는 것이 알려지고 나니, 자궁경부암 발생을 효과적으로 차단할 수 있는 백신이 개발되었다. 소아마비, 인플루엔자, 수막구균성 뇌수막염, 디프테리아, 풍진, 볼거리, A형 간염, 천연두 등 많은 사례에서 보듯이, 병원체에 관한 근본적인 지식과 연관되어 있는 백신은 질병을 예방하는 방법의 기본형이라 할 수 있다. 이들 경우에는 박테리아나 바이러스와 관련이 있는 소량의 생물학적 물질이 투여된다. 그 물질은 죽거나 비활성화된 개체 또는 정제된 단백질 유도체에서 추출되며, 만약 감염이 일어날 경우 사람의 면역 시스템을 활성화시키는 역할을 하게 된다. 알츠하이머병이나 고혈압과 같이 박테리아나 바이러스 감염과 관련이 없는 흔한 질병에 대한 백신을 개발하려는 시도는 있었지만 실패로 돌아갔다.

　백신 개발에 크게 주의를 기울이거나 우선순위를 두지 않는 것은 질병의 근원에 대한 우리의 이해가 상대적으로 부족하기 때문이기도

하고, 우리의 마음가짐 자체가 예방보다는 치료에 초점을 두고 있기 때문이기도 하다. 앞에서 논의한 것처럼, 문제는 상당히 복잡하다. 각각의 흔한 질병들은 분자 수준에서 매우 다양한 변화들이 모여서 이루어지는 것이고, 환자에 따라서도 각기 다른 유전자 및 생화학적 경로와 연관되기 때문이다. 예를 들어, 자가면역 문제와 관련이 있는 1형 당뇨병 예방 백신의 개발이 진행 중인데, 그것은 우리가 일부 환자들에서 발병의 원인이 되는 중요한 유전자 및 생물학적 경로에 관한 지식을 어느 정도 갖고 있기 때문에 가능한 것이다. 하지만 하나의 백신이 자가면역 당뇨병의 위험을 갖고 있는 모든 소아에게서 예방 효과를 나타낼 가능성은 별로 없다.

일단 어떤 질병에 걸리는 근본적인 원인이 개인 차원에서 밝혀진다면, 백신 이외에도 다양한 접근 방법들이 질병의 발병 자체를 예방하기 위해 활용될 수 있다. 진정한 의미의 예방이 배아의 수정 이전부터 시작된다고 주장해도 과언이 아니다. 우리는 열성유전 방식으로 발병하는 1,139가지 유전병을 알고 있는데, 이들 중 많은 것들이 심각한 기형을 유발하며 전체 영아 사망의 약 20%가 이들 유전병 때문에 생긴다. 지금은 게놈 시퀀싱의 발전에 따라 이들 유전병 가운데 570개 이상을 사전에 선별검사할 수 있다. 알려진 돌연변이에 대한 영아의 유전자형을 체크하는 방법뿐만 아니라 예비 부모의 유전자 중에서 관심이 있는 구역을 시퀀싱하는 방법까지 사용된다.[6] 이렇게 함으로써 부모의 중요한 열성유전 돌연변이 보유 여부를 알 수 있고, 심각한 질병의 발생을 줄일 수 있다. 이런 선별검사를 통해 테이−삭스병이나 낭포성 섬유증 발병은 현저히 감소했다.

수정 이후의 단계는 출생 이전의 태아의 전체 게놈을 최대한 초기에 시퀀싱하는 것인데, 이는 모체의 혈액 샘플에 포함되어 있는 태아 DNA 조각을 채취하는 방식을 통해 수주 정도의 임신 초기에도 이미 가능한 일이다. 지금까지는 주산기 및 영아 사망의 위험을 예측하거나 대비할 수 있는 방법이 없었다. 현재의 표준은 아이의 발뒤꿈치를 찔러서 혈액 샘플을 채취한 다음 주로 대사질환인 희귀 단일유전자질환을 선별검사하는 것이다. 대표적인 질병이 페닐케톤뇨증이다. 하지만 이 방법으로는 영아돌연사증후군SIDS, 호흡곤란증후군, 신생아저혈당증 등 가장 중요한 몇몇 신생아질환들은 놓칠 수밖에 없다. 이러한 질병들은 최소한 부분적으로라도, 게놈 시퀀싱을 통해 그 위험 정도를 알아낼 수 있을 것이다. 만약 어떤 아기가 SIDS 위험이 높은 것으로 밝혀진다면, 치명적인 결과의 예방을 위해 바이털 사인의 무선 모니터링이 활용될 수 있다. 이런 방식으로 태아까지 디지털화할 경우 영아 사망률 및 심각한 질병 이환율을 크게 줄일 수 있는 기회가 마련될 것이다.

　염증성 장질환, 다발성 경화증, 루푸스, 소아 류마티스 관절염, 1형 당뇨병 등 전형적으로 젊은 연령층에서 발병하는 다양한 자가면역질환의 위험성 또한 면밀한 '오믹omic' 프로파일링을 통해서 계측이 가능할 것이다. 일단 문제가 발견되고 나면, 중요한 조직이 망가지기 이전에 일찌감치 면역 체계를 조절하는 방법들이 적용될 수 있다.

　심장병, 암, 신경퇴행성 질환 등 사람에게 발병하는 대부분의 질병들은 발병 시기가 늦다. 이 사실이 의미하는 것은 우리에겐 그 질병들을 예방하는 데 40~50년 정도의 시간 여유가 있다는 것이다. 이는 상당히 유리한 점이지만, 지금까지는 전혀 활용되지 못했던 것이다. 인생의 초기에 사람을 디지털화하여 정보를 확보해놓고 바이오센서와 이미징을 활용하여 적절한 감시 체계를 가동할 경우, 진정한 예방의 토대가 구축된다 할 것이다. 우리는 제8장에서 이미 심근경색과 여러 종류의 암을 예방할 수 있음을 살펴보았다. 인간의 질병을 실험실에서 만들어내는 것보다 더 정밀하고 고도로 개인화되는 것은 없을 것이다. 물론 개인의 질병 민감도에 대한 근본적인 생물학적 원인을 찾아내고 다양한 의약품 중에서 어느 것이 효험을 발휘할지를 스크리닝하는 것과 같은 방법이 일상적으로 활용되지는 않을 것이다. 하지만 유도만능 줄기세포induced pluripotent stem cells, iPS 기술은 일부 중증 환자나 다른 치료에 전혀 반응을 보이지 않는 환자들을 위해 이용될 수 있을 것이다. '1의 n'에서 '수천 명의 n'으로의 진전에 의한 잠재력은 iPS 관련 연구들과 함께, 의심할 여지없이 미래의 예방 및 치료를 더욱 정밀한 것으로 만들어줄 것이다.

만성질환에 대한 접근 방식을 바꾸는 것과 관련해서 일어나게 될 즉각적이고도 커다란 변화는 약물유전체학의 일상적인 활용이다. 특정 유전자와 관련된 효능이나 부작용(혹은 둘 다)에 관한 일대일 지식은 최근 매우 빠르게 늘어나고 있다. 이런 지식은 플라빅스, 테그레톨, 페그-인터페론, 스타틴, 플루클록사신, 와파린을 비롯한 여러 다빈도 처방 약물들을 좀 더 정밀하게 처방할 수 있는 통찰을 제공하고 있다. 이 목록은 수년 내에 급격하게 늘어날 것이며, 결국에는 의사들이 그 목록을 수용하는 과정에 정체가 빚어질 것이다. 저렴한 비용으로 개인별 약물유전체학 패널 데이터가 만들어지고 저장되고, 필요한 경우 약국의 약사가 그 정보를 활용할 수 있을 정도로 광범위하게 활용될 것이며, 이런 현상은 다시 약물유전체학의 발전을 촉진하는 역할을 하게 될 것이다. 이는 또한 소비자 권리 증진 모델의 일부이기도 하며, 의약품 투약 과오를 새로운 범주로 재정립하게 만들 것이다. 새로운 범주는 '환자 개인의 게놈과 적절하게 어울리지 않는 의약품 혹은 용량'이 될 것이다(처방 오류에 대한 더 많은 카테고리는 필요하지 않을지도 모른다!).

✚ 병원 및 의원의 꾸준한 쇠퇴

급격한 변화는 기존 의학의 하부 구조의 전면적인 재점검을 가져올 것이다. 이러한 변화의 시작을 가장 상징적으로 보여주는 것은, 누가 뭐래도 가장 대표적인 의료 관련 장소인 병원 및 의사 진료실의 변화일 것이다. 나는 DIY 의학의 옹호자가 아니다. 앞으로도 언제나 의사-환자 관계는 대단히 중요하고 핵심적인 것이다. 하지만, 그 맥락은 변화할 것이다.

미래에는 병원의 필요성이 크게 감소하여, 집중치료나 모니터링을 필요로 하는 급성기 환자를 주로 치료하는 공간으로 그 역할이 국한될 것이다. 병원들이 회피될, 혹은 회피되어야 하는 이유는 상당히 여러 가지다. 비용이 너무 많이 든다는 것이 한 가지 이유다. 병원이야말로 진짜 위험이 산재한 곳으로, 매년 8만 건의 심각한 병원 내 감염과 15만 건의 불필요한 시술 및 의료 과오가 발생하며, 그로 인해 2만 5,000명 이상이 사망에 이른다.[7] 지난 10년간 많은 노력이 있었지만, 이 숫자들은 좀처럼 줄어들지 않고 있다.[8] 1946년 조지 오웰은 병원을 가리켜 "무덤으로 가는 대기실"이라 묘사했었다.[9] 어떤 면에서는 오늘날에도 과히 어긋나는 표현이 아니다.

울혈성 심부전, 천식, 만성폐쇄성폐질환 등과 같은 입원의 가장 흔한 원인들은 모두 입원 시설을 줄이는 방향의 디지털 의학 전략에 의해 처리될 수 있다. 아직까지 광범위한 가정 모니터링에 필요한 인프라가 완전히 구축되지 않은 것은 분명하지만, 향후 5년 내에는 충분히 보편화될 것으로 예상된다. 즉시 활용될 수 있는 병원 이용 감소 방안 한 가지는, 수면무호흡증과 관련 질환들의 진단에 사용되는 수면검사실을 없애는 것이다. 병원 내의 수면검사실에서 행해지는 모든 검사는 이미 집에서도 가능해졌다.

또한 내 예상으로는 50~70%의 외래 방문이 불필요해지고, 원격 모니터링, 디지털 의무기록, 가상 왕진 등으로 대체될 것이다. 2011년에 이미 시스코의 헬스프레즌스HealthPresence와 같은 기술들이 가상 진료에 사용 가능한 수준에 도달했는데, 이는 화상회의 기능은 물론이고 확대 기능이 있는 고해상도 비디오카메라, 의료영상 전송, 전화 청진기, 이비인후두경(귀, 코, 인후를 들여다보는 장치) 등의 기능까지 가능하며, 산소 포화도, 혈압, 호흡수, 심장박동 등의 측정도 가능하다.[10] 현재는 이런 기술들이 의료기관에서 멀리 떨어진 곳에 있는 환자들을 위해 사용되고 있지만, 앞으로는 의사와 환자 사이의 상호작용을 좀 더 편리하고 효과적으로 만들어주는 일상적인 방법으로 사용될 것이다.

이런 창조적 파괴의 진행 속도와 관련하여 아이러니컬한 점이 있다. 다른 소매 산업들은 '아마존화'되었는데—오프라인 상점 판매가 온라인 판매로 급격히 대체되고 있는데—왜 의료 분야는 그렇지 않은 것일까? 결국 많은 사람들은 서점에서 책을 고르거나 상점에서 물건들을 둘러보는 것이 즐거운 일이라는 것을 알게 된다. 하지만 나는 병원이나 외래 진료실에서 이런 즐거움을 얻는다는 사람을 한 번도 본 적이 없다. 어떤 의미에서 그 대답은 매우 단순하다. 여러 연구들에 의하면 의학적 발견이나 임상과 관련되어 유효한 신기술이 일상적인 임상진료의 일부로 완전히 수용되기까지는 평균 17년의 시간이 필요했다.[11] 다행스러운 것은, 이 과정을 더욱 촉진할 방법들도 이미 우리 앞에 존재한다는 사실이다.

✚ 마인드 컨트롤

이것은 조금 '특이한' 아이디어로, 예방이나 정밀성이나 의료 인프라의 변화와 같이 목전에 닥친 일은 아닐 수 있다. 우리는 이미 조직검사를 통해 얻어진 피부가 만능 줄기세포로 변형되거나 신경세포로 재탄생하거나 유전체적으로 편집될 수 있음을 봐왔다. 또한 fMRI나 PET 등의 방법으로 매우 정교한 뇌 영상을 얻고 뇌 활성 지도를 제작함으로써 어떠한 성공적인 치료들이 가능한지도 봐왔으며, 이를 통해 6년 이상 의식이 거의 없었던 사람을 깨어나게 하는 일도 보았다. 이 사례에 활용된 뇌 심부 자극술은 강박장애나 우울증에서 행동을 변화시킬 목적으로도 성공적으로 이용되고 있다.

이러한 진전들이 제법 상당한 수준에서 일어나고 있기는 하지만, 이 분야의 노력은 여전히 초창기 수준을 벗어나지 못하고 있다. 《영혼의 가설 The Soul Hypothesis》이라는 책에는 이런 경고가 등장했다. "전화를 걸거나 침대에서 일어나거나 냉장고에서 맥주를 꺼내겠다는 생각을 일으키는 바로 그 몇 개의 신경세포들을 뇌과학자들이 정확히 가려내는 날이 올 것이다."[12] '인간 커넥텀 프로젝트 Human Connectome Project'는 인간의 기억, 성격적 특질, 기술 등이 어떻게 저장되고 처리되는지를 정확히 규명하는 것을 목표로 하고 있다.[13] '커넥텀'이라는 용어는 '게놈' 및 다른 여러 '오믹스'에서 비롯된 용어로, 수천억 개의 신경세포neuron들과 수백 조兆에서 수천 조에 달하는 신경세포들의 연결, 즉 시냅스에 관한 지도를 의미하는 것이다.[14]

　마음의 과학을 이 수준으로 끌어올리는 것은, 특히 뇌 페이스메이커가 가질 수 있는 잠재적인 파장을 인지한다면, 최소한 어느 정도의 우려를 불러일으킬 것이다. 《프로작을 따라서Listening to Prozac》의 시대인 1990년대와 달리, 우리는 앞으로 뇌 속의 칩을 따를 수 있게 될지도 모른다(정신과의사 피터 크레이머의 《프로작을 따라서》는 항우울제의 발달이 '성격'에 관한 관점을 바꿀 수 있다는 점에 주목한 책으로, 정신약물을 통해 성격을 바꾸는 일의 철학적 윤리적 사회적 이슈를 다루었다—역주). 이 칩을 통해 우리는 필요한 경우에 휴대전화를 통해 무선으로 활성화되어 우리의 기분을 끌어올리거나 감정을 조절할 수 있으며 갑자기 로맨틱한 느낌을 갖게 될 수도 있을 것이다. 어떤 단어나 사건을 기억해내기 위해서 애를 쓰다가 전화기를 꺼내 '나의 뇌'라는 앱을 켠 다음 '기억 기능 활성화하기' 아이콘을 터치하는 상황을 상상해보라. 전기적 자극이 무선으로 해마 부위에 전달되면, 지금 인터넷에서 단어를 검색하는 것보다 더 빠른 속도로, 그 단어가 당신의 머리에 떠오르고 입을 통해 발음될 것이다. 특정한 기억을 삭제할 수도 있을 것이며, 그런 결정을 내린 경우라면 주변의 친구들에게도 그 결정을 알려 "그런 일은 없었던 거야. 미안하지만 나와 함께 잇어줘."리고 말할 수도 있을 것이다. 이런 앱이 당신의 휴대전화에 등장하기까지는 시간이 좀 걸리겠지만, 마인트 컨트롤의 초기 단계는 이미 우리 곁에 와 있다. 우리 뇌의 디지털화 움직임은 싫든 좋든 팽창할 수밖에 없다.

✢ 데이터의 민주화, 의학의 사회화

지금까지 이 책의 주된 테마는 인간의 디지털화란 도대체 무엇인지, 그것이 왜 그렇게 필요한 일인지, 어떻게 거기에 도달할 것인지, 급격하게 변화하는 미래의 의학은 얼마나 광범위한 영향을 끼칠 것인지 등을 설명하는 것이었다. 하지만 이런 새로운 의학이 현실화되는 데 있어서 가장 중요한 요인은, 당신의 참여다.

개인적인 DNA 몽타주, 휴대전화, 소셜 네트워크와 더불어 평생 동안의 건강 정보, 생리학적 해부학적 데이터까지 모두 보유한 당신은, 이제 의학의 미래를 재부팅할 수 있는 자리에 서 있다. 당신의 데이터에 당신보다 더 많은 관심을 가질 사람은 없고, 그 데이터에 대한 권한을 당신보다 더 많이 가질 사람도 없다. 처음으로, 의학이라는 분야가 민주화되는 것이다. 구텐베르크 인쇄술 이전의 성직자를 생각해 보라. 그로부터 거의 600년이 흐른 지금, 의사와 의학의 창조적 파괴를 생각해보라.

그러나 이것이 단순히 하나의 과정은 아닐 것이다. 경멸적인 용어인 '사회화된 의학'은 1947년, 미국의사협회가 트루먼 대통령의 공적 재원 조달 및 정부 통제 방식의 보건의료 개혁 방안을 수용하는 과정에서 뿌리를 내린 용어다. 이후 이 용어는 나라에 따라 여러 가지로 정의되고 다양한 모습으로 나타났지만, 이제 새로운 대표적 의미가 막 생겨날 참이다. 예기치 못했던 소셜 미디어 및 네트워크의 폭발적 증가는 만성질환에 대한 새로운 접근을 가능하게 하는 환경을 조성했다. 소셜 네트워크에 소속된 멤버들이 그들의 동료와 친구들의 말을 의사의 말보다 더 신뢰하게 된 것은 매우 중요한 사건이다. '유유상종'—사람들은 일반적으로 다양한 형태의 집단을 이루어 생활하는 것을 좋아하는 '인간애' 성향을 보인다—이라는 개념은 사람들이 생각했던 것보다 훨씬 더 중요한 것이었다.[15] 그리고 신뢰의 수준도 상당히 높다. 50개 이상의 나라에 걸쳐 2만 5,000여 명의 소비자를 대상으로 실시된 조사에서는, 소셜 네트워크에 소속된 멤버들은 제품이나 브랜드에 관한 친구, 가족, 동료들의 조언을 90% 신뢰하는 것으로 나타났다.[16] 중요한 건강 및 의료 정보를 같은 집단에 속한 친구들과 공유할 수 있게 되었다는 사실은 곧 새로운 기회를 의미하는 것이다.

예비 부모들이 아직 태어나지 않은 아기의 초음파 사진이나 동영상을 인터넷에 올리고, 아기가 태어나기 훨씬 전부터 아기를 위한 페이스북 계정을 만들어주는 모습들은, 이러한 경향을 보여주는 최초의 징후들 중의 하나이다. 인터넷으로 인해 가능성은 무한하다. 수면 중의 뇌파 데이터든, 시간에 따른 혈당이나 혈압의 변화든, 수많은 데이터들이 광범위하게 퍼질 수 있다. 페이스북을 이용하여, 더 간단한 구글 플러스를 이용하여, 누구나 자신의 데이터를 공유할 친구들을 선호에 따라 그룹별로 나눌 수 있기 때문에 이런 공유는 더욱 손쉬워진다. 누가 더 잠을 잘 자는지, 누가 혈당이나 혈압을 가장 잘 관리하는지를 온라인상에서 서로 경쟁하는 일이 널리 확산될 수도 있다.

건강 증진을 위해 온라인 커뮤니티를 활용하는 방안의 잠재력은 초창기 연구들에 의해 이미 제안된 바가 있으며, 이런 작업들은 분명히 계속될 것이다. ALS에서 리튬의 효과가 없다거나, 편두통에서 이미트렉스의 반응을 예측한다거나, 다발성 경화증 환자에서 바클로펜의 최적 용량을 결정하는 등의 몇몇 임상연구 프로그램들은 이러한 온라인 커뮤니티에 기반을 두고 진행되었다.[17] 특정한 질병에 이환된 수만 명의 사람들이 있고 그들이 관련 연구 프로그램에 기꺼이 참여하고자 할 때, 크라우드소싱을 통해 미지의 과학적 의문에 대한 해답을 구하는 능력은 과거엔 생각하기 어려웠던 새로운 방법이다. 한편, 건강 관련 온라인 커뮤니티들이 사업적 목적이나 생명과학 기업들에 의해 통제되거나 이용당할 수 있다는 우려도 등장하고 있다. 이렇게 되면 특정한 질병에 관한 개인적 경험들을 기꺼이 아무 대가 없이 공유하는 사람들의 자발적 참여의 가치를 훼손할 수도 있기 때문이다.

사람들이 소셜 네트워크에 관여하는 정도는 분명히 사람에 따라 다르며, 그것은 어느 정도는 유전자의 조절에 기인할 것이다. 흥미롭게도, 소셜 네트워크 활동이 증가함에 따라 편도체^{amygdala}라는 뇌 부위가 비대해지는 현상이 발견된다.[18] 의심의 여지도 없이, 소셜 네트워크의 인기나 영향력은 더욱 엄청나게 커질 것이다. 2011년 튀니지, 이집트, 예멘을 비롯해 북아프리카 및 중동의 여러 나라에서 일어난 혁명들이 촘촘한 소셜 네트워크를 통하여 긴밀하게 연결된 젊은이들에 의해 확산되었다는 사실은 이론적 근거를 제공한다. 디지털 소셜 네트워크 플랫폼과 혁명을 바라는 흥분한 사람들의 격정이 합쳐질 때의 힘이란 예측하기도 어려울 정도이다. 새로운 역사의 길이 우리 앞에 놓여 있다. 디지털 세상의 놀라운 영향력을 취하고, 그것을 우리의 건강을 위해 응용해야 할 때다.

행동주의의 필요성

당신이 지금쯤은 인간의 디지털화라는 변혁적이고 흥미로운 주제에 관한 확신을 가지고, 곧 도래할 의학의 민주화에 참여할 준비 태세를 갖추었기를 바란다. 비록 의학 분야의 디지털 혁명이 막을 수 없는 일이라 하더라도, 나는 그 혁명이 성공하기까지 혹시 너무 오랜 기간이 걸리지는 않을까 우려한다. 지난 200년 동안 언제 어디서나 사용되어 온 청진기를 예로 들어보자. 청진기가 표준 도구로 사용되기 시작한 것은 그것이 발명되고 나서 20년이 흐른 다음이었다. 우리는 그렇게 오래 기다릴 수 없다. 수많은 기회를 놓칠 것이며 수많은 사람들이 생명을 잃을 것이기 때문이다. 의료계의 보수적 벽을 깨뜨리고 개인 맞춤형 의학을 현실로 만들기 위해서는 대중적 차원의 움직임이 필요하다. 미국의사협회와 미국의 규제기관들이 규제 장치를 만들어 사람들이 스스로의 DNA 데이터에 직접 접근하는 것을 막고 반드시 의사의 처방이나 개입을 거치도록 했던 사례를 우리는 이미 지켜봤다. 부정확성 및 이동전화와의 간섭에 대한 우려를 이유로, FDA는 혈당과 같은 생리적 데이터를 지속적으로 측정한 결과를 휴대전화를 통해 보여주는 형식을 허용하지 않으려 하고 있다. 의료계가 변화에 심한 저항을 보인다는 사실은 이미 알고 있다. 하지만 의학이 필요한 방향으로, 의학이 가야만 하고 갈 수 있는 그 방향으로 발전하기 위해서는, '급진적인' 변화가 필요하다. 마이클 J. 폭스(〈백 투 더 퓨처〉 등의 영화에 출연한 유명 영화배우로, 파킨슨병으로 투병 중이며 파킨슨병 연구를 위한 마이클 J. 폭스 재단도 설립했다-역주)가 말했던 것처럼 "완치를 담당하는 정부 부처도 없고 장관도 없다. 우리가 직접 맡는 수밖에 없다."[19]

중동의 민주화 과정에서와 똑같은 기술들이 새로운 형태의 사회화된 의료의 정착에 활용될 수 있다. 의료에 대한 접근성이 문제가 아니라, 정밀한 의학, 엄청난 낭비의 타파, 의료 과오 및 투약 과오, 그리고 참신한 개인 중심 접근을 가능하게 하는 혁신적 기술에 대한 접근성이 문제가 되는 것이다. 분명히 이런 움직임은 페이스북, 트위터, 환자 단체, 그리고 의료계 내의 온라인 커뮤니티 등에 참여하는 수억 명의 사람들에 의해 촉진될 수 있을 것이다. 이제 대중들이 다음과 같은 구호를 격하게 외치는 시대가 왔다. "데이터를 보여 달라!" 좀 더 정확하게 말하면 이렇다. "나의 데이터를 보여 달라!"

이 책이 그 자체로 이런 대중적 움직임을 일으킬 수는 없을 것이다. 하지만 '지나치게 단순화된 의학'을 극복하기 위하여 충분한 정보를 가졌으며 협력적인 사람들의 자발적인 조직화를 촉진할 수 있는 기존의 인프라 및 수단들의 개요를 이해하는 데에는 도움을 줄 것이라 생각한다. 수동적인 슬랙티비즘slacktivism(게으른 사람을 뜻하는 slacker와 행동주의를 의미하는 activism을 합성한 신조어로, 사회 현안에 대해 반대 의사를 갖고 있으면서도 직접 행동으로 옮기기를 주저하는 소심하고 게으른 저항 방식을 뜻한다—역주)이나 말콤 글래드웰이 표현한 것과 같은 '순수한 소셜 미디어 놀이'[20]로는 변화를 가져올 수 없다. 최근 어느 대학 졸업식에서 조너선 프랜즌이 행한 연설에서 언급되었듯이, "좋아요(페이스북에 있는 'Like' 버튼처럼)는 겁쟁이들이 좋아하는 말이니, 상처 주는 말을 두려워하지 말아야 한다."[21] (특히 온라인에서 남들에게 좋은 평가를 받는 것은 본질적으로 중요한 일이 아니며, 사랑이든 다른 행동이든 거절이나 실패를 두려워하지 말고 실제로 행동에 옮기는 것이 중요하다는 의미로 사용된 표현이다—역주) 필요한 도구들을 갖추고, 상호 연결된 정보의 탐색자가 되어야 한다. 여기서 구체적인 행동 요령의 목록—수년 내에 엄청나게 늘어날 것이다—을 길게 나열하지는 않겠지만, 몇 가지 사례들을 소개하는 것은 유용할 것 같다.

다음에 당신이 인구집단 전체를 대상으로 하는 선별검사(예를 들어 유방촬영술이나 전립선특이항원 검사)를 받게 되었을 경우, 그것이 당신에게 정말 필요한 것인지 확인할 필요가 있다. 만약 그것이 큰 병원에서 시행되는 초음파 검사라면, 일상적인 동네의원 진료에서 휴대용 기기를 통해서 실시하면 왜 안 되는 건지 궁금해해야 한다. 핵의학 영상 검사나 CT 촬영이 포함된다면, 당신에게 노출되는 방사선이 몇 밀리시버트나 되는지, 방사선 노출을 피할 수 있는 적절한 대안은 없는 것인지 확인해야 한다. 만약 당신이 어떤 질병으로 인해 새로운 약을 처방받아 복용해야 하는데 그 약이 유전학적 상호작용이 분명히 존재하는 것이라면(이런 사실은 검색 엔진을 통해 쉽게 확인할 수 있다), 당신의 약물유전체학적 특성의 확인을 의뢰하는 것을 고려해보아야 한다(이는 23앤드미, 패스웨이 게노믹스, 나비제닉스 등을 통해서 가능하고, 앞으로 더욱 늘어날 것이 확실하다).

당신 혹은 가족이 암 진단을 받았다면, 전유전체 혹은 엑솜 시퀀싱을 통해 운전자 돌연변이를 찾아내서 정확한 표적 치료가 가능한지 알아볼 것을 고려해야 한다. 마찬가지로, 만약 당신 혹은 가족이 심각한 증상에 시달리는데 정확한 병명이 확인되지 않는다면, 전유전체 시퀀싱이 그 답답함을 풀어주고 효과적인 치료 방법을 제시해 줄 가능성이 있다. 부정맥, 고혈압, 수면장애 등 여러 질병을 모니터하는 데에는 곧 모바일 앱 및 새로운 센서들이 사용되기 시작할 것이다. 당신이 만약 3억 4,600만 명의 당뇨병 환자 중 한 명이라면, 혹은 당뇨 전단계 판정을 받은 7,000만 명의 미국인 중 한 명이라면, 당신은 지속적인 무선 혈당 모니터링을 통해 어떤 음식, 활동, 라이프스타일 등이 당신의 혈당 조절에 도움이 되는 것인지를 정확히 파악할 수 있을 것이다.[22]

이런 종류의 발전을 주로 다루는 mobihealthnews.com, wired.com, fastcompany.com, gizmodo.com 등의 웹사이트들에 주목하는 것도 좋은 방법이며, 나 또한 트위터를 통해 이 분야의 중요한 발전들에 관한 정보를 알리고 있다. 기업체의 후원을 받지 않는 건강 관련 온라인 커뮤니티에 접속하는 것도 유용한 정보의 크라우드소싱 차원에서 매우 좋은 방법임에 틀림없다. 다양한 질병을 예방하는 차원에서, 미래의 어느 시점에는 전유전체 시퀀싱을 미리 해놓는 것이 가치 있는 일이 될 것이다. 물론 지금 당장은 그 단계가 아니다. 아직은 실용적인 정보를 생산할 수 있을 만큼 시퀀싱 기술이 발달하지 않았기 때문이다. 하지만 앞으로 수년 내에는 분명히 상황이 달라질 것이다.

디지털 디스토피아

물론, 이러한 혁명적 변화가 제대로 작동하게 만드는 과정에서 매우 중요한 부분은 인간을 디지털화하는 것의 잠재적 문제점을 충분히 고려하는 것이다. 인간의 가장 본질적인 측면들을 디지털화할 수 있는 능력은 역설적으로 비인간화를 초래할 수 있다. 의사들은 환자가 아니라 스캔 결과, DNA 데이터, 바이오센서 출력 자료 등을 다루고 싶은 유혹에 빠질 것이다. 그러나 의사들은 단순히 스캔 결과나 디지털 데이터만을 다루는 것이 아니라 실제 의료행위를 더욱 효과적으로 수행하는 데 그것들을 이용하게 될 것이고, 환자의 이야기를 듣고 진찰하고 환자와 상호작용을 하는 데 걸리는 시간을 단축할 수 있을 것이다. 원격 모니터링의 증가와 대면 진료의 감소는 의사와 환자 사이의 친밀감을 엷게 만들 것이며 문자 그대로의 의미에서 '치유의 손길' 역시 줄어들 것이다. 모든 사람이 여섯 가지 문자의 조합으로 간단하게 표현될 수 있게 되는 시대가 오면(물론 0과 1, 그리고 A, C, T, G의 여섯 가지 문자들의 개수는 수천 조에 달하겠지만), 비인간화에 관한 문제들이 가장 중요하고도 본질적인 문제로 대두할 것이다(A, C, T, G는 유전자를 구성하는 네 가지 염기를 의미한다-역주).

유비쿼터스 정보 환경, 무선 네트워크, 바이오센서 등은 '현실 세계의 가상화'를 촉진하고 있다.23 1991년 데이비드 겔런터가 《거울 세상Mirror Worlds》에서 언급했듯이 "당신은 컴퓨터 스크린을 들여다봄으로써 현실을 본다."24 MIT 미디어랩은 현재 '인간의 바이털 사인을 순간적으로 모니터할 수 있는 디지털 기술'을 개발하는 프로젝트를 추진하고 있다. 이 랩에 소속된 어느 대학원생에 따르면, "이것은 가능한 일이며, 미래에는 거울을 통해서도 가능할 것이다."25 거울이라는 주제는 거울 신경세포로 확장되는데, 이는 인간과 원숭이를 구별하는 차이인 '사회적 인지를 위한 특수한 전기회로망'으로 추정되고 있으며,26 우리의 유전자에게도 확장되어 '삶의 경험을 비추는 거울'이라는 말로 표현되고 있다.27

무엇이 진짜이고 무엇이 가상인지, 우리는 어떻게 말할 수 있을까? 인공 팔다리, 인공 와우,28 인공 시각 시스템, 웨어러블 센서 등의 비생물학적 회로들이 우리의 신체, 뇌, 주변 환경과 합쳐질 때, 그 경계는 불분명해진다. 인간을 훨씬 더 근본적이고 깊숙한 수준에서 이해하기 위해서, 앞으로 우리는 실제 인간과 바이오센서들의 융합이라 할 수 있는 사이보그를 기르게 될 것이다. 물론 지금 현실화되고 있는 기술들은 두렵기도 하고 인상적이기도 하다. 하지만 동시에 그 기술들은 개인을 반영하는 실체로서의 부분 합성 가상 인간을 창조해내고 있다. 미래에 우리는 호모 디지투스, 즉 디지털화된 인간과 진짜 인간을 구별할 수 있는 준비가 되어 있을까? 니컬러스 카가 "인간성과 인본주의가 서서히 침식되고 있다"[29]고 지적한 것처럼, 디지털 세상이 인간의 행동에 미치는 영향을 고려할 때, 의료 영역의 대변혁은 이러한 흐름의 가속화에 한몫을 하게 될 것이다.

이런 우려를 완전히 불식시키는 것은 불가능하지만, 나는 최소한 그러한 우려들을 계량화하려는 시도를 할 것이다. 인간을 이해하고 모방하는 데 어떤 디지털 도구들이 사용되든, 우리는 결코 인간 개체를 완전히 복제하지는 못할 것이다. 인간의 디지털화는 특정한 방법으로 진짜 인간을 확장시키는 일이며, 과거에는 상상이나 시도조차 하지 못했던 융합이자 모방이다. 인간을 아무리 포괄적이고 심층적이고 세부적으로 디지털화한다 하더라도, 인간적인 요소[30]와 각 개인의 복잡성은 결코 완전히 파악되지 못할 것이다. 현실과는 다른, 본질적이고 중요한 간극이 존재하는 것이다. 새로운 차원의 문명이 열릴 때에는 인간과 기계의 구분 및 실제 현실과 가상현실 사이의 구분이 모두 사라질 것[31]이라는 레이 커즈와일의 특이점 Singularity(원래는 천체물리학에서 블랙홀 안의 무한대에 이르는 밀도와 중력을 가진 한 점을 뜻하는 용어인데, 미래학자 커즈와일은 이를 사회경제적 의미로 차용하여 '과학기술이 기하급수적인 속도로 발전해 도달하는 최고 정점'이라고 설명했다–역주) 이론은 완전히 틀린 것이다. 호모 디지투스는 결코 인간과 같아질 수는 없을 것이다. 건강과 의학 분야에 있어서만큼은, 튜링 시험 Turing test은 아예 논외라 하겠다(튜링 시험은 어느 쪽이 사람이고 어떤 쪽이 컴퓨터 시스템인지 알지 못하는 환경에서 제3자가 각각 질의 응답을 하여 그것을 통해 사람과 컴퓨터 시스템을 식별하는 작업의 난이도로 컴퓨터 시스템의 지능 정도를 측정하는 수법이다. 여기서 이 문장은 의학 분야에서는 사람과 컴퓨터의 구별이 아주 뚜렷하다는 의미로 사용됐다-역주). 슈퍼컴퓨터와 인공지능은 디지털 의학의 진보와 밀접한 관계가 있지만, 개인과 그의 아바타를 구별하는 것은 '가능한' 일이라기보다는 '본질적'인 일이다.

아마도 많은 사람들이 무엇보다 중요한 문제로 여길 또 다른 고민은, 인간의 데이터 처리와 관련된 프라이버시 및 안전성 문제다. 아이러니컬하게도, 과학기술 디스토피아에 대한 가장 중요한 예언이라 할 수 있는 소설《1984》를 조지 오웰이 집필했던 런던의 아파트로부터 200야드 이내에 설치되어 있는 폐쇄회로 카메라만 해도 32개에 달하는 것이 오늘의 현실이다.[32] 그럴듯한 명분으로 혹은 악의적인 목적으로 우리의 프라이버시를 침해하려 애쓰는 사람들은 앞으로도 언제나 존재할 것이다. 유전적 취약점이 드러난 게놈 정보, 정신질환과 같이 사회적 낙인의 우려가 있는 질병, 지극히 개인적인 바이오센서 및 스캔 데이터 등의 개인 정보가 유출 또는 해킹되는 경우를 우려하다 보면, 디지털 의학의 미래 전망은 어두워 보이기도 한다. 실제로 일부 사람들은 평생 동안의 의무 기록이 클라우드에 저장되는 것을 두고 '공포의 세계'가 열리는 조짐이라고 생각하기도 한다.[33] 고용주나 건강보험회사가 유전자 데이터를 활용하여 사람들을 차별하지 못하게 하는 법률을 통과시키는 등, 유전자 수준에서 이와 관련된 핵심 이슈에 대한 대처는 이제 막 시작되었다고 할 수 있다. 하지만 생명보험이나 장기 장애보험에 관한 규정이 없고, 다른 형태의 디지털 의료 정보에 관한 규정도 마련되지 않은 등 아직 불완전하다. 프라이버시 측면에서는, 1996년에 통과된 HIPAA 법률에 의해 개인의 권리가 상당히 높은 수준으로 보호되어 왔다. 물론 데이터 안전이 절대로 침해되지 않을 것이라는 보장은 어디에도 없기 때문에, 데이터 유출 및 그와 관련된 심각한 후유증의 위험을 줄이기 위해서 가능한 모든 노력들이 행해져야 한다.

아마도 가장 중요한 고민 중의 하나는 모든 새로운 정보들 하나하나—생리학적 데이터의 숫자 하나, 디지털 이미징의 화소 하나, 유전자의 염기 하나—가 도움이 될 수도 있지만 오히려 걸림돌이 될 수도 있다는 사실이다. 건강을 유지 및 증진시키는 데 명백히 도움이 될 수도 있지만 사이버 건강염려증이라는 문화 현상을 확산시킬 수도 있을 것이다. 게놈 시퀀싱 결과 특정한 질병에 취약한 유전자를 가진 것으로 판명된 사람들이 극심한 공포에 사로잡히는 경우나 몇 분에 한 번씩 끊임없이 이메일을 체크하듯이 자신의 건강 관련 데이터를 모니터하는 경우를 충분히 상상해볼 수 있다.

지금도 암이나 헌팅턴병의 가족력이 있는 사람은 해당 질병에 대해 지나치게 걱정을 하고, 웹에서 찾은 정보에 의해 스스로 두려움을 증폭시키는 사람들도 많은 것을 생각하면, 이는 충분히 일어날 수 있는 상황들이다. 하지만 그렇다고 해서 정보에 대한 접근을 제한해야 한다는 의미는 아니다. 어쨌든 우리들 대부분은 인터넷 의료정보 사이트에서 자가 진단을 통해 상상한 질병에 대해 강박을 느끼지 않으며, 의학 교과서나 정신질환 진단 및 통계 편람^{DSM}을 들여다보는 일에 거리낌을 느끼지도 않는다. 소비자들도 새로운 지식을 이해하고 활용하는 놀라운 능력을 갖고 있지만, 의료 전문가들은 지금까지 단 한 번도 소비자들의 그런 능력을 제대로 신뢰한 적이 없다. 평범한 사람들은 진실을 제대로 다룰 수 없을 것이라 전제하는, 그야말로 무지한 주장이라 할 수 있는 러다이트적 주장이 힘을 얻지 못하게 하는 것이 매우 중요하다 하겠다(러다이트는 19세기 산업혁명 때 기계 파괴 운동을 벌였던 사람들을 지칭하는 용어로 '신기술 반대자'의 뜻으로 사용된다. 여기서는 '의료 소비자들은 전문적 내용을 이해할 수 없으므로 신기술을 활용하여 소비자들에게 최대한의 정보 및 권한을 부여하는 것은 불필요하다'는 주장을 반박하는 뜻에서 비유적으로 이 용어를 사용했다-역주).

인간의 디지털화 시대에 우리 앞에 놓인 윤리적 딜레마 및 논란은 필연적으로 양극화되는 양상을 보일 것이다. 만약 어느 부부가 아기를 갖기 전에 수천 가지 희귀한 돌연변이들을 모두 선별검사하려 한다면, 우생학과 적절한 '가족계획' 사이의 경계 설정에 대한 격렬한 논란을 피할 수 없을 것이다. 만약 어느 노인이 수없이 많은 센서들을 몸에 부착한 상태로 케어 제공자들에 의해 지속적으로 모니터된다면, '빅 브라더'의 문제가 대두되고 심각한 우울증이 초래되는 것일까, 아니면 고령자의 안전이 보장되고 상대적으로 자율성도 지킬 수 있게 되는 것일까?

디지털 의학이 인터넷과 브로드밴드에 대한 접근성을 기반으로 하기 때문에, 이에 접근할 수 없는 사람들이 많다는 문제도 중요하다. 이는 개발도상국에 국한된 문제가 아니라 전 세계에 걸친 문제다. 캘리포니아에서도 성인 5명 중 1명은 인터넷을 사용하지 않으며, 3명 중 1명은 집에서 브로드밴드에 접속할 수 없다. 이 책에서 언급된 거의 모든 기술과 도구들이 지역적 제한 없이 똑같이 이용될 수 있을 정도로 세상이 평평해졌음에도 불구하고, 접근성 문제는 세계적으로 존재하는 제한점이다. 디지털 의학은 인도주의가 형성된 핵심 플랫폼이라 할 수 있는 사람들 사이의 커뮤니케이션과 병행하는 동시에 그것을 초월하는, 진화하는 인도주의의 한 방편이라고 여겨져야 한다. 언젠가는 디지털 의학이 예방과 치료에 있어서 글로벌 스탠더드가 될 것이다. 우리는 이미 휴대전화를 진단검사 장비로 전환시켜 HIV를 비롯한 다른 감염성 질환을 신속하고 정확하게 진단할 수 있는 흥미로운 능력을 보유하고 있으며, 바이오센서들과 휴대용 이미징 장치를 통해 심장병이나 당뇨병과 같은 질병들을 정밀하게 진단하고 관리할 수도 있게 되었다. 이제 개발도상국에서도 만성질환 중 가장 중요한 비중을 차지하는 질병이 심장병, 당뇨병, 암 등 비감염성 질환으로 바뀌고 있기 때문에, 센서 및 이미징 기기들의 필요성은 급증하게 될 것이다.[34] 스마트폰이 휴대전화를 대체하는 현상이 지구적 차원의 접근성을 높이는 데 도움이 되기는 하겠지만, '디지털 디바이드digital divide(디지털 시대에 정보접근과 정보이용이 가능한 사람과 그렇지 못한 사람 사이의 경제적 사회적 불균형이 심화되는 현상을 의미한다. 정보격차로 번역되기도 한다―역주)'를 줄이기 위한 최대한의 노력이 행해져야 한다. 비록 지구상에 존재하는 70억 이상의 사람들 각각이 모두 생물학적으로나 생리학적으로는 독특한 존재이지만, 디지털화에 따르는 이익은 우리 모두가 똑같이 누릴 수 있다.

이러한 일련의 논리에 뒤이어 중요하게 대두되는 다른 문제들도 있다. 개인 맞춤형 의학에 대한 접근성과 관련된 비용의 문제가, 이미 보건의료 분야에 존재하는 불평등 문제를 더욱 악화시킬 것인가? 이런 새로운 접근법이 표준 진료의 기준을 바꾸게 됨에 따라 의료과오의 법적 책임에 대한 논의의 양상도 달라질 것인가?[35]

많은 환자들이 적극적으로 모니터되는 상황이 되면 쉴 새 없이 삐삐거리면서 반응을 요구하는 기기들로 인해 발생하는 데이터의 쓰나미가 의료 전문가들에게 엄청난 혼란을 야기할 것인가? 병원은 더 이상 중환자가 아닌 일반 환자들을 위한 공간이 아니게 될 것인가? 원격 모니터링 장치로부터 실시간으로 전송되는 생리학적 데이터 신호의 처리는 매우 효율적이어야만 하며, 그에 대해 정확하고 적절하게 대응하는 자동화 시스템도 마련되어야 한다. 그렇지 않으면 이런 기술적 진보는 실패로 귀결될 것이 뻔하다. 디지털 초음파 영상 자료가 신속하게 무선으로 전송되려면 인터넷 대역폭이 끊임없이 확장되어야 하는데, 이 문제는 또 어떻게 처리할 것인가? 멋진 의학 신세계에서는 건강과 관련된 수많은 정보들이 유튜브와 넷플릭스에서 동영상이 전송되는 것과 똑같은 방식으로 다루어질까? 디지털 의학의 시대가 점점 우리 곁에 다가옴에 따라 이런 종류의 문제들은 더욱 많이 생겨날 것이다. 급격한 변화는 본래 논란을 초래하는 법이다. 그것이 의료 분야라면, 그 정도가 더 심할 것이다.

호모 디지투스, 그리고 의학의 슘페터화

이런 모든 우려에도 불구하고, 나는 당신이 인간의 디지털화가 갖고 있는 긍정적인 측면에 의해 고무되었기를 바란다. 과거에는 상상도 못했을 정밀한 분자 알갱이 수준에서 개개인을 규명할 수 있게 되는 능력에 대해서도 마찬가지다. 디지털화, 가상 인간, 혹은 '거울 속의' 인간은 의학의 혁명을 위해 반드시 필요한 전제조건이다. 마음의 지도를 그려서 수년 동안 거의 의식이 없었던 환자를 깨우는 일이든, 아니면 생명을 위협하는 특발성 질병에 걸린 사람의 게놈 지도를 만드는 일이든, 암이나 심근경색으로 인한 너무 이른 죽음을 예방하는 일이든, 기술적으로는 이미 많은 것들이 가능하며, 지금도 발전은 정신이 없을 정도로 맹렬하게 계속되고 있어서 조만간 우리는 필요한 장기를 찍어낼 수도 있을 것이고 마음의 일부분을 조절할 수도 있게 될 것이다. 인간이 인간을 디지털화한다는 것은 결국 인간의 삶을 변화시킨다는 뜻이다. 이것은 단순한 변화를 뛰어넘어, 슘페터가 일찍이 개념화했던 창조적 파괴의 정수라 할 수 있다. 보건의료 분야의 어느 한 부분도 이런 변화로부터 완전히 비껴나 있을 수는 없을 것이다. 의사들, 병원들, 생명과학 기업들, 정부와 관련 기관들 모두가 급격한 변혁의 대상이다.

정밀한 수준의 인간의 디지털화는 의학의 모습을 완전히 바꾸어 놓을 것이다. DNA 시퀀싱, 스마트폰과 모바일 디지털 기기들, 웨어러블 혹은 내장형 무선 나노센서들, 인터넷과 클라우드 컴퓨팅, 정보 시스템, 소셜 네트워크 등이 모두 융합되는, 비할 데 없는 슈퍼 융합을 통해 인간이라는 존재의 새로운 상(像)이 만들어질 것이다. 총괄적으로, 수십억 개의 바이트, 염기, 그리고 픽셀이 인간을 사차원적으로 규정할 것이며, 이는 과거에 우리가 개별 인간의 특성을 구별하던 방식을 완전히 초월하는 방식으로 합성된 실체가 될 것이다. 이와 같은 놀라운 도구들이 없이는, 보건의료의 초개인화와 질병의 진정한 예방이라는 꿈은 결코 완성되지 않을 것이다. 의학 분야에서 새로운 개인주의 이념의 출현은, 이해 당사자들—개인들—의 충분한 참여 없이는 쉽사리 현실화되지 않을 것이다. 우리 앞에는 거대한 변화가 다가오고 있다. 의학은 재부팅될 것이며, 개별 인간에 대한 재조명도 이루어질 것이다. 그 모든 것들이 가능하다.

청진기가 사라지다

| 후 기 |

2008년 여름, 나는 게리 웨스트와 메리 웨스트 부부를 만나는 멋진 기회를 가질 수 있었다. 그들은 웨스트 코퍼레이션 West Corporation을 설립하여 미국 내에서 가장 선도적인 통신회사의 하나로 성장시켰다. 그 회사는 텔레마케팅 및 통신회의 teleconferencing 등의 분야에서 대규모 공급자이며 미국 내에서 사용되는 911 전화의 대부분도 처리하고 있다. 그들은 과거에도 10년 가까이 해마다 샌디에이고를 방문한 적이 있지만, 2006년에 회사의 지분 대부분을 매각하여 억만장자가 된 후에는 네브라스카 오마하를 떠나 샌디에이고로 아예 이사를 왔다.

두 사람과 모두 친구인 누군가로 인해 나와 게리는 처음 만났다. 아이오와에서 자라난 그는 60대 초반으로, 내가 지금까지 만나본 모든 사람 중에서 가장 현실적인 사람이었다. 머리를 뒤덮은 백발, 갈색 눈, 중간 정도의 단단한 체격으로 인해 그는 마치 축구 감독처럼 보이기도 했으며, 그에게서 뿜어 나오는 정력적인 기운은 그가 평생 동안 몸으로 실천해온 근면함을 증명하는 듯했다. 그는 새로 갖게 된 재산을 활용하여 뭔가를 하고자 했는데, 대기업을 운영하는 동안 근로자들을 위한 의료비 부담이 끊임없이 늘어나는 것을 경험하였기 때문에, 의료비가 통제 불능 수준으로 증가하는 문제점을 아주 잘 알고 있었다. 게리와 메리는 애완견을 사랑하며, 샌디에이고 차저스 풋볼팀의 열렬한 팬이며, 위대한 인도주의자이다. 메리는 자그마한 체구에 매우 열정적이며 사려 깊은 여성으로, 갈색 눈과 어깨 높이에서 찰랑거리는 갈색 머리카락을 가졌고, 매일 이른 아침에는 어김없이 운동을 한다. 또한 게리와 마찬가지로, 회사를 성장시키는 과정에서 무한대의 업무 능력을 보여줬다. 2010년에 그들은 수백 명의 궁핍한 노인들을 위한 지원센터를 샌디에이고 다운타운에 건립했다. 노인들은 그 센터에서 식사를 제공받고, 지역의 학생들로부터 컴퓨터 및 인터넷 사용법을 배울 수 있다. 웨스트 재단은 고령자들이 너싱홈이나 노인시설에 입소하는 대신 일상적인 공간에서 생활하는 것을 지원하는 데 중점을 두고 있다.

우리가 처음으로 보건의료 분야의 혁신 프로젝트를 함께 검토했을 때, 우리는 유전체학과 무선 기술 분야를 연구하는 독립된 교실이 있고 개인 맞춤형 의학의 육성에도 상당한 관심을 기울이는 새로운 의과대학의 설립 방안을 논의했다. 하지만 대학의 운영과 관련된 여러 가지 복잡한 문제들로 인해 일단 이 계획은 보류하였다.

우리가 토론을 계속하며 다른 방안들을 모색하는 동안, 2007년부터 시작된 퀄컴 사와 나의 관계가 급진전되기 시작했다. 2007년 후반에 스크립스 중개과학연구소Scripps Translational Science Institute와 퀄컴은 국립보건원NIH에 연구비를 신청했었다. 의학의 미래를 바꿀 수 있는 혁신적인 연구를 수행하기 위해서였다. 그때는 내가 스크립스에서 일하기 시작한 첫해였는데, 무선 통신 분야가 샌디에이고에서 가장 큰 산업이라는 사실을 알고 있기는 했지만, 그것이 유전체학 분야의 우리의 노력과 융합하게 될 것이라는 예상은 전혀 하지 못했었다.

퀄컴은 샌디에이고에서 가장 큰 회사일 뿐만 아니라 무선 통신에 사용되는 칩 생산 분야에서 세계 최대의 회사이기도 하다. 25년의 역사를 가진 퀄컴은 지역에서 무선 관련 회사의 융성을 선도하여, 2010년까지 600개 이상의 기업이 샌디에이고 인근에 존재하며 그중 100개 이상의 기업이 보건의료 관련 제품들을 생산하고 있다. 퀄컴에서 보건의료 분야의 책임자로 일하는 돈 존스Don Jones를 내가 처음 만났을 때, 그는 이미 5년 이상 이 새로운 분야의 비즈니스를 추진해오고 있었다.

돈은 특히 상냥한 친구이며, 대머리에 무테안경을 쓰고 있어서 대학교수처럼 보이는데, 모바일 헬스 분야에서는 전 세계에서 가장 유명한 인물 중의 하나다. 그는 전 세계를 끊임없이 여행하면서 기술 분야와 의료 분야라는 두 세계의 구성원 모두를 상대로 무선 기술이 보건의료의 미래에 끼칠 영향을 설파하고 있다. 그는 의료와 인터넷의 연결을 표현하기 위하여 "모든 사람이 인터넷에 있다Every Body on the Net."라는 말을 즐겨 사용한다. 2007년에 우리가 국립보건원에 연구비를 신청하기 몇 달 전에, 돈과 나는 우리가 무선 의학을 좀 더 적극적으로 응용할 수 있을지 여부를 논의하기 위해 만났다. 아직 개발되지 않은 분야라는 것은 잘 알고 있었지만, 그럼에도 불구하고 우리는 의사들이 무선 의학 분야의 연구에 좀 더 적극적으로 참여하도록 훈련시키는 방안과 관련하여 몇 가지 합의에 도달했다. 우리가 낸 연구비 신청은 2008년 봄에 처음으로 검토되었는데, 그것을 검토한 부서는 의료의 혁신을 위해 무선 기술을 활용한다고 하는 독특한 관점에 대해 열광적인 반응을 보였다. 이것은 우리의 생각을 외부의 전문가들이 확인해줬다는 점에서 중요한 일이었고, 이를 더 적극적으로 추진하는 데 있어 청신호가 켜진 셈이었다.

새로운 의과대학 설립 방안을 잠시 제쳐놓은 상태에서, 비록 지금은 씨앗의 단계라 할지라도 그 미래가 매우 흥미진진해 보이는 무선 의학이라는 주제는 우리에게 큰 자극을 주었고, 결국 무선 의료 분야의 연구에 집중하는 최초의 연구소라는 콘셉트가 만들어졌다. 나는 게리 부부에게 이 계획을 설명했고, 그들은 그 즉시 열광적인 반응을 보였다. 그 연구소는 임상적 유효성의 입증, 각종 규정 및 비용 지불과 관련된 문제들에 대한 대처, 충족되지 않고 있는 의료 수요에 대응하는 센서 및 시스템 솔루션의 개발, 신기술을 실제 의료행위에 적용시키는 과정에서 불거지는 어려움의 해결 등을 위해 노력함으로써, 무선 의학의 발달에 상당히 중요한 촉매가 될 것이었다.

웨스트 부부는 이런 성격의 비영리 의학 연구소를 설립하기로 결정했고, 그 사실은 2009년 4월 라스베이거스에 개최된 무선 관련 국제 행사CTIA 현장에서 공식 발표됐다.[1] 플리너리 세션에서 내가 웨스트 부부의 공로에 대해 언급할 수 있었던 것은 나에게 매우 큰 기쁨이었다. 현장에 있던 5,000명의 참석자들은 웨스트 부부에게 우레와 같은 박수를 보냈다. 웨스트 부부는 1억 달러를 기부하였고, 2010년 1월, 토레이 파인즈 골프 코스와 태평양이 내려다보이는 부지에 있는 아름다운 3층 건물에 우리 연구소가 문을 열었다. 스크립스 게놈 연구소와도 몇 백 야드밖에 떨어지지 않은 곳이다.

무선 의학이라는 새로운 분야에 대한 엄청난 매력, 무선 기술 분야에서 미국 최고의 허브라 할 수 있는 샌디에이고라는 위치, 그리고 풍부한 자원을 갖춘 신개념 연구소라는 점 등이 모두 더해져, 이 연구소는 자석처럼 최고의 인력들을 끌어당겼다. 25년간 존슨 앤드 존슨에서 일하면서 제약, 의료기기, e-헬스, 소비재 등 다방면에서 많은 경험을 쌓은, 카리스마 넘치는 돈 케이시가 CEO로 영입되었다. 역시 존슨 앤드 존슨에 몸담고 있으며 과거에는 의료기기 회사인 가이던트Guident에서 일했던 심장내과 전문의 조지프 스미스 박사가 의학 및 과학 담당 최고책임자로 합류했다. 조지프는 하버드 의대와 MIT 출신의 뛰어난 의사 겸 엔지니어이다. 얼마 후, 연방통신위원회에서 m-헬스 분야를 이끌었던 의사인 모힛 커슈엘 박사도 합류했다. 쟁쟁한 인재들의 명단에는 학계나 산업계에서 활동하는 우수한 엔지니어들도 다수 포함되어 있는데, 그중에는 부사장을 맡고 있는 셸리 발렌타인과 메드트로닉 출신의 니콜 보라마난드도 포함되어 있다.

규제과학, 지불제도, 임상시험, 경제학 등 다양한 영역에 걸친 전문가들이 팀을 이루어 협력하면서 핵심 프로젝트의 성공적인 출발을 위해 노력하고 있다. 설립 첫해에 우리 연구소는, 고위험 산모의 자궁 수축과 태아의 심장 박동에 관한 실시간 데이터를 원격으로 모니터할 수 있는 센서를 개발했다. 미래의 의학을 변화시킬 혁신적인 무선 솔루션 개발의 서막은 이미 시작됐다.

청진기가 사라지다

| 감사의 글 |

30여 년 전 내가 의과대학을 졸업할 무렵에는 휴대전화나 개인용 컴퓨터가 없었을 뿐 아니라, 인터넷 비슷한 것도 존재하지 않았다. 아무것도 디지털과 관련이 없었다. '디지털'이라는 용어는 오직 직장 검사를 할 때에만 사용되는 용어였다(원래 '손가락'을 의미하는 'digital'이라는 용어는, 손가락을 항문에 넣어 시행하는 수지직장검사 digital rectal examination라는 의학용어에 등장한다-역주).

30여 년 후 의학은 디지털 혁명에 대한 저항을 계속하고 있다. 의학은 매우 여러 가지 측면에서 디지털 요소를 강요당하고 있지만, 여전히 잘못된 방향을 향하고 있다. 하지만 디지털 세상과 의학의 융합은 필연적이며, 반드시 우리는 급격한 붕괴 이후를 준비해야 한다. 의료의 정밀성을 높이는 극히 혁신적인 방법과 과거에는 없었던 예방 전략들은 매우 큰 잠재력을 갖고 있다.

지난 30여 년 동안 나는 서른 권 이상의 의학 교과서를 편집했는데, 그 모두는 좁은 의료계만을 대상으로 한 것이었다. 나는 대중에게 직접 읽히기 위한 책을 내가 집필하게 될 것이라고는 한 번도 생각해 본 적이 없었다. 그런 나의 생각이 바뀐 이유는, 디지털 세상과 의학 세계의 융합이 더욱 발전해야 한다는 사실과, 의학의 새로운 시대가 열리는 데 가장 중요한 것이 소비자들—아직 환자가 되지 않은 사람들—의 참여와 관심이라는 사실을 깨닫게 되었기 때문이다.

나는 '신인' 저자로서, 이 책의 집필은 상당히 커다란 행운의 결과라고 생각한다. 유전학에 대한 오랜 관심(학부 시절 내 전공이었다)으로 인해 나는 2006년 말에 스크립스에 와서 유전체학 연구소를 출범시켰다. 하지만 무선 기술의 세계적 허브인 샌디에이고에 산다는 것은 나에게 미처 알지 못했던 많은 기회를 제공했고, 결국 매우 가까운 곳에 위치하고 있던 2개의 관련 연구소를 서로 연결시킴으로써 디지털 의학의 두 가지 주요한 도구라 할 수 있는 유전체학과 무선 기술이 결합된 아주 독특한 디지털 의학 클러스터를 만들게 되었다.

　아주 많은 사람들이 재단의 설립을 비롯한 전체 프로젝트와 비전을 가능하게 하는 데 공헌했다. 나는 가장 가까운 친구인 폴 테어스타인 박사에게 매우 감사한다. 그는 프레비스 심장혈관연구소의 책임자인데, 내가 스크립스로 자리를 옮기는 데 결정적 역할을 했다. 스크립스 헬스의 CEO이자 회장인 크리스 반 고더는 우리가 스크립스에서 이루고자 하는 목표에 대해 상당한 신뢰와 지지를 보냈으며, 디지털 의학과 관련된 프로그램들의 구성과 관련해 나에게 전권을 위임해주었다. 스크립스의 의학 담당 최고책임자인 브렌트 이스트먼 박사는 최고의 경지에 오른 완벽함으로 모든 일이 가능할 수 있도록 무한한 지지를 보내주었다.

　우리 스크립스 중개과학연구소 내에서는, 인간 유전체학에 각별한 관심을 쏟는 한편 스크립스 리서치 연구소와 긴밀하게 협력하고 있는데, 그중에서도 나의 원고 편집에 도움을 준 나의 동료인 니컬러스 쇼르크, 새뮤얼 레비, 사라 머레이 박사에게 진심으로 감사한다. 우리가 여러 해 동안 유전체학을 일상적인 의료행위와 연결시키는 작업을 함께 하면서 활발한 상호작용을 할 수 있었던 것에 대해서도 감사한다. 나의 비서 카트리나 슈라이버는 학문적인 내용과 관련된 업무가 엄청나게 많은 와중에 나의 오른팔 역할을 해왔으며, 이 책이 만들어지는 과정에도 커다란 도움을 주었다. 우리의 연구는 임상 및 중개과학 어워드^{CTSA}라는 이름의 국립보건원 기금의 지원을 받아 행해졌는데, 그 기금이 없었더라면 이 책에 기술된 프로젝트들 중에서 많은 부분이 존재하지 못했을 것이다. 우리의 유전체학 관련 노력은 세계에서 가장 큰 2개의 게놈 관련 기업으로 샌디에이고에 소재한 라이프 테크놀로지와 일루미나의 존재로 인하여 촉진될 수 있었다. 라이프 테크놀로지의 CEO인 그렉 루시어의 변함없는 지원에 대해 특별히 감사한다.

무선 기술 분야에서는, 게리 웨스트와 메리 웨스트에게 너무 큰 빚을 졌다. 그들은 아주 특별한 사람이며 나의 친구들이기도 하지만, 최초의 무선 의료 관련 연구소의 건립을 위해 거액을 기부했으며, 나에게 연구소의 혁신적 의료 분야의 책임자 역할을 맡겨 미래 의학의 변화를 선도하려는 나의 야심찬 도전을 비할 데 없이 전폭적으로 지지해주었다. 웨스트 무선의료 연구소에서 일하는 많은 사람들이 원고의 집필을 비롯한 여러 프로젝트에서 나에게 큰 도움을 주었다. 의학 담당 최고책임자인 조지프 스미스, 부사장인 셸리 발렌타인, 비서인 에린 베이트먼에게 감사의 말을 전하고 싶다. 웨스트 부부의 커다란 헌신은 보건의료의 미래를 더 나은 것으로 만듦에 있어 가장 중요한 노력의 하나로 기억될 것이다.

무선 기술 분야에서 세계 최고라 할 수 있는 퀄컴의 사람들도 큰 힘이 되어주었다. CEO이자 회장인 폴 제이콥스, 창업자인 어윈 제이콥스, 스티브 앨트먼 사장, 무선 의료 분야의 부사장 돈 존스, 그리고 모든 동료들에게 감사한다. 그들은 우리가 스크립스 중개과학 연구소에서 무선 의료와 관련된 프로그램들을 훈련할 수 있도록 자금을 지원했고, 글로벌 차원에서 벌어지고 있는 디지털 의료 분야의 혁신들과 나를 연결시켜 주었다. 내가 비록 오래 전에 무선 심장박동 기기(카디오넷)의 개발에 관여했던 경험이 있기는 하지만, 무선 의료의 변혁적 영향에 대해 내가 큰 흥미를 느낄 수 있었던 것은 모두 퀄컴의 팀원들 덕분이다.

이 모든 사람들이 내가 지식의 기반을 닦고 디지털 의료 분야의 비전에 관한 폭넓은 시각을 가질 수 있도록 도움을 주었다. 하지만 실제로 글을 쓰고 책을 출판하는 것은 또 다른 문제였다. 아마도 내 인생에서 가장 힘들었던 작업이 아니었나 싶다. 가장 큰 영광은 베이직북스의 책임 편집자로서 아이디어를 다듬고 내용을 멋지게 편집하는 데 크게 기여한 토머스 켈러허에게 돌아가야 한다. 그는 나의 메시지를 솜씨 좋게 다듬어서 훨씬 근사한 작품을 만들어 주었다. 나의 출판 에이전트로 일한 브록먼 사의 카틴카 맷슨에게도 특별한 감사를 전한다. 그녀는 내가 출판 제안서와 상당한 분량의 샘플 원고를 작성할 때에 도움을 주었고, 토머스 켈러허와 나를 연결해주기도 하였다. 케이 마리아와 베스 라이트는 편집 과정에서 중요한 역할을 했다. 〈와이어드〉의 편집주간 토머스 괴츠, 《행복은 전염된다^{Connected}》의 저자인 제임스 파울러 등 나의 작가 친구들은 내가 카틴카 맷슨 및 브록먼과 인연을 맺는 데 핵심적 역할을 했다. 말콤 글래드웰, 아툴 가완디, 마이클 스펙터, 딘 오니시 등 여러 다른 작가들은 책을 집필하는 내내 나에게 자극과 영감을 주었다.

또한 몇 가지 이해관계와 관련된 사항을 밝히고 싶다. 나는 무선 의료기기를 생산하는 2개 회사 이사회의 일원이다. 하나는 당뇨병 관련 센서를 만드는 덱스컴^{DexCom}이고, 다른 하나는 바이털 사인 센서를 만드는 소테라이다. 나는 또한 뇌파를 측정하고 숙면을 도와주는 센서를 만드는 지오의 고문도 맡고 있다. 이 회사들과 함께 일한 경험은 무선 의료의 무한한 잠재력과 걸림돌 모두에 관한 나의 이해의 폭을 크게 넓혀 주었다. 나는 이 책을 통해 이들 회사 및 제품들에게 도움을 주려는 의도가 전혀 없으며, 그들과 관련된 내용을 서술할 때에는 최대한 객관성을 유지하기 위해 애썼다. 하지만 이러한 관계가 존재한다는 사실을 독자들에게 알리는 것은 중요한 일이라 생각한다.

지난 수년간 이 프로젝트를 통해서 새롭게 알게 된 것은, 연구를 하고 생각을 하고 글을 쓰는 행위는 상당한 고립과 고독을 감내해야만 하는 작업이라는 사실이다. 가족들―아내 수전, 장성한 두 아이 사라와 에번―은 모두 특별한 인내심으로 나를 기다려주고 한없는 지지를 보내주었다. 가족들에게 대단히 감사한다. 나의 노력이 결실을 맺을 수 있도록 도와준, 내가 지금까지 이름을 나열한 모든 사람들에게 진심으로 감사한다.

끝으로 이 책의 독자들, 인간을 디지털화하는 우리의 능력을 발전시킴으로써 의학의 창조적 파괴에 적극적으로 참여하게 될 바로 여러분들에게 깊은 감사의 뜻을 전한다. 나의 좌우명으로 책을 마무리한다. 생각은 크게, 행동은 더 크게!

| 참고문헌 |

서문

1. "The Leaky Corporation," *Economist*, February 26, 2011, 75–77.
2. R. G. Baraniuk, "More Is Less: Signal Processing and the Data Deluge," *Science* 331 (2011): 717–19.
3. John Markoff, "Computer Wins on 'Jeopardy!': Trivial It's Not," *New York Times*, February 10, 2011.
4. Ibid.
5. David Gelernter, "Coming Next: A Supercomputer Saves Your Life," *Wall Street Journal*, February 5, 2011, C2.
6. S. J. Gould, "The Median Isn't the Message," *Discover* 6 (1985): 40–42.

제1장

1. Marshall McLuhan, *Understanding Media: The Extensions of Man* (New York: McGraw-Hill, 1964), 57.

2. Gary Wolf, "The World According to Woz," *Wired* (June 2009), www.wired.com/wired/archive/6.09/woz_pr.html.

3. Chris Anderson and Michael Wolff, "The Web Is Dead: Long Live the Internet," *Wired* (September 2010), www.wired.com/magazine/2010/08/ff_webrip/all/1.

4. Clay Shirky, *Cognitive Surplus: Creativity and Generosity in a Connected Age* (New York: Penguin Press, 2010); "Building with Big Data," *Economist*, May 29, 2001, 74.

5. Nicholas Carr, *The Shallows: What the Internet Is Doing to Our Brains* (New York: Norton, 2010); Bill Keller, "The Twitter Trap," *New York Times Magazine*, May 22, 2011, 12.

6. Shirky, *Cognitive Surplus*.

7. Anderson and Wolff, "The Web Is Dead."

8. Tim O'Reilly and John Battelle, "Web Squared: Web 2.0 Five Years On," Web 2.0 Summit, 2009, www.web2summit.com/web2009/public/schedule/detail/10194.

9. David Pogue, "Kinect Pushes Users into a Sweaty New Dimension," *New York Times*, November 4, 2010, www.nytimes.com/2010/11/04/technology/personaltech/04pogue.html; Ashlee Vance, "Microsoft's Push into Gesture Technology," *New York Times*, October 29, 2010, www.nytimes.com/2010/10/30/technology/30chip.html; Susan Orlean, "Connected," *New Yorker* (December 2010).

10. "Person of the Year 2010: Mark Zuckerberg," *Time* (December 2010); Richard Stengel, "Only Connect," *Time* (December 2010); Claire Cain Miller, "Another Try by Google to Take on Facebook," *New York Times*, June 28, 2011; William Powers, *Hamlet's BlackBerry: A Practical Philosophy for Building a Good Life in the Digital Age* (New York: Harper, 2010), 32.

11. Nicholas Negroponte, *Being Digital* (New York: Vintage, 1996), 221.

12. "The Book of Jobs: Hope, Hype, and Apple's iPad," *Economist*, January 30–February 5, 2010.

13. David Pogue, "Apps We Wish We Had," *New York Times*, July 14, 2010.

14. Carr, *The Shallows*, 116.

15. Aaron Smith, *Mobile Access 2010*, Pew Internet & American Life Project

Report, July 2010, www.pewinternet.org/Reports/2010/Mobile-Access-2010.aspx.

16. R. Kwok, "Personal Technology: Phoning in Data," *Nature* 458 (2009): 959–61; Anand Giridharadas, "Where a Cellphone Is Still Cutting Edge," *New York Times*, April 10, 2010, www.nytimes.com/2010/04/11/weekinreview/11giridharadas.html.

17. "Mobile Marvels: A Special Report on Telecoms in Emerging Markets," *Economist*, September 24, 2009, www.economist.com/node/14483896.

18. Kwok, "Personal Technology."

19. "Apple Scrambles to Secure iPad Deal," *Wall Street Journal*, March 18, 2010, online.wsj.com/article/SB10001424052748703523204575129862264704190.html.

20. Michael Malone and Tom Hayes, "Bye-Bye, PCs and Laptops: Smart Phones and Tablets Will Soon Handle the Majority of Our Personal Computing Needs," *Wall Street Journal*, January 7, 2011, online.wsj.com/article/SB10001424052970204527804576043803826627110.html.

21. Phyllis Korkki, "Internet, Mobile Phones Named Most Important Inventions," *New York Times*, March 9, 2009, www.nytimes.com/2009/03/08/business/08count.html.

22. D. Cantwell, "Attention Deficit Disorder: A Review of the Past 10 Years," *Journal of American Academy of Child & Adolescent Psychiatry* 35 (1996): 978–87.

23. Matt Richtel, "Attached to Technology and Paying a Price," *New York Times*, June 6, 2010, www.nytimes.com/2010/06/07/technology/07brain.html; Matt Richtel, "Growing Up Digital, Wired for Distraction," *New York Times*, November 21, 2010, www.nytimes.com/2010/11/21/technology/21brain.html; Elizabeth Bernstein, "Your BlackBerry or Your Wife: When the Whole Family Is Staring at Screens, Time to Try a Tech Detox," *Wall Street Journal*, January 11, 2011, online.wsj.com/article/SB10001424052748703779704576073801833991620.html.

24. Nick Bilton, *I Live in the Future & Here's How It Works: Why Your World, Work, and Brain Are Being Creatively Disrupted* (New York: Crown Business, 2010), Kindle edition, Introduction.

25. Powers, *Hamlet's BlackBerry*, 159.

26. Richtel, "Attached to Technology."

27. Bill Keller, "The Twitter Trap," *New York Times*, May 18, 2011; B. Sparrow et al., "Google Effects on Memory: Cognitive Consequences of Having Information at Our Fingertips," *Science*, July 14, 2011.

28. Richtel, "Attached to Technology"; Richtel, "Growing Up Digital"; Bernstein, "Your Black-Berry"; Powers, *Hamlet's BlackBerry*.

29. Bilton, *I Live in the Future*.

30. Don Tapscott and Anthony D. Williams, *Macrowikinomics: Rebooting Business and the World*(New York: Portfolio/Penguin, 2010).

31. Anne Eisenberg, "When a Camcorder Becomes a Life Partner," *New York Times*, November 6, 2010, www.nytimes.com/2010/11/07/business/07novel.html.

32. Bilton, *I Live in the Future*; Powers, *Hamlet's BlackBerry*; "How Long Will Google's Magic Last?" *Economist*, December 2, 2010, www.economist.com/node/17633138; "A Sea of Sensors: Everything Will Become a Sensor—and Humans May Be the Best of All," *Economist*, November 4, 2010, www.economist.com/node/17388356; #numbers, *Twitter Blog*, March 14, 2011, blog.twitter.com/2011/03/numbers.html; Jose Antonio Vargas, "The Face of Facebook: Mark Zuckerberg Opens Up," *New Yorker*, September 20, 2010; "Groupon Anxiety: The Online-Coupon Firm Will Have to Move Fast to Retain Its Impressive Lead," *Economist*, March 17, 2011, www.economist.com/node/18388904; Austin Carr, "Why Kevin Systrom Turned Down Zuckerberg, Left Twitter to Start Instagram," *Fast Company*, June 13, 2001; Virginia Heffernan, "When Shilling on the Web, Think Small," *New York Times*, July 31, 2011,opinionator.blogs.nytimes.com/2011/07/29/when-shilling-on-the-web-think-small.

33. Nicholas Wade, "A Decade Later, Gene Map Yields Few New Cures," *New York Times*, June 13, 2010, www.nytimes.com/2010/06/13/health/research/13genome.html.

34. Teddy Wayne, "Age Gap Narrows on Social Networks," *New York Times*, December 26, 2010, www.nytimes.com/2010/12/27/business/media/27drill.html; David Kirkpatrick, *The Facebook Effect: The Inside Story of the Company That Is Connecting the World* (New York: Simon & Schuster, 2010); Stengel, "Only Connect"; Miller, "Another Try by Google"; Geoffrey A. Fowler and Ian Sherr, "Google Missed 'Friend Thing,'" *Wall Street*

Journal, June 1, 2011.

35. Tapscott and Williams, *Macrowikinomics*, 69.

36. Steven Johnson, *Where Good Ideas Come From: The Natural History of Innovation* (New York: Riverhead Books, 2010).

37. Bilton, *I Live in the Future*.

38. Ibid.; "Profiting from Friendship: Social Networks Have a Better Chance of Making Money Than Their Critics Think," *Economist*, January 28, 2010, www.economist.com/node/15351026.

39. Bilton, *I Live in the Future*, Chapter 4.

40. Chris Anderson, *The Long Tail: Why the Future of Business is Selling Less of More* (New York: Hyperion, 2006).

41. Holman Jenkins Jr., "Google and the Search for the Future," *Wall Street Journal*, August 15, 2010, online.wsj.com/article/SB10001424052748704901104575423294099527212.html.

42. "Arthur Sulzberger: We Will Stop Printing the *New York Times* Sometime in the Future," *Huffington Post*, January 9, 2011, www.huffingtonpost.com/2010/09/09/arthur-sulzberger-we-will_n_710251.html.

43. "Internet TV Looks Set to Take Control in the New Media Age," WorldTVPC, September 27, 2010, http://www.worldtvpc.com/blog/internet-tv-set-control-era/.

44. "Arthur Sulzberger."

45. "Internet TV Looks Set."

46. Ray Kurzweil, "Room for Debate: A Running Commentary on the News," *New York Times*, December 27, 2010, www.nytimes.com/roomfordebate.

47. "Biology 2.0: A Special Report on the Genome," *Economist*, June 17, 2010, www.economist.com/node/16349358/comments.

48. Tapscott and Williams, *Macrowikinomics*, 368.

49. "It's A Smart World: A Special Report on Smart Systems," *Economist*, November 4, 2010, www.economist.com/node/17388368.

50. Andy Kessler, "How Videogamers Are Changing the Economy," *Wall Street Journal*, January 3, 2011, online.wsj.com/article/SB10001424052970203418

804576040103609214400.html.

51. "Genomes by the Thousand," *Nature* 467 (2010): 1026–27.
52. "A Sea of Sensors."
53. Bilton, *I Live in the Future*.
54. J-B. Michel et al., "Quantitative Analysis of Culture Using Millions of Digitized Books," *Science*, December 16, 2010; Patricia Cohen, "In 500 Billion Words, New Window on Culture," *New York Times*, December 16, 2010, ww.nytimes.com/2010/12/17/books/17words.html.
55. Marshall McLuhan, *The Gutenberg Galaxy: The Making of Typographic Man* (Toronto: University of Toronto Press, 1962), 21.
56. David Gelernter, *Mirror Worlds, or, The Day Software Puts the Universe in a Shoebox: How It Will Happen and What It Will Mean* (New York: Oxford University Press, 1991), 27.

제2장

1. Matthew Herper, "Pfizer Wins Longer Life for Lipitor," *Forbes*, June 18, 2008, www.forbes.com/2008/06/18/pfizer-ranbaxy-lipitor-biz-healthcare-cx_mh_0618bizpfizer.html.
2. "Lipitor's Pitchman Gets the Boot," *New York Times*, February 27, 2008, A26, www.nytimes.com/2008/02/27/opinion/27wed3.htm.
3. John Carey, "Do Cholesterol Drugs Do Any Good?" *Business Week*, January 28, 2008, www.businessweek.com/magazine/content/08_04/b4068052092994.htm.
4. E. J. Topol, "Pharmacy Benefit Managers, Pharmacies, and Pharmacogenetic Testing: Prescription for Progress?" *Science Translational Medicine* 2, no. 44 (2010): 44.
5. P. M. Ridker, "Rosuvastatin to Prevent Vascular Events in Men and Women with Elevated C-Reactive Protein," *New England Journal of Medicine* 359 (2008): 2195–207; James Le Fanu, "'Statins for All'—and Billions for Drug Firms," *Telegraph* (London), January 19, 2011, www.telegraph.co.uk/health/8270156/Statins-for-all-and-billions-for-drug-firms.html; Katherine Hobson, "Doctors Launch 'TheNNT.com' to Give Treatment Info," *Wall*

Street Journal, October 5, 2010, blogs.wsj.com/health/2010/10/05/doctors-launch-thenntcom-to-give-treatment-info; The NNT: Quick Summaries of Evidence-Based Medicine, www.theNNT.com; F. Taylor, K. Ward, et al., "Statins for the Primary Prevention of Cardiovascular Disease," Cochrane Collaboration (2011), www2.cochrane.org/reviews/en/ab004816.html.

6. Le Fanu, "'Statins for All.'"

7. Peter Orszag, "Malpractice Methodology," New York Times, October 20, 2010, www.nytimes.com/2010/10/21/opinion/21orszag.html.

8. P. R. Orszag and E. J. Emanuel, "Health Care Reform and Cost Control," Health Policy and Reform: Remaking Health Care (New England Journal of Medicine), June 16, 2010, healthpolicy andreform.nejm.org/?p=3564.

9. The CAPRIE Steering Committee, "A Randomised, Blinded, Trial of Clopidogrel Versus Aspirin in Patients at Risk of Ischemic Events (CAPRIE)," Lancet 348, no. 9038 (1996): 1329–39.

10. "FDA Announces New Boxed Warning on Plavix: Alerts Patients, Health Care Professionals to Potential for Reduced Effectiveness," press release, March 12, 2010, www.fda.gov/NewsEvents/Newsroom/Press Announcements/ucm204253.htm.

11. S. B. Damani and E. J. Topol, "The Case for Routine Genotyping in Dual-Anti-Platelet Therapy," Journal of the American College of Cardiology 56 (2010): 109–11.

12. J-S. Hulot et al., "Cytochrome P450 2C19 Loss-of-Function Polymorphism Is a Major Determinant of Clopidogrel Responsiveness in Healthy Subject," Blood 108, no. 7 (2006): 2244–47.

13. Eric J. Topol, "Shotgun Medicine," Los Angeles Times, March 28, 2007, articles.latimes.com/2007/mar/28/opinion/oe-topol28.

14. M. Prewitt, "Two Hospitals Study New Drug for Heart Attack Patients," Baltimore Sun, February 22, 1984, F16.

15. Gruppo Italiano per lo Studio della Streptochinasi nell'Infarto Miocardico (GISSI), "Effectiveness of Intravenous Thrombolytic Treatment of Acute Myocardial Infarction," Lancet 327, no. 8478 (1986): 397–402.

16. "The Flat Earth Committee," Wall Street Journal, July 13, 1987, 22.

17. The GUSTO Investigators, "An International Randomized Trial Comparing

Four Thrombolytic Strategies for Acute Myocardial Infarction," *New England Journal of Medicine* 329 (1993): 673–82.

18. Ralph H. Blum and Mark Scholz, *Invasion of the Prostate Snatchers: No More Unnecessary Biopsies, Radical Treatment or Loss of Sexual Potency* (New York: Other Press, 2010), Kindle edition, Chapter 1.

19. Richard Ablin, "The Great Prostate Mistake," *New York Times*, March 9, 2010, www.nytimes.com/2010/03/10/opinion/10Ablin.html.

20. Ibid.

21. Roni Caryn Rabin, "Patterns: Rethinking Prostate Cancer Treatment," *New York Times*, August 2, 2010, www.nytimes.com/2010/08/03/health/03patt.html.

22. S. Woloshin and L. M. Schwartz, "The Benefits and Harms of Mammography Screening: Understanding the Trade-offs," *Journal of the American Medical Association* 303, no. 2 (2010): 164– 365; E. Marshall, "Brawling Over Mammography," *Science* 327 (2010): 936–38.

23. N. J. Wald and M. R. Law, "A Strategy to Reduce Cardiovascular Disease by More than 80%," *British Medical Journal* 326 (2003): 1419–24.

24. Timothy W. Martin, "Government Advises Less Fluoride in Water," *Wall Street Journal*, January 8, 2011, A3, online.wsj.com/article/SB10001424052 7487047395045760681621461590004.html.

25. E. Lonn et al., "The Polypill in the Prevention of Cardiovascular Disease: Key Concepts, Current Status, Challenges, and Future Directions," *Circulation* 122 (2010): 2078–88.

26. Jeff Donn, Martha Mendoza, and Justin Pritchard, "Prescription Drugs Found in Drinking Water Across U.S.," *USA Today*, March 10, 2008, www.usatoday.com/news/nation/2008-03-10-drugs-tap-water_N.htm; "Drug Traces Common in Tap Water," Associated Press, March 10, 2008; Marianne English, "Antidepressants Kill Bacteria in Great Lakes," *DiscoveryNews*, May 27, 2011, news.discovery.com/human/antidepressants-kill-bacteria-in-great-lakes-110527.html. It is notable that a link has already been established between the water supply and prescription drugs. In 2008, studies of the water sources conducted in twenty-four major metropolitan areas in the United States found that a wide array of pharmaceuticals were nearly omnipresent. Drug such as anti-depressants, antibiotics, and hormone replacements were found in twenty-eight of sixty-two drinking water

sources, which supplied water for over forty million Americans. While these medications were detected at very low levels, this reflects the outgrowth of population medicine today—the cumulative effect of wide-scale use of prescription drugs, often administered to the wrong individuals or at incorrect doses.

27. M. J. Stampfer et al., "Vitamin E Consumption and the Risk of Coronary Disease in Women," *New England Journal of Medicine* 328 (1993): 1444–49; P. Knekt et al., "Antioxidant Vitamin Intake and Coronary Mortality in a Longitudinal Population Study," *American Journal of Epidemiology* 139, no. 12 (1994): 1180–89; D. P. Vivekananthan et al., "Use of Antioxidant Vitamins for the Prevention of Cardiovascular Disease: Meta-analysis of Randomized Trials," *Lancet* 361 (2003): 2017–23; E. Lonn et al., "Effects of Long-term Vitamin E Supplementation on Cardiovascular Events and Cancer," *Journal of the American Medical Association* 293, no. 11 (2005): 1338–47.

28. The Writing Group for the WHI Investigators, "Risks and Benefits of Estrogen Plus Progestin in Healthy Post-Menopausal Women: Principal Results of the Women's Health Initiative Randomized Controlled Trial," *Journal of the American Medical Association* 288, no. 3 (2002): 321–33; Tara Parker-Pope, "The Women's Health Initiative and the Body Politic," *New York Times*, April 8, 2011, www.nytimes.com/2011/04/10/weekinreview/10estrogen.html; A. J. Fugh-Berman, "The Haunting of Medical Journals: How Ghostwriting Sold 'HRT,'" *PLoS Medicine* 7, no. 9 (2010): 1–11; Gail Collins, "Medicine on the Move," *New York Times*, April 7, 2011, A23.

29. J. Ioannidis, "Why Most Published Research Findings Are False," *PLoS Medicine* 2, no. 8 (2005): 696; David H. Freedman, "Lies, Damned Lies, and Medical Science," *Atlantic*, November 2010, www.theatlantic.com/magazine/archive/2010/11/lies-damned-lies-and-medical-science/8269; Sharon Begley, "Why Almost Everything You Hear About Medicine Is Wrong," *Newsweek*, January 24, 2011.

30. Jonah Lehrer, "The Truth Wears Off," *New Yorker*, December 13, 2010, www.newyorker.com/reporting/2010/12/13/101213fa_fact_lehrer; Gina Kolata, "Trial in a Vacuum: Study of Studies Show Few Citations," *New York Times*, January 17, 2011; K. A. Robinson and S. N. Goodman, "A Systematic Examination of Citation of Prior Research Reports of Randomized, Controlled Trials," *Annals of Internal Medicine* 154, no. 1 (2011): 50–56; J.

Loscalzo, "Can Scientific Quality Be Quantified?" *Circulation* 123 (2011): 947–50.

31. Kolata, "Trial in a Vacuum"; Robinson and Goodman, "A Systematic Examination"; Loscalzo, "Scientific Quality."

32. U. Landmesser et al., "Simvastatin Versus Ezetimibe: Pleiotropic and Lipid-Lowering Effects on Endothelial Function in Humans," *Circulation* 111 (2005): 2356–63.

33. J. Kastelein, "Simvastatin With or Without Ezetimibe in Familial Hypercholesterolemia," *New England Journal of Medicine* 358 (2008): 1431–43; A. Rossebo, "Intensive Lipid Lowering with Simvastatin and Ezetimibe in Aortic Stenosis," *New England Journal of Medicine* 359 (2008): 1343–56; R. Peto, "Analyses of Cancer Data from Three Ezetimibe Trials," *New England Journal of Medicine* 359 (2008): 1357–66.

제3장

1. P. Hartzband et al., "Untangling the Web: Patients, Doctors, and the Internet," *New England Journal of Medicine* 363 (2010): 1063–66.

2. Atul Gawande, "The Velluvial Matrix," *New Yorker*, June 16, 2010, www.newyorker.com/online/blogs/newsdesk/2010/06/gawande-stanford-speech.html.

3. R. N. Khouzam et al., "A Heart with 67 Stents," *Journal of American College of Cardiology* 56 (2010): 1605–7.

4. Atul Gawande, "The Cost Conundrum," *New Yorker*, June 1, 2009, www.newyorker.com/reporting/2009/06/01/090601fa_fact_gawande.

5. Hannah Fairfield, "Health Spending Versus Results," *New York Times*, June 6, 2010, www.nytimes.com/interactive/2010/06/06/business/metrics-healthcare-outlier.html.

6. J. M. Donohue et al., "A Decade of Direct-to-Consumer Advertising of Prescription Drugs," *New England Journal of Medicine* 357 (2007): 673–81; K. M. Lovett et al., "Direct-to-Consumer Cardiac Screening and Suspect Risk Evaluation," *Journal of the American Medical Association* 305, no. 24 (2011): 2567–69.

7. J. Greene, "Pharmaceutical Marketing and the New Social Media," *New

England Journal of Medicine 363 (2010): 2087–89.

8. "Twelfth Annual Survey on Consumer Reaction to DTC Advertising of Prescription Drugs Reveals: Nearly 50% of Online Consumers Report Health Videos a Top Resource," press release, Rodale, July 7, 2009, www.rodaleinc.com/newsroom/12th-annual-survey-iconsumer-reaction-dtc-advertising-prescription-drugsi-reveals.

9. *Labeling and Advertising for Prescription Drugs*, S. 502-505, 109th Cong., 1st Session (September 8, 2005), www.theorator.com/bills109/hr3696.html.

10. "Royal Jelly," Wikipedia, n.d., en.wikipedia.org/wiki/Royal_jelly.

11. "Dangerous Supplements," *Consumer Reports*, August 3, 2010, www.consumerreports.org/health/natural-health/dietary-supplements/overview/index.htm; "The Growing Case Against Herbs: More Research Questions Safety, Effectiveness," *Wall Street Journal*, August 29, 2002; "There Is No Alternative," *Economist*, May 21, 2011, 16; "Alternative Medicine: Think Yourself Better," *Economist*, May 21, 2011.

12. "There Is No Alternative."

13. J. Y. Reginster et al., "Long-Term Effects of Glucosamine Sulphate on Osteoarthritis Progression: A Randomized, Placebo-Controlled Clinical Trial," *Lancet* 357 (2001): 251–56.

14. Maggie Fox, "Many Dietary Supplements Are Contaminated," MSNBC, August 3, 2010, www.msnbc.msn.com/id/38542031/ns/health-alternative_medicine.

15. D. Vivekananthan, "Use of Antioxidant Vitamins for the Prevention of Cardiovascular Disease: Meta-Analysis of Randomized Trials," *Lancet* 361 (2003): 2017–23.

16. Ibid.; J. M. Armitage et al., "Effects of Homocysteine-Lowering with Folic Acid Plus Vitamin B12 Versus Placebo on Mortality and Major Morbidity in Myocardial Infarction Survivors," *Journal of the American Medical Association* 303, no. 24 (2010): 2486–94.

17. K. M. Sanders et al., "Single Annual High-Dose Oral Vitamin D and Falls and Fractures in Older Women," *Journal of the American Medical Association* 303, no. 18 (2010): 1815–22.

18. Alice Park, "The Vitamin-D Debate: How Much Is OK?" *Time*, August 30, 2010, 66; A. Slomski, "IOM Endorses Vitamin D, Calcium Only for Bone

Health, Dispels Deficiency Claims," *Journal of the American Medical Association* 305, no. 5 (2011): 453–56; Institute of Medicine Committee to Review Dietary Reference Intakes for Vitamin D and Calcium, *Dietary Reference Intakes for Calcium and Vitamin D*, ed. A. Catharine Ross et al. (Washington, DC: National Academies Press, 2011); S. Shapses and J. Manson, "Vitamin D and Prevention of Cardiovascular Disease and Diabetes: Why the Evidence Falls Short," *Journal of the American Medical Association* 305, no. 24 (2011): 2565–66; A. Maxmen, "The Vitamin D-lemma," *Nature* 475 (2011): 23–26.

19. D. Kronhout et al., "N-3 Fatty Acids and Cardiovascular Events After Myocardial Infarction," *New England Journal of Medicine* 363 (2010): 2015–26; GISSI-Prevenzione Investigators, "Dietary Supplementation with N-3 Polyunsaturated Fatty Acids and Vitamin E After myocardial Infarction: Results of the GISSI-Prevenzione Trial," *Lancet* 354 (1999): 447–55; R. De Caterina, "N-3 Fatty Acids in Cardiovascular Disease," *New England Journal of Medicine* 364 (2011): 2439–50.

20. S. Basaria et al., "Adverse Events Associated with Testosterone Administration," *New England Journal of Medicine* 363 (2010):109–22.

21. Catherine Saint Louis, "UVA Reform: It's Not PDQ," *New York Times*, June 24, 2010, www.nytimes.com/2010/06/24/fashion/24Skin.html.

22. Ibid.; K. Schweitzer, "Can Your Sunscreen Cause Skin Cancer?" MSNBC, July 7, 2007; Gardiner Harris, "FDA Unveils New Rules About Sunscreen Claims," *New York Times*, June 14, 2011, www.nytimes.com/2011/06/15/science/15sun.html.

23. Saint Louis, "UVA Reform."

24. L. Nainggolan, "Cardiologists Don't Ask About Nutraceutical/OTC Meds," theheart.org, July 5, 2010; J. Glisson and L. A. Walker, "How Physicians Should Evaluate Dietary Supplements," *American Journal of Medicine* 123, no. 7 (2010): 577–82.

25. *Labeling and Advertising for Prescription Drugs*.

26. David H. Freedman, "The Triumph of New-Age Medicine," *Atlantic* (July/August 2011); Robert Capps, "Author Simon Singh Puts Up a Fight in the War on Science," *Wired* (September 2010): 112–15.

27. Freedman, "The Triumph of New-Age Medicine."

28. Capps, "Author Simon Singh."
29. P. Goode et al., "Behavioral Therapy With or Without Biofeedback and Pelvic Floor Electrical Stimulation for Persistent Postprostatectomy Incontinence: A Randomized Controlled Trial," *Journal of the American Medical Association* 305, no. 2 (2011): 151–59; Lesley Alderman, "Using Hypnosis to Gain More Control Over Your Illness," *New York Times*, April 16, 2011, B6.
30. Ibid.
31. "NEHI Research Shows Patient Medication Nonadherence Costs Health Care System $290 Billion Annually," press release, www.nehi.net/news/press_releases/110/nehi_research_shows_patient_medication_nonadherence_costs_health_care_system_290_billion_annually.
32. E. J. Topol, "Pharmacy Benefit Managers, Pharmacies, and Pharmacogenomic Testing: Prescription for Progress?" *Science Translational Medicine* 2, no. 44 (2010): 22.
33. "Twelfth Annual Survey on Consumer Reaction."
34. R. Chafe, "The Rise of People Power," *Nature* 472 (2011): 410–11; Denise Grady, "Vein-Opening Procedure Attracts Adherents, Through Theory Is Unproved," *New York Times*, June 29, 2010, 1, 4; K. Moisse, "The YouTube Cure," *Scientific American* (February 2011): 34–37; Thomas M. Burton, "Studies Raise Doubts on MS Theory," *Wall Street Journal*, August 2, 2010, online.wsj.com/article/SB10001424052748703787904575403160155710380.html; Thomas M. Burton, "MS Study Debunks Blocked-Vein Theory," *Wall Street Journal*, April 13, 2011, online .wsj.com/article/SB10001424052748703551304576261130285337192.html.
35. Chafe, "The Rise of People Power."
36. Ibid.
37. Ibid.
38. Moisse, "The YouTube Cure"; Burton, "Studies Raise Doubts"; Burton, "MS Study Debunks."
39. David Gelber, "Twenty-first Century Snake Oil," CBS News, April 18, 2010, www.cbsnews.com/stories/2010/04/16/60minutes/main6402854.shtml.
40. R. Miller, "Finally Final? New STITCH Analysis Finds No Subset That Benefit from Ventricular Reconstruction," theheart.org, March 16, 2010.

41. R. Kerber, "Automatic External Defibrillators for Public Access Defibrillation: Recommendations for Specifying and Reporting Arrhythmia Analysis Algorithm Performance, Incorporating New Waveforms, and Enhancing Safety," *Circulation* 95 (1997): 1677–82.

42. Ibid.

43. D. J. Elias and E. J. Topol, "A Big Step Forward for Individualized Medicine: Enlightened Dosing of Warfarin," *European Journal of Human Genetics* 16, no. 5 (2008): 532–34.

44. D. Matchar, "Effect of Home Testing of International Normalized Ratio on Clinical Events," *New England Journal of Medicine* 363 (2010):1608–20.

45. N. R. Kleinfield, "Flood of Health Kits Widens Home Tests for Early Symptoms," *New York Times*, October 1, 1984, www.nytimes.com/1984/10/01/business/flood-of-health-kits-widens-home-tests-for-early-symptoms.html; Anna Wilde Matthews, "Worried About Cholesterol? Order Your Own Tests," *Wall Street Journal*, January 11, 2011.

46. "WebMD," *Wikipedia*, n.d., en.wikipedia.org/wiki/WebMD; "QuickStats: Percentage of Adults Aged ≥18 Years Who Looked Up Health Information on the Internet, by Age Group and Sex— National Health Interview Survey, United States, January–September 2009," *Morbidity and Mortality Weekly Report* 59, no. 15 (April 23, 2010): 461.

47. "Evaluating Health Information on the Internet," National Cancer Institute, March 6, 2009, www.cancer.gov/cancertopics/factsheet/Information/internet; Virginia Heffernan, "Online Medical Advice Can Be a Prescription for Fear," *New York Times*, February 4, 2011, www.nytimes.com/2011/02/06/magazine/06FOB-Medium-t.html.

48. Claire Cain Miller, "Social Networks a Lifeline for the Chronically Ill," *New York Times*, March 24, 2010, www.nytimes.com/2010/03/25/technology/25disable.html; J. R. Ingelfinger and J. M. Drazen, "Patient Organizations and Research on Rare Diseases," *New England Journal of Medicine* 364 (2011): 1670–71.

49. Deborah Copaken Kogan, "How Facebook Saved My Son's Life," *Slate*, July 13, 2011, www.slate.com/id/2297933; Riva Greenberg, "Are Doctors Losing Their Relevance Due to Social Media Health Sites?" *Huffington Post*, June 8, 2010, www.huffingtonpost.com/riva-greenberg/are-doctors-losing-their_b_596060.html; "PatientsLikeMe Poll Reveals Patients Share Health Data

Online, Prefer to Keep Quiet with Doctors, Employers," PatientsLikeMe. com, April 13, 2011, www.patientslikeme.com/press/20110413/26-patientslikeme%C2%AE-poll-reveals-patients-share-health-data-online-prefer-to-keep-quiet-with-doctors-employerspipatients-unveil-top-reasons-not-to-share-health-information-i-; Don Tapscott and Anthony D. Williams, *Macrowikinomics: Rebooting Business and the World* (New York: Portfolio/Penguin, 2010); Natasha Singer, "When Patients Meet Online, Are There Side Effects?" *New York Times*, May 30, 2010, 3.

50. Brian Donnelly, "Patients Turn to Social Websites to Discuss Ailments, Worrying Some Doctors," Fox News, June 28, 2010, www.foxnews.com/health/2010/06/28/patients-turn-social-web sites-discuss-ailments-worrying-doctors.

51. Alliance Health Networks, "Diabetic Connect, the Largest Online Community for Diabetics, Rolls Out New Social Networking Features," press release, October 5, 2010.

52. Singer, "When Patients Meet Online"; Stuart Elliott, "Web Site to Offer Health Advice, Some of It From Marketers," *New York Times*, October 6, 2010, B4.

53. "Best Hospitals," *U.S. News & World Report* (August 2010): 58.

54. O. Wang, "'America's Best Hospitals' in the Treatment of Acute Myocardial Infarction," *Internal Medicine* 167, no. 13 (2007): 1345–51.

55. Malcolm Gladwell, "The Order of Things," *New Yorker*, February 14, 2011, 68–75.

56. Wang, "'America's Best Hospitals'"; S. Williams, "Performance of Top-Ranked Heart Care Hospitals on Evidence-Based Process Measures," *Circulation* 114 (2006): 558–64; H. Krumholz, "Evaluation of a Consumer-Oriented Internet Health Care Report Card," *Journal of the American Medical Association* 287, no. 10 (2002): 1277–87.

57. "Scripps Health Selected Amongst Nation's Top 10 Health Systems," press release, June 21, 2010, www.scripps.org/news_items/3717-scripps-health-selected-among-nation%E2%80%99s-top-10-health-systems.

58. Roni Caryn Rabin, "You Can Find Dr. Right, with Some Effort," *New York Times*, September 30, 2008, www.nytimes.com/2008/09/30/health/30find.html; T. Lagu and P. K. Lindenauer, "Putting the Public Back in Public Reporting of Health Care Quality," *Journal of the American Medical*

Association 304, no. 15 (2010): 1711–12.

59. Amy Dockser Marcus, "Hiring Your Own Scientist to Find a Cure: Families of Terminally Ill Set Up Research Foundations; Here's Where to Get Help," *Wall Street Journal*, April 25, 2002, D1.

60. Jonathan Weiner, *His Brother's Keeper: A Story from the Edge of Medicine* (New York: Harper-Collins, 2004).

61. Marcus, "Hiring Your Own Scientist."

62. The series featured the following articles, all by Amy Dockser Marcus: "Diagnosed with Rare Disease He Studied for Years, Dr. Olney Struggles to Find Doctors," *Wall Street Journal*, November 21, 2006, A1; "Medical Student Takes on a Rare Disease—His Own," *Wall Street Journal*, April 2, 2004, A1, online.wsj.com/public/resources/documents/SB108077194020270691.htm; "A Patient's Quest to Save New Drug Hits Market Reality," *Wall Street Journal*, November 16, 2004, A1, online.wsj.com/public/resources/documents/SB110056934631375066.htm; "Patients with Rare Diseases Work to Jump-Start Research," *Wall Street Journal*, July 11, 2006, A1, www.michaeljfox.org/newsEvents_parkinsonsInTheNews_article.cfm?ID=102.

63. Marcus, "Medical Student Takes on a Rare Disease."

64. Amy Dockser Marcus, "New Approach to Lung Cancer: Being Aggressive," *Wall Street Journal*, June 24, 2004, A1, online.wsj.com/public/resources/documents/SB108845334318249415.htm.

65. Tara Parker-Pope, "A Father's Quest to Cure His Children," *New York Times*, January 22, 2010; Geeta Anand, *The Cure: How a Father Raised $100 Million—and Bucked the Medical Establishment— in a Quest to Save His Children* (New York: Harper Paperbacks, 2009); *Extraordinary Measures*, directed by Tom Vaughan (CBS Films, 2010).

제4장

1. Don Tapscott and Anthony D. Williams, *Macrowikinomics: Rebooting Business and the World* (New York: Portfolio/Penguin, 2010), 167.

2. "A Sea of Sensors: Everything Will Become a Sensor—and Humans May Be the Best of All," *Economist*, November 4, 2010, www.economist.com/

node/17388356.

3. "Appendix F: The Internet of Things (Background)," *Disruptive Technologies: Global Trend 2025*, SRI Consulting Business Intelligence, www.dni.gov/nic/PDF_GIF_confreports/disruptivetech/appendix_F.pdf.

4. Thomas Goetz, "The Feedback Loop," *Wired*, July 2010.

5. Tas Anjarwalla, "Inventor of Cell Phone: We Knew Someday Everybody Would Have One," *CNN.com*, July 9, 2010, articles.cnn.com/2010-07-09/tech/cooper.cell.phone.inventor_1_car-phone-cell-phone-building-phones.

6. Steven Johnson, *Where Good Ideas Come From: The Natural History of Innovation* (New York: Penguin, 2010), Kindle edition, Introduction.

7. R. Kwok, "Personal Technology: Phoning in Data," *Nature* 458 (2009): 959–61.

8. M. Cooper (Dr. Unplugged), "The Continuous Physical Exam: Cell Phone Inventor Talks About the Coming Revolution in Healthcare," Medscape.com, November 4, 2010; Bill Saporito, "Leaving Cell Hell," *Time*, February 28, 2011, 71.

9. "Living by Numbers," *Wired* (July 2009); Kashmir Hill "Adventures in Self-Surveillance, aka The Quantified Self, aka Extreme Navel-Gazing," *Forbes*, April 7, 2011, blogs.forbes.com/kashmirhill/2011/04/07/adventures-in-self-surveillance-aka-the-quantified-self-aka-extreme-navel-gazing.

10. "Living by Numbers."

11. Williams M. Digifit, "Withings and Zeo, Three Leaders in Health and Fitness Monitoring, Join Forces to Deliver the 'Health Triad'—Fitness, Weight and Sleep," *Digifit News*, November 22, 2010.

12. *Chronic Diseases: The Power to Prevent, the Call to Control: At a Glance 2009*, Centers for Disease Control and Prevention, December 17, 2009, www.cdc.gov/chronicdisease/resources/publications/AAG/chronic.htm.

13. L. Saxon, "Long-Term Outcome After ICD and CRAT Implantation and Influence of Remote Device Follow-Up," *Circulation* (2010): 2353–55; D. Matlock, "Big Brother Is Watching You," *Circulation* 122 (2010): 319–22.

14. "The United States of Diabetes: New Report Shows Half the Country Could Have Diabetes or Prediabetes at a Cost of $3.35 Trillion by 2010," United Health Group, November 23, 2010, www.unitedhealthgroup.com/newsroom/

news.aspx?id=36df663f-f24d-443f-9250-9dfdc97cedc5; G. Danaei et al., "National, Regional, and Global Trends in Fasting Plasma Glucose Prevalence Since 1980: Systematic Analysis of Health Examination Surveys and Epidemiological Studies with 370 Country-Years and 2.7 Million Participants," *Lancet* 378, no. 9785 (2011): 31–40; C. Quinn et al., "Cluster-Randomized Trial of a Mobile Phone Personalized Behavioral Intervention for Blood Glucose Control," *Diabetes Care* (September 2011), doi: 10.2337/dc11-0366; Jennifer Dooren, "Ring! Time for Blood Test," *Wall Street Journal*, August 2, 2011, online.wsj.com/article/SB1000 1424053111903341 404576482383432907992.html.

15. Jude Garvey, "Color-Shifting Contact Lenses Alert Diabetics to Glucose Levels," *Gizmag*, December 29, 2009, www.gizmag.com/color-changing-contact-lenses-diabetic-glucose/13682; "Look into My Eyes," *Economist*, June 4, 2011; Kenrick Vezina, "Tattoo Tracks Sodium and Glucose via an iPhone," *Technology Review*, July 20, 2011, www.technologyreview.com/computing/38065; Alexander George, "Digital Tattoo Gets Under Your Skin to Monitor Blood," *Wired*, July 25, 2011, www.wired.com/gadgetlab/2011/07/blood-monitor-tattoo-iphone.

16. "Holter Monitor (24h)," *MedlinePlus*, n.d., www.nlm.nih.gov/medlineplus/ency/article/003877.htm.

17. S. Rothman, "The Diagnosis of Cardiac Arrhythmias: A Prospective Multi-Center Randomized Study Comparing Mobile Cardiac Outpatient Telemetry Versus Standard Loop Event Monitoring," *Journal of Cardiovascular Electrophysiology* 18 (2007): 1–7.

18. D. H. Freedman, "How to Fix the Obesity Crisis," *Scientific American* (February 2011): 40–47; Lesley Alderman, "Losing Weight the Smartphone Way, with a Nutritionist in Your Pocket," *New York Times*, July 16, 2010, www.nytimes.com/2010/07/17/health/17patient.html.

19. Institute of Medicine, *A Population-Based Policy and Systems Change Approach to Prevent and Control Hypertension* (Washington, DC: National Academies Press, 2010); R. McManus, "Telemonitoring and Self-Management in the Control of Hypertension (TASHINH2): A Randomised Controlled Trial," *Lancet* 346 (2010): 163–72.

20. P. Rothwell, "Limitations of the Usual Blood-Pressure Hypothesis and Importance of Variability, Instability, and Episodic Hypertension," *Lancet* 375 (2010): 938–48.

21. Institute of Medicine, *To Err Is Human: Building a Safer Health System* (Washington: Penguin, 2000); B. Starfield, "Is U.S. Health Really the Best in the World?" *Journal of the American Medical Association* 284 (2000): 483–85.

22. E. J. Topol, "Transforming Medicine via Digital Innovation," *Science Translational Medicine* 2 (2010): 16; "Inhaling Information," *Economist*, April 9, 2011, 90.

23. Ibid.

24. "Ranking America's Mental Health: An Analysis of Depression Across the States," Mental Health America, n.d., www.nmha.org/go/state-ranking.

25. C. Brauer, "Incidence and Mortality of Hip Fractures in the United States," *Journal of the American Medical Association* 302 (2009): 1573–79.

26. "When Your Carpet Calls Your Doctor," *Economist*, April 8, 2010, www.economist.com/node/15868133.

27. "Telemedicine Comes Home," *Economist*, June 5, 2008, www.economist.com/node/11482580.

28. John Leland, "Sensors Help Keep the Elderly Safe, and at Home," *New York Times*, February 12, 2009, A1.

29. D. Estrin, "Open mHealth Architecture: An Engine for Health Care Innovation," *Science* 330 (2010): 759–60.

30. D. Cutler, "Thinking Outside the Pillbox-Medication Adherence as a Priority for Health Care Reform," *New England Journal of Medicine* 362 (2010): 1553–55; "More Than a Quarter of Prescription Takers Cut Corners to Save Money," *Wall Street Journal*, August 24, 2010, blogs.wsj.com/health/2010/08/24/more-than-a-quarter-of-prescription-takers-cut-corners-to-save-money; Jonathan D. Rockoff, "More Balk at Cost of Prescriptions," *Wall Street Journal*, October 12, 2010, online.wsj.com/article/SB10001424052748703927504575540510224649150.html.

31. S. Jencks, "Rehospitalizations Among Patients in the Medicare Fee-for-Service Program," *New England Journal of Medicine* 360 (2009): 1418–28.

32. Brian Dolan, "Study: GlowCaps Up Adherence to 98 Percent," *Mobi Health News*, June 23, 2010, mobihealthnews.com/8069/study-glowcaps-up-adherence-to-98-percent.

33. "Potential Encapsulated," *Economist*, January 14, 2010, www.economist.com/node/15276730.

34. Anne Eisenberg "'Fantastic Voyage,' Revisited: The Pill That Navigates," *New York Times*, January 31, 2009. www.nytimes.com/2009/02/01/business/01novel.html; Avery Johnson, "The Do-It-Yourself House Call," *Wall Street Journal*, July 27, 2010.

35. B. Chi, "Mobile Phones to Improve HIV Treatment Adherence," *Lancet* 9755 (2010): 1807–8.

36. Denis Campbell, "Mobile Phone Kits to Diagnose STDs," *Guardian* (London), November 5, 2010, www.guardian.co.uk/uk/2010/nov/05/new-test-mobile-phones-diagnose-stds.

37. Ibid.

38. Campbell, "Mobile Phone Kits"; Anne Eisenberg, "Beyond the Breathalyzer: Seeking Telltale Signs of Disease," *New York Times*, July 3, 2011.

39. Chuck Salter, "The Doctor of the Future," *Fast Company* (May 2009).

40. Wouter Stomp, "Toyota to Integrate ECG Sensors into Steering Wheels," MedGadget, July 25, 2011, medgadget.com/2011/07/toyota-to-integrate-ecg-sensors-into-steering-wheels.html; Wouter Stump, "Ford Unveils Contactless ECG Sensing Driver Seat," MedGadget, May 30, 2011, medgadget.com/2011/05/ford-unveils-contactless-ecg-sensing-driver-seat.html.

제5장

1. Kevin Davies, *The $1,000 Genome: The Revolution in DNA Sequencing and the New Era of Personalized Medicine* (New York: Free Press, 2010), Kindle edition, Chapter 8.

2. Mark Johnson, Kathleen Gallagher, "One in a Billion: A Boy's Life, a Medical Mystery," *Journal Sentinel* (Milwaukee, WI), December 27, 2010, www.jsonline.com/features/health/112518634.html; Matthew Herper, "Sequencing a Child's DNA—and Convincing an Insurance Company to Pay," *Forbes*, March 2, 2011, blogs.forbes.com/matthewherper/2011/03/02/sequencing-a-childs-dna-and-convincing-an-insurance-company-to-pay; Mark Johnson and Kathleen Gallagher, "Hospitals, Researchers Excited to Take DNA Sequencing to New Levels," *Journal Sentinel* (Milwaukee, WI),

July 19, 2011; E. Worthey, "Making a Definitive Diagnosis: Successful Clinical Application of Whole Exome Sequencing in a Child with Intractable Inflammatory Bowel Disease," *Genetics in Medicine* 10 (2011): 1–8.

3. Nicholas Wade, "Genetic Code of Human Life Is Cracked by Scientists," *New York Times*, June 27, 2000, partners.nytimes.com/library/national/science/062700sci-genome.html; "Cracking the Code," *Time*, July 3, 2000, 404.

4. "Biology's Big Bang," *Economist*, July 16–22, 2007.

5. T. Ley and R. Wilson, "DNA Sequencing of a Cytogenetically Normal Acute Myeloid Leukemia Genome," *Nature* 456 (2008):66–72; E. Mardis, "Recurring Mutations Found by Sequencing an Acute Myeloid Leukemia Genome," *New England Journal of Medicine* 361 (2009): 1058–66.

6. K. Frazer, "Human Genetic Variation and Its Contribution to Complex Traits," *Nature Review* 10 (2009): 241–51.

7. Ibid.; The International HapMap Consortium, "A Haplotype Map of the Human Genome," *Nature* 437 (2005): 1299–320; The HapMap Project, *Nature* (cover), October 27, 2005, 437; R. Strausberg and S. Levy, "Human Genetics: Individual Genomes Diversify," *Nature* 456 (2008): 49–51.

8. Ibid.

9. Frazer, "Human Genetic Variation."

10. Ibid.; Strausberg and Levy, "Human Genetics."

11. Frazer, "Human Genetic Variation."

12. R. Klein, "Complement Factor H Polymorphism in Age-Related Macular Degeneration," *Science* 308 (2005): 385–89; A. Edwards, "Complement Factor H Polymorphism and Age-Related Macular Degeneration," *Science* 308 (2005): 421–24; J. Haines, "Complement Factor H Polymorphism and Age-Related Macular Degeneration," *Science* 308 (2005): 419–21.

13. Klein, "Complement Factor H Polymorphism."

14. Ibid.; Edwards, "Complement Factor H Polymorphism"; Haines, "Complement Factor H Polymorphism."

15. E. J. Topol, "The Genomics Gold Rush," *Journal of the American Medical Association* 298, no. 2 (2007): 218–21.

16. L. A. Hindorff et al., "A Catalog of Published Genome-Wide Association Studies," Office of Population Genomics, National Human Genome Research Institute, National Institutes of Health, n.d., www.genome.gov/gwastudies.

17. Klein, "Complement Factor H Polymorphism"; Edwards, "Complement Factor H Polymorphism"; Haines, "Complement Factor H Polymorphism"; Topol, "The Genomics Gold Rush"; Hindorff et al., "Genome-Wide Association Studies"; T. Manolio, "A HapMap Harvest of Insights into the Genetics of Common Disease," *Journal of Clinical Investigation* 118 (2008): 1590–1605; M. McCarthy, "Genome-Wide Association Studies for Complex Traits: Consensus, Uncertainty and Challenges," *Nature Review* 9 (2008): 356–69; T. Manolio, "Genome-Wide Association Studies and Assessment of the Risk of Disease," *New England Journal of Medicine* 363 (2010): 166–76.

18. D. Klionsky, "Crohn's Disease, Autophagy, and the Paneth Cell," *New England Journal of Medicine* 360 (2009): 1785–86.

19. A. Franke, "Genome-Wide Meta-Analysis Increases to 71 the Number of Confirmed Crohn's Disease Susceptibility Loci," *Nature Genetics* 42 (2010): 1118–25.

20. M. McCarthy, "Genomics, Type 2 Diabetes, and Obesity," *New England Journal of Medicine* 363 (2010): 2339–50.

21. J. Bluestone, "Genetics, Pathogenesis and Clinical Interventions in Type 1 Diabetes," *Nature* 464 (2010): 1293–300.

22. J. Gudmundsson, "Two Variants on Chromosome 17 Confer Prostate Cancer Risk, and the One in TCF2 Protects Against Type 2 Diabetes," *Nature Genetics* 39 (2007): 977–83.

23. Franke, "Genome-wide Meta-Analysis"; H. Allen, "Hundreds of Variants Clustered in Genomic Loci and Biological Pathways Affect Human Height," *Nature* 467 (2010): 832–38; McCarthy, "Genomics, Type 2 Diabetes."

24. S. Lubitz, "Association Between Familial Atrial Fibrillation and Risk of New-Onset Atrial Fibrillation," *Journal of the American Medical Association* 304 (2010): 2263–69; N. P. Paynter, "Association Between a Literature-Based Genetic Risk Score and Cardiovascular Events in Women,"*Journal of the American Medical Association* 303 (2010): 631–37.

25. Davies, *The $1,000 Genome*, Chapter 7.

26. T. A. Manolio, "Finding the Missing Heritability of Complex Diseases,"

Nature 461 (2009): 747–53.

27. Nicholas Wade, "A Decade Later, Genetic Map Yields Few New Cures," *New York Times*, June 12, 2010, www.nytimes.com/2010/06/13/health/research/13genome.html.

28. "The Genome, 10 Years Later," *New York Times*, June 21, 2010, A5, www.nytimes.com/2010/06/21/opinion/21mon2.html.

29. S. Hall, "Revolution Postponed," *Scientific American* (October 2010): 60–67.

30. David H. Freedman, "The Gene Bubble: Why We Still Aren't Disease-Free," *Fast Company* (November 2009): 116–22.

31. Victor K. McElheny, *Drawing the Map of Life: Inside the Human Genome Project* (New York: Basic Books, 2010).

32. Matt Ridley, "The Failed Promise of Genomics," *Wall Street Journal*, October 9, 2010, online.wsj.com/article/SB10001424052748703843804575534111974117550.html.

33. Steve Sternberg, "The Human Genome: Big Advances, Many Questions," *USA Today*, July 8, 2010, www.usatoday.com/news/health/2010-07-08-1Agenome08_CV_N.htm.

34. "Biology 2.0: A Special Report on the Human Genome," *Economist*, June 19, 2010, 1–14.

35. J. Couzin-Frankel, "Major Heart Disease Genes Prove Elusive," *Science* 328 (2010): 1220–21.

36. D. Ge, "Genetic Variation in IL28B Predicts Hepatitis C Treatment-Induced Viral Clearance," *Nature* 461 (2009): 399–401; V. Suppiah, "IL28B Is Associated with Response to Chronic Hepatitis C Interferon—and Ribavirin Therapy," *Nature Genetics* 41 (2009): 1100–104; Y. Tanaka, "Genome-Wide Association of IL28B with Response to Pegylated Interferon-a and Ribavirin Therapy for Chronic Hepatitis C," *Nature Genetics* 41 (2009):1105–9; S. Iadonato, "Hepatitis C Virus Gets Personal," *Nature* 461 (2009): 357–58; M. Enserink, "First Specific Drugs Raise Hopes for Hepatitis C," *Science* 332 (2011): 159–60.

37. Ge, "Genetic Variation in IL28B"; Suppiah, "IL28B Is Associated with Response"; Tanaka, "Genome-Wide Association of IL28B."

38. Ge, "Genetic Variation in IL28B."

39. Tanaka, "Genome-Wide Association of IL28B."

40. J. S. Hulot, "Cytochrome P450 2C19 Loss-of-Function Polymorphism Is a Major Determinant of Clopidogrel Responsiveness in Healthy Subjects," *Blood* 108, no. 7 (2006): 2244–47.

41. J. S. Hulot, "Cardiovascular Risk in Clopidogrel-Treated Patients to Cytochrome P450 2CP19*2 Loss-of-Function Allele or Proton Pump Inhibitor Co-administration: A Systematic Meta-Analysis," *Journal of American College of Cardiology* 56 (2010): 134–43; J. Mega, "Reduced-Function CYP2C19 Genotype and Risk of Adverse Clinical Outcomes Among Patients Treated with Clopidogrel Predominantly for PCI," *Journal of the American Medical Association* 304 (2010): 1821–30.

42. S. Damani and E. J. Topol, "The Case for Routine Genotyping in Dual-Antiplatelet Therapy," *Journal of American College of Cardiology* 56 (2010): 109–11.

43. E. J. Topol, "Pharmacy Benefit Managers, Pharmacies, and Pharmacogenomic Testing: Prescription for Progress?" *Science Translational Medicine* 2, no. 44 (2010): 22; E. J. Topol and N. Schork, "Catapulting Clopidogrel Pharmacogenomics Forward," *Nature Medicine* 17 (2011): 40–41.

44. A. Shuldiner, "Association of Cytochrome P450 2C19 Genotype with the Antiplatelet Effect and Clinical Efficacy of Clopidogrel Therapy," *Journal of the American Medical Association* 302 (2009): 849–58.

45. Ibid.

46. D. Elias, "Warfarin Pharmacogenomics: A Big Step Forward for Individualized Medicine: Enlightened Dosing of Warfarin," *European Journal of Human Genetics* 16, no. 5 (2008): 532–34.

47. G. Cooper, "A Genome-wide Scan for Common Genetic Variants with a Large Influence on Warfarin Maintenance Dose," *Blood* 112 (2008): 1022–27.

48. Davies, *The $1,000 Genome*.

49. J. Fellay, "ITPA Gene Variants Protect Against Anaemia in Patients Treated for Chronic Hepatitis C," *Nature* 464 (2010): 405–8.

50. The SEARCH Collaborative Group, "SLCO1B1 Variants and Statin-Induced Myopathy: A Genomewide Study," *New England Journal of Medicine* 359

(2008): 789–99.

51. A. Daly, "HLA-B*5701 Genotype Is a Major Determinant of Drug-Induced Liver Injury Due to Flucloxacillin," *Nature Genetics* 41 (2009): 816–19; M. McCormack, "HLA-A*3101 and Carbamazepine-Induced Hypersensitivity Reactions in Europeans," *New England Journal of Medicine* 364 (2011): 1134–43.

52. Ibid.; The SEARCH Collaborative Group, "SLCO1B1 Variants."

53. Daly, "HLA-B*5701 Genotype"; McCormack, "HLA-A*3101."

54. J. Singer, "A Genome-wide Study Identifies HLA Alleles Associated with Lumiracoxib-Related Liver Injury," *Nature Genetics* 42 (2010): 711–14.

55. F. W. Frueh, "Pharmacogenomic Biomarker Information in Drug Labels Approved by the United States Food and Drug Administration: Prevalence of Related Drug Use," *Pharmacotherapy* 28, no. 8 (2008): 992–98.

56. D. A. Flockhart, "Clinically Available Pharmacogenomics Tests," *Clinical Pharmacology & Therapeutics* 86, no. 1 (2009): 109–13; Andrew Pollack, "Patient's DNA May Be Signal to Tailor Medication," *New York Times*, December 29, 2008, www.nytimes.com/2008/12/30/business/30gene.html; A. Daly, "Genome-Wide Association Studies in Pharmacogenomics," *Nature Reviews* 11 (2010): 241–46.

57. K. Small, "Synergistic Polymorphisms of B1-a2c-Adrenergic Receptors and the Risk of Congestive Heart Failure," *New England Journal of Medicine* 347 (2002): 1135–42; S. Liggett, "A GRK5 Polymorphism that Inhibits B-adrenergic Receptor Signaling Is Protective in Heart Failure," *Nature Medicine* 14 (2008): 510–18; C. Ross, "Genetic Variants in *TPMT* and *COMT* Are Associated with Hearing Loss in Children Receiving Cisplatin Chemotherapy," *Nature Genetics* 41 (2009): 1345–49; The GoDARTS and UKPDS Diabetes Pharmacogenetics Study Group and the Wellcome Trust Consortium Case Control Consortium, "Common Variants near ATM Are Associated with Glycemic Response to Metformin in Type 2 Diabetes," *Nature Genetics* 43 (2010): 117–20; Flockhart, "Clinically Available Pharmacogenomics Tests"; Pollack, "Patient's DNA."

58. J. Veltman, "A De Novo Paradigm for Mental Retardation," *Nature Genetics* 4 (2010): 1109–12; K. Bilguvar, "Whole-Exome Sequencing Identifies Recessive WDR62 Mutations in Severe Brain Malformations," *Nature* 467 (2010): 207–10; X. Yi, "Sequencing of 50 Human Exomes Reveals

Adaptation to High Altitude," *Science* 329 (2010): 75–78.

59. E. J. Topol, "The Resequencing Imperative," *Nature Genetics* 39 (2007): 439–40.

60. E. Hayden, "Genome Sequencing: The Third Generation," *Nature* 457 (2009): 768–69; C. Fuller, "The Challenges of Sequencing by Synthesis," *Nature Biotechnology* 27 (2009): 1013–23; T. Tucker, "Massively Parallel Sequencing: The Next Big Thing in Genetic Medicine," *American Journal of Human Genetics* 85, no. 2 (2009): 142–54; "Human Genome at 10: The Sequence Explosion," *Nature* 464 (2010): 671.

61. Hayden, "Genome Sequencing"; "Human Genome at 10."

62. "Biology 2.0."

63. Tucker, "Massively Parallel Sequencing"; "Human Genome at 10."

64. D. Pushkarev, "Single-Molecule Sequencing of an Individual Human Genome," *Nature Biotechnology* 27, no. 9 (2009): 777.

65. Andrew Pollack, "Dawn of Low-Price Mapping Could Broaden DNA Uses," *New York Times*, October 6, 2008, A1, www.nytimes.com/2008/10/06/business/06gene.html; R. Drmanac, "Human Genome Sequencing Using Unchained Base Reads on Self-Assembling DNA Nanoarrays," *Science* 327 (2010): 78–81.

66. Tucker, "Massively Parallel Sequencing"; genomics.xprize.org/.

67. Pollack, "Dawn of Low-Price Mapping"; Drmanac, "Human Genome Sequencing."

68. Davies, *The $1,000 Genome*, Chapter 1.

69. E. Ashley, "Clinical Assessment Incorporating a Personal Genome," *Lancet* 375 (2010):1525– 35; L. Krieger, "Stanford's 'Molecular Autopsies' Hope to Help Grieving Families," *Mercury News* (San Jose, CA), February 7, 2011, www.mercurynews.com/science/ci_17314134.

70. Ley and Wilson, "DNA Sequencing"; Mardis, "Recurring Mutations Found."

71. W. Lee, "The Mutation Spectrum Revealed by Paired Genome Sequences from a Lung Cancer Patient," *Nature* 465 (2010): 473–77; H. Russnes, "Genomic Architecture Characterizes Tumor Progression Paths and Fate in Breast Cancer Patients," *Science* 2, no. 38 (2010): 38–747; P. Campbell, "The Patterns and Dynamics of Genomic Instability in Metastatic Pancreatic

Cancer," *Nature* 467 (2010): 999–1005.

72. E. D. Pleasance, "A Small-Cell Lung Cancer Genome with Complex Signatures of Tobacco Exposure," *Nature* 463 (2010): 184–90.

73. Nicholas Wade, "Disease Cause Is Pinpointed with Genome," *New York Times*, March 11, 2010, www.nytimes.com/2010/03/11/health/research/11gene.html; J. Roach, "Analysis of Genetic Inheritance in a Family Quartet by Whole-Genome Sequencing," *Science* 328 (2010): 636–39.

74. J. R. Lupski, "Whole Genome Sequencing in a Patient with Charcot-Marie-Tooth Neuropathy," *New England Journal of Medicine* 362 (2010): 1181–91; S. Baranzani, "Genome, Epigenome and RNA Sequences of Monozygotic Twins Discordant for Multiple Sclerosis," *Nature* 464 (2010): 1351–56; M. N. Bainbridge, "Whole-Genome Sequencing for Optimized Patient Management," *Science Translational Medicine* 3, no. 87 (June 2011): 87re3; S. F. Kingsmore and C. J. Saunders, "Deep Sequencing of Patient Genomes for Disease Diagnosis: When Will It Become Routine?" *Science Translational Medicine* 3, no. 87 (June 2011): 87ps23; A. F. Rope, "Using VAAST to Identify an X-Linked Disorder Resulting in Lethality in Male Infants Due to N-Terminal Acetyltransferase Deficiency," *American Journal of Human Genetics* 89 (2011): 1–16; K. Davies, "VAAST Potential for New Genome Mutation Hunting Software," *Bio-IT World*, June 23, 2011.

75. M. N. Bainbridge, "Whole-Genome Sequencing."

76. A. F. Rope, "Using VAAST."

77. M. Lindhurst et al., "A Mosaic Activating Mutation in AKT1 Associated with the Proteus Syndrome," *New England Journal of Medicine* 365 (2011): 611–19.

78. "Genomes by the Thousand," *Nature* 467 (2010): 1026–27.

79. M. Herper, "Gene Machine," *Forbes*, December 13, 2010, www.forbes.com/forbes/2011/0117/features-jonathan-rothberg-medicine-tech-gene-machine.html; J. M. Rothberg, "An Integrated Semiconductor Device Enabling Non-Optical Genome Sequencing," *Nature* 475 (2011): 348–52.

80. "World Changing Ideas," *Scientific American* (December 2010): 42–53.

81. Ibid.; E. Zolfagharifard, "Dream Sequence: Real-Time DNA Testing," *Engineer*, November 15, 2010, www.theengineer.co.uk/dream-sequence-real-time-dna-testing/1006023.article.

82. R. Lifton, "Individual Genomes on the Horizon," *New England Journal of Medicine* 362 (2010): 1235–36; R. Resnick, "Implications of Exponential Growth of Global Whole Genome Sequencing Capacity," Genome Quest Industry, July 9, 2010, blog.genomequest.com/2010/07/implications-of-exponential-growth-of-global-whole-genome-sequencing-capacity.

83. M. Stratton, "The Cancer Genome," *Nature* 458, no. 9 (2009): 719–24.

84. Ibid.

85. Ibid.

86. G. Bollag, "Clinical Efficacy of RAF Inhibitor Needs Broad Target Blockade in *BRAF*-Mutant Melanoma," *Nature* 467 (2010): 596–99; K. Flaherty, "Inhibition of Mutated, Activated BRAF in Metastatic Melanoma," *New England Journal of Medicine* 363 (2010): 809–19.

87. R. Schilsky, "Personalized Medicine in Oncology: The Future Is Now," *Nature Reviews* 9 (2010): 363–65.

88. Davies, *The $1,000 Genome*, Chapter 12.

89. Allysia Finley, "A Geneticist's Cancer Crusade," *Wall Street Journal*, November 27, 2010, online.wsj.com/article/SB10001424052748703882404575519961343438740.html.

90. "International Team Halfway Through Effort to Map All Human Proteins," GenomeWeb, November 26, 2010, www.genomeweb.com/proteomics/international-team-halfway-through-effort-map-all-human-proteins.

91. S. Rosenberg, "Multicenter Validation of the Diagnostic Accuracy of a Blood-Based Gene Test for Assessing Obstructive Coronary Artery Disease in Nondiabetic Patients," *Annals of Internal Medicine* 153, no. 7 (2010): 425–34.

92. Alice Park, "Blood Test for Heart Attack," The Top 10 of Everything, *Time*, December 9, 2010, 197.

93. A. Katsnelson, "Epigenome Effort Makes Its Mark," *Nature* 467 (2010): 646; Andrew Pollack, "Beyond the Gene," *New York Times*, November 11, 2010, www.nytimes.com/indexes/2008/11/11/science/index.html; B. T. Heijmans, "Persistent Epigenetic Differences Associated with Prenatal Exposure to Famine in Humans," *Procedures of the National Academies of Sciences* 105, no. 44 (2008): 17046–49; "Moving AHEAD with an International Human Epigenome Project," *Nature* 454 (2008): 711–15; R. Lister, "Humans DNA

Methylomes at Base Resolution Show Widespread Epigenomic Differences," *Nature* 462 (2009): 315–22.

94. Heijmans, "Persistent Epigenetic Differences."
95. Lister, "Humans DNA Methylomes."
96. Eben Harrell, "The Human Epigenome, Decoded: Top 10 Science Discoveries," *Time*, December 8, 2009, 372.
97. Katsnelson, "Epigenome Effort"; A. Petronis, "Epigenetics as a Unifying Principle in the Aetology of Complex Traits and Diseases," *Nature* 465 (2010): 721.
98. L. Groop, "Open Chromatin and Diabetes Risk," *Nature Genetics* 42 (2010): 190–92; A. Kong, "Parental Origin of Sequence Variants Associated with Complex Diseases," *Nature* 462 (2009): 868–74; R. Barres, "Non-CpG Methylation of the PGC-1 Promoter Through DNMT3B Controls Mitochondrial Density," *Cell Metabolism* 10, no. 3 (2009): 189–98.
99. M. Skinner, "Metabolic Disorders: Fathers' Nutritional Legacy," *Nature* 467 (2010): 922–23.
100. "Don't Blame Your Genes," *Economist*, September 3, 2009.
101. M. Arumugam, "Enterotypes of the Human Gut Microbiome," *Nature* 473 (2011): 174–80.
102. J. Couzin-Frankel, "Bacteria and Asthma: Untangling the Links," *Science* 330 (2010): 1168–69.
103. C. Zaph, "Which Species Are in Your Feces?" *Journal of Clinical Investigation* 120, no. 12 (2010): 4182–85.
104. "The Ultimate Probiotic," The Daily Scan, GenomeWeb, December 14, 2010, www.genomeweb.com/blog/ultimate-probiotic; "Meta-Analysis Defines Three Human Gut Microbiome Subtypes," GenomeWeb, April 20, 2011, www.genomeweb.com/meta-analysis-defines-three-human-gut-microbiome-subtypes; Carl Zimmer, "Bacteria Divide People into 3 Types, Scientists Say," *New York Times*, April 20, 2011.
105. Ibid.
106. Rick Weiss, "What You Should Know Before You Spit into That Test Tube," *Washington Post*, July 20, 2008.

107. "Risky Business," editorial, *Nature Genetics* 39, no. 12 (2007): 1415.

108. D. Hunter, "Letting the Genome Out of the Bottle: Will We Get Our Wish?" *New England Journal of Medicine* 358 (2008): 105–7; J. Annes, "Risks of Presymptomatic Direct-to-Consumer Genetic Testing," *New England Journal of Medicine* 363 (2010): 100–101; J. Evans, "Preparing for a Consumer-Driven Genomic Age," *New England Journal of Medicine*, August 18, 2010, Policy and Reform, healthpolicyandreform.nejm.org/?p=11933.

109. Manolio, "Genome-wide Association Studies."

110. "Getting Personal," editorial, *Nature* 455 (2008): 1007.

111. B. Prainsack, "Misdirected Precaution," *Nature* 456 (2008): 34–35.

112. Amy Harmon, "Fear of Insurance Trouble Leads Many to Shun or Hide DNA Tests," *New York Times*, February 24, 2008, www.nytimes.com/2008/02/24/health/24iht-24dna.10330888.html.

113. Francis S. Collins, *The Language of Life: DNA and the Revolution in Personalized Medicine* (New York: Harper, 2010), 80–81.

114. Thomas Goetz, "Sergey's Search," *Wired* (July 2010): 104–42.

115. Davies, *The $1,000 Genome*, Chapter 13.

116. Thomas Goetz, "Your Life: Decoded," *Wired* (December 2007).

117. "The 50 Best Inventions of the Year," *Time*, November 10, 2008.

118. Goetz, "Sergey's Search."

119. C. Bloss, "Effect of Direct-to-Consumer Genomewide Profiling to Assess Disease Risk," *New England Journal of Medicine*, January 12, 2010, www.nejm.org/doi/pdf/10.1056/NEJM oa1011893.

120. Ibid.

121. R. C. Green, "Disclosure of APOE Genotype for Risk of Alzheimer's Disease," *New England Journal of Medicine* 361 (2009): 245–54; D. Grady, "Learning of Risk of Alzheimer's Seems to Do No Harm," *New York Times*, July 15, 2009, www.nytimes.com/2009/07/16/health/research/16dementia.html.

122. Prainsack, "Misdirected Precaution."

123. P. Ng, "An Agenda for Personalized Medicine," *Nature* 461, no. 8 (2009): 724.

124. Ibid.; European Society of Human Genetics, "Statement of the ESGH on Direct-to-Consumer Genetic Testing for Health-Related Purposes," Policy, *European Journal of Human Genetics* (2010): 1–3; T. Ray, "In Wake of 'Flawed' GAO Report, Consumer Genomics Firms Call for Regulatory Plan for DTC Industry," *GenomeWeb Pharmacogenomics Reporter*, July 28, 2010; "Standard Issues," *Nature* 466 (2010): 797; A. McGuire, "Regulating Direct-to-Consumer Personal Genome Testing," *Science* 330 (2010): 181–83.

125. J. Craig Venter, *A Life Decoded: My Genome, My Life* (New York: Viking, 2007), 132; A. El-Sohemy, "Coffee, CYP1A2 Genotype, and Risk of Myocardial Infarction" *Journal of the American Medical Association* 295 (2006): 1135–41.

126. Steven Pinker, "My Genome, My Self," *New York Times*, January 11, 2009, www.nytimes.com/2009/01/11/magazine/11Genome-t.html.

127. C. J. Bell, "Carrier Testing for Severe Childhood Recessive Disease by Next-Generation Sequencing," *Science Translational Medicine*, January 12, 2011; J. Couzin-Frankel, "New High-Tech Screen Takes Carrier Testing to the Next Level," *Science* 331 (2011):130–31.

128. Esther Dyson, "Full Disclosure,"*Wall Street Journal*, July 25, 2007, A15.

129. Misha Angrist, *Here Is a Human Being: At the Dawn of Personal Genomics* (New York: Harper, 2010).

130. H. Thomson, "Glenn Close Reveals Her 'Fabulous Genes," *New Scientist*, November 13, 2010.

131. "What Lies Within," *Economist*, August 12, 2010; C. B. Do, "Web-Based Genome-Wide Association Study Identifies Two Novel Loci and a Substantial Genetic Component for Parkinson's Disease," *Public Library of Science Genetics*, June 23, 2011.

132. Davies, *The $1,000 Genome*, Chapter 7.

133. Ibid.

134. "What Lies Within"; Do, "Web-Based Genome-Wide Association Study."

135. Davies, *The $1,000 Genome*, Chapter 9.

136. Davies, *The $1,000 Genome*, Chapter 9; Prainsack, "Misdirected Precaution"; Angrist, *Here Is a Human Being*, 68.

137. Andrew Pollack, "Start-Up May Sell Genetic Tests in Stores," *New York

Times, May 10, 2010, www.nytimes.com/2010/05/11/health/11gene.html; Andrew Pollack, "Walgreens Delays Selling Personal Genetic Test Kit," *New York Times*, May 12, 2010, www.nytimes.com/2010/05/13/health/13gene.html.

138. Andrew Pollack, "F.D.A. Faults Companies on Unapproved Genetic Tests," *New York Times*, June 12, 2010, B2.

139. G. Kutz, *Direct-to-Consumer Genetic Tests*, United States Government Accountability Office, July 22, 2010, www.gao.gov/new.items/d10847t.pdf.

140. Topol, "Prescription for Progress?"; "What Lies Within"; Do, "Web-Based Genome-wide Association Study."

141. E. Singer, "Democratizing DNA Sequencing," *Technology Review*, December 8, 2010, www.technologyreview.com/biomedicine/26850/diygenomics.org/genomera.com.

142. Topol, "Prescription for Progress?"

143. M. Maves, "Molecular and Clinical Genetics Panel of the Medical Devices Advisory Committee," *American Medical Association*, February 23, 2011, www.ama-assn.org/ama1/pub/upload/mm/399/consumer-genetic-testing-letter.pdf; "Advisory Committee Tells FDA Clinical Genetic Tests Should Only Be Provided Through Docs, Not DTC," GenomeWeb, March 9, 2011, www.genomeweb.com/advisory-committee-tells-fda-clinical-genetic-tests-should-only-be-provided-thro.

144. Davies, *The $1,000 Genome*, Chapter 10.

145. Eric J. Topol, "What You Can Learn from a Gene Scan," *Wall Street Journal*, December 22, 2007, A10.

146. E. Marshall, Waiting for the Revolution," *Science* 331 (2011): 526–29.

147. El-Sohemy, "Coffee, CYP1A2 Genotype."

제6장

1. B. J. Hillman and J. Goldsmith, "The Uncritical Use of High-Tech Medical Imaging," *New England Journal of Medicine* 363 (2010): 4–6.

2. S. J. Reiser, "Revealing the Body's Whispers: How the Stethoscope Transformed Medicine," *Technological Medicine: The Changing World of*

Doctors and Patients 1 (2009): 1; "Reply to Dr. Graves' and Stokes' Remarks on Dr. Hope, in Reference to Auscultation," *London Medical Gazette* 1 (1838–39): 129–30.

3. J. Fauber, "St. Luke's Review Finds Almost 30% Echocardiograms Are Misread," *Journal Sentinel* (Milwaukee, WI), June 22, 2010, www.jsonline.com/features/health/96945709.html.

4. "Ultrasound," *Wikipedia*, n.d., en.wikipedia.org/wiki/Ultrasound.

5. J. M. Torpy, "JAMA Patient Page: Magnetic Resonance Imaging," *Journal of the American Medical Association* 302, no. 23 (2009): 2614.

6. "Functional Magnetic Resonance Imaging," *Wikipedia*, n.d., en.wikipedia.org/wiki/Functional_magnetic_resonance_imaging.

7. Ibid.; *White Paper: Initiative to Reduce Unnecessary Radiation Exposure from Medical Imaging*, Center for Devices and Radiological Health, U.S. Food and Drug Administration, February 1, 2010, www.fda.gov/Radiation-EmittingProducts/RadiationSafety/RadiationDoseReduction/ucm199994.htm; R. Fazel, "Exposure to Low-Dose Ionizing Radiation from Medical Imaging Procedures," *New England Journal of Medicine* 361 (2009): 849–57.

8. J. Stokes, "Medicine: Smart Bot with X-ray Specs," *Wired* (January 2010).

9. *Initiative to Reduce Unnecessary Radiation*; Fazel, "Exposure to Low-Dose Ionizing"; Stokes, "Smart Bot."

10. Fazel, "Exposure to Low-Dose Ionizing"; D. J. Brenner, "Radiation Exposure from Medical Imaging: Time to Regulate?" *American Medical Association* 304, no. 2 (2010): 208–9; M. S. Lauer, "Elements of Danger—The Case of Medical Imaging," *New England Journal of Medicine* 361 (2009): 841–43; M. O. Baerlocher, "Discussion of Radiation Risks Associated with CT Scans with Patients," *American Medical Association* 304, no. 19 (2010): 2170–71; M. Marchione, "Biggest Radiation Threat Is Due to Medical Scans," MSNBC, June 2010, www.msnbc.msn.com/id/37623994/ns/health-health_care; R. Smith-Bindman, "Is Computed Tomography Safe?" *New England Journal of Medicine* 363 (2010): 1–6; D. J. Brenner, "Medical Imaging in the 21st Century—Getting the Best Bang for the Rad," *New England Journal of Medicine* 362 (2010): 943–45.

11. J. K. Iglehart, "Health Insurers and Medical-Imaging Policy—A Work in Progress," *New England Journal of Medicine* 360 (2009): 1030–37.

12. Baerlocher, "Discussion of Radiation Risks."

13. E. Cardis, "The 15-Country Collaborative Study of Cancer Risk among Radiation Workers in the Nuclear Industry: Estimates of Radiation-Related Cancer Risks," *Radiation Research* 167 (2007): 396–416; L. Schenkman, "Second Thoughts About CT Imaging," *Science* 331 (2011): 1002– 4; R. Miller, "Canadian Study Affirms Cancer Risk from Imaging," theheart.org, February 7, 2011.

14. Roni Caryn Rabin, "Hazards: For Children in E.R., a Big Increase in CT Scans," *New York Times*, April 7, 2011, www.nytimes.com/2011/04/12/health/research/12scan.html.

15. While on the subject of radiation risk and cancer, I will note, since this book heavily emphasizes the cell phone platform, that the relationship between use of cell phones and the incidence of brain cancer has been a major controversy. Cell phones emit radiofrequency electromagnetic fields (RF-EMF), a nonionizing form of radiation, which has not been shown to disrupt DNA. Nevertheless, a 2011 report from a subcommittee representing the World Health Organization concluded that RF-EMF is "possibly carcinogenic to humans," primarily based on review of a large case-control study. That study had many flaws, such as obtaining the history of cell phone use after a brain cancer was diagnosed, and was countered by another large 2011 study that showed no link. While the biologic underpinning for this association is certainly elusive, it remains possible that there is an exceptionally small risk in certain individuals who are both genetically predisposed to brain cancer and particularly sensitive to exposure of RF-EMF. Getting to the bottom of this question would likely require a prospective study with extensive follow-up duration of tens of thousands of individuals who were also genomically sequenced. It would be certainly technically feasible someday, but until then the types of studies currently conducted would not likely resolve the controversy. See R. Baan et al., "Carcinogenicity of Radiofrequency Electromagnetic Fields," *Lancet*, June 22, 2011, doi:10.1016/S1470-2045(11)70147-4; Gautam Naik, "Study Sees No Cellphone-Cancer Ties," *Wall Street Journal*, July 28, 2011, online.wsj.com/article/SB1000142 40531 1190480030457647223298082 3392.html.

16. Walt Bogdanich, "The Mark of an Overdose," *New York Times*, August 1, 2010; Walt Bogdanich, "Hospitals Performed Needless Double CT Scans, Records Show," *New York Times*, June 17, 2011.

17. Hillman and Goldsmith, "The Uncritical Use"; Fazel, "Exposure to Low-

Dose Ionizing"; Brenner, "Radiation Exposure."

18. Bogdanich, "The Mark of an Overdose"; Bogdanich, "Hospitals Performed Needless."
19. Fazel, "Exposure to Low-Dose Ionizing."
20. Ibid.
21. N. M. Orme, "Incidental Findings in Imaging Research: Evaluating Incidence, Benefit and Burden," *Archives of Internal Medicine* 170, no. 17 (2010): 1525–32.
22. "CT Scans for Lung Cancer," editorial, *New York Times*, November 9, 2010.
23. Ibid.; G. Harris, "CT Scans Cut Lung Cancer Deaths, Study Finds," *New York Times*, November 4, 2010; "Lung Cancer Trial Results Show Mortality Benefit with Low-Dose CT: Twenty Percent Fewer Lung Cancer Deaths Seen Among Those Who Were Screened with Low-Dose Spiral CT Than with Chest X-ray," press release, National Cancer Institute, U.S. National Institutes of Health, November 4, 2010, www.cancer.gov/newscenter/pressreleases/NLSTresultsRelease; A. Gibbons, "The Promise and Pitfalls of a Cancer Breakthrough," *Science* 330 (2010): 900–901.
24. Ibid.
25. Lauer, "Elements of Danger"; A. J. Einstein, "Multiple Testing, Cumulative Radiation Dose, and Clinical Indications in Patients Undergoing Myocardial Perfusion Imaging," *American Medical Association* 304, no. 19 (2010): 2137–44; P. Kaul, "Ionizing Radiation Exposure to Patients Admitted with Acute Myocardial Infarction in the United States," *Circulation, American Heart Association* 122, no. 21 (2010): 2160–69.
26. Brenner, "Radiation Exposure"; Einstein, "Multiple Testing."
27. Einstein, "Multiple Testing."
28. Kaul, "Ionizing Radiation Exposure."
29. M. Patel, "Low Diagnostic Yield of Elective Coronary Angiography," *New England Journal of Medicine* 362 (2010): 886–95.
30. Gina Kolata, "Heart Scanner Stirs New Hope and a Debate," *New York Times*, November 17, 2004.
31. Ibid.; M. J. Garcia, "Noninvasive Coronary Angiography: Hype or New

Paradigm?" *American Medical Association* 293, no. 20 (2005): 2531–33; M. J. Garcia, "Accuracy of 16-Row Multidetector Computed Tomography for the Assessment of Coronary Artery Stenosis," *American Medical Association* 296, no. 4 (2006): 403–11; J. M. Miller, "Diagnostic Performance of Coronary Angiography by 64-Row CT," *New England Journal of Medicine* 359 (2008): 2324–36; G. L. Raff, "Radiation Dose from Cardiac Computed Tomography Before and After Implementation of Radiation Dose-Reduction Techniques," *Journal of the American Medical Association* 301, no. 22 (2009): 2340–48.

32. Raff, "Radiation Dose from Cardiac."

33. H. W. Querfurth, "Alzheimer's Disease," *New England Journal of Medicine* 362 (2010): 329–44; G. Stix, "Alzheimer's: Forestalling the Darkness," *Scientific American* (June 2010); C. M. Clark, "Use of Florbetapir-PET for Imaging ß-amyloid Pathology," *Journal of the American Medical Association* 305, no. 3 (2011) : 275–83.

34. Querfurth, "Alzheimer's Disease"; Gina Kolata, "Promise Seen for Detection of Alzheimer's," *New York Times*, June 23, 2010.

35. Kolata, "Promise Seen for Detection"; Gina Kolata, "New Scan May Spot Alzheimer's," *New York Times*, July 12, 2010; Gina Kolata, "Rules Seek to Expand Diagnosis of Alzheimer's," *New York Times*, July 13, 2010; Gina Kolata, "Drug Trials Test Bold Plan to Slow Alzheimer's," *New York Times*, July 17, 2010; Gina Kolata, "Insights Give Hope for New Attack on Alzheimer's," *New York Times*, December 13, 2010; Gina Kolata, "Tests Detect Alzheimer's Risks, but Should Patients Be Told?" *New York Times*, December 17, 2010.

36. Kolata, "Promise Seen for Detection"; Kolata, "New Scan"; *Future Opportunities to Leverage the Alzheimer's Disease Neuroimaging Initiative: Workshop Summary* (Washington, DC: National Academies Press, 2010), www.nap.edu/catalog/13017.html.

37. Ibid.

38. Ibid.

39. R. Perrin, "Multimodal Techniques for Diagnosis and Prognosis of Alzheimer's Disease," *Nature* 461 (2009): 916–22.

40. Stix, "Alzheimer's"; Clark, "Use of Florbetapir-PET"; Kolata, "Promise Seen for Detection"; *Future Opportunities*.

41. Stix, "Alzheimer's"; Clark, "Use of Florbetapir-PET"; Kolata, "New Scan."
42. *Future Opportunities*; K. Blennow, "Biomarkers in Alzheimer's Disease Drug Development," *Nature Medicine* 16, no. 11 (2010): 1218–22; G. M. McKhann, "Changing Concepts of Alzheimer's Disease," *Journal of the American Medical Association* 305, no. 23 (2011): 2458–915; H. Hampel, "Biomarkers for Alzheimer's Disease: Academic, Industry and Regulatory Perspectives," *Nature Reviews Drug Discovery* 9 (2010): 560–74.
43. *Future Opportunities*.
44. Ibid.
45. Andrew Pollack, "Scientists Report First Blood Test to Diagnose Alzheimer's Disease," *New York Times*, October 15, 2007; www.satorisinc.com/news_details.html?id=2; Gina Kolata, "Two Tests Could Aid in Risk Assessment and Early Diagnosis of Alzheimer's," *New York Times*, January 18, 2011, www.nytimes.com/2011/01/19/health/research/19alzheimers.html.
46. "NIA Study Demonstrates ApoE's Potential as Blood-Based Protein Biomarker for Alzheimer's," GenomeWeb, December 24, 2010; K. Yaffe, "Association of Plasma ß-amyloid Level and Cognitive Reserve with Subsequent Cognitive Decline," *Journal of the American Medical Association* 305, no. 3 (2011): 261–66; M. M. Reddy, "Identification of Candidate IgG Biomarkers for Alzheimer's Disease via Combinatorial Library Screening," *Cell* 144 (2011) :132–42.
47. Ibid.
48. Ibid.; "Initial Analysis of ADNI Plasma Proteome Data Suggests Possible Protein Signatures for Alzheimer's," GenomeWeb, December 10, 2010.
49. Sanjay W. Pimplikar, "Alzheimer's Isn't Up to the Tests," *New York Times*, July 20, 2010.
50. F. Mangialasche, "Alzheimer's Disease: Clinical Trials and Drug Development," *Lancet* 9 (2010): 702–16; "Why Are Drug Trials in Alzheimer's Disease Failing?" editorial, *Lancet* 376 (2010): 658; Lauren Gravitz, "A Tangled Web of Targets," *Nature* 475 (2011): S9–S11.
51. Kolata, "Drug Trials Test"; Hampel, "Biomarkers"; M. Citron, "Alzheimer's Disease: Strategies for Disease Modification," *Nature Reviews Drug Discovery* 9 (2010): 387–98.
52. Blennow, "Biomarkers"; McKhann, "Changing Concepts"; Hampel,

"Biomarkers"; Citron, "Alzheimer's Disease"; P. St George-Hyslop, "Alzheimer's Disease: Selectively Tuning Gamma-Secretase," *Nature* 467 (2010): 36–37.

53. M. Cerf, "On-line, Voluntary Control of Human Temporal Lobe Neurons," *Nature* 467 (2010): 1104–8.

54. G. Miller, "Science and the Law: fMRI Lie Detection Fails a Legal Test," *Science* 328 (2010): 1336–37; J. H. Fowler, "Biology, Politics, and the Emerging Science of Human Nature," *Science* 322 (2008): 912–14; H. Lau, "Neuroscience: Should Confidence Be Trusted?" *Science* 329 (2010): 1478–79; Tara Parker-Pope, "What Brain Scans Can Tell Us About Marriage," *New York Times*, June 4, 2010; U. Nili, "Fear Thou Not: Activity of Frontal and Temporal Circuits in Moments of Real-Life Courage," *Neuron* 66, no. 6 (2010): 949–62; S. Dehaene, "How Learning to Read Changes the Cortical Networks for Vision and Language," *Science* 330 (2010): 1359–64; K. Ressler, "Targeting Abnormal Neural Circuits in Mood and Anxiety Disorders: From the Laboratory to the Clinic," *Nature Neuroscience* 10, no. 9 (2007): 1116–24; R. Gollub, "For Placebo Effects in Medicine, Seeing Is Believing," *Science Translational Medicine* 3, no. 70 (2011): 70ps5.

55. D. Cyranoski, "Thought Experiment," *Nature* 469 (2011): 148–49; Benedict Carey, "Wariness on Surgery of the Mind," *New York Times*, February 14, 2011, www.nytimes.com/2011/02/15/health/15brain.html.

56. N. D. Schiff, "Behavioral Improvements with Thalamic Stimulation After Severe Traumatic Brain Injury," *Nature* 448 (2007): 600–603; M. Shadlen, "Neurology: An Awakening," *Nature* 448 (2007): 539–40.

57. A. Owen, "Putting Brain Training to the Test," *Nature* 465 (2010): 775–78; K. Bellstrom, "Bulking Up Your Brain," *Smart Money*, August 6, 2010, www.smartmoney.com/plan/careers/bulking-up-your-brain; Benedict Carey, "Brain Calisthenics for Abstract Ideas," *New York Times*, June 9, 2011.

58. Michael A. Blake and Mannudeep K. Kalra, eds., *Imaging in Oncology*, Cancer Treatment and Research 143 (New York: Springer, 2008).

59. G. Bollag, "Clinical Efficacy of a RAF Inhibitor Needs Broad Target Blockade in BRAF-Mutant Melanoma," *Nature* 467 (2010): 596–99; K. Flaherty, "Inhibition of Mutated, Activated BRAF in Metastatic Melanoma," *New England Journal of Medicine* 363 (2010): 809–19; P. B. Chapman et al., "Improved Survival with Vemurafenib in Melanoma with BRAF V600E Mutation," *New England Journal of Medicine* 364 (2011): 2507–16.

60. Ibid.

61. M. Dinan, "Changes in the Use and Costs of Diagnostic Imaging Among Medicare Beneficiaries with Cancer, 1999–2006," *Journal of the American Medical Association* 303, no. 16 (2010): 1625–631.

62. B. Fischer, "Preoperative Staging of Lung Cancer with Combined PET-CT," *New England Journal of Medicine* 361 (2009): 32–39; "A Quicker Way to Identify Skin Cancer," *Technology Review*, January 31, 2011, www.technologyreview.com/biomedicine/32236; N. Shute, "Beyond Mammograms," *Scientific American* (2011): 32–34.

63. Anthony Atala, *Printing a Human Kidney*, TED Talk, www.youtube.com/watch?v=6jyQX q0ZH4s.

64. "Surgeon Prints New Kidney on Stage," *Discovery News*, March 4, 2011, news.discovery.com/tech/surgeon-prints-new-kidney-on-stage-110304.html; "Printing a Kidney: A Glimpse at the Future," *Huffington Post*, April 17, 2011, www.huffingtonpost.com/2011/03/09/printing-a-kidney_n_832992.html; Anya Kamenetz, "Next Step in 3-D Printing: Your Kidney," *Fast Company*, March 3, 2011, www.fastcompany.com/1734436/next-step-in-3d-printing-your-kidneys.

65. A. Atala, "Tissue-Engineered Autologous Bladders for Patients Needing Cystoplasty," *Lancet* 367 (2006): 1241–46.

66. R. Ali, "DIY Eye," *Nature* 472 (2011): 42–43; Gautam Naik, "Lab-Made Trachea Saves Man," *Wall Street Journal*, July 8, 2011, online.wsj.com/article/SB10001424052702304793504576432093996469056.html.

67. "The Printed World," *Economist*, February 12, 2011, 77–79.

68. D. Bullock, "Sir, Your Liver Is Ready: Behind the Scenes of Bioprinting," *Wired*, July 11, 2010, www.wired.com/rawfile/2010/07/gallery-bio-printing; Johnny Ryan, "Manufacturing 2.0: Three-D Printers Are Coming to a Desktop Near You. Should Designers and Factories Be Worried?" *Fortune*, May 23, 2011.

제7장

1. Vijay Vaitheeswaran, "A Very Big HIT," in "The World in 2011," special issue, *Economist*, November 22, 2010, 133–134.

2. D. Blumenthal, "Launching HITECH," *New England Journal of Medicine* 362 (2010): 382–85.

3. Institute of Medicine, *To Err Is Human: Building a Safer Health System* (Washington, DC: National Academies Press, 2000), Summary.

4. John Dorschner, "A Medical Enron," *Washington Post*, December 9, 2002, A22.

5. Robert Pear, "Group Asking U.S. for New Vigilance in Patient Safety," *New York Times*, November 30, 2009.

6. Institute of Medicine, *Crossing the Quality Chasm: A New Health System for the 21st Century* (Washington, DC: National Academies Press, 2001), Summary.

7. "Five Years After IOM Report on Medical Errors, Nearly Half of All Consumers Worry About the Safety of Their Health Care," press release, The Henry J. Kaiser Family Foundation, November 17, 2004, www.kff.org/kaiserpolls/pomr111704nr.cfm.

8. C. Landrigan, "Temporal Trends in Rates of Patient Harm Resulting from Medical Care," *New England Journal of Medicine* 363 (2010): 2124–34; J. Van Den Bos, "The $17.1 Billion Problem: The Annual Cost of Measurable Medical Errors," *Health Affairs* 30, no. 4 (2011): 596–603; P. Pronovost, "A Road Map for Improving the Performance Measures," *Health Affairs* 30, no. 4 (2011): 569–73; Denise Grady, "Study Finds No Progress in Safety at Hospitals," *New York Times*, November 24, 2010, www.nytimes.com/2010/11/25/health/research/25patient.html.

9. Landrigan, "Temporal Trends."

10. B. Starfield, "Is US Health Really the Best in the World?" *Journal of the American Medical Association* 284, no. 4 (2000): 483–85.

11. T. Sheldon, "Dutch Study Shows that 40% of Adverse Incidents in Hospitals Are Avoidable," *British Medical Journal* 34 (2007): 925.

12. A. Jha, "Use of Electronic Health Records in U.S. Hospitals," *New England Journal of Medicine* 360 (2009): 1628–37.

13. C. DesRoches, "Electronic Health Records in Ambulatory Care: A National Survey of Physicians," *New England Journal of Medicine* 359 (2008): 50–60.

14. "HIT or Miss," *Economist*, April 16, 2009, www.economist.com/node/13438006.

15. Federal Communications Commission, *Connecting America: The National Broadband Plan*, www.broadband.gov.

16. *Report to the President Realizing the Full Potential of Health Information Technology to Improve Healthcare for Americans: The Path Forward*, Executive Office of the President, December 2010, www.whitehouse.gov/sites/default/files/microsites/ostp/pcast-health-it-report.pdf; Steve Lohr, "U.S. Tries Open-Source Model for Health Data Systems," *New York Times*, February 2, 2011, bits.blogs.nytimes.com/2011/02/02/u-s-tries-open-source-model-for-health-data-systems.

17. R. Steinbrook, "Personally Controlled Online Health Data: The Next Big Thing in Medical Care?" *New England Journal of Medicine* 358 (2008): 1653–56.

18. *Report to the President*; Lohr, "U.S. Tries Open-Source Model."

19. E. Poon, "Effect of Bar-Code Technology on the Safety of Medication Administration," *New England Journal of Medicine* 362 (2010): 1698–1707.

20. B. Chaudhry, "Systematic Review: Impact of Health Information Technology on Quality, Efficiency, and Costs of Medical Care," *Annals of Internal Medicine* 144, no. 10 (2006): 742–50.

21. S. T. Parente and J. S. McCullough, "Health Information Technology and Patient Safety: Evidence from Panel Data," *Health Affairs* 28 (2009): 357–60.

22. "Electronic Medical Records Not Always Linked to Better Care in Hospitals," press release, RAND Corporation, December 23, 2010, www.rand.org/news/press/2010/12/23.html; Katherine Hobson, "Electronic Medical Records Don't Improve Outpatient Care Quality: Study," *Wall Street Journal*, January 25, 2011, blogs.wsj.com/health/2011/01/25/electronic-medical-records-dont-improve-outpatient-care-quality-study.

23. Ibid.

24. Steve Lohr, "Seeing Promise and Peril in Digital Records," *New York Times*, July 16, 2011, www.nytimes.com/2011/07/17/technology/assessing-the-effect-of-standards-in-digital-health-records-on-innovation.html.

25. "Flying Blind," *Economist*, April 16, 2009, www.economist.com/node/13437966.

26. *Report to the President*; Lohr, "U.S. Tries Open-Source Model."
27. "Flying Blind."
28. "Health Information Technology Savings Dwarf Costs over the First 15 Years, Then Keep Growing," *RAND Review* (Spring 2009), www.rand.org/publications/randreview/issues/spring 2009/cpiece.html.
29. "Medication Errors Injure 1.5 Million People and Cost Billions of Dollars Annually; Report Offers Comprehensive Strategies for Reducing Drug-Related Mistakes," press release, National Academies, July 20, 2006, www8.nationalacademies.org/onpinews/newsitem.aspx?recordid=11623.
30. "Society of Actuaries Study Finds Medical Errors Annually Cost at Least $19.5 Billion Nationwide," press release, Society of Actuaries, August 10, 2010, www.soa.org/news-and-publications/newsroom/press-releases/2010-08-09-med-errors.aspx.
31. "The Extormity Perpetual Investment Program," Extormity, n.d., extormity.com/index.php/perpetual-investment.
32. *Report to the President*; Lohr, "U.S. Tries Open-Source Model."
33. *Report to the President*; Tim Scott et al., *Implementing an Electronic Medical Record System: Successes, Failures, Lessons* (Oxford: Radcliffe Publishing, 2007).
34. G. Schiff and D. W. Bates, "Can Electronic Clinical Documentation Help Prevent Diagnostic Errors?" *New England Journal of Medicine* 362 (2010): 1066–69.
35. Danielle Ofri, "The Doctor vs. the Computer," *New York Times*, December 30, 2010, well.blogs.nytimes.com/2010/12/30/the-doctor-vs-the-computer.
36. Harris Meyer, "The Doctor (and His Scribe) Will See You Now," *Hospitals and Health Networks Magazine* (December 2010), www.hhnmag.com/hhnmag_app/jsp/articledisplay.jsp?dcrpath=HH NMAG/Article/data/12DEC 2010/1210HHN_FEA_staffingissues&domain=HHNMAG.
37. Ibid.
38. Vaitheeswaran, "A Very Big HIT."
39. A. Jha, "Meaningful Use of Electronic Health Records," *Journal of the American Medical Association* 304, no. 15 (2010): 1709–10; D. Blumenthal, "The 'Meaningful Use' Regulation for Electronic Health Records," *New*

England Journal of Medicine 363 (2010): 501–4.

40. Blumenthal, "Launching HITECH"; *Report to the President*; Lohr, "U.S. Tries Open-Source Model."

41. Blumenthal, "Launching HITECH."

42. Ibid.; *Report to the President*; Blumenthal, "Meaningful Use"; Institute of Medicine, *Digital Infrastructure for the Learning Health System* (Washington, DC: National Academies Press, 2010), 12–16.

43. Robert Pear, "Doctors and Hospitals Say Goals on Computerized Records are Unrealistic," *New York Times*, July 7, 2010, www.nytimes.com/2010/06/08/health/policy/08health.html.

44. Institute of Medicine, *Digital Infrastructure*; Milt Freudenheim, "Panel Set to Study Safety of Electronic Patient Data," *New York Times*, December 13, 2010, www.nytimes.com/2010/12/14/business/14records.html; Chad Terhune et al., "The Dubious Promise of Digital Medicine," *Business Week*, April 23, 2009, www.businessweek.com/magazine/content/09_18/b4129030606214.htm; "Electronic Medical Records Don't Boost Hospital Quality Measures," *Wall Street Journal*, December 28, 2010, blogs.wsj.com/health/2010/12/28/study-electronic-medical-records-dont-boost-hospital-quality-measures; Steve Lohr, "The Cloud Threat to the Software Business," *New York Times*, April 15, 2011, bits.blogs.nytimes.com/2011/04/15/the-cloud-threat-to-the-software-business; "Heads in the Cloud," *Economist*, April 2, 2011, 63; A. Fox, "Cloud Computing: What's in It for Me as a Scientist?" *Science* 331 (2011): 406–7.

45. Terhune, "The Dubious Promise."

46. Ibid.

47. Ibid.

48. "Electronic Medical Records."

49. Poon, "Effect of Bar-Code Technology"

50. Lohr, "The Cloud Threat"; "Heads in the Cloud"; Fox, "Cloud Computing."

51. Blumenthal, "Launching HITECH"; *Report to the President*.

52. Ibid.

53. Ibid.

54. Ibid.

55. S. Mangalmurti, "Medical Malpractice Liability in the Age of Electronic Health Records," *New England Journal of Medicine* 363 (2010): 2060–67.

56. Ibid.

57. T. Delbanco, "Open Notes: Doctors and Patients Signing On," *Annals of Internal Medicine* 153, no. 2 (2010): 121–25; Pauline W. Chen, "Should Patients Read the Doctor's Notes?" *New York Times*, July 27, 2010, D5; Laura Landro, "What the Doctor Is Really Thinking," *Wall Street Journal*, July 20, 2010, online.wsj.com/article/SB10001424052748704720004575377060985974450.html.

58. "HIT or Miss."

59. Delbanco, "Open Notes"; Chen, "Should Patients Read"; Landro, "What the Doctor."

60. B. Lagerqvist, "Long-Term Outcomes with Drug-Eluting Stents Versus Bare-Metal Stents in Sweden," *New England Journal of Medicine* 356 (2007): 1009–19; "Is That It, Then, for Blockbuster Drugs?" *Lancet* 365, no. 9440 (2004): 1100.

61. *Report to the President*; Lohr, "U.S. Tries Open-Source Model."

62. Michael R. Harrison, "The 28th Amendment: The Pursuit of Health," December 23, 2009, dev.thehastingscenter.org/Bioethicsforum/Post.aspx?id=4252.

63. See The Markle Foundation's website, www.markle.org; A. Krist, "A Vision for Patient-Centered Health Information Systems," *Journal of the American Medical Association* 305, no. 3 (2011): 300–301; "A 'Blue Button' to Help People Download Their Medical Records," *Wall Street Journal*, September 3, 2010, blogs.wsj.com/health/2010/09/03/a-blue-button-to-help-people-download-their-medical-records.

64. A. Krist, "A Vision for Patient-Centered Health Information Systems," *Journal of the American Medical Association* 305 (2011): 300–301.

65. "AMA & Markle Foundation Present PHR Survey Research at HIMSS," press release, Markle Foundation, March 3, 2010, www.markle.org/news-events/media-releases/ama-markle-foundation-present-phr-survey-research-himss.

66. Jeanette Borzo, "Tracking Your Health," *Wall Street Journal*, October 25, 2010, online.wsj .com/article/SB10001424052702304180804575188402688763416.html; "New Study Reveals Family Caregivers Want Web-Based and Mobile Technologies to Help Them Care for Their Loved Ones," press release, UnitedHealth Group, January 8, 2011, www.unitedhealthgroup.com/news room/news.aspx?id=15023bf6-4871-4a67-9d9d-d94f8f1722e9; "The Three Health Technologies Caregiver Want Most," *Wall Street Journal*, January 10, 2011.

67. Federal Communications Commission, "Enabling Health Information Technology: National Broadband Plan's Recommendations for Healthcare," presentation to the 2010 Indian Health Information Management Conference, May 13, 2010, www.ihs.gov/ihimc/documents/Graham-Jones%20IHS%20Presentation.pdf.

68. R. Kitzman, "Exclusion of Genetic Information from the Medical Record," *Journal of the American Medical Association* 304, no. 10 (2010): 1120–21.

69. Kevin Davies, *The $1,000 Genome: The Revolution in DNA Sequencing and the New Era of Personalized Medicine* (New York: Free Press, 2010), Kindle edition, Chapter 7.

70. *Report to the President*.

제8장

1. M. Mutin et al., "Direct Evidence of Endothelial Injury in Acute Myocardial Infarction and Unstable Angina by Demonstration of Circulating Endothelial Cells," *Blood* 93 (1999): 2951–58.

2. E. Stern, "Label-Free Biomarker Detection from Whole Blood," *Nature Nanotechnology* 5 (2010): 138–42, www.nature.com/nnano/journal/v5/n2/abs/nnano.2009.353.html; L. Soleymani, "Programming the Detection Limits of Biosensors Through Controlled Nanostructuring," *Nature Nanotechnology* 4 (2009): 844–48, www.nature.com/nnano/journal/v4/n12/pdf/nnano.2009.276.pdf; B. Kim, "Nanomedicine," *New England Journal of Medicine* 363 (2010): 2434–43.

3. Y. Ling et al., "Implantable Magnetic Relaxation Sensors Measure Cumulative Expose to Cardiac Biomarkers," *Nature Biotechnology*, February 13, 2011.

4. Kit Eaton, "Heart Attack or Vicious Burrito? Embedded Sensor Knows," *Fast Company*, February 14, 2011.

5. Ling et al., "Implantable Magnetic Relaxation."

6. Kevin Davies, *The $1,000 Genome: The Revolution in DNA Sequencing and the New Era of Personalized Medicine* (New York: Free Press, 2010), Kindle edition, Chapter 12.

7. Marilynn Marchione, "Blood Test to Spot Cancer Gets Big Boost from J&J," Associated Press, January 2, 2011, www.signonsandiego.com/news/2011/jan/02/blood-test-to-spot-cancer-gets-big-boost-from-jj; Marilynn Marchione, "Blood Test to Spot Cancer Big Boost," MSNBC, January 3, 2011, www.msnbc.msn.com/id/40881967/ns/health-cancer.

8. Ibid.

9. R. Leary, "Development of Personalized Tumor Biomarkers Using Massively Parallel Sequencing," *Science Translational Medicine* 2, no. 20 (2010): 20ra14; L. Prokunina-Olsson, "Cancer Sequencing Gets a Little More Personal," *Science Translational Medicine* 2, no. 20 (2010): 20ps8.

10. Ibid.

11. Ibid.

12. S. Tomlins et al., "Urine TMPRSS2:ERG Fusion Transcript Stratifies Prostate Cancer Risk in Men with Elevated Serum PSA," *Science Translational Medicine* 3, no. 94 (August 2011): 94ra72.

13. N. Savage, "Spotting the First Signs," *Nature*, March 24, 2011.

14. Ibid.

15. Nicholas Wade, "New DNA Tests Aimed at Reducing Colon Cancer," *New York Times*, October 28, 2010.

16. T. M. Snyder et al., "Universal Noninvasive Detection of Solid Transplant Rejection," *Proceedings of the National Academy of Sciences*, March 28, 2011.

17. J. Bluestone, "Genetics, Pathogenesis and Clinical Interventions in Type 1 Diabetes," *Nature* 464 (2010): 1293–300; Shirley S. Wang, "Trying to Prevent Type 1 Diabetes," *Wall Street Journal,* June 7, 2011.

18. M. Heinig, "A Trans-Acting Locus Regulates an Anti-Viral Expression

Network and Type 1 Diabetes Risk," *Nature* 467 (2010): 460–64.

19. Wang, "Trying to Prevent."

20. E. J. Topol, "Transforming Medicine via Digital Innovation," *Science Translational Medicine* 2, no. 16 (2010): 1–4; Anna Wilde Matthews, "So Young and So Many Pills," *Wall Street Journal*, December 28, 2010, D1.

21. S. Rappaport, "Environment and Disease Risk," *Science* 330 (2010): 460–61.

22. "The DNA Transistor," *Scientific American* 303 (December 2010).

23. G. Vogel, "Diseases in a Dish Take Off," *Science* 330 (2010): 1172–73; I. Itzhaki, "Modelling the Long QT Syndrome with Induced Pluripotent Stem Cells," *Nature* 471 (2011): 225–29; K. Brennand et al., "Modelling Schizophrenia Using Human Induced Pluripotent Stem Cells," *Nature* 473 (2011): 221–25.

24. Vogel, "Diseases in a Dish."

25. Brennand, "Modelling Schizophrenia."

26. F. Soldner et al., "Generation of Isogenic Pluripotent Stem Cells Differing Exclusively at Two Early Onset Parkinson Point Mutations," *Cell* 146 (2011): 1–14.

27. Itzhaki, "Modelling the Long QT Syndrome."

28. D. Huh, "Reconstituting Organ-level Lung Functions on a Chip," *Science* 328 (2010): 1662–67.

29. D.-H. Kim et al., "Epidermal Electronics," *Science* 333, no. 6044 (August 2011): 838–43.

30. Y. Lo, "Maternal Plasma DNA Sequencing Reveals the Genome-Wide Genetic and Mutational Profile of the Fetus," *Science* 2, no. 61 (2010): 61–74.

31. "Amniocentesis," *Wikipedia*, n.d., en.wikipedia.org/wiki/Amniocentesis; "Amniocentesis: Definition," Mayo Clinic, n.d., www.mayoclinic.com/health/amniocentesis/MY00155.

32. Lo, "Maternal Plasma DNA."

33. "Newborn 'Heel Stick' Screening (Newborn Genetic Screening)," Just Mommies, n.d., www.justmommies.com/articles/heel-stick-screening.shtml.

34. J. Gardy, "Whole Genome Sequencing and Social Network Analysis of a Tuberculosis Outbreak," *New England Journal of Medicine* 364 (2011): 730–39.
35. H. Waters, "New $10 Million X-Prize Launched for Tricorder-Style Medical Device," *Nature Medicine* 17, no. 7 (2011): 754.

제9장

1. R. Horton, "Offline: If I Were a Rich Man," *Lancet* 376 (2010): 1972.
2. Chuck Salter, "The Doctor of the Future," *Fast Company* (May 2009): 66–70.
3. Trisha Torrey quoted in Nicholas Brody, "The Rise of the Empowered Patient," *Scientific American Pathways*, September 24, 2010, 4, www.sa-pathways.com/new-health-consumer/the-rise-of-the-empowered-patient/4.
4. Nick Bilton, *I Live in the Future & Here's How It Works: Why Your World, Work, and Brain Are Being Creatively Disrupted* (New York: Crown, 2010).
5. Angie C. Marek, "Medicine Without Doctors," *Smart Money*, September 7, 2010, www.smart money.com/personal-finance/health-care/medicine-without-doctors.
6. Avery Johnson, "Americans Cut Back on Visits to Doctor," *Wall Street Journal*, July 29, 2010, online.wsj.com/article/SB10001424052748703940904575395603432726626.html; Gardiner Harris, "More Physicians Say No to Endless Workdays," *New York Times*, April 1, 2011, www .nytimes.com/2011/04/02/health/02resident.html.
7. Ibid.
8. Atul Gawande, *The Checklist Manifesto: How to Get Things Right* (New York: Metropolitan Books, 2010), 32.
9. Abraham Flexner, *Medical Education in the United States and Canada*, Bulletin No. 4, New York City, 1910.
10. Molly Cooke, David. M. Irby, and Bridget C. O'Brien, *Educating Physicians: A Call for Reform of Medical School and Residency* (San Francisco: Jossey-Bass, 2010), Kindle edition, Introduction.
11. Jennifer Epstein, "Personalizing the M.D.," *Inside Higher Ed*, June 8, 2010,

www.inside highered.com/news/2010/06/08/medical.

12. Horton, "Offline."

13. D. Barr, "The Art of Medicine: Science as Superstition: Selecting Medical Students," *Lancet* 376 (2010): 678–79.

14. V. Thurston, "The Current Status of Medical Genetics Instruction in U.S. and Canadian Medical Schools," *Academic Medicine* 82, no. 5 (2007): 441–45.

15. David A. Kaplan, "Bill Gates' Favorite Teacher," *CNN Money*, August 24, 2010, money.cnn .com/2010/08/23/technology/sal_khan_academy.fortune/index.htm; Bryant Urstadt, "Salman Khan: The Messiah of Math," *Bloomberg Businessweek*, May 19, 2011; Clive Thompson, "The New Way to Be a Fifth Grader," *Wired* (August 2011): 152.

16. Urstadt, "Salman Khan"; Don Tapscott and Anthony D. Williams, *Macrowikinomics: Rebooting Business and the World* (New York: Portfolio/Penguin, 2010), 147.

17. Tapscott and Williams, *Macrowikinomics*, 148.

18. Ibid.

19. Pauline W. Chen, "Rethinking the Way We Rank Medical Schools," *New York Times*, June 17, 2010, www.nytimes.com/2010/06/17/health/17chen.html; F. Mullan, "The Social Mission of Medical Education: Ranking the Schools," *Annals of Internal Medicine* 152, no. 12 (2010): 804–11.

20. "DTC for Docs-To-Be," The Daily Scan, GenomeWeb, June 8, 2010, www.genomeweb .com/blog/dtc-docs-be; Ruthann Richter, "Consumer Genomics Enters the Classroom," *Stanford Medical Magazine*, October 26, 2010, stanmed.stanford.edu/2010fall/article5.html; Lia Steakley, "Stanford Students Discuss Studying Their Own Genotypes," Scope, *Stanford News*, September 9, 2010, scopeblog.stanford.edu/archives/2010/09.

21. Ibid.; "A DNA Education," editorial, 465 (*Nature* 2010): 845–46.

22. Richter, "Consumer Genomics."

23. Melissa Healy, "As Genetic Testing Races Ahead, Doctors Are Left Behind," *Los Angeles Times*, October 24, 2009, articles.latimes.com/2009/oct/24/science/sci-genetic-tests24.

24. "U.S. Public Opinion on Uses of Genetic Information and Genetic Discrimination," *Genetics and Public Policy Center*, April 24, 2007, 2,

www.dnapolicy.org/resources/GINAPublic_Opinion_Genetic_Information_Discrimination.pdf.

25. Rita Rubin, "Most Doctors Are Behind the Learning Curve on Genetic Tests," *USA Today*, October 24, 2010, www.usatoday.com/yourlife/health/medical/2010-10-25-Genetics24_CV_N.htm.

26. B. J. Hillman and J. C. Goldsmith, "The Uncritical Use of High Tech Medical Imaging," *New England Journal of Medicine* 363 (2010): 4–6.

27. Ralph Clayman, dean of UCI School of Medicine, personal communication, December 23, 2010.

28. Duff Wilson, "Using a Pfizer Grant, Courses Aim to Avoid Bias," *New York Times*, January 11, 2011, www.nytimes.com/2010/01/11/business/11drug.html.

29. Tapscott and Williams, *Macrowikinomics*, 146.

30. E. J. Topol, "Scorecard Cardiovascular Medicine: Its Impact and Future Directions," *Annals of Internal Medicine* 120 (1994): 65–70; Pennsylvania Health Care Cost Containment Council, *Pennsylvania's Guide to Coronary Artery Bypass Graft Surgery, 1994-1995*, May 1998, www.phc4.org/reports/cabg/95/default.htm.

31. Denise Grady, "Consumer Reports Is Rating Surgical Groups," *New York Times*, September 7, 2010, www.nytimes.com/2010/09/08/health/08heart.html.

32. T. Ferris, "Public Release of Clinical Outcomes Data: Online CABG Report Cards," *New England Journal of Medicine* 363 (2010): 1593–95.

33. Anna Wilde Mathews, "Doctors Slam Insurers Over Their Ranking," *Wall Street Journal*, July 20, 2010, D2.

34. Claire Cain Miller, "Bringing Comparison Shopping to the Doctor's Office," *New York Times*, June 10, 2010, www.nytimes.com/2010/06/11/technology/11cost.html.

35. Mary Vanac, "Cleveland Clinic Backs Company That Helps Patients Shop for Care," *MedCity News*, June 11, 2010, www.medcitynews.com/2010/06/cleveland-clinic-backs-company-that-helps-patients-shop-for-care; A. Sinaiko, "Increased Price Transparency in Health Care: Challenges and Potential Effects," *New England Journal of Medicine* 364 (2011): 891–94; D. Cutler, "Designing Transparency Systems for Medical Care Prices," *New*

England Journal of Medicine 364 (2011): 894–95.

36. Ferris, "Public Release of Clinical Outcomes Data"; M. Chassin, "Accountability Measures: Using Measurement to Promote Quality Improvement," *New England Journal of Medicine* 363 (2010): 683–88.

37. See Tapscott and Williams, *Macrowikinomics*, 185–87.

38. H. Luft, "Becoming Accountable: Opportunities and Obstacles for ACOs," *New England Journal of Medicine* 363 (2010): 1389–91; T. Lee, "Creating Accountable Care Organizations," *New England Journal of Medicine* 363 (2010): 1391; A. Sinaiko, "Patients' Role in Accountable Care Organizations," *New England Journal of Medicine* 363 (2010): 2583–85; T. L. Greaney, "Accountable Care Organizations: The Fork in the Road," *Health Policy and Reform: Remaking Health Care* (*New England Journal of Medicine*), December 22, 2010, healthpolicyandreform.nejm.org/?p=13451; R. Kocher, "Physicians Versus Hospitals as Leaders of Accountable Care Organizations," *New England Journal of Medicine* 363 (2010): 2579–81.

39. Lee, "Creating Accountable Care Organizations."

40. Sinaiko, "Patients' Role in Accountable Care Organizations."

41. Ibid.

42. C. DesRoches, "Physicians' Perceptions, Preparedness for Reporting, and Experiences Related to Impaired and Incompetent Colleagues," *Journal of the American Medical Association* 304, no. 2 (2010): 187–93.

43. "Physician Shortages to Worsen Without Increases in Residency Training," Association of American Medical Colleges, June 2010, https://www.aamc.org/download/153160/data/physician_shortages_to_worsen_without_increases_in_residency_tr.pdf; Tammy Worth, "Agencies Warn of Coming Doctor Shortage," *Los Angeles Times*, June 7, 2010, www.latimes.com/news/health/la-he-doctor-shortage-20100607,0,7762076.story; Suzanne Sataline, "Medical Schools Can't Keep Up," *Wall Street Journal*, April 12, 2010, online.wsj.com/article/SB10001424052702304506904575180331528424238.html.

44. "Many Children Lack Doctors, Study Finds," *New York Times*, December 19, 2010, www.nytimes.com/2010/12/20/us/20doctors.html.

45. Johnson, "Americans Cut Back on Visits to Doctor."

46. Ibid.

47. Pete Vanderveen, "How to Care for 30 Million More Patients," *Wall Street Journal*, July 19, 2010.

48. Anna Wilde Mathews, "When the Doctor Has a Boss," *Wall Street Journal*, November 8, 2010, online.wsj.com/article/SB10001424052748703856504575600412716683130.html.

49. Lee, "Creating Accountable Care Organizations."

50. Ibid.

51. Y. Zhou, "Improved Quality at Kaiser Permanente Through E-mail Between Physicians and Patients," *Health Affairs* 29 (July 2010): 1370–75.

52. "Public Still Pretty Clueless About Electronic Medical Records," Health Blog, *Wall Street Journal*, June 17, 2010, blogs.wsj.com/health/2010/06/17/public-still-pretty-clueless-about-electronic-medical-records; Kate Pickert, "The Doctor Is In—and Online," *Time*, August 9, 2010, 48; E. Boukus, "Physicians Slow to Email Routinely with Patients," Issue Brief, *Center for Studying Health System Change* 134 (October 2010): 3–4.

53. Boukus, "Physicians Slow to Email."

54. Katherine Chretien, "A Doctor's Request: Please Don't 'Friend' Me," *USA Today*, June 10, 2010, www.usatoday.com/news/opinion/forum/2010-06-10-column10_ST1_N.htm.

55. S. Mangalmurti, "Medical Malpractice Liability in the Age of Electronic Health Records," *New England Journal of Medicine* 363 (2010): 2060–67.

56. Ibid.

57. P. Hartzband, "Untangling the Web-Patients, Doctors, and the Internet," *New England Journal of Medicine* 362 (2010): 1063–66.

58. Brian Dolan, "ZocDoc Scoops Up $50 Million in Funding," *Mobi Health News*, August 2, 2011, mobihealthnews.com/12246/zocdoc-scoops-up-50-million-in-funding.

59. Pauline W. Chen, "Medicine in the Age of Twitter," *New York Times*, June 11, 2009, www.nytimes.com/2009/06/11/health/11chen.html; A. Mostaghimi and B. H. Crotty, "Professionalism in the Digital Age," *Annals of Internal Medicine* 154 (2011): 560–62; Chelsea Conaboy, "For Doctors, Social Media a Tricky Case," *Boston Globe*, April 20, 2011.

60. "Mayo Clinic Creates Center for Social Media," *Mayo Clinic*, July 27, 2010.

www.mayo clinic.org/news2010-rst/5872.html; "Health Blog Q&A: Mayo Clinic's New Center for Social Media," *Wall Street Journal*, July 27, 2010, blogs.wsj.com/health/2010/07/27/health-blog-qa-mayo-clinics-new-center-for-social-media.

61. "Health Blog Q&A."
62. "AMA Policy: Professionalism in the Use of Social Media," American Medical Association, November 16, 2010, www.ama-assn.org/ama/pub/meeting/professionalism-social-media.shtml.
63. Chretien, "A Doctor's Request."
64. Daniel Lamas, "Friend Request," *New York Times*, March 11, 2010, www.nytimes.com/2010/03/14/magazine/14lives-t.html.
65. Ibid.
66. Chen, "Medicine in the Age of Twitter"; Mostaghimi and Crotty, "Professionalism in the Digital Age"; Conaboy, "For Doctors, Social Media."
67. See Tapscott and Williams, *Macrowikinomics*, 194.
68. C. Hawn, "Take Two Aspirin and Tweet Me in the Morning: How Twitter, Facebook, and Other Social Media Are Reshaping Health Care," *Health Affairs* 28, no. 2 (2009): 361–68.
69. Zhou, "Improved Quality at Kaiser Permanente."
70. Salter, "The Doctor of the Future."
71. Ibid.
72. Ibid.; see also Hello Health's website, hellohealth.com.
73. Jennifer Saranow Schultz, "Punishing Doctors Who Make You Wait," *New York Times*, June 29, 2010, bucks.blogs.nytimes.com/2010/06/29/punishing-doctors-who-make-you-wait; Katie Hafner, "Concierge Medical Care with a Smaller Price Tag," *New York Times*, January 31, 2011, www.nytimes.com/2011/02/01/health/01medical.html.
74. Ibid.; One Medical Group website, www.onemedicalgroup.com; Liz Kowalczyk, "More Doctors Gravitate Toward Boutique Practice," *Boston Globe*, April 17, 2011, articles.boston.com/2011-04-17/business/29428534_1_concierge-medicine-mdvip-boutique-practices.
75. Lesley Alderman, "The Doctor Will See You . . . Eventually," *New

York Times, August 2, 2011, www.nytimes.com/2011/08/02/health/policy/02consumer.html.

76. Kowalczyk, "More Doctors Gravitate Toward Boutique Practice."

77. Gardiner Harris, "News for Aspiring Doctors: The People Skills Test," New York Times, July 10, 2011, www.nytimes.com/2011/07/11/health/policy/11docs.html.

제10장

1. A. Witty, "Research and Develop," Economist, November 22, 2011, www.economist.com/node/17493432.

2. S. Stovall, "Europe's Drug Regulator Says Innovation Must Pick Up," Wall Street Journal, December 15, 2010; Institute of Medicine, Challenges for the FDA: The Future of Drug Safety, Workshop Summary (Washington, DC: National Academies Press, 2007), www.nap.edu/catalog/11969.html; Jennifer Corbett Dooren, "Drug Approvals Slipped in 2010," Wall Street Journal, December 31, 2010, online.wsj.com/article/SB10001424052748704543004576052170335871018.html; "Health Care," The World in Figures: Industries, Economist, November 22, 2010, www.economist.com/node/17509801; Duffy Wilson, "Patent Woes Threaten Drug Firms," New York Times, March 7, 2011.

3. "Health Care."

4. John C. Lechleiter, "America's Growing Innovation Gap," Wall Street Journal, July 9, 2010, online.wsj.com/article/SB10001424052748704111704575354863772223910.html.

5. "Health Care."

6. Ibid.

7. "Pharmaceuticals: Convergence or Conflict?" Economist, August 28, 2008, www.economist.com/node/12009882; H. Ledford, "Genzyme Deal Set to Alter Biotech Landscape," Nature 470 (2011): 449.

8. A. B. Engelberg, "Balancing Innovation, Access, and Profits: Market Exclusivity for Biologics," New England Journal of Medicine 361 (2009):1917–19; G. Walsh, "Biopharmaceutical Benchmarks 2010," Nature 28 (2010): 917–21.

9. V. Vaitheeswaran, "Generically Challenged," *Economist*, November 13, 2009, www.economist.com/node/14742621.

10. Malcolm Gladwell, "The Treatment," *New Yorker*, May 17, 2010, 69–79.

11. "Roche Digests Genentech: Back to the Lab," *Economist*, December 10, 2009.

12. E. J. Topol, "Comparison of Two Platelet Glycoprotein IIb/IIIa Inhibitors, Tirofiban and Abciximab, for the Prevention of Ischemic Events with Percutaneous Coronary Revascularization," *New England Journal of Medicine* 344 (2001): 1888–94.

13. D. Mukherjee, "Risks of Cardiovascular Events Associated with Selective COX-2 Inhibitors," *Journal of the American Medical Association* 286 (2001): 954–59.

14. T. Burton and G. Harris, "Note of Caution: Study Raises Specter of Cardiovascular Risk for Hot Arthritis Pills," *Wall Street Journal*, August 22, 2001.

15. Barbara Martinez et al., "Merck Pulls Vioxx from Market After Link to Heart Problems," *Wall Street Journal*, October 1, 2004, 1–7.

16. E. J. Topol, "Failing the Public Health: Rofecoxib, Merck, and the FDA," *New England Journal of Medicine* 351 (2004): 1707–8.

17. R. Gilmartin, "An Open Letter from Merck," Merck, September 30, 2004, www.merck.com/newsroom/vioxx/pdf/An_Open_Letter_From_Merck.pdf.

18. Eric J. Topol, "Good Riddance to a Bad Drug," *New York Times*, October 4, 2004, www.nytimes.com/2004/10/02/opinion/02topol.html.

19. Topol, "Failing the Public Health."

20. Alex Berenson, "For Merck, Vioxx Paper Trail Won't Go Away," *New York Times*, August 21, 2005, www.nytimes.com/2005/08/21/business/21vioxx.html; Snidgdha Prakash, *All the Justice Money Can Buy: Corporate Greed on Trial* (New York: Kaplan, 2011), 146–49.

21. Congressional Testimony of David J. Graham, MD, MPH, before Senate Finance Committee on Vioxx, November 18, 2004, www.disease-treatment.com/showthread.php?t=45989.

22. E. J. Topol, "Arthritis Medicines and Cardiovascular Events: 'House of Coxibs,'" *Journal of the American Medical Association* 293, no. 3 (2005): 366–68.

23. "Merck's $27 Billion Heart Attack," *Fortune*, November 1, 2004; "The Painkiller Panic," *Wall Street Journal*, December 23, 2004; R. Horton, "Vioxx, the Implosion of Merck, and Aftershocks at the FDA," *Lancet* 364 (2004):1995–96; Gardiner Harris, "Drug Safety System Is Broken, a Top F.D.A. Official Says," *New York Times*, June 9, 2005, www.nytimes.com/2005/06/09/politics/09fda.htm.

24. "Cleveland Clinic's Topol Loses Provost, Academic Chief Post," *Beasley Allen Legal News*, December 9, 2005, www.beasleyallen.com/news/Cleveland-Clinics-Topol-loses-Provost-Academic-Chief-Post; Michael Specter, *Denialism: How Irrational Thinking Hinders Scientific Progress, Harms the Planet, and Threatens Our Lives* (New York: Penguin Press, 2009), 44.

25. "Hiding the Data on Drug Trials," editorial, *New York Times*, June 1, 2005, www.nytimes.com/2005/06/01/opinion/01wed2.html; Alex Berenson, "Evidence in Vioxx Suits Shows Intervention by Merck Officials," *New York Times*, April 24, 2005, www.nytimes.com/2005/04/24/business/24drug.html; "Manipulating a Journal Article," editorial, *New York Times*, December 11, 2005, www.nytimes.com/2005/12/11/opinion/11sun2.html; K. Hill, "The ADVANTAGE Seeding Trial: A Review of Internal Documents," *Annals of Internal Medicine* 149 (2008): 251–58; Burton, "Note of Caution"; "Marketing Drugs to Unsuitable Patients," *New York Times*, January 28, 2005, www.nytimes.com/2005/01/28/opinion/28fri2.html.

26. Gardiner Harris, "Study Condemns F.D.A.'s Handling of Drug Safety," *New York Times*, September 23, 2006, A1, www.nytimes.com/2006/09/23/health/policy/23fda.html; Institute of Medicine, *The Future of Drug Safety: Promoting and Protecting the Health of the Public* (Washington, DC: National Academies Press, 2006).

27. A. Kesselheim, "Whistle-Blowers' Experience in Fraud Litigation against Pharmaceutical Companies," *New England Journal of Medicine* 362 (2010): 1832–40.

28. "Imatinib," *PubMed Health*, February 1, 2009, www.ncbi.nlm.nih.gov/pubmedhealth/PMH0000345.

29. G. Bollag, "Clinical Efficacy of a Raf Inhibitor Needs Broad Target Blockade in BRAF-Mutant Melanoma," *Nature* 467 (2010): 596–99; K. Flaherty, "Inhibition of Mutated, Activated BRAF in Metastatic Melanoma," *New England Journal of Medicine* 363 (2010): 809–19.

30. Andrew Pollack, "Scientists Cite Advances on Two Kinds of Cancer," *New York Times*, June 5, 2010, www.nytimes.com/2010/06/06/health/research/06cancer.html; Scott Gottlieb, "Two Steps Forward in the War Against Cancer," *Wall Street Journal*, June 9, 2010, A17, online.wsj.com/article/SB10001424052748703302604575294233359450658.html; F. S. Hodi, "Improved Survival with Ipilimumab in Patients with Metastatic Melanoma," *New England Journal of Medicine* 363 (2010): 711–23; P. D. Chapman, A. Hauschild, et al., "Improved Survival with Vemurafenib in Melanoma with BRAF V600E Mutation," *New England Journal of Medicine* 364 (2011): 2507–16; E. Kwak, "Anaplastic Lymphoma Kinase Inhibition in Non-Small-Cell Lung Cancer," *New England Journal of Medicine* 363 (2010): 1693–1703.

31. Pollack, "Scientists Cite Advances"; Kwak, "Anaplastic Lymphoma Kinase."

32. Hodi, "Improved Survival with Ipilimumab."

33. Pollack, "Scientists Cite Advances."

34. Vaitheeswaran, "Generically Challenged."

35. "High-Throughput Screening," *Wikipedia*, n.d., en.wikipedia.org/wiki/High-throughput_screening.

36. Gladwell, "The Treatment."

37. K. Rising, "Report Bias in Drug Trials Submitted to the Food and Drug Administration: Review of Publication and Presentation," *PLoS Medicine* 5, no. 11 (2008): e217.

38. Institute of Medicine, *Transforming Clinical Research in the United States: Challenges and Opportunities: Workshop Summary* (Washington, DC: National Academies Press, 2010), www.nap.edu/catalog/12900.html.

39. Ibid.

40. R. Steinbrook, "Controlling Conflict of Interest: Proposals from the Institute of Medicine," *New England Journal of Medicine* 360 (2009): 2160–163.

41. ARRA Bill, HR 1, 111th Congress, www.scribd.com/doc/14343855/ARRA-Bill; "Healthcare Reform Act Includes Gift Ban Mandates," MassDevice, March 29, 2010, www.massdevice.com/news/healthcare-reform-act-includes-gift-ban-mandates.

42. "The Path to Productive Partnerships," *Nature* 452 (2008): 665; J. Altshuler,

"Opening Up to Precompetitive Collaboration," *Science Translational Medicine* 2 (2010): 10–13; M. Ratner, "Pfizer Reaches Out to Academia—Again," *Nature Biotechnology* 29 (2011): 3–4; D. Zinner, "Life-Science Research Within US Academic Medical Centers," *Journal of the American Medical Association* 302, no. 9 (2009): 969–76; M. Scudellari, "Clinical Drive Prompts Pharma and Academia to Partner Up," *Nature Medicine* 17, no. 3 (2011): 2.

43. Scudellari, "Clinical Drive Prompts Pharma"; Ron Winslow, "JP Morgan Healthcare: Sanofi-Aventis, UCSF in Research Pact," *Wall Street Journal*, January 13, 2011, blogs.wsj.com/health/2011/01/13/jp-morgan-healthcare-sanofi-aventis-ucsf-in-research-pact; "Yale-Gilead Partnership to Investigate Genetic, Molecular Basis of Cancer," GenomeWeb, March 30, 2011; S. C. Johnston, S. L. Hauser, et al., "Enhancing Ties Between Academia and Industry to Improve Health," *Nature Medicine* 17 (2011): 434–36; H. Ledford, "Drug Buddies," *Nature* 474 (2011): 433–34.

44. Johnston, Hauser, et al., "Enhancing Ties Between Academia and Industry"; Ledford, "Drug Buddies."

45. Witty, "Research and Develop."

46. Tapscott and Williams, *Macrowikinomics*, 30.

47. Shirley S. Wang, "Drug Makers Will Share Data from Failed Alzheimer's Trials,"*Wall Street Journal*, June 11, 2011, online.wsj.com/article/SB10001 42405274870362770457529878315388 84208.html; Jonathan Rockoff and Ron Winslow, "Drug Makers Refill Parched Pipelines," *Wall Street Journal*, July 11, 2011, online.wsj.com/article/SB10001424052702303499204576387 423702555648.html; "The Scientific Social Network," *Nature Medicine* 17 (2011): 137; Jonah Lehrer, "Sunset of the Solo Scientist," *Wall Street Journal*, February 5, 2011.

48. Ibid.

49. W. A. Anderson, "Changing the Culture of Science Education at Research Universities," *Science* 331 (2011): 152–53.

50. Ibby Caputo, "Probing Doctor's Ties to Industry," *Washington Post*, August 18, 2009, www.washingtonpost.com/wp-dyn/content/article/2009/08/17/AR2009081702090.html.

51. Zinner, "Life-Science Research Within US Academic Medical Centers."

52. L. DeFrancesco, "Drug User Fees Top $1 million," *Nature Biotechnology* 28, no. 10 (2010): 992.

53. Data from "FY 2011 Food and Drug Administration Congressional Justification," U.S. Food and Drug Administration, n.d., www.fda.gov/AboutFDA/ReportsManualsForms/Reports/BudgetReports/ucm202301.htm.

54. Margaret Hamburg, "America's Innovation Agency: The FDA," *Wall Street Journal*, August 1, 2011, online.wsj.com/article/SB10001424053111904888304576474072017155038.html.

55. Jonathan D. Rockoff, "Prescription-Drug Sales Rise 5.1%," *Wall Street Journal*, April 2, 2010, online.wsj.com/article/SB10001424052702303395904575157752023093126.html.

56. "Almost Half of Americans Took a Prescription Drug in the Past Month," *Wall Street Journal*, September 2, 2010.

57. D. Ge, "Genetic Variation in IL28B Predicts Hepatitis C Treatment-Induced Viral Clearance," *Nature* 461 (2009): 399–401; V. Suppiah, "IL28B Is Associated with Response to Chronic Hepatitis C Interferon-a and Ribavirin Therapy," *Nature Genetics* 41 (2009): 1100–104.

58. Alex Berenson, "Cancer Drugs Offer Hope, but at a Huge Expense," *New York Times*, July 12, 2005, www.nytimes.com/2005/07/12/business/12cancer.html; L. Rapaport, "Lilly Erbitux Cancer Drug Not Worth Price, U.S. Scientists Say," *Bloomberg*, June 29, 2009, www.bloomberg.com/apps/news?pid=newsarchive&sid=a477Nm93JyxM; Andrew Pollack, "The Work-Up-Costly Drugs Known as Biologics Prompt Exclusivity Debate," *New York Times*, July 22, 2009, www.nytimes.com/2009/07/22/business/22biogenerics.html; "Velcade's Wider OK Could Pose Problems for Revlimid," *BioWorld Today*, June 23, 2008, financial.tmcnet.com/news/2008/06/23/3513094.htm; Liz Szabo, "Cost of Cancer Drugs Crushes All but Hope," *USA Today*, July 11, 2006, www.usatoday.com/news/health/2006-07-10-cancer-drugs_x.htm.

59. Berenson, "Cancer Drugs Offer Hope."

60. Pollack, "The Work-Up-Costly Drugs Known as Biologics."

61. Engelberg, "Balancing Innovation, Access, and Profits"; Walsh, "Biopharmaceutical Benchmarks 2010"; ibid.

62. Walsh, "Biopharmaceutical Benchmarks 2010."

63. A. Garber, "Satisfaction Guaranteed: 'Payment by Results' for Biological

Agents," *New England Journal of Medicine* 356 (2007): 1575–77.

64. Institute of Medicine, *Transforming Clinical Research*.
65. Ibid.; D. Malakoff, "Spiraling Costs Threaten Gridlock," *Science* 322 (2008): 210–12.
66. Malakoff, "Spiraling Costs."
67. Ibid.
68. Hill, "The ADVANTAGE Seeding Trial"; D. Malakoff, "Allegations of Waste: The 'Seeding' Study," *Science* 322 (2008): 213.
69. Carl Elliott, "Useless Studies, Real Harm," *New York Times*, July 28, 2011, www.nytimes.com/2011/07/29/opinion/useless-pharmaceutical-studies-real-harm.html.
70. Institute of Medicine, *A Population-Based Policy and Systems Change Approach to Prevent and Control Hypertension* (Washington, DC: National Academies Press, 2010); C. Lanzani, "Adducinand Ouabain-Related Gene Variants Predict the Antihypertensive Activity of Rostafuroxin; Part 2: Clinical Studies," *Science Translational Medicine* 2 (2010): 59–87.
71. M. McCarthy, "Genomics, Type 2 Diabetes, and Obesity," *New England Journal of Medicine* 363 (2010): 2339–50.
72. Walsh, "Biopharmaceutical Benchmarks 2010."
73. Bollag, "Clinical Efficacy of a Raf Inhibitor"; Flaherty, "Inhibition of Mutated, Activated BRAF."
74. D. Wilson, "Pfizer Hopes to Pair Cancer Drug, Gene Test," *New York Times*, October 28, 2010.
75. T. Ray, "Takeda to Use Zinfandel's TOMM40 Test in Alzheimer's Development Program for Actos," GenomeWeb, January 10, 2011.
76. McCarthy, "Genomics, Type 2 Diabetes, and Obesity."
77. Institute of Medicine, *Challenges for the FDA*.
78. J. Brownstein, "Digital Disease Detection: Harnessing the Web for Public Health Surveillance," *New England Journal of Medicine* 360 (2009): 2153–56.
79. Ibid.

80. J. Carey, "Good for What Ails Only You," *Businessweek*, February 1, 2010, 58–60.

81. L. Timmerman, "Dendreon Sets Provenge Price at $93,000, Says Only 2,000 People Will Get It in First Year," *Xconomy*, April 29, 2010, www.xconomy.com/seattle/2010/04/29/dendreon-sets-provenge-price-at-93000-says-only-2000-people-will-get-it-in-first-year.

82. Scott Gottlieb, "The FDA Is Evading the Law," *Wall Street Journal*, December 23, 2010, online. wsj.com/article/SB10001424052748704034804576025981869663212.html.

83. "An Overdose of Bad News," *Economist*, March 19, 2005; J. Greene, "Pharmaceutical Marketing and the New Social Media," *New England Journal of Medicine* 363 (2010): 2087–89.

84. Greene, "Pharmaceutical Marketing and the New Social Media."

85. "FDA Dings Novartis for Facebook Widget," *Wall Street Journal*, August 6, 2010, blogs.wsj.com/health/2010/08/06/fda-dings-novartis-for-facebook-widget.

86. "Social Networking Research Spawns a Healthcare Company Blog," *Wall Street Journal*, December 7, 2010, blogs.wsj.com/health/2010/12/07/social-networking-research-spawns-a-health care-company; "Case Study 1: Adoption of Januvia," MedNetworks Inc., n.d., www.mednetworks.com/case-studies.html.

87. "Case Study 1."

88. Duff Wilson, "Drug App Comes Free, Ads Included," *New York Times*, July 28, 2011, www.nytimes.com/2011/07/29/business/the-epocrates-app-provides-drug-information-and-drug-ads.html.

89. D. Sacks, "The Future of Advertising," *Fast Company*, November 17, 2010. www.fast company.com/magazine/151/mayhem-on-madison-avenue.html.

90. Andrew Pollack, "Trial Shows Cystic Fibrosis Drug Helped Ease Breathing," *New York Times*, February 23, 2011, prescriptions.blogs.nytimes.com/2011/02/23/vertex-says-cystic-fibrosis-drug-helped-patients-breatheasier; E. Dolgin, "Mutation-Specific Cystic Fibrosis Treatments on Verge of Approval," *Nature Medicine* 17 (2011): 396–97; Amy Harmon, "Drug to Fight Melanoma Prolonged Life in Trial," *New York Times*, January 19, 2011; Amy Harmon, "After Long Fight, Drug Gives Sudden Reprieve,"

New York Times, February 22, 2010, www.nytimes.com/2010/02/23/health/research/23trial.html; Amy Harmon, "New Drugs Stir Debate on Rules of Clinical Trials," *New York Times* September 10, 2010, www.nytimes.com/2010/09/19/health/research/19trial.html.

91. Harmon, "Drug to Fight Melanoma"; Harmon, "After Long Fight"; Harmon, "New Drugs Stir Debate."

92. Ibid.

93. Harmon, "New Drugs Stir Debate."

94. B. A. Chabner, "Early Accelerated Approval for Highly Targeted Cancer Drugs," *New England Journal of Medicine* 364 (2011): 1087–89.

제11장

1. Marshall McLuhan, *Understanding Media: The Extensions of Man* (New York: McGraw-Hill, 1964), 57.

2. Clay Shirky, *Cognitive Surplus: Creativity and Generosity in a Connected Age* (New York: Penguin, 2010), 191–92.

3. J. Nikles et al., "Prioritising Drugs for Single Patient (n-of-1) Trials in Palliative Care," *Palliative Medicine* 23 (2009): 623–24; S. Roberts, "Self-Experimentation as a Source of New Ideas: Ten Examples About Sleep, Mood, Health, and Weight," *Behavioral and Brain Sciences* 27 (2004): 227–88; O. Rascol, "A Proof-of-Concept, Randomized, Placebo-Controlled, Multiple Cross-overs (N-of-1) Study of Naftazone in Parkinson's Disease," *Fundamental and Clinical Pharmacology*, May 18, 2011 (online).

4. N. Marko, "Mathematical Modeling of Molecular Data in Translational Medicine: Theoretical Considerations," *Science Translational Medicine* 2, no. 56 (2010): 1–7.

5. K. M. Schneider, "Prevalence of Multiple Chronic Conditions in the United States Medicare Population," *Health and Life Quality Outcomes* 7 (2009): 82.

6. C. J. Bell et al., "Carrier Testing for Severe Childhood Recessive Diseases by Next-Generation Sequencing," *Science Translational Medicine* 3, no. 65 (2011): 65ra4; J. Couzin-Frankel, "New High-Tech Screen Takes Carrier Testing to the Next Level," *Science* 331 (2011): 130–31.

7. B. Starfield, "Is US Health Really the Best in the World?" *Journal of the American Medical Association* 284, no. 4 (2000): 483–85.

8. J. Van Den Bos et al., "The $17.1 Billion Problem: The Annual Cost of Measurable Medical Errors," *Health Affairs* 30, no. 4 (2011): 596–603; C. Landrigan, "Temporal Trends in Rates of Patient Harm Resulting from Medical Care," *New England Journal of Medicine* 363 (2010): 2124–34.

9. George Orwell, "How the Poor Die," November 1946, orwell.ru/library/articles/Poor_Die/english/e_pdie.

10. Elizabeth Svoboda, "Cisco's Virtual Doctor Will See You Now," *Fast Company*, April 20, 2011, www.fastcompany.com/magazine/155/the-virtual-doctor-will-see-you-now.html.

11. E. A. Balas, "Managing Clinical Knowledge for Health Care Improvement," in *Yearbook of Medical Informatics, 2000: Patient Centered Systems*, ed. J. Bemmel and A. Y. McCray (Stuttgart: Shattauer Verlagsgesellschaft mbH, 2000), 65–70; D. G. Contopoulos-Ioannidis et al., "Life Cycle of Translational Research for Medical Interventions," *Science* 321 (2008): 1298–99.

12. Mark C. Baker and Stewart Goetz, eds., *The Soul Hypothesis: Investigation into the Existence of the Soul* (New York: Continuum, 2011), Kindle edition, Chapter 6.

13. J. DeFelipe, "From the Connectome to the Synaptome: An Epic Love Story," *Science* 330 (2010): 1198–201; Ashlee Vance, "In Pursuit of a Mind Map, Slice by Slice," *New York Times*, December 27, 2010, www.nytimes.com/2010/12/28/science/28brain.html.

14. C. Zimmer, "100 Trillion Connections," *Scientific American* (January 2011).

15. Nick Bilton, *I Live in the Future & Here's How It Works: Why Your World, Work, and Brain Are Being Creatively Disrupted* (New York: Crown, 2010), Kindle edition, Chapter 3.

16. Ibid., Chapter 5.

17. Don Tapscott and Anthony D. Williams, *Macrowikinomics: Rebooting Business and the World* (New York: Portfolio/Penguin, 2010), 186; Daniel Reda, "Migraine Symptom Predicts Response to Imitrex," *CureTogether Blog*, January 11, 2011, curetogether.com/blog/2011/01/11/migraine-symptom-predicts-response-to-imitrex.

18. K. C. Bickart et al., "Amygdala Volume and Social Network Size in Humans," *Nature Neuroscience*, December 26, 2010.
19. Michael J. Fox, "Clinical Studies Can Lead to Cures: Volunteer to Fight Parkinson's," *Cleveland Plain Dealer*, July 31, 2011, www.cleveland.com/opinion/index.ssf/2011/07/clinical_studies_can_lead_to_c.html.
20. Malcolm Gladwell, "Small Change: Why the Revolution Will Not Be Tweeted," *New Yorker*, October 4, 2010.
21. Jonathan Franzen, "Liking Is for Cowards: Go for What Hurts," *New York Times*, May 28, 2011.
22. Gautam Naik, "Diabetes Cases Double to 347 Million,"*Wall Street Journal*, June 27, 2011.
23. "It's a Smart World: A Special Report on Smart Systems," *Economist*, November 6, 2010.
24. David Gelernter, *Mirror Worlds, or, The Day Software Puts the Universe in a Shoebox: How It Will Happen and What It Will Mean* (New York: Oxford University Press, 1991), Prologue.
25. Steve Lohr, "Computers That See You and Keep Watch Over You," *New York Times*, January 1, 2011.
26. Raymond Tallis, "The Mind in the Mirror," *Wall Street Journal*, January 8, 2011.
27. Benedict Carey, "Genes as Mirrors of Life Experiences," *New York Times*, November 6, 2010.
28. Andy Clark, "Out of Our Brains," *New York Times*, December 12, 2010.
29. Nicholas Carr, *The Shallows: What the Internet Is Doing to Our Brains* (New York: W. W. Norton, 2010), 220.
30. Danielle Ofri, "Not on the Doctor's Checklist, but Touch Matters," *New York Times*, August 2, 2010, www.nytimes.com/2010/08/03/health/03case.html.
31. Ray Kurzweil, *The Singularity Is Near: When Humans Transcend Biology* (New York: Viking Press, 2005).
32. "It's a Smart World."
33. Ibid.

34. Scott James, Hispanics Rank High on Digital Divide," *New York Times*, June 17, 2011, www.nytimes.com/2011/06/17/us/17bcjames.html; C. Chin et al., "Microfluidics-Based Diagnostics of Infectious Diseases in the Developing World," *Nature Medicine*, July 31, 2011, doi: 10.1038/nm.2408; S. Reardon, "A World of Chronic Disease," *Science* 333 (2011): 558–59.

35. T. Ray, "Study Finds Docs Could Face Greater Malpractice Risk in Personalized Rx Era," GenomeWeb, June 29, 2011.

후기

1. L. Guterman, "Critical Partnerships: Wireless Medicine: A San Diego Success Story," *NCRR Reporter* 34, no. 1 (2010): 1–2; Jonathan Sidener, "Wireless Health Care, in S.D.: New Institute Will Be Nation's 1st in Its Field," *Union-Tribune* (San Diego), March 30, 2009, www.signonsandiego.com/news/2009/mar/30/1n30wireless23453-future-medicine-sd.

| 지은이 |

에릭 토폴(Eric Topol, MD)

스크립스 중개과학연구소(Scripps Translational Science Institute) 소장이며 캘리포니아 주 라호야(La Jolla, California)에 있는 웨스트 무선의료 연구소(West Wireless Health Institute)의 공동 설립자이자 부회장이다. 그는 스크립스 클리닉(Scripps Clinic)의 심장전문의이며, 스크립스 연구소(Scripps Research Institute)의 유전학 교수이기도 하다. 의학계에서 논문이 가장 많이 인용되는 10명의 연구자 중 한 명이며, 미국국립과학원 의학원(Institute of Medicine of the National Academy of Science)의 일원으로 선출되었으며, 〈GQ〉가 선정한 과학계의 스타 12인에 포함되기도 한 에릭 토폴은 현대의 심장 치료 확립에 기여한 수많은 임상연구들을 주도하였다. 그는 1990년 36세의 나이로 클리블랜드 클리닉 심장내과 주임교수가 된 이후 16년간 클리블랜드 클리닉 심장내과를 이끌었으며, 클리블랜드 클리닉 러너 의과대학의 설립에도 크게 기여했다.

| 옮긴이 |

박재영

의사 출신의 저널리스트로, 연세대학교 의과대학을 졸업하고 동 대학원에서 의료법윤리학 전공으로 박사 학위를 받았다. 세브란스병원에서 수련의 과정을 마친 후 3년 동안 공중보건의사로 일했고, 대한공중보건의사협의회장을 지냈다. 1999년부터 신문 '청년의사' 편집주간으로 일하고 있다. 한국의료윤리학회 상임이사, 인권의학연구소 이사를 맡고 있다. 평론집《한국의료, 모든 변화는 진보다》, 장편소설《종합병원2.0》 등 6권의 저서와 《히포크라테스는 모른다》, 《차가운 의학, 따뜻한 의사》 등 4권의 역서를 펴냈다. 조선일보, 중앙일보 등 여러 매체의 고정 칼럼니스트로 활동했다.

이 은

정신과 전문의로 연세대학교 의과대학 정신과학교실 부교수다. 연세의대를 졸업하고 세브란스병원 정신과에서 전공의 과정을 마쳤으며, 같은 대학에서 의학박사 학위를 받았다. 저서로《뇌영상과 정신의 이해(공저)》가 있으며, 역서로《불면증 약 없이 극복하기: 치료자용 가이드북》과 《불면증 약 없이 극복하기: 환자용 가이드북》이 있다. 현재는 UCLA 의대 정신신경면역학연구소에서 연수중이다.

박정탁

내과 전문의로 연세대학교 의과대학을 졸업하고 세브란스병원에서 전공의 과정을 마쳤다. 전문의 자격 취득 후 세브란스병원 신장내과 임상강사로 일했다. 현재는 미국 캘리포니아 City of Hope 병원에서 리서치 펠로우로 일한다.

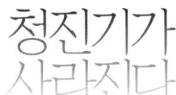

디지털 혁명이 바꿔놓을 **의학의 미래**
The Creative Destruction Of Medicine
How The Digital Revolution Will Create Better Health Care

지은이 | 에릭 토폴
옮긴이 | 박재영·이 은·박정탁

초판 1쇄 인쇄 | 2012년 7월 3일
초판 8쇄 발행 | 2024년 5월 14일

펴낸이 | 양경철
펴낸곳 | ㈜청년의사
출판신고 | 제313-2003-305호(1999년 9월 13일)
주   소 | (04074) 서울시 마포구 독막로 76-1(상수동, 한주빌딩 4층)
전   화 | 02-3141-9326
팩   스 | 02-2643-0852
이메일 | books@docdocdoc.co.kr
홈페이지 | www.docbooks.co.kr

The Creative Destruction Of Medicine
: How The Digital Revolution Will Create Better Health Care

Copyright © 2012 by Eric Topol

Published by Basic Books, A Member of the Perseus Books Group
387 Park Avenue South, New York, NY 10016

All rights reserved. No part of this book may be reproduced in any manner whatsoever without written permission except in the case of brief quotations embodied in critical articles and reviews.

Korean Translation Copyright © 2012 by The Korean Doctors' Weekly

이 책은 ㈜청년의사가 저작권자와의 계약에 따라 대한민국 서울에서 발행했습니다.
저작권법에 의해 한국 내에서 보호를 받는 저작물이므로 무단 전재와 무단 복제를 금합니다.

한국어판 저작권 ⓒ 청년의사, 2012

ISBN 978-89-91232-44-0 03510

책값은 뒤표지에 있습니다.
잘못 만들어진 책은 서점에서 바꿔드립니다.